中 外 物 理 学 精 品 书 系

本 书 出 版 得 到 " 国 家 出 版 基 金 " 资 助

U0246842

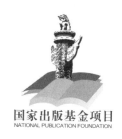

国家出版基金项目
NATIONAL PUBLICATION FOUNDATION

中 外 物 理 学 精 品 书 系

前 沿 系 列 · 3 2

核磁共振成像
——物理原理和方法

俎栋林　高家红　著

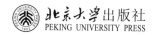

北京大学出版社
PEKING UNIVERSITY PRESS

图书在版编目(CIP)数据

核磁共振成像：物理原理和方法/俎栋林,高家红著. —北京：北京大学出版社,2014.9

（中外物理学精品书系）

ISBN 978-7-301-24871-3

Ⅰ．①核⋯　Ⅱ．①俎⋯ ②高⋯　Ⅲ．①核磁共振成象　Ⅳ．①R445.2

中国版本图书馆 CIP 数据核字(2014)第 217532 号

书　　　　名：	**核磁共振成像——物理原理和方法**
著作责任者：	俎栋林　高家红　著
责 任 编 辑：	郑月娥
标 准 书 号：	ISBN 978-7-301-24871-3/O·1010
出 版 发 行：	北京大学出版社
地　　　址：	北京市海淀区成府路 205 号　100871
网　　　址：	http://www.pup.cn　新浪官方微博:@北京大学出版社
电 子 信 箱：	zye@pup.pku.edu.cn
电　　　话：	邮购部 62752015　发行部 62750672　编辑部 62767347　出版部 62754962
印 刷 者：	北京市科星印刷有限责任公司
经 销 者：	新华书店

730 毫米×980 毫米　16 开本　34.5 印张　650 千字

2014 年 9 月第 1 版　2021 年 2 月第 3 次印刷

定　　　价：128.00 元

"中外物理学精品书系"
编 委 会

主　任：王恩哥

副主任：夏建白

编　委：（按姓氏笔画排序，标 * 号者为执行编委）

秘　书：陈小红

内 容 简 介

　　本套书是《核磁共振成像学》的修订版,是全面描述核磁共振成像物理原理的学术专著,分为两册,《核磁共振成像——物理原理和方法》主要描述和讨论核磁共振成像的物理原理和方法;《核磁共振成像——生理参数测量原理和医学应用》主要描述和讨论在核磁共振成像中生理参数测量的原理和临床医学应用.本套书部分图片为彩色印刷.

　　《核磁共振成像——物理原理和方法》内容包括核磁共振成像(MRI)的空间编码机制、信号采集方法、脉冲序列时序原理、扫描 K-空间轨迹的概念、自旋激发动力学方程、RF 脉冲设计(包括激发 k-空间概念)、分子自扩散测量方法、图像重建方法和 MRI 扫描仪结构以及运行原理.其中脉冲序列包括临床常用的 SE、GE 和 IR 序列以及高速成像 EPI 序列、spiral 序列、turbo-FLASH 序列等.

　　《核磁共振成像——生理参数测量原理和医学应用》内容包括 MRI 血流测量、血管造影(MRA)、脑功能 MRI、灌注 MRI、磁化强度饱和转移 MRI、细胞分子 MRI、人体 MR 谱成像、油水分离化学位移 MRI 等的物理原理,以及 MRI 图像伪影的标识、产生机制和抑制方法.

　　本套书部分内容可作为理工科大学硕、博士研究生 MRI 教材以及医科大学 MRI 硕、博士研究生 MRI 教学参考书,也可供理工科大学 MRI 教师、科学院 MRI 基础研究人员、MRI 企业高级工程技术人员以及对 MRI 有浓厚兴趣的其他人员研读或参考.

序　言

物理学是研究物质、能量以及它们之间相互作用的科学。她不仅是化学、生命、材料、信息、能源和环境等相关学科的基础,同时还是许多新兴学科和交叉学科的前沿。在科技发展日新月异和国际竞争日趋激烈的今天,物理学不仅囿于基础科学和技术应用研究的范畴,而且在社会发展与人类进步的历史进程中发挥着越来越关键的作用。

我们欣喜地看到,改革开放三十多年来,随着中国政治、经济、教育、文化等领域各项事业的持续稳定发展,我国物理学取得了跨越式的进步,作出了很多为世界瞩目的研究成果。今日的中国物理正在经历一个历史上少有的黄金时代。

在我国物理学科快速发展的背景下,近年来物理学相关书籍也呈现百花齐放的良好态势,在知识传承、学术交流、人才培养等方面发挥着无可替代的作用。从另一方面看,尽管国内各出版社相继推出了一些质量很高的物理教材和图书,但系统总结物理学各门类知识和发展,深入浅出地介绍其与现代科学技术之间的渊源,并针对不同层次的读者提供有价值的教材和研究参考,仍是我国科学传播与出版界面临的一个极富挑战性的课题。

为有力推动我国物理学研究、加快相关学科的建设与发展,特别是展现近年来中国物理学者的研究水平和成果,北京大学出版社在国家出版基金的支持下推出了"中外物理学精品书系",试图对以上难题进行大胆的尝试和探索。该书系编委会集结了数十位来自内地和香港顶尖高校及科研院所的知名专家学者。他们都是目前该领域十分活跃的专家,确保了整套丛书的权威性和前瞻性。

这套书系内容丰富,涵盖面广,可读性强,其中既有对我国传统物理学发展的梳理和总结,也有对正在蓬勃发展的物理学前沿的全面展示;既引进和介绍了世界物理学研究的发展动态,也面向国际主流领域传播中国物理的优秀专著。可以说,"中外物理学精品书系"力图完整呈现近现代世界和中国物理科学发展的全貌,是一部目前国内为数不多的兼具学术价值和阅读乐趣的经典物理丛书。

"中外物理学精品书系"另一个突出特点是,在把西方物理的精华要义"请进来"的同时,也将我国近现代物理的优秀成果"送出去"。物理学科在世界范围内的重要性不言而喻,引进和翻译世界物理的经典著作和前沿动态,可以满足当前国内物理教学和科研工作的迫切需求。另一方面,改革开放几十年来,我国的物理学研究取得了长足发展,一大批具有较高学术价值的著作相继问世。这套丛书首次将一些中国物理学者的优秀论著以英文版的形式直接推向国际相关研究的主流领域,使世界对中国物理学的过去和现状有更多的深入了解,不仅充分展示出中国物理学研究和积累的"硬实力",也向世界主动传播我国科技文化领域不断创新的"软实力",对全面提升中国科学、教育和文化领域的国际形象起到重要的促进作用。

值得一提的是,"中外物理学精品书系"还对中国近现代物理学科的经典著作进行了全面收录。20 世纪以来,中国物理界诞生了很多经典作品,但当时大都分散出版,如今很多代表性的作品已经淹没在浩瀚的图书海洋中,读者们对这些论著也都是"只闻其声,未见其真"。该书系的编者们在这方面下了很大工夫,对中国物理学科不同时期、不同分支的经典著作进行了系统的整理和收录。这项工作具有非常重要的学术意义和社会价值,不仅可以很好地保护和传承我国物理学的经典文献,充分发挥其应有的传世育人的作用,更能使广大物理学人和青年学子切身体会我国物理学研究的发展脉络和优良传统,真正领悟到老一辈科学家严谨求实、追求卓越、博大精深的治学之美。

温家宝总理在 2006 年中国科学技术大会上指出,"加强基础研究是提升国家创新能力、积累智力资本的重要途径,是我国跻身世界科技强国的必要条件"。中国的发展在于创新,而基础研究正是一切创新的根本和源泉。我相信,这套"中外物理学精品书系"的出版,不仅可以使所有热爱和研究物理学的人们从中获取思维的启迪、智力的挑战和阅读的乐趣,也将进一步推动其他相关基础科学更好更快地发展,为我国今后的科技创新和社会进步作出应有的贡献。

"中外物理学精品书系"编委会　主任
中国科学院院士,北京大学教授
王恩哥
2010 年 5 月于燕园

前　　言

　　1946 年,美国斯坦福大学布洛赫(Bloch)教授和哈佛大学珀塞尔(Purcell)教授所领导的两个研究小组分别独立地首次成功进行了体样品核磁共振(NMR)实验,这项划时代的卓越工作使他们赢得了 1952 年诺贝尔物理学奖.1949—1950 年中国学者虞福春博士在斯坦福大学师从布洛赫(二十个月),用 NMR 方法精确测定了 20 多种原子核的磁矩.期间与 Proctor 先生一起发现了"化学位移"现象,这一重大发现为 NMR 波谱仪奠定了基础,此后 NMR 成为有机化学家手中最得力的观察工具.1971 年美国达马迪安(Damadian)博士发现 NMR 能够帮助鉴别肿瘤,预示了 NMR 的医学应用前景,在当时引起轰动.1973 年纽约州立大学石溪分校的劳特堡(Lauterbur)教授用线性梯度磁场进行空间编码,成功获得第一帧 NMR 图像,宣告了一个崭新的核磁共振成像(MRI)领域的诞生.1975 年瑞士核磁学家恩斯特(Ernst)教授提出多维 NMR 谱方法学理论,开创了 NMR 傅里叶成像法,并因此巨大贡献荣获了 1991 年诺贝尔化学奖.1977 年英国学者曼斯菲尔德(Mansfield)提出革命性的超快速 MRI 方法——EPI,引发了一系列技术突破.Lauterbur 和 Mansfield 因在 MRI 领域中的卓越贡献而于 2003 年赢得了诺贝尔生理学与医学奖.从 1944 年迄今,因为对 NMR 发展作出重大贡献或用 NMR/MRI 作出重大发现而获得诺贝尔奖的总人数,据不完全统计,已经达到 15 人之多.

　　MRI 对软组织灵敏度高,空间定位准确,无放射性,对人体无任何损伤,使其优于 CT、超声等其他成像模态,受到普遍欢迎.目前 MRI 技术发展已经进入深水区,从世界范围看,一方面超高场 MRI 仍面临许多技术挑战,另一方面 MRI 应用中要能快速、定量测量人体所有器官、避免任何伪影,还有许多课题待研究、许多技术问题待解决、许多应用待开发、许多方法待创新.超导 MRI 国产化水平、永磁 MRI 质量都有待继续提高,向发达国家 MRI 技术看齐还需要巨大的努力.

　　本套书是俎栋林 2004 年出版的《核磁共振成像学》的修订版.为了反映最新研究成果、研究热点和前沿课题(全书引用文献近千篇),对原书进行了大刀阔斧的删改和调整；为了使该书体系更完整，增加了"图像重建方法"一章.根据评审专家意见出版社编辑决定将全套书分为独立的两册，上册《核磁共振成像——物理原理和方法》主要描述和讨论核磁共振成像的物理原理和方法；下册《核磁共振成像——生理参数测量原理和医学应用》主要描述和讨论核磁共振成像中的生理参数测量原理和医学应用专题.

　　这样，原书第一至第六章、新增加的"图像重建方法"一章和原第十四章共8章构成上册.为了使体系更合理，交换了原第四、第五章的次序，一方面第三章（常用序列）、第四章（高速序列）作为脉冲序列内容挨在一起更紧凑；另一方面，在讲高速序列（以 EPI and spiral 为主）的新第4章最便于讨论"数据采集 K-空间轨迹"概念.而新第5章 RF 脉冲设计需要引进"RF 激发 k-空间"概念，而这个 k-空间概念不如采集 K-空间概念直观，更难理解，因此放在后面符合先易后难、由浅入深的原则，也就更合理.原书第七至第十三章共7章属于医学应用专题放在下册，由于独立成书对章次序进行了调整，其中图像伪影一章移到最后作为第7章；第1章讲血流 MRI 和血管造影，它也是后面两章的基础，因为灌注 MRI 研究微血管成像问题，以及基于 BOLD 的脑功能 MR 成像也是建立在微血管网络基础上的；第4章讲饱和转移、细胞分子成像；第5章定域 MR 谱仍为原来的次序，水、脂分离化学位移 MRI 移到后面；这后三章均与化学位移有关.

　　上册第1章给出了 NMR 动力学方程——布洛赫方程及其稳态解，介绍了最重要最基本的 NMR 概念，例如核磁矩、拉莫尔进动、共振条件、弛豫、回波、脉冲序列、信噪比等，是全书的根基.为了紧凑，原第二章第一节人体水，除抽出弛豫特性合并到第1章外，其余删除，新第一节开门见山直接讲空间编码原理，接着讲劳特堡成像实验、恩斯特傅里叶成像法等.原第三章的层面选择、小角近似、布洛赫方程线性解也移到第2章.原第三章中"§9 梯度回波临床应用"和"§10 图像信噪比"两节已删去，腾出空间以容纳更形象的图解、更新的内容，例如在§3.2 中补充了新发展的快恢复快 SE 序列、SAR 概念和 SAR 标准.为了最精练地反映最新成果，原版中自旋动力学一章是完全重新编写的.用"自旋激发动力学和 RF 脉冲设计"（新第5章）取代原来的"MRI 动力学和传播子矩阵"（原第四章），增加这一章是讲述"RF 脉冲设计"的需要，RF 脉冲设计需要求解非线性布洛赫方程，是最艰难的一章；被取代的章并不是简单删除，其中梯度稳态双回波、True FISP 序列已并入§3.6，受激回波序列也移到第3章（§3.9）.为了重写下册的灌注成像、脑功能成像两章以及改写血流成像一章，本书又增加一位新作者，也为全书润色提供条件.

　　本套书不能完全取代《核磁共振成像学》第一版,例如原第四章MRI动力学给出了常用脉冲序列信号公式的理论推导,原第六章有关于扩散MRI中b-矩阵分量的理论推导.限于篇幅删除这些内容,不妨碍运用这些公式,实在需要探究那些理论推导的可以查阅第一版.下册第4章大约改写了80%的内容,以吸收近10年兴起的细胞、分子成像的研究成果,该章名称也随即进行了修改.几乎每章都进行了多少不等的修改,保留经实践检验具有旺盛生命力的成果,砍掉那些应用很少的材料以腾出空间反映最新研究成果.对于课题研究者来说,书中讨论的内容往往不过瘾,可根据章末文献目录自己查阅原文以完成通透的理解.

　　本套书由原来单作者增加到两位,其中高家红博士原是美国芝加哥大学医学物理和神经科学教授,是国家千人计划第二批引进的北京大学物理学院教授、北京大学MRI研究中心主任,从事MRI研究二十余年.两位作者都在一线从事MRI研究、教学,带研究生,俎栋林在北京大学主讲"核磁共振成像学"、"MRI工程学"研究生课程以及"电动力学"本科生主干基础课十几年;高家红在美国芝加哥大学等校主讲"MRI Physics"和"Brain Functional MRI"十几年,并开始了在北大主讲MRI研究生课程的历程.教、学相长,多年吸取了研究生们的宝贵意见,精练了教学内容,积累了经验,同时吸取了大量国际MRI文献报道的能产生广泛兴趣的新鲜成果,包括许多华人学者的贡献和国内的MRI物理方面的研究成果.教学中积累了一些习题,放在北京大学出版社网站,提供给全国各高校及研究院所研究生教学参考选用.

　　本套书是关于主流MRI即医学MRI物理的一套专著,即便是其第一版也不是一本纯教材.北京大学4学分的MRI课程,是北大医学物理和工程专业研究生必修课,每年也只是选讲其中几章.按新著上册来说,第1～4章和第8章共五章是每年必讲的内容,其他章节加上本套书未收入的MRI扫描仪物理(将单独出版)的内容都是根据研究生学位论文选题的需要进行选择讲解的对象,选讲内容一般不整章细讲,细讲只是选几节,即便整章讲也是以讲座的形式,因此放在网站上的习题并不是每章都有.研究生后续选修课程例如"脑功能MRI"可以选用本套书下册第2章及相关章节;"RF脉冲设计"可选用上册的第5章;"扩散MRI"可选用上册第6章;不一一赘述.

　　本套书选材的重点是在MRI物理方面,大都是临床MRI实用或有希望成为临床MRI实用的技术成果以及对硕、博士研究生选题有帮助的课题,即主流MRI物理.对诸如超高场MRI、行波MRI、氦-3和氙-129肺MRI成像、介入

MRI、可移动或便携式非均匀场 MRI 等内容将放在《MRI 扫描仪》一书中另外出版,本套书没有涉及.

　　我们特别感谢历届主修过我们 MRI 课程的研究生在书稿的多年准备过程中所给予的大力帮助和支持.没有这些同学们的积极参与、互动和批评指正,本书是不可能达到现有水平的.我们十分感谢国家出版基金资助,感谢"中外物理学精品书系"编委会的支持.我们也诚挚感谢北京大学出版社陈小红、郑月娥等编辑为本书编辑出版作出的巨大努力.我们更加感谢家人和朋友们一贯的关心、鼓励、支持和协助.由于作者学术水平有限,书中缺陷、错误在所难免,恳请各位读者不吝赐教.

作者

2013 年 3 月于北京大学

目　　录

第 1 章　核磁共振基本原理

医学核磁共振成像(NMRI)技术和化学核磁共振波谱(NMRS)技术有共同的基础——核磁共振物理原理.鉴于成像和波谱两种技术有交叉和部分融合,介绍其带有根本性的物理基础对于帮助透彻理解 MRI 领域的基本问题及先进技术是必要的.

§1.1　原子核的磁性

1.1.1　原子核的自旋角动量和自旋磁矩

原子核的磁性起源于原子核的磁矩,而原子核的磁矩又是起源于原子核有自旋角动量.已知,原子核是由质子和中子组成的.质子和中子可统称为核子,都有自旋角动量.要知道,在微观世界,自旋和质量一样是所有微观粒子的基本属性[1].质子、中子的自旋量子数皆为 1/2.在原子核中,质子和中子都有自旋运动和轨道运动,原子核自旋角动量等于组成它的所有核子的角动量的矢量和.由于核子角动量通常成对地抵消,核自旋角动量通常体现为不成对的核子角动量的叠加合成.核角动量 J 是量子化的,

$$J = \hbar I, \tag{1.1.1}$$

I 为原子核自旋量子数,只取整数和半整数;$\hbar = h/(2\pi)$,为角动量的单位,其中 h 是普朗克常数.

$$|I| = \sqrt{I(I+1)} \quad (I = 0, 1/2, 1, 3/2, \cdots). \tag{1.1.2}$$

当原子核质量数 A 为奇数时,I 取半整数.下面分别列出了一些 $I = 1/2$、$I = 3/2$ 的原子核:

$I = 1/2$: ^{1}H, ^{13}C, ^{15}N, ^{19}F, ^{29}Si, ^{31}P, ^{123}Te, ^{129}Xe 等;

$I = 3/2$: ^{7}Li, ^{9}Be, ^{23}Na 等.

另外,还有 $I = 5/2$、$7/2$、$9/2$(比如^{93}Nb)等的高自旋量子数核.当原子核质量数 A 为偶数,并且原子序数 Z 为奇数时,I 取整数,如 $I = 1$ 的核有^{2}H、^{14}N、^{6}Li 等,$I = 4$ 的核有^{40}K 等.当质量数 A 和原子序数 Z 皆为偶数时,则原子

核的自旋量子数 $I = 0$，比如 ^4_2He、$^{12}_6\text{C}$、$^{16}_8\text{O}$、$^{20}_{10}\text{Ne}$、$^{32}_{16}\text{S}$、$^{80}_{34}\text{Se}$ 等所谓偶-偶核就没有自旋角动量.

　　由于质子是带正电结构，又由于有自旋，所以等效于一个电流环. 根据电磁理论中关于宏观磁矩的概念，质子具有非零自旋磁矩是很容易理解的. 中子虽然整体不带电，但实验测量到中子自旋磁矩不为零，并且是负的. 这启发人们可把中子看成为里面是质子，外面由负电子云包裹着，里外两个电流环的面积不相等，所以两个磁矩不能抵消为零，而表现出一个负磁矩. 这样，中子和质子的磁矩虽然符号相反，但绝对值不相等，不可能相互抵消. 比如氘核包含一个质子和一个中子，其自旋 $I = 1$，其磁矩接近于质子和中子磁矩之差值. 之所以不严格相等，是因为除自旋外，还有轨道运动的影响. 核磁矩也是量子化的，它和自旋角动量之间有如下关系：

$$\boldsymbol{\mu} = \gamma \boldsymbol{J} = \gamma \hbar \boldsymbol{I}, \tag{1.1.3}$$

$$\gamma = \mu / J, \tag{1.1.4}$$

γ 称为磁旋比，是测量值，是原子核常数. 为度量核磁矩的大小，定义核磁子 μ_{N}

$$\mu_{\text{N}} = \frac{e\hbar}{2m_{\text{p}}} = 5.05 \times 10^{-27}\,(\text{J/T}), \tag{1.1.5}$$

式中 e 是电子电荷，m_{p} 是质子的质量. 质子磁矩 $\mu_{\text{p}} = 2.79255 \mu_{\text{N}}$. 大家知道，原子的磁矩单位是玻尔磁子 μ_{B}，

$$\mu_{\text{B}} = \frac{e\hbar}{2m_{\text{e}}} = 9.21 \times 10^{-24}\,(\text{J/T}), \tag{1.1.6}$$

式中 m_{e} 是电子的质量. 由于 $m_{\text{p}}/m_{\text{e}} = 1840$，所以核磁子比玻尔磁子小 1840 倍. 当以核磁子 μ_{N} 为核磁矩的单位，以 $\hbar$ 作角动量的单位时，无量纲的 γ 就等于 g 因子.

$$\gamma = \frac{\mu / \mu_{\text{N}}}{J / \hbar} = \frac{\mu}{I} = g. \tag{1.1.7}$$

质子磁矩与自旋角动量共线且同方向，磁矩为正，则 $\gamma > 0$；而中子磁矩与自旋角动量共线但方向相反，磁矩为负，$\gamma < 0$. 一般原子核具有相当稳定的结构，故一般都服从能量极小原理，因此核的磁矩通常也成对抵消. 所以，质子数或中子数为奇数的核的磁矩由不成对的那些核子的磁矩所决定. 质子数和中子数都为偶数的核，其自旋为零，其磁矩也为零. 比如 ^4_2He、$^{12}_6\text{C}$、$^{16}_8\text{O}$、$^{20}_{10}\text{Ne}$、$^{32}_{16}\text{S}$、$^{80}_{34}\text{Se}$ 等所谓偶-偶核就没有自旋磁矩. 这些核称为非磁性核，不存在核磁共振，但它们一定存在非零磁矩的同位素核. 例如，要测量体内 $^{12}_6\text{C}$ 的分布，可以进行 $^{13}_6\text{C}$ 核磁共振测量，然后通过天然丰度数据（表 1.1.1）可换算出 $^{12}_6\text{C}$ 的分布. 有自旋磁矩的原

子核(包括同位素核)不下一百三四十种,这些核称为磁性核,都可以发生核磁
共振(nuclear magnetic resonance,NMR). 为了查阅方便,表 1.1.1[2]列出了部
分原子核的自旋量子数、自旋磁矩、磁旋比及天然丰度等数据.

表 1.1.1 部分原子核的核磁共振数据[2]

原子核	自旋量子数 I	磁矩 $\mu(\mu_N)$ (rad·T^{-1}·s^{-1})	磁旋比 γ (10^7 rad·T^{-1}·s^{-1})	天然丰度 (%)	在 1 T 场中的共振频率(MHz)	相对灵敏度(在相同磁场中)
n	1/2	-1.91315	-18.326	—	29.167	0.353
$^1_1$H	1/2	2.79255	26.7519	99.985	42.576	1.00
$^2_1$H	1	0.857387	4.10648	1.56×10^{-2}	6.53566	1.54×10^{-2}
$^3_2$He	1/2	-2.1274	-20.378	1.3×10^{-4}	32.433	0.473
$^6_3$Li	1	0.82189	3.9366	7.42	6.2653	1.37×10^{-2}
$^7_3$Li	3/2	3.25586	10.396	92.58	16.546	0.372
$^9_4$Be	3/2	-1.1774	-3.7595	100	5.9834	2.72×10^{-2}
$^{13}_6$C	1/2	0.702199	6.7283	1.108	10.7054	2.24×10^{-2}
$^{14}_7$N	1	0.40365	1.9325	99.635	3.0756	1.94×10^{-3}
$^{15}_7$N	1/2	-0.28299	-2.712	0.365	4.3142	1.84×10^{-3}
$^{17}_8$O	5/2	-1.8930	-3.6267	3.7×10^{-2}	5.772	4.79×10^{-2}
$^{19}_9$F	1/2	2.62727	25.181	100	40.0541	0.845
$^{23}_{11}$Na	3/2	2.21711	7.0761	100	11.262	0.129
$^{27}_{13}$Al	5/2	3.6385	6.9706	100	11.094	0.287
$^{31}_{15}$P	1/2	1.1305	10.841	100	17.235	8.32×10^{-2}
$^{29}_{14}$Si	1/2	-0.55477	-5.3142	4.70	8.4578	1.17×10^{-2}
$^{39}_{19}$K	3/2	0.391	1.2483	93.10	1.9868	1.09×10^{-3}
$^{40}_{19}$K	4	-1.291	-1.552	1.18×10^{-2}	2.470	9.64×10^{-3}
$^{41}_{19}$K	3/2	0.215	0.68518	6.88	1.0905	2.10×10^{-4}
$^{51}_{23}$V	7/2	5.139	7.0328	99.76	11.193	0.533
$^{129}_{54}$Xe	1/2	-0.77247	-7.3997	26.44	11.777	2.92×10^{-2}

  $I=1/2$ 的核是球对称的,无电四极矩[1],对 NMR 特别重要,容易得到高分
辨 NMR 谱和高质量的 MR 图像,如 ^{1}H, ^{13}C, ^{19}F, ^{31}P, ^{3}He, ^{129}Xe 等. $I>1/2$ 的
核是椭球形的,有电四极矩. 因为电四极矩与电场梯度相互作用相当强,对
NMR 干扰相当大,从而使得 NMR 信号观察要困难一些. 如^{23}Na 自旋 $I=3/2$,
对人体成像也是有应用前景的核,实验上要注意.

1.1.2　原子核的磁化和顺磁磁化率

把磁性核置于外磁场 $\boldsymbol{B}_0$ 中(习惯上 $\boldsymbol{B}_0$ 取在 z 轴方向),它受到一个磁力矩(见图 1.2.3)的作用

$$\boldsymbol{L} = \boldsymbol{\mu} \times \boldsymbol{B}_0. \qquad (1.1.8)$$

在此力矩的作用下,按经典电磁理论,核磁矩应该转到与 $\boldsymbol{B}_0$ 平行的方向,使其势能最低,

$$E = -\boldsymbol{\mu} \cdot \boldsymbol{B}_0. \qquad (1.1.9)$$

然而,微观粒子的运动遵守量子力学规律. 在外磁场 $\boldsymbol{B}_0$ 中,核自旋不是转到与 $\boldsymbol{B}_0$ 平行的方向,而是与 $\boldsymbol{B}_0$ 保持一定的夹角. 这样,核磁矩就始终受到一个恒定磁力矩的作用,在此力矩作用下,核磁矩绕 $\boldsymbol{B}_0$ 以一定角速度进动. 于是,角动量 $\boldsymbol{J}$ 在 z 轴上的投影 J_z 是量子化的.

$$J_z = I_z\hbar = m\hbar \quad (m = -I, -I+1, \cdots, I-1, I), \qquad (1.1.10)$$

m 称为磁量子数,共有 $(2I+1)$ 个取值. 与之相应的核磁矩 $\boldsymbol{\mu}$ 在 z 轴上的投影 μ_z 也有 $(2I+1)$ 个取值,相应于不同的磁能级 E_m. 无磁场时,这些基态能级是简并的;有磁场时,简并被解除. 这种能级分裂现象叫作塞曼(Zeeman)分裂,这种磁能级也叫塞曼能级:

$$E_m = -\mu_z B_0 = -\gamma B_0 \hbar I_z = -\gamma \hbar m B_0, \qquad (1.1.11)$$

m 最大值等于 I. 就 $I = 1/2$ 的核来说,m 只有 $(2 \times 1/2 + 1) = 2$ 个取值,因此只有两个塞曼能级. 对 $I = 3/2$ 的核,m 有四个取值,有四个塞曼能级,如图 1.1.1 所示,以此类推. 塞曼能级的特点是等间距,其间距为

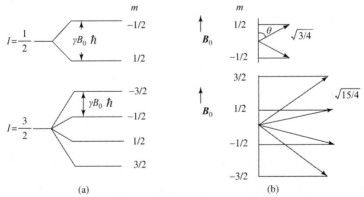

图 1.1.1　核自旋 $I=1/2$ 和 $I=3/2$ 在外场 $\boldsymbol{B}_0$ 方向的投影

(a) 塞曼磁能级;(b) 自旋磁矩相对于外场 $\boldsymbol{B}_0$ 的取向. 这里是 $\gamma > 0$ 的情况

$$\Delta E = \gamma B_0 \hbar. \tag{1.1.12}$$

可见,核磁矩本身不可能完全与 $\boldsymbol{B}_0$ 平行,而是贡献一个 z 分量.对于由大量原子核组成的宏观体系(样品)来说,外场 $\boldsymbol{B}_0$ 对核磁矩的"定向"作用还必须服从统计规律.

大家知道,原子磁化有几种机制,比如铁磁性、亚铁磁性、反铁磁性、顺磁性和抗磁性等.有人通过计算预期,在 10^{-7} K 以下原子核才可能出现铁磁性.这在技术上是几乎不可能达到的.因此,可以说原子核的磁化只能是顺磁磁化.根据玻尔兹曼(Boltzman)统计规律,在热平衡时,各能级上的粒子数 P_m 正比于 $\exp(-E_m/kT) = \exp(\gamma B_0 \hbar m/kT)$.于是,包含 N 个核自旋的单位体积样品中的净磁化强度 M_0[3] 为

$$M_0 = N\gamma\hbar \frac{\sum\limits_{m=-I}^{I} m \exp(\gamma B_0 m \hbar / kT)}{\sum\limits_{m=-I}^{I} \exp(\gamma B_0 m \hbar / kT)}. \tag{1.1.13}$$

在核磁学中,比值 $\dfrac{\gamma \hbar B_0}{kT}$ 几乎总是一个很小的数.对玻尔兹曼指数函数作线性展开 $\left(e^x = 1 + x + \dfrac{x^2}{2!} + \cdots \right)$,取一级近似,注意到 $\sum\limits_{m=-I}^{I} m = 0$,$\sum\limits_{m=-I}^{I} m^2 = \dfrac{1}{3}(2I+1)$ $\cdot I(I+1)$,$\sum\limits_{m=-I}^{I} 1 = 2I + 1$,则式(1.1.13)可以化为

$$M_0 = \frac{N\gamma^2 \hbar^2 B_0}{kT} \frac{\sum\limits_{m=-I}^{I} m^2}{2I+1} = \frac{N\gamma^2 \hbar^2 I(I+1)}{3kT} B_0. \tag{1.1.14}$$

静态磁化率(susceptibility)为

$$\chi_0 = \frac{M_0}{H_0} = \frac{\mu_0 M_0}{B_0} = \frac{\mu_0 N\gamma^2 \hbar^2 I(I+1)}{3kT}. \tag{1.1.15}$$

显然 $\chi_0 \propto 1/T$,是典型的居里(Curi)定律.$\chi_0 \propto \gamma^2 \hbar^2 I(I+1)$,即正比于基本核磁矩的平方,所以它是电子顺磁磁化率(paramagnetism)的 $10^{-6} \sim 10^{-8}$ 倍,大约是抗磁磁化率的 10^{-4}.所以,用传统静磁方法根本无法观察到核磁性.与原子磁化率的比较列入表 1.1.2 中.

表 1.1.2 核磁与原子磁性的比较

	铁磁	顺磁	抗磁	核磁[3]
χ_m	$10^3 \sim 10^5$	$10^{-4} \sim 10^{-5}$	$-(10^{-5} \sim 10^{-8})$	$10^{-10} \sim 10^{-13}$

总之,在静磁场 $\boldsymbol{B}_0$ 中,原子核被磁化,产生宏观磁化强度 M_0.同时原子也被磁化,铁磁材料勿须说,对于顺磁和抗磁材料,至少出现顺磁或抗磁磁化,这些磁性都比核的磁性强得多.于是核磁性被掩盖,用一般电磁方法无法观察到,只能用 NMR 技术进行观察和测量.所以在 NMR 实验时,线圈骨架、样品容器等都要尽量用抗磁性材料(如铜、玻璃、水等),或用极弱顺磁材料(如铝).

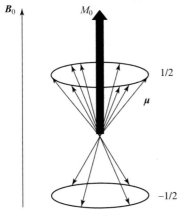

图 1.1.2 进动圆锥示意

在静磁场 $\boldsymbol{B}_0$ 中,与 $\boldsymbol{B}_0$ "同方向"的核自旋略多于"反方向"的核自旋,于是出现宏观磁化强度 M_0.以 $I=1/2$ 的质子为例,有两个磁能级,与 $\boldsymbol{B}_0$ 反方向是高能级,与 $\boldsymbol{B}_0$ 同方向是低能级(见图 1.1.1).在 1.5 T 磁场中,常温下,向上的比向下的核自旋数约多 1×10^{-5} 个.通常用两个进动圆锥作形象描述,如图 1.1.2 所示.由于热平衡时 $\boldsymbol{\mu}$ 在圆锥上均匀分布,故横向分量 $M_x = M_y = 0$,而 $M_z = M_0$.这正是核样品被磁化的结果.

§1.2 核磁共振条件

1.2.1 塞曼能级和共振跃迁

原子核自旋系统(样品)在 $\boldsymbol{B}_0$ 中被磁化,核磁矩与外场相互作用的哈密顿量为

$$H = -\boldsymbol{\mu} \cdot \boldsymbol{B}_0 = -\gamma B_0 \hbar I_z = -\gamma B_0 \hbar m, \qquad (1.2.1)$$

m 取 $I, I-1, \cdots, -I$,共 $2I+1$ 个值.对于 $I=1/2, m$ 取 $1/2, -1/2$ 两个值,即两个塞曼能级.从量子力学观点来看,在原子核系统上加一个射频(RF)磁场,当场量子 $h\nu = \hbar\omega_0 = \gamma\hbar B_0$,即电磁波量子 $\hbar\omega_0$ 正好等于能级间距时,原子核会从射频场吸收能量而从低能态跃迁到高能态去(图 1.2.1),因此得共振条件:

$$\omega_0 = \gamma B_0 \quad \text{或} \quad f_0 = \frac{\gamma}{2\pi} B_0 = \Gamma B_0, \qquad (1.2.2)$$

式中 Γ 可称为约化磁旋比.这里说明几点:

(1)塞曼能级特点:把核样品置于磁场中,其基态能级解除简并,而形成分

裂的塞曼能级.塞曼能级的分裂是正、负对称的,并且间距是相等的.而原子核的诸激发态之间以及第一激发态和基态之间的间距一般都是不相等的.那里的能级间距落在 γ 射线范围,而塞曼能级间距落在射频范围.

(2)塞曼跃迁定则是 $\Delta m = \pm 1$,即只在相邻能级之间跃迁.

(3)无射频场时,塞曼能级之间存在自发跃迁,a、b 两能级之间有动态平衡关系(图 1.2.2):

$$N_a W_{a \to b} = N_b W_{b \to a}, \tag{1.2.3}$$

这里 N_a、N_b 分别表示 a、b 两磁能级上的自旋数目,$W_{a \to b}$ 代表从 a 到 b 的跃迁概率,同样 $W_{b \to a}$ 代表从 b 到 a 的跃迁概率.显然,这个动态平衡关系标志自旋系统已达到热平衡状态,使 $\dfrac{N_a}{N_b} = \mathrm{e}^{-\gamma \hbar B / kT}$,服从玻尔兹曼分布.如果用 N 代表总自旋数,ΔN 代表两能级自旋数之差,则 $\dfrac{\Delta N}{N} \approx \gamma \hbar B_0 / kT \propto B_0, \dfrac{1}{T}$.

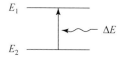

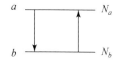

图 1.2.1 共振吸收和能级跃迁   图 1.2.2 塞曼能级间自发跃迁

(4)只有当塞曼能级间自旋数不同时,加 RF 磁场才可能有净吸收或者净发射,即发生 NMR.

(5)NMR 要求主磁场 $\boldsymbol{B}_0$ 为均匀场,$\boldsymbol{B}_0$ 越均匀,塞曼能级宽度越窄,共振吸收峰越尖锐,信噪比越高,NMR 越容易观测.在核磁共振成像中,虽然使用梯度磁场进行空间编码,但在各个体元(与图像中像素相对应)中磁场均匀度 $\left(\dfrac{\Delta B}{B}\right)$ 也必须好于 10^{-4} 左右.

(6)就原子核磁矩 $\boldsymbol{\mu}_N$ 和一般实验室磁场 $\boldsymbol{B}_0$ 来说,塞曼能级间隔落在 RF 范围内.对应 $0.1 \sim 2.3$ T(特斯拉)磁场,RF 落在 $4 \sim 100$ MHz 范围.现展宽为从地磁场 0.5 Gs(高斯)到超导磁体 23.5 T,RF 覆盖频率范围为 $2 \sim 1000$ MHz.这里顺便指出,由于原子顺磁磁矩 $\boldsymbol{\mu}_B$ 比原子核顺磁磁矩 $\boldsymbol{\mu}_N$ 大 1000 多倍,所以原子顺磁共振频率落在微波范围(GHz).

1.2.2 自由核磁矩的拉莫尔进动和共振章动

核磁矩在外场 $\boldsymbol{B}_0$ 中运动方程为

$$\frac{\mathrm{d}\boldsymbol{J}}{\mathrm{d}t} = \boldsymbol{\mu} \times \boldsymbol{B}_0 , \tag{1.2.4}$$

两边同乘以 γ，根据式(1.1.3)，有

$$\frac{\mathrm{d}\boldsymbol{\mu}}{\mathrm{d}t} = \gamma \boldsymbol{\mu} \times \boldsymbol{B}_0 . \tag{1.2.5}$$

取 $\boldsymbol{B}_0 = B_0 \boldsymbol{e}_z$，则上式可写为

$$\begin{cases} \dfrac{\mathrm{d}\mu_x}{\mathrm{d}t} = \gamma \mu_y B_0 , \\[2mm] \dfrac{\mathrm{d}\mu_y}{\mathrm{d}t} = -\gamma \mu_x B_0 , \\[2mm] \dfrac{\mathrm{d}\mu_z}{\mathrm{d}t} = 0 . \end{cases} \tag{1.2.6}$$

其解为

$$\begin{cases} \mu_x = \mu_\perp \cos(\omega_0 t + \phi) , \\ \mu_y = -\mu_\perp \sin(\omega_0 t + \phi) , \\ \mu_z = \text{const(常数)} . \end{cases} \tag{1.2.7}$$

$$\mu_\perp = \sqrt{\mu_x^2 + \mu_y^2} = \text{const.} \tag{1.2.8}$$

式(1.2.7)中 $\omega_0 = \gamma B_0$. 于是可作出结论：$\boldsymbol{\mu}$ 在 $\boldsymbol{B}_0$ 场中绕 $\boldsymbol{B}_0$ 作回旋运动，叫作拉莫尔进动(Larmor precession)，ω_0 称作拉莫尔频率.

　　自由核磁矩 μ 的进动轨迹描出一个圆锥，对着 z 轴看，$\gamma > 0$ 的核，$\boldsymbol{\mu}$ 顺时针进动，如图 1.2.3 所示；$\gamma < 0$ 的核，$\boldsymbol{\mu}$ 逆时针进动. 当在垂直于 $\boldsymbol{B}_0$ 方向施加与 $\boldsymbol{\mu}$ 同方向旋转的 RF 场 $\boldsymbol{B}_1$，且 RF 场的频率 $\omega = \omega_0$，即同步旋转时，$\boldsymbol{\mu}$ 可与 $\boldsymbol{B}_1$ 有效地交换能量，$\boldsymbol{\mu}$ 发生章动，跃迁到下面圆锥上去. 因哈密顿量 $H_m = -\boldsymbol{\mu} \cdot \boldsymbol{B}_0$，下圆锥对应较高的塞曼能级. 于是得到共振条件：

$$\boldsymbol{\omega}_0 = -\gamma \boldsymbol{B}_0 . \tag{1.2.9}$$

式(1.2.9)是用经典理论得到的核磁共振条件. 与式(1.2.2)相比，它给出了更多信息. 这里需要注意，$\boldsymbol{\omega}_0$ 和 $\boldsymbol{B}_0$ 都是矢量. 式(1.2.9)中的负号告诉我们，拉莫尔进动频率 $\boldsymbol{\omega}_0$ 可能与主磁场 $\boldsymbol{B}_0$ 方向相同，也可能相反，取决于 γ 的符号. 这也就告诉我们该用如何旋转的 RF 磁场：

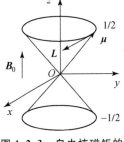

图 1.2.3　自由核磁矩的拉莫尔进动，这里 $\gamma > 0$

　　对 $\gamma > 0$ 的核(如质子)：$\boldsymbol{\omega}_0$ 与 $\boldsymbol{B}_0$ 方向相反，应该施加左旋 RF 场，才可能观察到 NMR；

　　对 $\gamma < 0$ 的核(如 ^{3}He)：$\boldsymbol{\omega}_0$ 与 $\boldsymbol{B}_0$ 方向相同，应该施加右旋 RF 场，才可能观

察到 NMR.

如果引进一个旋转坐标系 O'-$x'y'z'$,让 z' 与 z 重合,$x'y'$ 绕 z 轴以 ω_0 旋转.在 O'-$x'y'z'$ 系中看,B_1 固定在 x' 轴上,μ 在 B_1 的作用下会绕 B_1 进动(量子进动),于是 μ 便改变取向.这种"进动"通常称为"章动(nutation)".通常只把绕 z(或 z')轴的旋转称作进动,而绕 B_1(沿横平面上 x 轴、y 轴或任意横轴)的旋转都称作章动或"倾倒(tip)"或"翻转(flip)".旋转坐标系在 NMR 中是一个描述手段.

问题是,怎样产生旋转磁场的? 在 x 轴上加一个角频率为 ω 的线偏振(也叫线极化)磁场,这可分解为两个圆偏振(也叫圆极化),如图 1.2.4 所示.对于 $\gamma>0$ 的原子核,只有顺时针旋转的磁场才能引发(当 $\omega=\omega_0$ 时)NMR,而逆时针旋转的磁场对 NMR 无贡献,其负效应可忽略.对于 $\gamma<0$ 的原子核,情况恰好相反.另外应当指出,用两个在空间上正交、相位差 $90°$ 的线偏振磁场,也可以叠加出一个圆偏振磁场.通过调 $90°$ 相位的超前或落后,可以得到左旋或右旋以适应 γ 的符号.圆偏振磁场有许多好处,后面有关章节中将会论述.

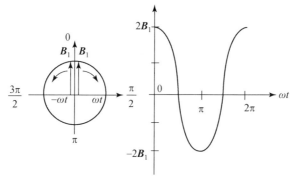

图 1.2.4 线偏振可分解为两个圆偏振

§1.3 弛豫过程和弛豫时间

1.3.1 自旋-晶格相互作用,自旋-晶格弛豫时间 T_1

由裸原子核组成的样品是不存在的,原子核总是在分子和原子之内.但它和周围环境有可以测量的相互作用.先考虑一个磁化过程,如图 1.3.1 所示,把样品置于外磁场中,它是怎样发生磁化的呢? 置入前,核基态自旋能级是简并的,即隐含着磁能级.置入后,能级正负对称劈裂形成磁能级,即塞曼能级.起初,各塞曼能级上核自旋数目相等,这对应"高自旋温度".然后,经过弛豫过程逐步达到负能级上核自旋数目稍多而正能级上核自旋数目稍少,以满足玻尔兹曼分布的热平衡状态,此谓核样品被 B_0 所磁化. 显然,核自旋系统的总能量是减少了. 可见,磁化对核自旋系统来说是一个失能"降温"过程. 自旋系统与周围环境(晶格)之间必须有某种形式的"热接触",它交一部分能量给晶格,才能"冷"到晶格温度,达到热平衡,建立起玻尔兹曼分布.

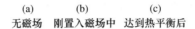

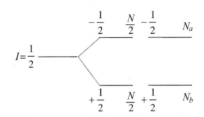

图 1.3.1　核自旋系统的磁化过程

(a) 无磁场,基态能级简并;(b) 刚置入磁场中,塞曼能级上自旋数目相等;

(c) 达到热平衡时,$\dfrac{N_a}{N_b}=\mathrm{e}^{-\frac{\gamma B_0 k}{kT}}$

原子、分子、离子的振动和转动,电子轨道运动和自旋运动都会在核自旋的位置上产生一个波动或起伏的电磁场,这种波动的频率和相位是杂乱的. 如果其中有某种频率成分的电磁场,其能量子 $h\nu$ 正好与相邻的塞曼能级间距近似相等,就会诱发两能级之间的跃迁,且向下跃迁占优势.

通常,晶格系统热容量比自旋系统热容量大得多. 自旋系统中可以从晶格中找到与它匹配的电磁场(其频率约等于自旋的拉莫尔进动频率),把能量交出去,使塞曼能级上核自旋数趋近于玻尔兹曼分布,以形成净磁化强度 M_0. M_0 一旦受到扰动,偏离平衡位置,在解除扰动后,M_z 总是向 M_0 恢复. 这一过程是通过自旋-晶格相互作用进行的,故叫作自旋-晶格弛豫(spin-lattice relaxation). 描写自旋-晶格弛豫过程长短的特征时间叫作自旋-晶格弛豫时间,用 T_1 表示. T_1 短,意味着弛豫过程快,也意味着晶格场中有较强地适合与自旋系统交换能量的电磁场成分(即频率相近);反之,T_1 长,则意味着晶格场中这种电磁场成分比较弱. 对不同物质,T_1 差别很大,从几百毫秒(ms)到几天. 如纯水的 $T_1=3\,\mathrm{s}$;人体水的 T_1 约在 $0.5\sim1\,\mathrm{s}$ 范围;固体中 T_1 很长,为几小时甚至几天. T_1 的倒数叫作弛豫率,定义为 $R_1=1/T_1$.

对热平衡可以作一个数学描述,对核自旋系统,取两能级系统为例,总核自

旋数 $N = N_+ + N_-$，N_+ 代表下能级核自旋数，N_- 代表上能级核自旋数，其差 $n = N_+ - N_-$. 如果通过自旋-晶格弛豫向上和向下的跃迁概率分别为 $W_\uparrow$ 和 $W_\downarrow$，那么

$$\frac{\mathrm{d}N_+}{\mathrm{d}t} = N_- W_\downarrow - N_+ W_\uparrow, \tag{1.3.1a}$$

$$\frac{\mathrm{d}N_-}{\mathrm{d}t} = N_+ W_\uparrow - N_- W_\downarrow. \tag{1.3.1b}$$

两式相减，得

$$\frac{\mathrm{d}n}{\mathrm{d}t} = N(W_\downarrow - W_\uparrow) - n(W_\downarrow + W_\uparrow). \tag{1.3.2}$$

定义：热平衡时两能级粒子数之差为

$$n_0 = N\left[\frac{W_\downarrow - W_\uparrow}{W_\downarrow + W_\uparrow}\right], \tag{1.3.3}$$

自旋-晶格弛豫时间为

$$T_1 = \frac{1}{W_\downarrow + W_\uparrow}, \tag{1.3.4}$$

则式(1.3.2)可化为

$$\frac{\mathrm{d}n}{\mathrm{d}t} = \frac{n_0 - n}{T_1}. \tag{1.3.5}$$

初始条件：$t = 0$ 时，$n = 0$. 则式(1.3.5)之解为

$$n = n_0(1 - \mathrm{e}^{-t/T_1}). \tag{1.3.6}$$

T_1 描述达到热平衡的速度. 从理论上严格说，达到热平衡，需要无穷长时间. 但是，当 $t = 5T_1$ 时，因子 $(1 - \mathrm{e}^{-t/T_1})$ 已经达到 99.33%，非常接近 1，所以一般取 $t = 5T_1$ 作为达到热平衡的时间. 热平衡时，$\frac{\mathrm{d}N_+}{\mathrm{d}t} = 0$，由式(1.3.1)有

$$N_- W_\downarrow = N_+ W_\uparrow. \tag{1.3.7}$$

于是有

$$\frac{W_\downarrow}{W_\uparrow} = \left[\frac{N_+}{N_-}\right]_{\mathrm{eq}} = \mathrm{e}^{\frac{\Delta E}{kT_{\mathrm{eq}}}} \approx 1 + \frac{\Delta E}{kT_{\mathrm{eq}}}, \tag{1.3.8}$$

这里 ΔE 正是式(1.1.12)描写的能级间距. 自旋-晶格相互作用涉及两个热动力学耦合系统之间互相交换能量的过程. 对于每个自旋跃迁，在晶格中必然伴随有一个等价的跃迁(方向相反).

1.3.2 自旋-自旋相互作用，自旋-自旋弛豫时间 T_2

核磁矩 $\boldsymbol{\mu}_1$ 在外场 $\boldsymbol{B}_0$ 中极化后，可以分解为纵向分量 μ_{1z} 和横向分量 $\mu_{1\perp}$.

由于 $\boldsymbol{\mu}_1$ 绕 $\boldsymbol{B}_0$ 以 $\boldsymbol{\omega}_0$ 进动,因此 $\boldsymbol{\mu}_{1\perp}$ 在 xy 平面上以 $\boldsymbol{\omega}_0$ 绕 $\boldsymbol{B}_0$ 旋转,它在邻近核磁矩 $\boldsymbol{\mu}_2$ 处产生一个频率为 $\boldsymbol{\omega}_0$ 的局域旋转磁场 b_L,如图 1.3.2 所示.因为 $\boldsymbol{\mu}_2$ 也绕 $\boldsymbol{B}_0$ 以 $\boldsymbol{\omega}_0$ 进动,在局域场 b_L 的磁力矩作用下,$\boldsymbol{\mu}_2$ 有可能发生章动.因为 $\boldsymbol{\mu}_1$ 和 $\boldsymbol{\mu}_2$ 是同类核,进动频率相同,相互作用(交换能量,交换自旋角动量)很容易,在量子力学里,被认为是一个"flip-flop(乒乓)"的过程,与核电子学中多谐振荡器相类似.这个过程可在整个自旋系统内相继发生,能量子在邻近核自旋之间传递.假设核磁矩 $\boldsymbol{\mu}_i$ 在进动圆锥上不均匀分布(NMR 发生时),就会出现横向磁化强度分量 $M_\perp$,如图 1.3.3 所示.核磁矩正是通过自旋-自旋相互作用使 $\boldsymbol{\mu}_i$ 分散开,从而导致 $\boldsymbol{\mu}_i$ 在圆锥上的分布趋于均匀,此即 $M_\perp \to 0$.这正是自旋系统内部"横向热平衡"状态.这种能量转移的速度取决于自旋-自旋相互作用的强度,用一个自旋-自旋弛豫(spin-spin relaxation)时间 T_2 来描述.自旋-自旋弛豫通常比自旋-晶格弛豫要快,在人体中 T_1 一般比 T_2 大一个量级;固体中 T_2 比液体中 T_2 短得多.这里顺便说明,T_2 的倒数叫横向弛豫率,定义为 $R_2 = 1/T_2$.

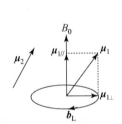

图 1.3.2　$\boldsymbol{\mu}_1$ 在 $\boldsymbol{\mu}_2$ 处产生一个
旋转磁场 b_L

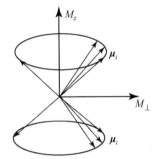

图 1.3.3　核磁矩 $\boldsymbol{\mu}_i$ 相位相干时可形成
横向磁化强度分量 $M_\perp$

另外,T_2 与共振线宽度、共振线形状有直接关系(将在 §1.5 讨论).磁偶极子 $\boldsymbol{\mu}_1$ 在附近 $\boldsymbol{\mu}_2$ 处产生一个附加场 b_L,在 0.1 nm 距离上,一个核磁子 μ_N 产生的局部场约为 0.5 mT,实际值当然和偶极轴与 $\boldsymbol{B}_0$ 的夹角有关(图 1.3.4).因此,核系统所看到的磁场就不是 $\boldsymbol{B}_0$,而是 $\boldsymbol{B}_0 + \boldsymbol{b}_L$,对应磁能级有一个加宽,共振线产生一个宽度.

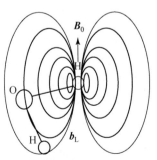

图 1.3.4　自旋-自旋相互作用机制

在固体中,分子"重新取向"运动很慢.低温下,可以认为原子核驻定不动,这种磁偶极相互作用很强.因此固体 T_2 很短,达到微秒量级,共振线宽 $\left(\dfrac{1}{T_2}\right)$ 很大. 在液体中,倘若不太黏,分子布朗运动很快,使磁偶极相互作用平均近似为零,因此 T_2 比较长,线宽比较窄. 所以,液体高分辨 NMR 发展很早、很快,而固体 NMR 很困难,发展很晚.

1.3.3 相关时间

在液体中分子运动相当自由. 在非极性分子液体中,分子间的力是范德瓦尔斯力,在离子化分子液体中是长程库仑力. 在给定液体中,占支配地位的相互作用与被激发的运动模式和其速率互为条件. 在液体中典型的扩散系数 D 约为 5×10^{-9} $\mathrm{m^2/s}$,扩散运动模式基于以下假设:

(1) 跳跃式运动:(在固体中也存在,)那里分子或原子围绕一个平衡中心振荡约 τ_0 时间,然后跳到一个新的位置. τ_0 称为相关时间,或者分子重新取向时间.

(2) 气体式扩散运动:分子碰撞平均时间间隔为 τ_0.

两种模型都可以导出扩散系数 D 和 τ_0 之间关系,用中子散射或放射同位素示踪或者 NMR 测量,都可以定出在液体中 τ_0 在 10^{-12} s,在固体中 τ_0 在 10^{-4} s 量级. 其他分子运动模式,比如转动、振动,也可预期有类似的速率.

相关时间 τ_0 对 T_1、T_2 影响很大,其函数关系如图 1.3.5 所示. 在液体中,由于 τ_0 很短,T_1 和 T_2 几乎相等;在固体中,τ_0 很长,直接偶极-偶极相互作用很强,故 T_2 很短,而 T_1 则非常长. 由 §1.5 的讨论可以知道,$\dfrac{1}{T_2}$ 可以衡量 NMR

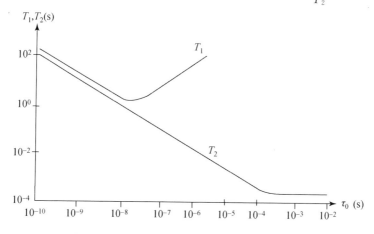

图 1.3.5　T_1,T_2 与相关时间 τ_0 的关系曲线[4]

线宽.液体中 T_2 长,共振线宽度很窄,容易得到高分辨的 NMR 谱;在固体中由于 T_2 很短,共振线很宽.所以,固体和液体 NMR 谱线特征有巨大的差别,对设备性能有完全不同的要求,信号探测、电子学技术也不同.因此,NMR 谱学很清楚地分成两支:

(1) 固体样品:宽线 NMR,共振线宽从几 kHz 到几百 kHz;

(2) 液体样品:高分辨 NMR,共振线宽约 1 Hz 或者 10^{-4} Gs.

人体 NMR 成像主要利用人体内水质子的 MR 信号成像[5],平均来说,人体含水量占体重的 55%,其余 45% 由蛋白质、脂肪和无机物组成.在人体内水分布很不均匀,如表 1.3.1 所示.MRI 只对易游动(mobile)质子敏感.蛋白质质子和紧束缚水质子只给出类固体的信号,探测不到.粗略地说,人体水分 90% 以上属于"自由水",不到 10% 属于"束缚水",所以人体 NMR 成像基本属于液体 NMR 范畴,相关时间约在 $10^{-9} \sim 10^{-7}$ s 之间.

表 1.3.1　成人正常组织水含量表

组　织	水含量(%)	组　织	水含量(%)	组　织	水含量(%)
骨骼肌肉	79.2	髓磷脂	40	表皮(肤)	64.5
心脏: 　左心室 　右心室 　心房 　室、房中膈	 78.2 80.2 81.2 79.2	牙齿: 　釉质 　牙本质	 3.0 10.0	体液: 　血浆 　胸液 　腹膜液 　脑脊液 　唾液 　胃液 　胰腺液 　尿 　汗 　精液	 93 98 95～99 96～98.8 99.4 99.4～99.5 98.7 98.7 99～99.5 91.5
肝 肾 脾	71.1 80.0 79.0	胎盘(儿) 4,5 个月～ 9 个月	86.6		
脑白质 脑灰质	84～84.3 70.6～74	周围神经	56	肺	无水含量数据

1.3.4　人体水质子弛豫特性

在生物组织中 T_1、T_2 的测量值既不同于在液体中的值,也不同于在固体中的值,而是介于其间.关于细胞水动力学有不同的模型,通常把细胞浆(质)看作离子和宏观分子在水中的稀溶液.用两相假设["束缚相(bound)"和"自由相(free)"]

来解释组织水弛豫的数据[6,7]. 大部分水（≥90%）被认为处在自由状态，NMR特性类似于正常水，更确切地说是一种细胞盐溶液；剩余部分（≤10%）被认为是束缚在宏观大分子上（如蛋白质、DNA 等）.

解释弛豫数据的相关时间分成三类：第一是自由相相关时间 τ_f，在 10^{-12} s；第二是束缚相相关时间 τ_b，在 $10^{-9} \sim 10^{-7}$ s；第三是交换特征时间 τ_e，在 $10^{-6} \sim 10^{-5}$ s. 也可以这样认为，小分子如自由水无规运动（tumble）很快，譬如转动、振动、平移碰撞、翻滚、布朗运动等重新取向时间很短，平均 10^{-12} s，频率 10^{12} Hz；大分子如蛋白质、DNA 等振动、转动、重新取向速度很慢，平均 $10^{-6} \sim 10^{-5}$ s；中等分子如类脂膜的无规运动相关时间介于中间.

弛豫主要是磁（偶极）相互作用引起，其效率（速度）与上述分子相关时间直接相关. 在大部分生物样品中属快交换情况，$T_1 \gg \tau_e$，对两相系统：

$$\frac{1}{T_1} = P_b \left(\frac{1}{T_1}\right)_b + \left(\frac{1}{T_1}\right)_f (1 - P_b), \tag{1.3.9}$$

$\left(\frac{1}{T_1}\right)_b$、$\left(\frac{1}{T_1}\right)_f$ 分别表示在束缚相和自由相的弛豫率，P_b 表示束缚水占的份额. 对典型 NMR 频率（$1 \sim 100$ MHz），占支配地位的弛豫过程是由于在束缚相的分子 $\left(\frac{1}{T_1}\right)_b \gg \left(\frac{1}{T_1}\right)_f$，重要的相关时间是 τ_b. 式（1.3.9）可重写为

$$\frac{1}{T_1} = \left(\frac{1}{T_1}\right)_f + P_b \left[\left(\frac{1}{T_1}\right)_b - \left(\frac{1}{T_1}\right)_f\right]. \tag{1.3.10}$$

很明显，倘若 $\left(\frac{1}{T_1}\right)_b$ 不是水密度的函数，观察到的纵向弛豫率正比于束缚的水份额 P_b，换句话说，$\frac{1}{T_1}$ 正比于宏观大分子的浓度. 对蛋白质系统[8] 及某些生物组织[9]，已观察到这样的行为.

对组成成分足够窄的系统，T_1 应近似正比于水含量. 很多研究者[10] 报告，用动物组织做实验的结果有这种依赖关系. 图 1.3.6 显示了这种定性结果，与表1.3.1 水含量对照. 例如肝水密度低，T_1 也短（高弛豫率），这是由于相对大份额的水被束缚；脑和肌肉水含量高，T_1 也长；肾中水含量中等，T_1 介于其间. T_1 对水密度 ρ 的线性依赖有一个经验公式：

$$\rho = 0.65 + 0.126 T_1, \tag{1.3.11}$$

其微分形式为

$$\Delta T_1 = 7.94 \Delta\rho. \tag{1.3.12}$$

水密度对自旋-晶格弛豫时间有一个放大效应：水含量有一小变化，典型的是百

分之几,则 T_1 可有一个大的变化.这是 MRI 中 T_1 成像的基础,它反映 T_1 分布而不是简单的自旋密度成像.

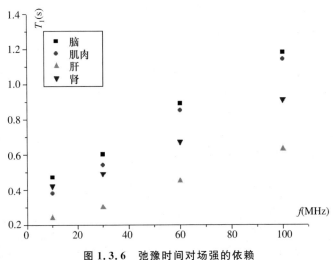

图 1.3.6　弛豫时间对场强的依赖

T_1 值对不同动物的特定器官变化不大,所以动物实验结果对人也基本是对的.实验测量的 T_1 值列在表 1.3.2 中.在生物组织中,T_1 约在 $300\sim2000$ ms,T_2 约在 $20\sim150$ ms.从表中看出肿瘤组织 T_1 变长,怎么理解?

表 1.3.2　人体正常组织与不正常组织在 100 MHz 时的 T_1 值

组　织	T_1(肿瘤)(s)	T_1(正常)(s)
乳房	1.080 ± 0.080	0.367 ± 0.079
皮肤	1.047 ± 0.108	0.616 ± 0.019
胃	1.238 ± 0.109	0.765 ± 0.075
肝	0.832 ± 0.012	0.570 ± 0.029
脾	1.113 ± 0.006	0.701 ± 0.045
肾		0.862 ± 0.033
脑		0.998 ± 0.016
心脏		0.906 ± 0.046
红细胞		0.54
血浆		1.45
脑脊液		4.5

分子重定向的平均速率与分子大小有关. 小分子重定向很快,相关时间就短,约为 $\tau_f = 10^{-12}$ s;生物大分子如蛋白质或 DNA 振动很慢,相关时间 τ_c 比较大,在 $10^{-5} \sim 10^{-6}$ s 之间;中等分子如类脂膜介于中间,相关时间 τ_b 一般为 $10^{-8} \sim 10^{-9}$ s,其频率很接近匹配 MR 典型场强中的拉莫尔频率,因此类脂膜质子比自由水质子弛豫快;纯水 T_1 是 3s.

分子和大分子的布朗运动对弛豫贡献不大. 自由水、体液弛豫慢,T_1 长;生物组织中水弛豫要快得多,典型为几百 ms. 组织中水部分地被束缚在蛋白质上,结果束缚水运动被大分子慢化,使之更接近匹

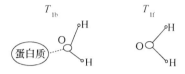

图 1.3.7 自由水和束缚水之间的平衡

配拉莫尔进动,因而增强了弛豫,缩短了 T_1. 正常健康状态,自由水(T_{1f})和束缚水(T_{1b})之间有一个平衡(见图 1.3.7):

$$\left(\frac{1}{T_1}\right)_\text{测} = P_b \frac{1}{T_b} + \frac{1}{T_{1f}} P_f. \tag{1.3.13}$$

病理条件会扰乱这种平衡,在一些肿瘤中束缚水释放,使自由水比例增大,于是 T_1 变长[11]. T_1 弛豫、频率 ω_0 和相关时间 τ_b 的关系遵循[12]BPP(Bloembergen, Purcell,Pound)公式:

$$\left(\frac{1}{T_1}\right)_b \approx B\left(\frac{\tau_b}{1+\omega_0^2\tau_b^2} + \frac{4\tau_b}{1+4\omega_0^2\tau_b^2}\right), \tag{1.3.14}$$

这里 B 表示(磁偶极)相互作用强度,ω_0 是拉莫尔频率. 对于 $\omega_0\tau_b \geqslant 1$,$\left(\frac{1}{T_1}\right)_b$ 粗略地随 ω_0^{-2} 变化,这意味着 T_{1b} 随 B_0 增高而增长[13,14],如图 1.3.8 所示. T_1 和 T_2 随场强而变化的典型数据列在表 1.3.3 中.

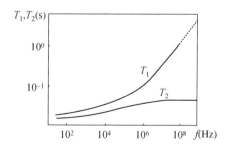

图 1.3.8 青蛙肌肉的质子弛豫时间 T_1,T_2 是频率的函数

表 1.3.3　人体组织 T_1 和 T_2 对场强的依赖

组　织	T_2(ms)	T_1(ms)@0.5 T	T_1(ms)@1.5 T
脂肪	80	210	260
肝	42	350	500
肌肉	45	550	870
白质	90	500	780
灰质	100	650	920
CSF	160	1800	2400

最后指出,有些组织,如乳房是显著的非指数 T_1 弛豫,而遵守下式:

$$M(t) = \sum_{i=1}^{n} P_i \mathrm{e}^{-t/T_i}. \tag{1.3.15}$$

有两个指数成分,在 60 MHz 时,脂肪 $T_1 = 200$ ms,乳腺 $T_1 = 900$ ms,这是典型的多弛豫,也有人叫交叉弛豫(cross relaxation).

在 T_2 弛豫中,没有从核自旋到晶格的能量转移,但塞曼能级之间相互交换能量. T_2 描写横向磁化强度 M_{xy} 衰减是被研究的样品中局部场所作用的结果;而 T_1 主要与临近的慢的或零定向速率的质子引起的本征场相关.在大分子中,T_2 弛豫更有效率,因大分子比小分子重新取向慢得多.强束缚在大分子比如蛋白质上的水分子翻滚(tumble)速率慢,磁偶极场相互作用就强,因此 T_2 弛豫快. T_2 对外场[13,14]不如 T_1 敏感,如图 1.3.8 所示.典型的生物组织中的 T_2 位于20~150 ms 范围,比 T_1 短一个量级左右.自由水 T_2 比束缚水 T_2 要长得多,在病灶处观察到 T_2 延长被解释为自由水比例增高[11,13,14].

1.3.5　肿瘤鉴别

Hazelwood 和 Nichols[15]观察到,在未成熟肌肉中质子线宽比在成熟肌肉中窄.这导致达马迪安(Damadian)[11]得出结论说:在新生肌瘤组织中弛豫时间要长.他用老鼠的两种恶性肿瘤(Walker 肉瘤和 Novikoff 肝神经瘤),在 24 MHz 测量其弛豫时间 T_1,分别为 736 ms 和 826 ms,与正常组织 T_1 位于 257~595 ms 之间进行比较,T_1 明显变长. T_2 也有类似的变化,从而证明了其得出的结论.达马迪安的实验结果在 *Science* 杂志上发表后,引起轰动,很多实验室纷纷行动,用动物[16,17]和人[16,18~20]做实验,都肯定了达马迪安的结论.例如,有人对老鼠的乳腺的三种状态(正常、良性肿瘤、恶性肿瘤前期)的 T_1、T_2 以及扩散系数 D 进行了测量,其值是不一样的.换句话说,通过测量参数 T_1、T_2 和 D,完全可以把正常组织和肿瘤区分开,把良性瘤和癌区分开.对人也做了类似的实验.

    1973 年达马迪安及其同事们对人的正常组织和恶性肿瘤进行了更广泛的考察(106 例),结果证明,除黑色瘤以外,恶性组织的 T_1 都比相对应的正常组织 T_1 高. 表 1.3.2 的数据即取自他们的工作. 然而这种区分,对于快速生长的实验肿瘤(在动物实验中经常用的),并不总是很清楚的. 在这些情况,T_1 值相对于正常组织,一般是升高的. 例如,Saryan[21] 发现,对于老鼠,在 24.3 MHz 时,健康组织的 T_1 位于 186~526 ms 之间,而肿瘤组织的 T_1 位于 593~847 ms 范围. 于是,在人的情况处在亚恶态时,诊断就成问题[16].

    关于在肿瘤组织中 T_1 升高的根源有很多推测. 有人相信它是一个水含量的问题[10,18,21,22],而另一些人认为它反映了宏观分子结构的变化[23]. 当然,水含量也是一个主因素之一. 许多研究结果提示,T_1 升高与生长速度、较高水含量有关. 在胎儿组织、再生肝[18]以及生长着的肿瘤中都观察到较长的 T_1. 在人的各种疾病,不一定专指癌[20],也看到 T_1 有升高. 很可能有广泛的流行疾病是值得 NMR 成像研究者进行研究的. 以上只是阐述了质子的磁共振成像实验,其他核,比如磷(^{31}P),也可能有诊断价值[24,25].

§1.4   NMR 量子力学描述[3]

    把核系统置于 B_0 场中,当在垂直于 B_0 平面上加射频场 B_1,且 RF 场频率 $\omega_0 = -\gamma B_0$ 时,两相邻磁能级间可发生受激跃迁. 核磁矩与 B_0 及 B_1 相互作用的哈密顿量为

$$H = H_0 + H_1 = -\boldsymbol{\mu} \cdot \boldsymbol{B}_0 - \boldsymbol{\mu} \cdot \boldsymbol{B}_1. \quad (1.4.1)$$

一般情况下 $B_1 \ll B_0$,H_1 当作对 H 的微扰处理. 现在对自旋-自旋相互作用项,先假定很小,可以忽略. 塞曼哈密顿算符为

$$H_0 = -\gamma \hbar B_0 I_z, \quad (1.4.2)$$

其本征值是 $m\omega_0 \hbar$,m 取 $(2I+1)$ 个值,从 I 到 $-I$,$\omega_0 = -\gamma B_0$,射频场用位于 x-y 平面上的 B_1 表示. B_1 绕 B_0 旋转,B_1 在 x 和 y 方向的分量是

$$\begin{cases} B_{1x} = B_1 \cos\omega t, \\ B_{1y} = B_1 \sin\omega t. \end{cases} \quad (1.4.3)$$

令

$$\begin{cases} I_+ = I_x + iI_y, \\ I_- = I_x - iI_y. \end{cases} \quad (1.4.4)$$

$$H_1 = -\gamma\hbar(B_{1x}I_x + B_{1y}I_y) = -\frac{1}{2}\gamma\hbar B_1(I_+ \, \mathrm{e}^{-\mathrm{i}\omega t} + I_- \, \mathrm{e}^{\mathrm{i}\omega t}). \quad (1.4.5)$$

对 $\gamma > 0$ 的核：算符 I_+ 作用在态矢量（或波函数）上时，m 增加 1（是辐射跃迁）；算符 I_- 作用在态矢量（或波函数）上时，m 减少 1（是吸收跃迁）.

有时把 I_+ 叫作升算符（raising operator），把 I_- 叫作降算符（lowering operator）. $|m\rangle$、$\langle m'|$ 是 H_0 的本征态，在此表象中，H_1 只有 m 相差 1 的态之间的矩阵元不为 0. 在量子力学中与时间有关且频率为 $\omega(\omega \approx \omega_0)$ 的微扰，只能感应间距为 $\Delta E = \hbar\omega_0$ 态之间的跃迁. 物理上，这是能量守恒的结果，系统能量有 $\hbar\omega_0$ 变化，通过吸收或者发射光子来补偿.

实际上，能级 E_a 和 E_b 都有一定的宽度，能量差 $\Delta E = E_a - E_b = \hbar\omega_0$，可用一个围绕中心值 $\Delta E = \hbar\omega_0^0$ 的分布函数 $\rho(\Delta E)$ 来描写，分布函数满足

$$\int \rho(\Delta E) \mathrm{d}(\Delta E) = 1. \quad (1.4.6)$$

也可以引进一个分布函数 $g(\nu_0) = h\rho(h\nu_0)$ 或 $f(\omega_0) = \hbar\rho(\hbar\omega_0)$ 代替 $\rho(\Delta E)$，其归一化条件是

$$\int g(\nu_0)\mathrm{d}\nu_0 = \int f(\omega_0)\mathrm{d}\omega_0 = 1. \quad (1.4.7)$$

以 ω_0 为尺度时，这分布宽度 δ 为 $[f(\omega_0)]^{-1}$ 量级. 单位时间被频率为 ω_0 的 RF 场在两态 $|a\rangle$ 和 $|b\rangle$ 之间感应的跃迁概率由一个著名的公式给出如下：

$$P_{ab} = \frac{2\pi}{\hbar}|\langle b||H_1|\langle a\rangle|^2 \rho(\Delta E). \quad (1.4.8)$$

令 $\Delta E = \hbar\omega$，对哈密顿量式 (1.4.2) 和 (1.4.5)，在 $|m\rangle$ 和 $\langle m'|$ 之间，跃迁概率为

$$P_{m,m'} = \frac{2\pi}{\hbar}\frac{\gamma^2\hbar^2}{4}B_1^2 |\langle m'|I_+ + I_-|m\rangle|^2 \frac{g(\nu)}{h}. \quad (1.4.9)$$

这矩阵元 $\langle m'|I_+ + I_-|m\rangle$ 除 $m' = m \pm 1$ 外都为零. 也就是说，跃迁发生在相邻的塞曼能级之间. 对 $\gamma > 0$ 的核，从 $m \to m-1$ 的吸收跃迁用 I_- 计算. 这矩阵元

$$|\langle m-1|I_-|m\rangle|^2 = I(I+1) - m(m-1) = (I+m)(I-m+1), \quad (1.4.10)$$

于是跃迁概率为

$$P_{m \to m-1} = \frac{1}{4}\gamma^2 B_1^2(I+m)(I-m+1)g(\nu). \quad (1.4.11)$$

对 $I = 1/2$ 的核，跃迁概率为

$$P_{\frac{1}{2} \to -\frac{1}{2}} = \frac{1}{4}\gamma^2 B_1^2 g(\nu) = \frac{\pi}{2}\omega_1^2 f(\omega). \quad (1.4.12)$$

这里 $\omega_1 = \gamma B_1$，有趣的是

$$|\langle m-1 \,|\, I_- \,|\, m \rangle|^2 = |\langle m \,|\, I_+ \,|\, m-1 \rangle|^2. \tag{1.4.13}$$

这意味着,被辐射场在两能级间感应的跃迁概率在两个方向上是一样的.而被自旋-晶格耦合感应的辐射场引起的跃迁概率只有一个方向不等于零(退激).外加辐射场能量可以连续地往系统中馈送.

一个核系统处于热平衡时,低能级上粒子数稍多.外加上 RF 场,核系统会有一个净的能量吸收,发生吸收跃迁,塞曼能级上粒子数目之比发生变化,因而提高了"自旋温度".自旋-晶格相互作用力图维持自旋温度等于晶格温度,两个竞争过程即外部 RF 场 $\boldsymbol{B}_1$ 的"加热"效应和由于自旋-晶格相互作用引起的"自旋冷却"效应竞争的净结果取决于它们的相对大小.设 t 时刻,粒子数差为 n,热平衡时粒子数差为 n_0,则这两个竞争过程可以用下面的方程来描写:

$$\frac{\mathrm{d}n}{\mathrm{d}t} = -2Pn + \frac{n_0 - n}{T_1}. \tag{1.4.14}$$

当竞争力达到平衡时,$\dfrac{\mathrm{d}n}{\mathrm{d}t} = 0$.因此,动态平衡时两磁能级上粒子数差为

$$n_{\mathrm{eq}} = \frac{n_0}{1 + 2PT_1}. \tag{1.4.15}$$

$n_{\mathrm{eq}} < n_0$,$(1+2PT_1)$ 称为饱和因子,在连续波 NMR 实验中是常碰到的问题,固体 T_1 很长,很容易饱和.把式(1.4.12)代入式(1.4.15),得

$$\frac{n_{\mathrm{eq}}}{n_0} = \frac{1}{1 + \dfrac{1}{2}\gamma^2 B_1^2 g(\nu) T_1}. \tag{1.4.16}$$

当 $g(\nu)$ 有最大值(共振峰)时,饱和因子也取最大效应,所以饱和会把共振峰压低,共振线加宽.后面会看到,$g(\nu)$ 最大值与 T_2 之间有关系 $T_2 = \dfrac{1}{2} g(\nu)_{\mathrm{max}}$,于是在共振时

$$\frac{n_{\mathrm{eq}}}{n_0} = \frac{1}{1 + \gamma^2 B_1^2 T_1 T_2}. \tag{1.4.17}$$

$\gamma^2 B_1^2 T_1 T_2$ 叫作饱和参数.

§1.5 磁共振经典理论

1.5.1 磁化强度矢量 M 和弛豫假设

布洛赫(Bloch)[26]引进一个物理量叫核磁化强度矢量 $\boldsymbol{M}$,定义为单位体积

内核磁矩的矢量和：$M = \sum \mu_i / \Delta V$（与电磁学中 M 的定义一致）. 已经知道, 在静磁场 B_0 中热平衡时的静磁化强度 $M_0 = \dfrac{\chi_0}{\mu_0} B_0$, 并在 B_0 方向. 在普遍情况（非热平衡）下 M 有三个分量, M 在磁场 B 中受到一个磁力矩 L：

$$L = M \times B. \tag{1.5.1}$$

在此磁力矩作用下, 运动方程为

$$\frac{\mathrm{d}M}{\mathrm{d}t} = \gamma M \times (B_0 + B_1). \tag{1.5.2}$$

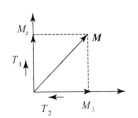

图 1.5.1　磁化强度的弛豫

如果 B_1 加在 x 轴, 其角频率 $\omega = \omega_0$ 时, M 则绕 B_1 进动, 于是 M 会偏离开平衡位置, 出现横向分量 $M_\perp$. 当扰动场 B_1 解除后, M 要向平衡值恢复, 即 $M_z \rightarrow M_0$, $M_\perp \rightarrow 0$, 如图 1.5.1 所示. 仅有磁力矩是不够的, 布洛赫提出"核弛豫"的概念, 引入两个弛豫时间 T_1 和 T_2. 他假设 M_z 分量和 $M_\perp$ 分量分别向其平衡位置恢复的速度与它们离开其平衡位置的程度成正比, 因此有

$$\begin{cases} \dfrac{\mathrm{d}M_z}{\mathrm{d}t} = -\dfrac{M_z - M_0}{T_1}, \\ \dfrac{\mathrm{d}M_\perp}{\mathrm{d}t} = -\dfrac{M_\perp}{T_2}. \end{cases} \tag{1.5.3}$$

负号表示恢复, T_1、T_2 具有时间的量纲, 方程组 (1.5.3) 之解为

$$\begin{cases} M_z = M_0(1 - \mathrm{e}^{-t/T_1}), \\ M_\perp = M_{\perp\,\mathrm{max}}\,\mathrm{e}^{-t/T_2}. \end{cases} \tag{1.5.4}$$

布洛赫称 T_1 为纵向弛豫时间, 又叫自旋-晶格弛豫时间；T_2 为横向弛豫时间, 又叫自旋-自旋弛豫时间. 引进弛豫时间 T_1、T_2 概念是布洛赫的重大贡献, 使对弛豫现象的描述非常简明. 在布洛赫那个时代, 人们对物质结构的了解还很肤浅, 对弛豫概念、弛豫机制的认识和理解远没有今天这样深刻和清楚. 但大量实践证明, 式 (1.5.3) 和式 (1.5.4) 对不太黏的液体来说是对的, 对黏稠液体要作量子力学修正.

1.5.2　布洛赫方程和旋转坐标系

1. 布洛赫方程

布洛赫假设, M 的运动受到两个动力的支配, 一个是磁力矩作用, 另一个是弛豫力. 于是, M 的运动方程为

$$\frac{\mathrm{d}\boldsymbol{M}}{\mathrm{d}t} = \gamma(\boldsymbol{M} \times \boldsymbol{B}) - \frac{M_x\boldsymbol{i} + M_y\boldsymbol{j}}{T_2} - \frac{M_z - M_0}{T_1}\boldsymbol{k}. \tag{1.5.5}$$

对于 NMR 谱来说,上式中的 $\boldsymbol{B} = \boldsymbol{B}_0 + \boldsymbol{B}_1$;而对于 NMR 成像来说,$\boldsymbol{B} = \boldsymbol{B}_0 + \boldsymbol{G} \cdot \boldsymbol{r} + \boldsymbol{B}_1$,$\boldsymbol{G}$ 是叠加在 $\boldsymbol{B}_0$ 上的场梯度,$\boldsymbol{r}$ 是空间坐标. 布洛赫方程是核磁学中的动力学方程. 实验证明,对不太黏稠的液体样品来说,布洛赫方程是完全正确的,不论是 NMRS 还是 NMRI,都普遍有效;对黏稠液体需要作量子力学修正;对固体完全不适用,固体 NMR 必须用量子力学处理.

2. 旋转坐标系

布洛赫方程是矢量微分方程,比较复杂. 有没有可能简化? 核磁矩 $\boldsymbol{\mu}_i$ 在 $\boldsymbol{B}_0$ 场中一直绕 $\boldsymbol{B}_0$ 进动,而在 z 方向的 $\boldsymbol{M}_0$ 并不进动,未受扰动时,它沿 z 轴驻定不动. 在 x 轴加 RF 磁场 $\boldsymbol{B}_1$ 且满足共振条件时,$\boldsymbol{M}$ 则开始章动. $\boldsymbol{M}$ 一旦偏离开 z 轴,它既有绕 z 轴的进动,也有绕 x 轴的章动. 两种运动叠加,再加上两种弛豫,运动过程看起来很复杂. 如果引进一个旋转坐标系,就可以把绕 z 轴的进动当作背景减掉. 在这样的旋转坐标系中看,$\boldsymbol{M}$ 只有章动和弛豫,运动图像将大为简化.

我们用 s 表示实验室坐标系 $O\text{-}xyz$;用 s′表示旋转坐标系 $O'\text{-}x'y'z'$. 让 O' 与 O 重合,z' 与 z 重合,s′ 以 $\omega \approx \omega_0$(ω_0 是 RF 场的圆频率)绕 z 轴旋转. 当 $\omega = \omega_0$ 时,在 s′ 系中,$\boldsymbol{M}$ 将看不到 $\boldsymbol{B}_0$,只看到 $\boldsymbol{B}_1$,而且 $\boldsymbol{B}_1$ 固定在 x' 轴上(圆偏振 $\boldsymbol{B}_1$ 或线偏振中的一支),$\boldsymbol{M}$ 将绕 $\boldsymbol{B}_1$ 进动,向 y' 轴倾倒. 这样,运动的描述大为简化. 可见,旋转坐标系描述 NMR 很方便. 在 NMR 中,旋转坐标系是一个基本概念,以后讨论问题,基本上都是在旋转坐标系中进行. 而且也经常不加撇号,只是在把旋转坐标系与实验室坐标系进行比较时才加撇号.

下面考虑把布洛赫方程从实验室系转换到旋转坐标系. 为方便起见,先不考虑弛豫,只考虑磁力矩,并暂不加 $\boldsymbol{B}_1$,用 $\frac{\partial \boldsymbol{M}}{\partial t}$ 表示 $\boldsymbol{M}$ 在旋转坐标系 $O'\text{-}x'y'z'$ 中的时间变化率,用 $\frac{\mathrm{d}\boldsymbol{M}}{\mathrm{d}t}$ 表示 $\boldsymbol{M}$ 在实验室坐标系 $O\text{-}xyz$ 中的时间变化率,用 $\boldsymbol{\omega}$ 表示旋转坐标系的角速度,则存在如下变换关系:

$$\frac{\mathrm{d}\boldsymbol{M}}{\mathrm{d}t} = \frac{\partial \boldsymbol{M}}{\partial t} + \boldsymbol{\omega} \times \boldsymbol{M} = \gamma(\boldsymbol{M} \times \boldsymbol{B}_0),$$

变换到 s′系中,

$$\frac{\partial \boldsymbol{M}}{\partial t} = \gamma(\boldsymbol{M} \times \boldsymbol{B}_0) + \boldsymbol{M} \times \boldsymbol{\omega} = \gamma\boldsymbol{M} \times \left(\boldsymbol{B}_0 + \frac{\boldsymbol{\omega}}{\gamma}\right).$$

此式告诉我们,当 s′系以 $\boldsymbol{\omega} = \boldsymbol{\omega}_0 = -\gamma\boldsymbol{B}_0$ 旋转时,在 s′系,$\boldsymbol{M}$ 将看不到 $\boldsymbol{B}_0$. 现在

在 x' 轴上加射频场 $\boldsymbol{B}_1$，则有

$$\frac{\partial \boldsymbol{M}}{\partial t} = \gamma \boldsymbol{M} \times \left(\boldsymbol{B}_0 + \frac{\boldsymbol{\omega}}{\gamma} + \boldsymbol{B}_1\right) = \gamma \boldsymbol{M} \times \boldsymbol{b}_{\text{eff}}. \tag{1.5.6}$$

b_{eff} 是 $\boldsymbol{M}$ 在旋转坐标系中所看到的有效磁场，如图 1.5.2 所示. 当完全满足共振条件 $\boldsymbol{\omega}_0 = -\gamma \boldsymbol{B}_0$ 时，在 s' 系中，$\boldsymbol{b}_{\text{eff}} = \boldsymbol{B}_1$，$\boldsymbol{M}$ 只绕 $\boldsymbol{B}_1$ 进动. 由于 $\boldsymbol{\omega}_0 = -\gamma \boldsymbol{B}_0$，$\boldsymbol{\omega}_1 = -\gamma \boldsymbol{B}_1$，所以

$$\boldsymbol{b}_{\text{eff}} = \boldsymbol{B}_1 + \left(\boldsymbol{B}_0 + \frac{\boldsymbol{\omega}}{\gamma}\right) = \frac{1}{\gamma}\left[\boldsymbol{k}(\omega - \omega_0) - i\boldsymbol{\omega}_1\right]. \tag{1.5.7}$$

把式(1.5.7)代入式(1.5.6)，则得式(1.5.6)的分量形式为

$$\begin{cases} \dfrac{\partial M_x}{\partial t} = M_y(\omega - \omega_0) - \dfrac{M_x}{T_2}, \\[2mm] \dfrac{\partial M_y}{\partial t} = -\omega_1 M_z - M_x(\omega - \omega_0) - \dfrac{M_y}{T_2}, \\[2mm] \dfrac{\partial M_z}{\partial t} = M_y \omega_1 + \dfrac{M_0 - M_z}{T_1}. \end{cases} \tag{1.5.8}$$

这就是在旋转坐标系中的布洛赫方程.

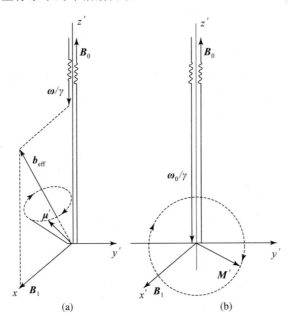

图 1.5.2　在旋转坐标系中磁化强度 M 所看到的有效磁场 b_{eff}

1.5.3 布洛赫方程的稳态解

虽然引进旋转坐标系后,布洛赫方程得到一定程度的简化,然而方程的严格求解仍不太容易.能否迅速得到一个解,哪怕是特定情况下的一个特解是非常有意义的!具有天才物理洞察力的布洛赫假定,通过共振点时足够慢,自旋系统达到一个稳态时,$\frac{\partial M_x}{\partial t} = \frac{\partial M_y}{\partial t} = \frac{\partial M_z}{\partial t} \approx 0$. 对应在连续波 NMR 情况,旋转场微扰效应与弛豫效应相平衡,于是方程组(1.5.8)就简化为一个代数方程组,即

$$\begin{cases} M_x = \dfrac{\gamma B_1 T_2^2 (\omega - \omega_0)}{1 + T_2^2 (\omega - \omega_0)^2 + \gamma^2 B_1^2 T_1 T_2} M_0, \\[3mm] M_y = \dfrac{\gamma B_1 T_2}{1 + T_2^2 (\omega - \omega_0)^2 + \gamma^2 B_1^2 T_1 T_2} M_0, \\[3mm] M_z = \dfrac{1 + T_2^2 (\omega - \omega_0)^2}{1 + T_2^2 (\omega - \omega_0)^2 + \gamma^2 B_1^2 T_1 T_2} M_0. \end{cases} \qquad (1.5.9)$$

此称为旋转坐标系中布洛赫方程的稳态解.

1.5.4 NMR 信号的高度、宽度、形状等特征量

1. 吸收信号和色散信号

1946 年,不论是布洛赫还是珀塞尔,都是用连续波(CW)进行 NMR 实验.根据方程组(1.5.9),当 $\omega \to \omega_0$ 时,$M_y \to$ 最大值,它就是通常所说的共振吸收峰,用幅度检波可以直接进行观察;而 $M_x \to 0$,一般观察不到;$M_z \to$ 最小值.当扫频 ω 通过 ω_0 时,M_y 不变号(偶函数),永与 γ 同号,布洛赫定义它为吸收信号:$v = M_y$;而 M_x 变号(奇函数),布洛赫定义它为色散信号:$u = M_x$;M_z 总是大于零,并于 $\omega = \omega_0$ 时取最小值.吸收信号与色散信号如图 1.5.3 所示.在连续波 NMR

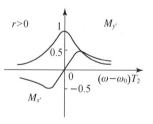

图 1.5.3 共振吸收信号 M_y 和色散信号 M_x

中,M_x 与 B_1 平行,B_1 对 M_x 的作用力矩 $M_x \times B_1 \equiv 0$,可见 M_x 与 B_1 之间不交换能量.M_x 是频率的函数,其曲线形状与介质色散有些类似,故起名叫色散信号.M_y 与 B_1 垂直,B_1 对 M_y 有作用力矩,故 M_y 与 B_1 之间可以交换能量.M_y 正是核磁矩从射频场吸收能量、共振跃迁形成的,故定名为吸收信号.

2. 共振峰高度和饱和因子

当 $\omega = \omega_0$ 时,

$$(M_y)_{\max} = \frac{\gamma B_1 T_2 M_0}{1 + \gamma^2 B_1^2 T_1 T_2}. \tag{1.5.10}$$

由 $\frac{\partial (M_y)_{\max}}{\partial B_1} = 0$,可得到 $\gamma^2 B_1^2 T_1 T_2 = 1$,在连续波 NMR 实验中,这意味着当 $\boldsymbol{B_1}$ 取最佳幅度 $B_1 = \dfrac{1}{\gamma\sqrt{T_1 T_2}}$ 时,可获得最大信号,即共振峰的高度为

$$\left[(M_y)_{\max}\right]_{\max} = \frac{1}{2}\gamma B_1 T_2 M_0 = \frac{M_0}{2}\sqrt{\frac{T_2}{T_1}}. \tag{1.5.11}$$

对于固体样品,T_2 很小,T_1 很大,故 NMR 信号很弱;对于纯水,$T_2 \approx T_1$,最大吸收信号接近 $M_0/2$,这就是共振峰的极限高度. 可见,CW-NMR 中,M_0 的利用不充分,是一个缺点.

$\gamma^2 B_1^2 T_1 T_2$ 称为饱和参数,当样品磁化强度饱和时,由式(1.4.17)知塞曼能级上核自旋数目之差趋近于零,信号就观察不到了.

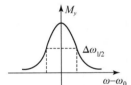

图 1.5.4 半峰高线宽

3. 共振峰宽度

共振峰宽度,也称为共振线宽度,或简称线宽. 在远离饱和情况下,$\gamma^2 B_1^2 T_1 T_2 \ll 1$,则有

$$M_y = \frac{\gamma B_1 T_2 M_0}{1 + T_2^2(\omega - \omega_0)^2}. \tag{1.5.12}$$

令 $T_2^2(\omega - \omega_0)^2 = 1$,可得到半峰高位于 $\Delta\omega = |\omega - \omega_0| = \dfrac{1}{T_2}$ 处,定义半最大的全宽度(FWHM)(图 1.5.4)为

$$\Delta\omega_{1/2} = \frac{2}{T_2}, \tag{1.5.13a}$$

或

$$\Delta\nu_{1/2} = \frac{\Delta\omega_{1/2}}{2\pi} = \frac{1}{\pi T_2}. \tag{1.5.13b}$$

可以粗略地说,$\dfrac{1}{T_2}$ 就是线宽.

4. 共振线形状,洛伦兹线形

共振线形状又简称线形. 在远离饱和情况下,$\gamma^2 B_1^2 T_1 T_2 \ll 1$,

$$M_y = \frac{\gamma B_1 T_2 M_0}{1 + T_2^2(\omega - \omega_0)^2} = \pi\gamma B_1 M_0 f_{T_2}(\omega). \tag{1.5.14}$$

式中 $f_{T_2}(\omega)$ 为归一化线形函数,表示为

$$f_{T_2}(\omega) = \frac{T_2}{\pi} \frac{1}{1+(\omega-\omega_0)^2 T_2^2}. \tag{1.5.15}$$

$f_{T_2}(\omega_0)$ 的最大值 $(f(\omega_0))_{\max} = \frac{T_2}{\pi}$,半高全宽度 $\Delta = 2\left(\omega_{\frac{1}{2}} - \omega_0\right) = \frac{2}{T_2}$,于是共振

线的面积约为峰高乘峰宽,即 $\Delta \cdot (f_{T_2}(\omega_0))_{\max} = \frac{2}{\pi} \approx 1$,为归一化.可见,在远离

饱和的情况下,液体 NMR 吸收信号线形是洛伦兹线形(Lorentzian line shape).顺便指出,固体 NMR 吸收线是高斯线形(Gaussian line shape).

1.5.5 自旋核的动态(横向)磁化率

当满足 NMR 条件时,横向磁化强度 $M_\perp$ 可看作是自旋核在横向磁场 B_1 作用下极化的结果.令

$$M_\perp = \frac{\chi}{\mu_0} B_1, \tag{1.5.16}$$

χ 定义为动态磁化率,也称为横向磁化率.在横平面上,$M_\perp$ 有两个分量,不妨令

$$M_\perp = M_x + jM_y, \quad \chi = \chi' - j\chi'', \tag{1.5.17}$$

于是有

$$\begin{cases} M_x = \frac{B_1}{\mu_0}\chi', \\ M_y = -\frac{B_1}{\mu_0}\chi''. \end{cases} \tag{1.5.18}$$

注意到 $M_0 = \chi_0 \frac{B_0}{\mu_0} = \frac{\omega_0 \chi_0}{\gamma\mu_0}$,比较式(1.5.18)及式(1.5.9),在远离饱和的情况

下,即 $\gamma^2 B_1^2 T_1 T_2 \ll 1$ 时,得动态磁化率为

$$\begin{cases} \chi' = \omega_0\chi_0 T_2 \frac{T_2(\omega-\omega_0)}{1+T_2^2(\omega-\omega_0)^2}, \\ \chi'' = \omega_0\chi_0 T_2 \frac{1}{1+T_2^2(\omega-\omega_0)^2}. \end{cases} \tag{1.5.19}$$

在布洛赫导出的 χ'、χ'' 公式中有 $1/2$ 因子,那里用的是线极化磁场,其幅值为 $2B_1$;这里用圆极化场,幅值为 B_1.χ' 对应色散信号,χ'' 对应吸收信号,当 $\omega=\omega_0$ 时 χ'' 有峰值

$$\left(\frac{\chi''}{\chi_0}\right)_{\max} = \omega_0 T_2. \tag{1.5.20}$$

在共振时,横向动态磁化率 χ'' 比纵向静态磁化率 χ_0 大 $\omega_0 T_2$ 倍. 表 1.1.2 数据即说明,原子核静态磁化率 χ_0 极小,被深深掩埋. 然而,利用 NMR 技术,可以得到一个比 χ_0 大得多的动态磁化率 χ'. 假若 T_2 在 0.1 量级,若 B_0 在 1T 量级,则放大倍数在 2.6×10^7 倍左右. 这正是 NMR 测量技术的威力之所在.

1.5.6　主磁场不均匀引起的吸收线加宽

由于外场 B_0 不均匀,设不均匀性用 ΔB 表示,进动频率有一个分散 $\gamma \Delta B$. 这时观察到的线宽要比式(1.5.14)及式(1.5.15)预期的要宽得多,即场均匀时为 $1/T_2$,场不均匀时为 $1/T_2^*$. 假定由场不均匀性决定的形状函数 $\left[归一化到 \int h(x)\mathrm{d}x = 1\right]$ 也是洛伦兹线形:

$$h(x) = \frac{1}{1 + (xT_2')^2} \cdot \frac{T_2'}{\pi}, \tag{1.5.21}$$

$h(x)$ 代表拉莫尔频率 ω_0 在 $\omega_0^0 + x$ 和 $\omega_0^0 + x + \mathrm{d}x$ 之间吸收峰的相对高度, ω_0^0 是最大高度时对应的拉莫尔频率. 这里 $\frac{1}{T_2'} = \gamma \Delta B$ 是半峰高处半宽度,由场不均匀性决定. 这样,总线形函数就是两个洛伦兹分布的折积(faltung):

$$\begin{aligned}
M_y &= \frac{\pi \gamma B_1 M_0}{\sqrt{1 + \gamma^2 B_1^2 T_1 T_2}} \int_{-\infty}^{\infty} f_{T_2'}(\omega - \omega_0^0 + x) h(x) \mathrm{d}x \\
&= \frac{\pi \gamma B_1 M_0}{\sqrt{1 + \gamma^2 B_1^2 T_1 T_2}} \int_{-\infty}^{\infty} f_{T_2^*}(\omega - \omega_0^0) \mathrm{d}\omega \\
&= \frac{\pi \gamma B_1 M_0}{\sqrt{1 + \gamma^2 B_1^2 T_1 T_2}} f_{T_2^*}(\omega). \tag{1.5.22}
\end{aligned}$$

一个洛伦兹分布的宽度等于其两个洛伦兹分布的宽度之和,因而有如下关系:

$$\frac{1}{T_2^*} = \frac{1}{T_2} + \frac{1}{T_2'} = \frac{1}{T_2} + \gamma \Delta B. \tag{1.5.23}$$

于是

$$M_y = \pi \gamma B_1 M_0 f_{T_2^*}. \tag{1.5.24}$$

如果 $\frac{1}{T_2'} = \gamma \Delta B \gg \frac{1}{T_2}$,由式(1.5.23)有 $\frac{1}{T_2^*} \approx \frac{1}{T_2'}$. 这就是说,线宽主要由场不均匀性确定,这就对场的不均匀性提出了限制.

§1.6　布洛赫方程的暂态解、脉冲傅里叶变换核磁共振

随着 RF 脉冲技术和超导磁体技术的发展,脉冲傅里叶变换 NMR 于 1965

年开始发展起来. 在旋转坐标系中,布洛赫方程已经简化为

$$\frac{\partial \boldsymbol{M}}{\partial t} = \boldsymbol{M} \times (\gamma \boldsymbol{B}_1) - \frac{M_x \boldsymbol{i} + M_y \boldsymbol{j}}{T_2} - \frac{M_z - M_0}{T_1} \boldsymbol{k}. \tag{1.6.1}$$

暂态解适合于脉冲 NMR. 在脉冲 NMR 中,RF 场不是连续地作用到 $\boldsymbol{M}$ 上,而是作用比较短的时间,其余时间则是弛豫. 一般 RF 脉冲的 $\boldsymbol{B}_1$ 场都比较强而脉冲持续时间短,所以在 RF 脉冲作用期间,$\boldsymbol{M}$ 是纯章动,弛豫可以忽略. 而脉冲结束后,$\boldsymbol{M}$ 则是纯粹的弛豫. 因此对方程(1.6.1)可按分时考虑,$\boldsymbol{M}$ 有两种典型的运动方式.

1.6.1　磁化强度 $\boldsymbol{M}$ 的章动

在 x' 轴上加频率为 ω_0 的矩形 RF 脉冲,设脉冲幅度为 $\boldsymbol{B}_1$,宽度为 t_p,当满足条件 $|\gamma B_1| \gg \frac{1}{T_2}, \frac{1}{T_1}$,脉冲宽度 $t_p \ll T_2, T_1$ 时,在 t_p 时间内,M_z 只受到磁力矩的作用,弛豫可忽略,$\boldsymbol{M}$ 的运动就只有章动,章动角

$$\theta = -\omega_1 t_p = \gamma B_1 t_p. \tag{1.6.2}$$

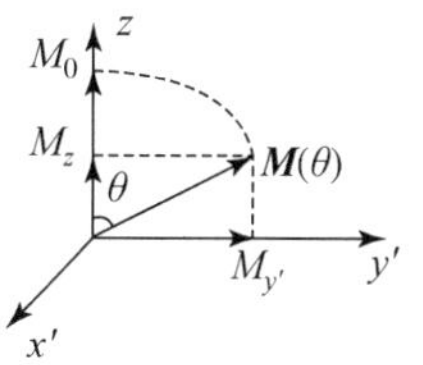

θ 也称为倾倒(flip,或 tip)角,如图 1.6.1 所示,有

图 1.6.1　$\boldsymbol{M}$ 的章动

$$\begin{cases} M_y = M_0 \sin\theta, \\ M_z = M_0 \cos\theta. \end{cases} \tag{1.6.3}$$

θ 可取任意角度,条件是 $t_p \ll T_2, T_1$. 典型的情况是 $\theta = 90°$ 和 $180°$,这样的脉冲称为 $90°$ 脉冲和 $180°$ 脉冲. 倾倒角为 θ 的 RF 脉冲就称为 θ 脉冲. 当 $\theta = 90°$ 时,$M_y = M_0$,$M_z = 0$,可得到最大的 NMR 信号. 与稳态相比,M_y 强度至少可提高一倍,M_0 可充分利用. 可见,脉冲 NMR 具有明显的优势. 其实早在 1949 年,H. C. Torrey[27]就提出了脉冲方法在原理上是可行的. 但由于脉冲电子学等技术需要一个发展过程,所以直到 1965 年后,脉冲 NMR 才真正发展起来.

更有趣的是,θ 可等于 $180°$,即 M_0 反向,与 $-z$ 轴平行. 这意味着塞曼能级上自旋数分布出现反向,即相应于一个"负自旋温度". 章动 θ 角完成后,RF 脉冲关闭,此时取作时间原点 $t = 0$,磁化强度矢量 $\boldsymbol{M}$ 自此开始受弛豫作用.

1.6.2　自由感应衰减[28]

$90°$ RF 脉冲之后,$M_y = M_0$,核自旋开始自由进动和弛豫,这时的共振信号叫自由感应衰减(free induction decay,FID)信号,或简称为 FID 信号. 在旋转坐标系中看,就是下式所描写的指数衰减信号:

$$\begin{cases} M_z = M_0(1 - \mathrm{e}^{-t/T_1}), \\ M_y = M_0\,\mathrm{e}^{-t/T_2}, \end{cases} \tag{1.6.4}$$

如图 1.6.2(a) 所示. 横向弛豫由自旋-自旋相互作用决定, 是自旋之间交换能量和角动量, 引起相位发散的过程. T_2 是本征横向弛豫时间, 又叫相位记忆时间, 这是不可逆过程. 纵向弛豫是由自旋-晶格相互作用决定的过程, T_1 描写了 M_z 向 M_0 恢复的速度. M_z 向 M_0 的恢复总是比 M_y 向 0 的恢复要慢. 一般来说, $M_\perp \to 0$ 比较快, $M_z \to M_0$ 比较慢. 在实际工作中, 一般认为 M_z 经 $5T_1$ 时间已基本恢复到热平衡值 M_0, M_y 经 $3T_2$ 时间已基本衰减到零.

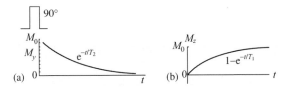

图 1.6.2　核弛豫

(a) 是 FID 信号; (b) M_z 向 M_0 弛豫恢复

分时作用条件: 一般液体 $T_2 \leqslant T_1$, 且为秒的量级, 在人体中 T_2 约 $20 \sim 100$ ms[29], T_1 比 T_2 约大一个量级. 脉冲宽度 $t_p = 40~\mu\mathrm{s}$ 很容易做到 (最短可做到 $t_p = 5~\mu\mathrm{s}$), t_p 越短, 所需 B_1 越大. 根据式 (1.6.2), 如用 γ 值比质子小几倍的核, 要章动同样角度, B_1 要增强几倍, 或者脉冲宽度增加几倍. 在固体中, T_2 在几个微秒量级, 要求 t_p 小于 $1~\mu\mathrm{s}$, B_1 高达 10 mT. 当 t_p 比 T_2 小 $2 \sim 3$ 个量级时, 凡 RF 场作用时都不必考虑弛豫, RF 作用时间也不必考虑.

暂态与稳态不同, 在连续波稳态 NMR 中, 可直接给出频域信号, 吸收峰可用示波器直接观察. 而在脉冲暂态 NMR 中, 给出的 FID 信号是时域信号, 必须对 FID 信号进行取样、数字化后再进行快速数字傅里叶变换 (FFT)[30,31], 才能得到频域信号, 这依赖于计算机的发展. 从物理原理来说, 对 FID 模拟信号进行傅里叶变换, 就可得到频域信号.

1.6.3　FID 信号的傅里叶变换

1. 样品中只有一个共振频率且等于射频脉冲中心频率 ($\omega = \omega_0$) 的 FID 信号

90° RF 脉冲后, 时域信号为 FID 信号,

$$s(t) = M_y(t) + \mathrm{i}M_x(t) = (M_0\,\mathrm{e}^{\mathrm{i}\omega_0 t})\mathrm{e}^{-t/T_2}. \tag{1.6.5}$$

在 xy 平面上以 ω_0 进动, 同时以 T_2 时间常数弛豫衰减, 其傅里叶变换为

$$F(\omega) = \int_{-\infty}^{\infty} s(t) e^{-i\omega t} dt = \int_{-\infty}^{\infty} M_0 e^{i\omega_0 t} e^{-t/T_2} e^{-i\omega t} dt$$

$$= \frac{M_0}{\dfrac{1}{T_2} + i(\omega - \omega_0)}$$

$$= \frac{M_0/T_2}{\left(\dfrac{1}{T_2}\right)^2 + (\omega - \omega_0)^2} - i \frac{M_0(\omega - \omega_0)}{\left(\dfrac{1}{T_2}\right)^2 + (\omega - \omega_0)^2}. \qquad (1.6.6)$$

对比上一节式(1.5.17) $f(\omega) = \dfrac{T_2}{\pi} \dfrac{1}{1 + (\omega - \omega_0)^2 T_2^2}$，$F(\omega)$ 实部代表吸收信号线形，虚部代表色散信号线形[见图 1.6.3(b)]. ω_0 是载波频率，在旋转坐标系(ω_0)中看进动频率 $\Omega = \omega - \omega_0 = 0$，或经滤波器滤掉 ω_0 后，FID 是一个单指数衰减信号[见图 1.6.3(a)]. 式(1.6.6)有时也写成

$$F(\Omega) = \frac{M_0 T_2}{1 + T_2^2 \Omega^2} - i \frac{M_0 T_2^2 \Omega}{1 + T_2^2 \Omega^2}. \qquad (1.6.7)$$

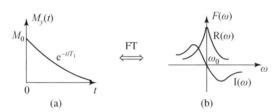

图 1.6.3　FID 信号及其傅里叶变换

2. 样品中只有一个共振频率但 $\omega \neq \omega_0$(off resonance) 的 FID 信号

由于有频差 $\Delta\omega = \omega_1 - \omega_0$，横向磁化强度矢量在旋转坐标系中以 $\Delta\omega$ 进动，滤掉 ω_0 后，$s(t) = M_\perp(t) = M_y(t) + jM_x(t)$ 是一个衰减振荡信号，如图 1.6.4(a)所示，其频域信号为

$$F(\omega) = \frac{M_0/T_2}{\left(\dfrac{1}{T_2}\right)^2 + (\omega - \omega_1)^2} - i \frac{M_0(\omega - \omega_1)}{\left(\dfrac{1}{T_2}\right)^2 + (\omega - \omega_1)^2}$$

$$= \frac{M_0/T_2}{\left(\dfrac{1}{T_2}\right)^2 + (\omega - \omega_0 - \Delta\omega)^2} - i \frac{M_0(\omega - \omega_0 - \Delta\omega)}{\left(\dfrac{1}{T_2}\right)^2 + (\omega - \omega_0 - \Delta\omega)^2}, \qquad (1.6.8)$$

其实部代表共振吸收峰，位于 $\omega_1 = \omega_0 + \Delta\omega$ 处，如图 1.6.4(b)所示.

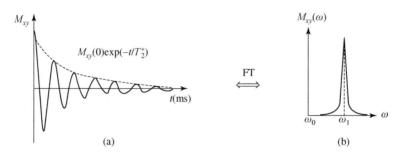

图 1.6.4　共振频率与 RF 脉冲中心频率不相等时

（a）时域信号衰减振荡；（b）频域上峰位移动

3. 样品中有两个共振频率（$\omega_1 \neq \omega_2 \neq \omega_0$）的 FID 信号

两个频率都不等于 ω_0 的 FID 中出现"拍"，如图 1.6.5(a)所示. 其傅里叶变换如图 1.6.5(b)所示.

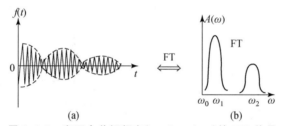

图 1.6.5　有两个共振频率（$\omega_1 \neq \omega_2 \neq \omega_0$）的 FID 信号

（a）时域信号出现"拍"；（b）傅里叶变换后，在频域上有两条共振线

4. 样品中有很多频率（化学位移）的 FID 信号的傅里叶变换-NMR 谱

若 FID 含有很多个共振频率，其傅里叶变换后则显示沿频率轴有很多共振线（图 1.6.6），线高代表信号强度或能量，这就是所谓的 NMR 波谱. 尽管时域信号 FID 复杂得难以辨认，然而，经一维傅里叶变换后得到的波谱，就是各条谱线的线形函数.

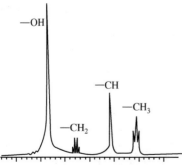

图 1.6.6　由水、乙醇、丙酮组成的混合物的质子 NMR 谱

为什么会有多个共振频率呢？分子中同一种核或不同分子中的同种核，由于其周围化学环境略有差别，造成其局部场略有差异，因而其共振频率有一个微小的移动，称为"化学位移"（chemical shift）. 这是我国著名学者虞福春[32]和 Proctor 于 1950 年在布洛赫实验室

工作时发现的. 这是一个重大发现, 形成了 NMR 波谱分析的理论和实验基础.

§1.7　自旋回波(SE)

当在核系统上加 $90°$ RF 脉冲, 经 τ 秒再加 $180°$ RF 脉冲, 再过 τ 秒就出现一个回波, 叫作自旋回波(spin echo, SE), 如图 1.7.1 所示. $90°$ 脉冲后出现 FID 信号, τ 秒后 FID 信号已完全消失; 当加 $180°$ RF 脉冲后, 再过 τ 秒, FID 信号又恢复出来. 怎么理解这一现象?

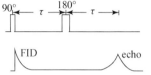

图 1.7.1　自旋回波现象

$90°$ 脉冲之后, $M_y = M_0$, 即磁化强度 M_0 正好躺在 y' 轴上. 如果贡献 M_0 的全部核的进动频率完全相同, 那么在旋转坐标系 s' 中看, M_0 将待在 y' 轴上不动. 可以说, 核自旋具有相同的相位($0°$), 叫相位相干. 实际情况是, 磁场 B_0 有一定不均匀性 ΔB, 对应有一定频散 $\Delta\omega = -\gamma\Delta B$. 具有进动频率 $\omega_0 + |\Delta\omega|$ 的核比 s' 系的旋转频率 ω_0 大, 具有 $\omega_0 - |\Delta\omega|$ 的核比 ω_0 小, 所以在 s' 系看, 有的核左旋, 有的核右旋. 由于频率分散使相位发散加快 $\Delta\phi = (\Delta\omega)t$, FID 信号以 e^{-t/T_2^*} 衰减, 式(1.5.23)重写如下:

$$\frac{1}{T_2^*} = \frac{1}{T_2} + \frac{1}{T_2'}, \quad \frac{1}{T_2'} = \gamma\Delta B. \tag{1.7.1}$$

假设具有相同频率 $\Delta\omega_i$ 的那群核自旋叫"等色自旋族(isochromatic group)", 并假定具有 0 频、呆在 y' 轴上不动的那群核自旋叫"标准自旋族", 具有标准相位. 那么经 τ 秒之后, 这些自旋相位分散得很开, 几乎均匀分布在 2π 圆周上, FID 信号便衰减到零. 但是各"等色自旋族"由于"自由"进动, 无相互作用, 都记住了各自的相位.

$$\Delta\phi_i = (\Delta\omega_i)\tau, \tag{1.7.2}$$

当在 $t=\tau$ 时, 在 x' 轴施加 $180°$ 脉冲, 所有自旋都将以 ω_1,

$$\boldsymbol{\omega}_1 = -\gamma B_1 \boldsymbol{i}' = \gamma B_1(-\boldsymbol{i}'), \tag{1.7.3}$$

绕 $-x'$ 轴旋转 $\theta = \omega_1 t_\pi = \gamma B_1 t_\pi = 180°$, 即各等色自旋族都绕 $-x'$ 轴翻转 $180°$, 章动到达其镜像位置, 如图 1.7.2 所示. $180°$ 脉冲关闭后, 各等色自旋族仍保持原来的进动方向. 但是, 它们排列的次序却发生了颠倒, 跑得快的(F)落到了后面, 跑得慢的(S)却到了前面, 标准自旋族正好位于 $-y'$ 轴上. 各等色自旋族与标准核的相位差仍保持原来记忆的值, 但符号与原来相反, $\Delta\phi_i = (\Delta\omega_i)\tau$. 可见, 脉冲之前, 磁化强度作散相运动, 脉冲之后, 磁化强度作"聚相运动", 所以也有人管

180°脉冲叫重聚脉冲(refocusing pulse). 在 $t=2\tau$ 时, 相位补偿完成, 各等色自旋族都与标准核自旋同相位. 这时, 所有自旋相位差为零, 叫作相位相干, 于是 $M_{y'}=M_0$, 这就是自旋回波(spin echo)信号. 自旋回波是 FID 信号的恢复再现, $t>2\tau$ 之后又是散相运动. 自旋回波信号有几个特点:

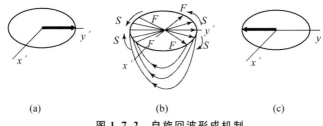

(a)   (b)   (c)

图 1.7.2　自旋回波形成机制

(a) $t=0$ 时 $M_y=M_0$; (b) $t=\tau$ 时 180°脉冲使自旋绕 $-x$ 轴转 180°; (c) $t=2\tau$ 时回波形成, $M_{y'}=-M_0\mathrm{e}^{-2\tau/T_2}$

(1) 回波形状: 回波形状恰似两个 FID 信号背靠背对接起来, 这也说明在 $t=0$ 到 $t=\tau$ 期间是散相运动, $M_{y'}$ 衰减; 在 $t=\tau$ 到 $t=2\tau$ 期间是聚相运动. 恰在 $t=2\tau$ 时达到相位完全相干, 形成回波峰值. 在 $t>2\tau$ 之后又是散相运动.

(2) 回波峰值: 在 $t=0$ 到 $t=2\tau$ 期间, 因为有弛豫, 横向磁化强度有衰减, 第一个回波的峰值为

$$M_{y'} = -M_0\mathrm{e}^{-2\tau/T_2}. \tag{1.7.4}$$

(3) 回波衰减速度: 回波信号本身衰减(散相)比较快, 像 FID 一样由 T_2^* 支配,

$$M_{y'} = (-M_0\mathrm{e}^{-2\tau/T_2})\mathrm{e}^{-(t-2\tau)/T_2^*}. \tag{1.7.5}$$

(4) 回波信号的优势: SE 与 FID 信号一样, 也是时域信号, 经傅里叶变换后可得到频域信号, 即频谱. 采半个回波可代替采 FID 信号. 当然, 也可以采全回波. 因为 90°脉冲关闭时, 基线有跳动, 此时采 FID 信号会有些麻烦. 采回波信号更可靠、便当, 这是广泛使用 SE 的原因. FID 信号也有人用, 毕竟 FID 比第一个回波还要大.

(5) 可逆和不可逆散相: 由不可逆机制引起的自旋相位发散(比如 spin-spin 相互作用)不会对回波产生正贡献, 这正是回波峰值按 T_2 衰减的原因. 横向磁化强度完全可逆的行为与"自由自旋"假设直接相关, 频率分散引起相位发散是完全可逆的. 频散正是由场不均匀性引起, 场不均匀性的典型情况是梯度场, 梯度不过是把不均匀性排列起来而已, 以后会看到梯度磁场可直接产生回波, 叫"梯度回波". 梯度使核自旋产生散相运动. 当梯度反向后会产生聚相作用. 回波产生并不违反热力学第二定律. T_2 描写的过程不可逆, 类似于力学中摩擦力、电学中电阻

欧姆损耗,而由 $T_2'=1/\gamma\Delta B$ 所描写的过程则是可逆的. 场越不均匀,回波越尖锐、越窄.

(6) $90°$-τ-$180°$脉冲序列中,把 $180°$脉冲换成 $90°$脉冲也可得到自旋回波. 其实,Hahn[33] 在 1950 年首次发现自旋回波时,就是用 $90°$-τ-$90°$序列得到的,是一个偶然发现. 当时很不理解,机制也不清楚,曾有人认为违反热力学第二定律. 回波机制用 $90°$-τ-$180°$序列最容易解释,使用也最普遍. 实际上任何激发角的单个 RF 脉冲都会产生一个 FID 信号,任何激发角的两个 RF 脉冲都会产生一个自旋回波信号,这些普遍情况将在后面章节中讨论.

§1.8 简单脉冲序列,弛豫时间 T_1、T_2 的测量

1.8.1 反向恢复(IR)序列[34]测量 T_1

1. $180°$-τ-$90°$序列

如图 1.8.1 所示,第一周期:$180°$脉冲把 $M_z=M_0$ 章动到 $-z$ 轴上,之后开始以 T_1 时间常数弛豫,运动方程和初始条件为

$$\begin{cases} \dfrac{\mathrm{d}M_z}{\mathrm{d}t} = \dfrac{M_0-M_z}{T_1}, \\ M_{z|t=0} = -M_0. \end{cases} \quad (1.8.1)$$

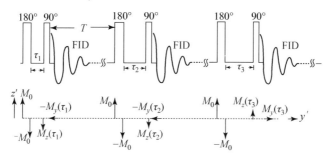

图 1.8.1 反向恢复(inverse recovery, IR)脉冲序列及 M_z, M_y 的相应时间

其解为

$$M_z = (1-2\mathrm{e}^{-t/T_1})M_0. \quad (1.8.2)$$

经 τ_1 后 M_z 可能仍为负,但变短,$M_z=M_0(1-2\mathrm{e}^{-\tau_1/T_1})$,$M_z(\tau_1)$ 如图 1.8.1 所示. 此时在 x' 轴上加 $90°$ RF 脉冲,$\boldsymbol{M}$ 绕 $-x'$ 轴转 $90°$,即位于 $-y'$ 轴上:$M_y=-M_z(\tau_1)=-M_0(1-2\mathrm{e}^{-\tau_1/T_1})$. 记录此信号,尤其要记录 FID 信号峰值. FID 消

失后还要等足够长时间,以使 M_z 恢复到 M_0,一般一个周期需 $5T_1$. 第二周期:重复第一周期的步骤,但 τ_2 比 τ_1 延长. 衰减 τ_2 时间后,$M_z(\tau_2)$ 更短,90°脉冲后,$M_{y'} = -M_0(1 - 2\mathrm{e}^{-\tau_2/T_1})$ 更小,记录此 FID 信号;等足够长时间使 M_z 恢复到 M_0 后再开始第三个周期. 每周期中步骤都相同,只是改变 τ,经 n 次实验之后,各次 FID 信号峰值就给出了 M_z 的恢复曲线,如图 1.8.2 所示. 由此曲线就可以定出 T_1 的值. 曲线与横轴交点意味着 $M_z(t_0)=0$,代入式(1.8.2)得

$$t_0 = T_1 \ln 2. \tag{1.8.3}$$

只要精确地定出 t_0,就可由式(1.8.3)得到 T_1. 这个方法用得极为普遍,在 NMR 中用,在 MRI 中也用. 把这序列$(180°\text{-}\tau\text{-}90°\text{-}T)_n$ 编好程序,写入机器中,就可测 T_1. 机器中有这种序列,调出来改一下参数就可,或用它的缺省值. 实验时自己选脉冲序列,或自己编制新的脉冲序列.

2. $90°\text{-}\tau\text{-}90°$序列[35,36]

此序列也可用于测量 T_1. 第一个 90°脉冲之后在 $t=\tau$ 时 $M_z = M_0(1 - \mathrm{e}^{-\tau/T_1})$,第二个 90°脉冲作用后测量 FID 信号的高度. 利用不同长度的 τ 值,可得到如图 1.8.3 所示的曲线(虚线). 由此曲线可求出 T_1 值.

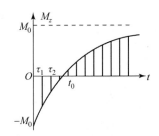

图 1.8.2　反向恢复法测 M_z 的
弛豫时间常数 T_1 的拟合曲线

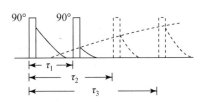

图 1.8.3　$90°\text{-}\tau\text{-}90°$序列
随 τ 增加 FID 信号幅度指数增加

1.8.2　自旋回波序列$(90°\text{-}\tau\text{-}180°)$测 T_2[37~40]

用$(90°\text{-}\tau\text{-}180°\text{-}\tau\text{-}\mathrm{echo}\text{-})_n$ 脉冲序列可以测量 T_2. 实验需要重复 n 次,每次 τ 需要改变(延长),90°脉冲到回波的时间为 $TE=2\tau$,回波测完后要等待足够长时间,以便使 M_z 恢复到 M_0,即每个周期都从 $M_z=M_0$ 开始,随着 TE 延长,每次得到的回波峰值越来越低,由回波峰值可得到 $M_\perp$ 的衰减曲线如图 1.8.4 所示. 由此曲线可计算出 T_2. 每个回波峰值为 $|M_{y'}| = M_0\mathrm{e}^{-2\tau/T_2}$,每个回波衰减是 $|M_{y'}(t)| = M_0\mathrm{e}^{-2\tau/T_2}\mathrm{e}^{-t/T_2'}$. 这种序列的缺点是费时间比较长,每测一个回波都

要等 M_z 恢复到 M_0,每个周期要花 $5T_1$ 时间. 这序列第二个缺点是分子自扩散会引起信号损失,使回波峰值达不到应有的高度,尤其是当 τ 比较长时,扩散影响更大,测出的曲线就会失真,对 T_2 测量产生较大误差,测出的 T_2 偏小. 为克服上述缺点,Carr 和 Purcell[41] 于 1954 年提出一个改进的用于测 T_2 的序列,称为 CP 序列.

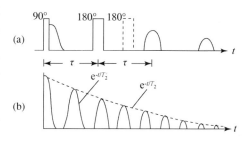

图 1.8.4   自旋回波脉冲序列测 T_2

1.8.3   CP 序列[41] ($90°\text{-}\tau\text{-}180°\text{-}2\tau\text{-}180°\text{-}2\tau\text{-}\cdots$) 测 T_2

90°脉冲之后,$M_{y'} = M_0$,在 $t = \tau$ 时刻,在 x' 轴上加 180°再聚焦脉冲,在 $t = 2\tau$ 时得到回波 $M_{y'} = -M_0 \mathrm{e}^{-2\tau/T_2}$,横向磁化强度会聚到 $-y'$ 轴上. 之后又是散相运动,在 $t = 3\tau$ 时,在 x' 轴上加第二个 180°再聚焦脉冲;在 $t = 4\tau$ 时,横向磁化强度又会聚到 $+y'$ 轴上,形成第二个回波 $M_{y'} = M_0 \mathrm{e}^{-4\tau/T_2}$;如此重复 n 次.

总之,90°脉冲之后,分别在 $t = \tau, 3\tau, 5\tau, \cdots, (2n-1)\tau$ 时在 x' 轴上加 180° RF 脉冲,分别在 $t = 2\tau, 4\tau, 6\tau, \cdots, 2n\tau$ 时记录 $|M_\perp|$. 于是得到一个回波波列. 由回波峰值形成的指数衰减曲线就是 T_2 衰减曲线,如图 1.8.5 所示. 回波是正负交替信号,如用二极管检波得到的都是正信号. 各回波峰值为

$$\left| M_y \right| = M_0 \mathrm{e}^{-2n\tau/T_2}, \tag{1.8.4}$$

各回波随时间的衰减为

$$\left| M_y(t) \right| = M_0 \mathrm{e}^{-2n\tau/T_2} \mathrm{e}^{-(t-2n\tau)/T_2'}. \tag{1.8.5}$$

该序列优点:① 省时间;② 大大减小不可逆机制(如分子自扩散)带来的测量误差. 然而,仔细分析发现,还有一种机制影响测量精度,尤其是当 T_2 较大时,需使用很多 180°脉冲,如果这些脉冲不够精确,累积起来也会带来测量误差. Meiboom 和 Gill[42] 对 CP 序列作了改进,称为 CPMG 序列.

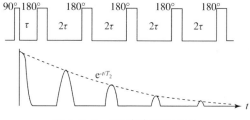

图 1.8.5   CP 脉冲序列测 T_2

1.8.4 CPMG 脉冲序列 $(90°\text{-}\tau\text{-}180°_{y'}\text{-}2\tau\text{-}180°_{y'}\text{-}2\tau\text{-}\cdots)$

在 CP 序列中, 所谓 180°脉冲不精确, 一方面可能由于激发谱不够均匀, 另一方面可能由于 RF 场均匀性有限(5%)造成. 有些等色自旋核的旋转达不到 180°, 比如说 171°, 它们与 $x'y'$ 平面差 9°, 在下面. 等第二个 180°脉冲作用后, 这些等色核自旋离 $x'y'$ 平面就差 18°了. 如此积累起来, 会引起显著的信号损失, 造成回波峰值失真, 从而引进测量误差. Meiboom 和 Gill[42] 提出改进就是针对这一个问题, 其原理如下.

在 x' 轴上加 90° RF 脉冲, M 转到 y' 轴上, 经过 τ 秒, 在 y' 轴上加 180°脉冲, 各等色核自旋绕 $-y'$ 轴旋转 180°到达其镜像位置之后, 开始聚相运动, 在 $t=2\tau$ 时刻正好会聚在 y' 轴上. 以后 180°脉冲都在 y' 轴上加, 聚相也都在 $+y'$ 轴上完成, 如图 1.8.6 所示.

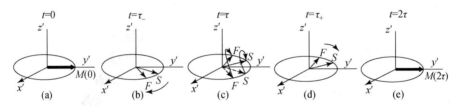

图 1.8.6　CMPG 序列的原理

总之, 在 x' 轴上加 90° RF 脉冲, $M_{y'}=M_0$ 取作时间原点, 之后分别在 $t=\tau$, $3\tau, 5\tau, \cdots, (2n-1)\tau$ 时在 y' 轴上加 180°脉冲, 于是在 $t=2\tau, 4\tau, 6\tau, \cdots, 2n\tau$ 时可得到回波, 其峰值为 $M_{y'}=M_0 e^{-2n\tau/T_2}$, 全为正值. 而 CP 脉冲序列得到的回波是正负交替的. 为什么 CPMG 序列能避免因 180°脉冲不精确引起的误差积累呢? 根据式(1.6.2), 章动角 $\theta=\gamma B_1 t_p$, 假如有一部分自旋核由于 RF 场 B_1 不均匀, 或脉冲形状不理想, 在 180°脉冲之后并未转 180°而是转 $180°-\Delta\theta$, 它们位于 $x'y'$ 平面上面, 在与 $x'y'$ 平面交角为 $\Delta\theta$ 的圆锥面上旋转 τ 秒后, 它们也会聚在 y' 轴上面, 在 y' 轴上贡献一个投影, 之后散相运动 τ 秒仍在那个 $\Delta\theta$ 锥面上. 当第二个 180°脉冲作用时, 它们仍翻转 $180°-\Delta\theta$, 正好到达 $x'y'$ 平面上, 如图 1.8.7 所示. 可见误差不会积累. 误差只对奇数回波有影响, 偶数回波是精确的. 因此, CPMG 序列得到广泛应用.

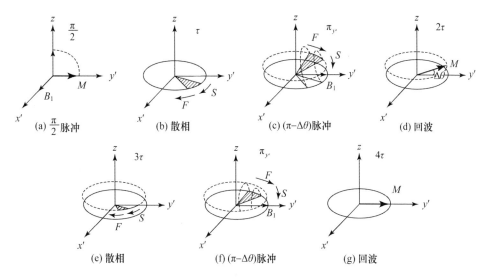

图 1.8.7 180°脉冲不精确情况下 CPMG 序列如何保证 T_2 测量精度的物理机制

(a) 90°脉冲后得 $M_y = M_0$；(b) τ 时刻等色自旋族 $M_i(\tau)$；(c) 在标称 180°脉冲作用下设 $M_i(\tau)$ 只转 $180° - \Delta\theta$；(d) M_i 在与横平面成 $\Delta\theta$ 角的圆锥面上进动 τ 时间，其对奇数回波贡献一个投影 $M_i(2\tau)$ $\cos\Delta\theta$；(e) M_i 继续在 $\Delta\theta$ 锥面上进动 τ 时间；(f) $M_i(3\tau)$ 在标称 180°脉冲作用下转 $180° - \Delta\theta$ 后恰好到达横平面上；(g) 在 xy 平面上进动 τ 时间后 $M_i(4\tau)$ 全部贡献给偶数回波，不再有损失. 图中 F 和 S 分别代表进动快的和慢的自旋族

§1.9 NMR 信号检测与信噪比[1,43,44]

NMR 信号是电磁信号. 核自旋动态磁化强度 $M_\perp$ 在线圈中可以感应出一个电动势，就是 NMR 信号. 线圈中单位电流产生的磁场定义为线圈灵敏度 $\boldsymbol{\beta}_1$，$\boldsymbol{\beta}_1 \equiv \boldsymbol{B}_1 / I$. 根据法拉第定律有

$$\varepsilon = -\frac{\partial}{\partial t}(\boldsymbol{M} \cdot \boldsymbol{\beta}_1) = -\omega_0 \boldsymbol{M} \cdot \boldsymbol{\beta}_1. \qquad (1.9.1)$$

为了获取最大信号，线圈轴应与 $\boldsymbol{B}_0$ 垂直，如图 1.9.1 所示. 为使线圈灵敏度最高，必须用谐振电路.

1.9.1 并联谐振和端电压

NMR 样品线圈构成高 Q 值 LC 并联谐振电路的一部分，谐振频率 $\omega_0 = -\gamma \boldsymbol{B}_0$. 这里笼统地说一下大概的原理. 线圈包围样品，用线圈接收信号，如图 1.9.1(a)

所示. 无样品时线圈电感为 L_0; 有样品时, 由于核磁化, 电感变为 L. 设线圈为 N 匝, 绕成螺线管状, 近似假定内部磁场 $\boldsymbol{B}_1$ 是均匀场, 即 $B_1 = \mu_0 nI$, 其中 n 是单位长度上匝数 (即匝密度). 一般气体、液体或粉末状固体样品装在薄壁玻璃管中, 于是有填充系数为

$$\eta = \frac{样品体积}{线圈体积} = \frac{V_s}{V_c}.$$

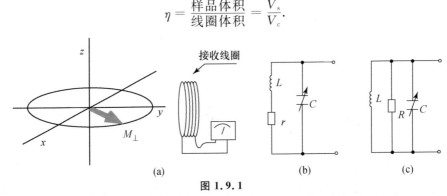

图 1.9.1

(a) NMR 信号接收示意; (b) NMR 探头谐振电路; (c) 并联等效电路

假定磁场都在线圈体积内 ($\pi r^2 l = sl = V_c$), 将来会碰到很开放的线圈, 磁场弥散范围大, η 概念会变模糊. 图 1.9.1(b) 中, r 是线圈导线的趋肤电阻. (c) 是 (b) 的等效电路, R 叫分路电阻. 由于核样品动态磁化率 $\chi = \chi' - j\chi''$, 电感将会变成复电感. 设线圈电流为 I, 线圈磁通量为 ϕ, 根据电感定义 $\phi = LI$, $B_1 = \mu_0 nI$, $H_1 = nI = \frac{N}{l}I$, 得

$$
\begin{aligned}
L &= \frac{\phi}{I} = \frac{B_1 NS}{I} = \frac{\mu_0 (H_1 + M) NS}{I} = \frac{\mu_0 NS}{I}(H_1 + \chi \eta H_1) \\
&= \frac{\mu_0 NSH_1}{I}(1 + \chi \eta) = \frac{\mu_0 N^2 S}{l}(1 + \chi \eta) \\
&= \frac{\mu_0 (NS)^2}{V_c}(1 + \chi \eta) = L_0 (1 + \eta \chi).
\end{aligned}
\tag{1.9.2}
$$

由图 1.9.1(c) 并联谐振电路, $R = Q^2 r$, $Q_0 = \frac{\omega L_0}{r} = \frac{R}{\omega L_0} = \omega CR$, 得并联电路阻抗

$$Z = \left[\frac{1}{r + j\omega L_0 (1 + \eta \chi)} + j\omega C \right]^{-1}.$$

注意到 $\omega^2 L_0 C = 1$, $\frac{\omega^2 L_0^2}{r} = R$, $Q_0 = \frac{\omega L_0}{r}$, 上式可写为

$$Z = R \left(\frac{1 + jQ\eta \chi}{1 + \eta \chi - j/Q} \right)^{-1}.
\tag{1.9.3}$$

一般情况下，$\eta \leqslant 1, Q \gg 1, \chi_0 \approx 10^{-10} \sim 10^{-13}, \chi$ 比 χ_0 大几个量级，但仍是一个小量，$Q\eta\chi \approx 10^{-4} \ll 1$，于是式(1.9.3)可重写[3]为

$$Z \approx R(1 - \mathrm{j}\eta Q\chi) = R(1 - \eta Q\chi'' - \mathrm{j}\eta Q\chi'). \qquad (1.9.4)$$

并联谐振电路是电流谐振，用恒流馈电. 当共振时，χ'' 取最大值，且为实数，阻抗 Z 就会变化，其端电压就会受到调制，则

$$V = IZ \approx IR(1 - \mathrm{j}\eta Q\chi) = V_0(1 - \mathrm{j}\eta Q\chi). \qquad (1.9.5)$$

由于 $\eta \leqslant 1, Q \approx 10^2, \chi \approx 10^{-5} \sim 10^{-4}$，有 $|\eta Q\chi| \ll 1$. 在连续波状态时，V_0 是无 NMR 信号时振荡器的峰值电压. 式(1.9.5)右端第二项对应 NMR 信号.

核磁共振时，电感 L 有变化，对应端电压受到一个调制，电压相对变化 $\eta Q\chi$ 是很小的. 如果把振幅为 V_0 的高频振荡($\omega_0 = -\gamma B_0$)看作载波，NMR 则是一个微小的调制信号.

在脉冲 NMR 中，一个 RF 线圈可兼作发射和接收，用 T/R 开关转换两个状态. 也可以用两个线圈，一个发射，一个接收. 在接收线圈中感应一个电动势，电动势频率是 $\omega_0 = \gamma B_0$，其幅度包络就是 FID 信号或 echo 信号.

1.9.2 NMR 信号强度[3]

$M_0 = \dfrac{N\gamma^2 \hbar^2 I(I+1)}{3kT} B_0$，仍用螺线管模型，设 RF 接收线圈有 n 匝，截面积为 A. 共振发生时，由于核磁化强度出现横向分量 M_y，RF 线圈中磁通量发生变化：$\phi(t) = \displaystyle\int_{\text{样品}} \boldsymbol{\beta}_1(\boldsymbol{r}) \cdot \boldsymbol{M}(\boldsymbol{r},t)\mathrm{d}r^3$. 其中 $\boldsymbol{\beta}_1(\boldsymbol{r})$ 是 RF 线圈检测灵敏度，即单位电流产生的实验室系磁场. 根据法拉第定律，线圈中产生一个感生电动势：

$$\varepsilon = -\frac{\mathrm{d}\phi}{\mathrm{d}t} = -\mu_0 nA \frac{\mathrm{d}M_y}{\mathrm{d}t}. \qquad (1.9.6)$$

把 $M_y = M_0\cos\omega_0 t, \eta = V_s/V_c$ 代入上式，得电动势峰值为

$$\varepsilon_{\text{peak}} = \frac{\eta\mu_0(nA)N\gamma\hbar^2(I+1)I}{3kT}\omega_0^2. \qquad (1.9.6a)$$

设 i 为线圈电流，则 RF 线圈中储能 $\dfrac{1}{2}Li^2 = \dfrac{1}{2}\dfrac{B_1^2}{\mu_0}V_c$（螺线管模型），磁通量 $\phi = B_1 nA = Li$，于是有 $B_1 = \dfrac{Li}{nA}$，则 $Li^2 = \dfrac{B_1^2}{\mu_0}V_c = \left(\dfrac{Li}{nA}\right)^2 \dfrac{V_c}{\mu_0} = \dfrac{L^2 i^2}{(nA)^2}\dfrac{V_c}{\mu_0}$. 由此解出 $nA = \left(\dfrac{LV_c}{\mu_0}\right)^{\frac{1}{2}}$，代入式(1.9.6a)得

$$\varepsilon_{\mathrm{peak}} = \frac{\mu_0^{1/2} L^{1/2} V_c^{1/2} \eta N \gamma \hbar^2 I(I+1) \omega_0^2}{3kT_s}. \tag{1.9.7}$$

T_s 是样品绝对温度,直接用式(1.9.6)计算,得

$$\varepsilon_{\mathrm{peak}} = \omega_0 \mu_0 M_0 nA = \omega_0 \mu_0 \chi_0 H_0 nA = \omega_0 \mu_0 \chi_0 \frac{B_0}{\mu_0} nA = \gamma \chi_0 B_0^2 nA. \tag{1.9.7a}$$

质子 $\gamma_p = 26.7519 \times 10^7$, $\chi_0 = \dfrac{\mu_0 N \gamma^2 \hbar^2 I(I+1)}{3kT_s} \approx 4.04 \times 10^{-9}$ ($T = 300$ K),把

$B_0 = 1\mathrm{T}, n = 5, s = \pi \times (0.5\ \mathrm{cm})^2 = 2.5 \times 10^{-5} \pi$ 代入上式计算,得 $\varepsilon_{\mathrm{peak}} = 424\ \mu\mathrm{V}$.

1.9.3 噪声和噪声系数[45]

噪声是一个随机现象,是电路中传导电子的无规热运动引起的. 在一个电子线路输出中存在的噪声电压是时间的随机函数,不能预期在任意时刻它的值究竟是多少. 对这个电路,对这个物理量只能用统计力学的方法给出它的平均值 $\overline{u(t)}$ 和 $\overline{u^2(t)}$.

$$\overline{u(t)} = \lim_{T \to \infty} \frac{1}{T} \int_0^T u(t) \mathrm{d}t = 0.$$

对起伏噪声,只要 T 足够长,$\bar{u}$ 总是零,这意味着没有直流分量,它不能表示噪声起伏的强度. 噪声电压方均值 $\overline{u^2(t)}$ 代表噪声功率. 噪声相关函数定义为

$$G(\tau) = \overline{u(t)u(t+\tau)}, \tag{1.9.8}$$

对其作傅里叶变换,可求其噪声功率谱密度为

$$J(\omega) = \int_{-\infty}^{\infty} G(\tau) \mathrm{e}^{-\mathrm{i}\omega\tau} \mathrm{d}\tau, \tag{1.9.9}$$

其反变换

$$G(\tau) = \frac{1}{2\pi} \int_{-\infty}^{\infty} J(\omega) \mathrm{e}^{\mathrm{i}\omega\tau} \mathrm{d}\omega. \tag{1.9.10}$$

由式(1.9.8)和式(1.9.10)得

$$\overline{u^2(t)} = G(0) = \frac{1}{2\pi} \int_{-\infty}^{\infty} J(\omega) \mathrm{d}\omega. \tag{1.9.11}$$

$\sqrt{\overline{u^2(t)}}$ 表示噪声电压有效值,通常用来与信号电压作比较.

噪声相关函数:在一个随机过程中,任意时刻 t_1 的噪声电压 $u(t_1)$ 和 t_2 时刻噪声电压 $u(t_2) = u(t_1 + \tau)$ 有一定统计关系,则这两个值有相关关系. 起伏噪声是电阻、晶体管中传导电子或载流子无规热运动产生的. 由于其质量很小,热运动速度极高,由其形成的起伏噪声电流和电压可看成是无数个持续时间 τ 极短 $(10^{-13} \sim 10^{-14}\mathrm{s}$ 量级)的脉冲叠加起来的结果. 这些短脉冲是非周期性的. t_1 与 t_2

之差越小,相关性越大,反之,相关性越小. $t_2-t_1=\tau$ 所对应的 $u(t_1)$ 和 $u(t_1+\tau)=u(t_2)$ 相关性最强,所以定义相关函数 $G(\tau)=G(t_1,t_1+\tau)=\overline{u(t)u(t+\tau)}$.

起伏噪声是由很多极窄的脉冲(宽度 τ)形成的,其幅度变化很快,不同时刻所取的值差别极大,其相关性很小,通常称为不相关噪声.可认为各值之间统计独立.

由噪声相关函数 $G(\tau)$ 的傅里叶变换式(1.9.9)给出噪声功率谱.由于噪声是由无数个非周期性($T=\infty$)脉冲叠加出来的,谱间隔是无穷小,所以噪声谱是连续谱.设噪声电压作用在 1 Ω 电阻上(或噪声电流通过 1 Ω 电阻),则在 T 时间内平均功率为

$$P = \frac{1}{T}\int_0^T \overline{u^2(t)}\,\mathrm{d}t. \tag{1.9.12}$$

对起伏噪声而言,当 $T\to\infty$ 时,平均功率趋近于一个常数,即

$$\overline{u^2(t)} = \lim_{T\to\infty} P = \lim_{T\to\infty}\frac{1}{T}\int_0^T u^2(t)\,\mathrm{d}t. \tag{1.9.13}$$

若以 $J(\omega)\dfrac{\mathrm{d}\omega}{2\pi}$ 表示在 $\omega\sim\omega+\mathrm{d}\omega$ 之间的平均功率,则总平均功率

$$P = \int_{-\infty}^{\infty} J(\omega)\frac{\mathrm{d}\omega}{2\pi} = \overline{u^2(t)} \quad (1.9.14)$$

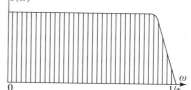

图 1.9.2 **Johnson 噪声的功率谱**

是常数.可见,噪声功率谱密度 $J(\omega)$ 也是常数,单位是瓦/赫兹.因此,起伏噪声的频谱在极宽的频带内具有均匀的功率谱密度,如图 1.9.2 所示.

由于 $J(\omega)$ 是常数,对 ω 从 $-\infty$ 到 $+\infty$ 积分会变成无穷大,因此频谱必定有一个宽度.当 $\omega\geqslant\dfrac{1}{\tau}\approx10^{13}\sim10^{14}$ Hz 时,$J\left(\dfrac{1}{\tau}\right)=0$.对一个具体电路,谱宽度可以由滤波器带宽控制.实验证明,对电阻热噪声(Johnsen noise),其功率谱密度 $J(\omega)$ 为

$$J(\omega) = 4kTr. \tag{1.9.15}$$

由于功率谱密度表示单位频带(1 Hz)内噪声电压方均值,由式(1.9.14)得噪声电压方均值为

$$\overline{u^2(t)} = 4kT\cdot r\cdot\Delta f, \tag{1.9.16}$$

k 为玻尔兹曼常数,T 为电阻绝对温度,Δf 为电路的带宽,r 是线圈导线的趋肤电阻(单位是 Ω).噪声电压有效值为

$$\sqrt{\overline{u^2(t)}} = \sqrt{4kT_c r\Delta f}, \qquad (1.9.17)$$

式中 T_c 是线圈导体的绝对温度,在由电感线圈和电容组成的并联谐振电路中,纯电抗不会产生噪声,因无损耗电阻、无自由电子热运动. 噪声只与阻抗中电阻成分有关. 有时也会用到方均噪声电流的概念,它和噪声电压关系为

$$\overline{i_n^2} = \frac{\overline{u_n^2}}{r^2} = 4kT_c g\Delta f, \qquad (1.9.18)$$

式中 $g=1/r$ 是电导,单位为西门子或姆欧. 把信号和噪声一起送到放大器,信号和噪声一起放大,放大器本身还有噪声加进去,所以其输出端信噪比比输入端信噪比小一些. 定义噪声系数(noise figure):

$$N_F = \frac{输入端信噪比}{输出端信噪比} = \frac{P_{si}/P_{ni}}{P_{so}/P_{no}} > 1, \qquad (1.9.19)$$

P_{si} 和 P_{so}、P_{ni} 和 P_{no} 分别代表输入和输出的信号功率、噪声功率. 用分贝(dB)表示则为

$$N_F(dB) = 10\lg\frac{P_{si}/P_{ni}}{P_{so}/P_{no}} > 0. \qquad (1.9.20)$$

它表示信号通过放大器后,信噪比变坏的程度. 如果放大器是理想的、无噪声的线性网络,那么,其输入端的信号与噪声得到同样的放大,即输出端信噪比与输入端信噪比相同,$N_F=1$ 或 $N_F(dB)=0$ dB. 理想无噪声放大器是不存在的,总是有 $N_F>1$,$N_F(dB)>0$. 若 $N_F=2$,即 $N_F(dB)=3$ dB. 一般都用分贝(dB)描述.

1.9.4　NMR 信噪比

NMR 信号与噪声之比定义为信号电压峰值与噪声电压有效值之比,简称信噪比. 将式(1.9.7)除以式(1.9.17),可得到电压信噪比为

$$\frac{S}{N} = \frac{\mu_0^{1/2}V_c^{1/2}\eta N\gamma\hbar^2 I(I+1)\omega_0^{3/2}Q^{1/2}}{6k^{3/2}T_s(\Delta f)^{1/2}T_c^{1/2}}, \qquad (1.9.21)$$

式中 $Q=\frac{\omega_0 L}{r}$,式(1.9.7)中为 ω_0^2,其中 $\omega_0^{1/2}$ 借进 Q 中. 下面对式(1.9.21)进行讨论:

(1) $\frac{S}{N}\propto\omega_0^{3/2}$,即 $B_0^{3/2}$. 这就是提高 B_0 的依据. 3 T 比 0.3 T 的 $\frac{S}{N}$ 提高 32 倍.

(2) $\frac{S}{N}\propto$ 填充因子 η,在 NMRS 中强调,在 MRI 中不能去追求,具体问题具体分析.

(3) $\dfrac{S}{N}\propto$ 单位体积核自旋数 N，在 NMRS 中样品体积尽可能大，在 NMR 中，$N(\boldsymbol{r})=N(x,y,z)=\rho(\boldsymbol{r})$ 叫自旋密度. 自旋密度成像的像元素中，$N\Delta V$ 下限由分辨极限决定.

(4) $\dfrac{S}{N}\propto\gamma^{5/2}$ $(\omega_0=\gamma B_0)$，质子信号最强，$^{13}C,^2H$ 弱几百倍. $\gamma_d=\gamma_p/6.5$，弱 200 倍；$\gamma_c=\gamma_p/4$，丰度小 90 倍，信号弱 500 倍.

(5) $\dfrac{S}{N}\propto Q^{1/2}$，超导线圈 Q 提高 2 个量级，$\dfrac{S}{N}$ 可提高 10 倍.

(6) $\dfrac{S}{N}\propto T_c^{-1/2}$，低温线圈 40 K 比 300 K 降 7.5 倍，$\dfrac{S}{N}$ 提高 2.7 倍.

(7) $\dfrac{S}{N}\propto(\Delta f)^{-1/2}$，在连续波 NMR，为保证信号线形不失真，前置放大器带宽为 10 kHz；在 MRI 中，Δf 有时要 1 MHz. 要仔细计算.

NMR 中用的信噪比是电压信噪比，通常不用分贝表示，也不用信噪功率比. 大家习惯用电压信噪比，并直接用倍数表达.

也许有人问：信噪比 S/N 为什么与探头调谐无关？因信号和噪声同等地依赖于调谐. 调谐时，用端电压表示信号和噪声，$V_s=\varepsilon_{\text{peak}}$，$\sqrt{\overline{V_n^2}}=\sqrt{4kTr\Delta f}$，于是

$$\frac{S}{N}=\frac{V_s}{(\overline{V_n^2})^{1/2}}. \qquad (1.9.22)$$

为什么失谐时信噪比变差呢？因为线圈谐振时具有选频性能(图 1.9.4)，带宽 $\Delta\omega=\omega_0/Q$，噪声带宽变窄，根据式(1.9.17)，噪声电压均方值变小，即噪声小，信号大，因而 S/N 高. 失谐时，情况恰相反，信号变小，而噪声带宽变大，槽路噪声系数变差，送到前置放大器的信噪比低，所以略微失谐时观察到的信噪比是低的. 完全失谐时，根本观察不到信号.

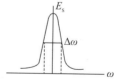

图 1.9.3 谐振槽路的频率选择性

接收 MRI 信号的首级放大器称为"低噪声前置放大器". 其噪声系数很关键，典型的 $N_F=2$ dB，即 1.26 倍，也就是说，通过前放后信噪比粗略地退化 25%. 当前放输入端 $\dfrac{S}{N}=126$ 时，在前放输出端变成 $\dfrac{S}{N}=100$. 一串放大器级联，总噪声系数即首级输入信噪比与末级输出信噪比 N_F 有如下关系：

$$N_{\mathrm{F}}^2 = N_{\mathrm{f0}}^2 + \frac{N_{\mathrm{f1}}^2}{G_0^2} + \frac{N_{\mathrm{f2}}^2}{G_0^2 \cdot G_1^2} + \cdots, \tag{1.9.23}$$

N_{f0}、G_0 分别是第 0 级放大器的噪声系数和增益，以此类推. 可见低噪前放至关重要，现在在 4 T MRI 机器上可做到 $N_{\mathrm{f0}} \approx 0.2$ dB，3 T 机器可做到 0.5 dB 以下[46].

参 考 文 献

[1] 卢希庭. 原子核物理学. 第二版. 北京：原子能出版社，2001：第一章.

[2] 王金山. 核磁共振波谱仪及实验技术. 北京：机械工业出版社，1982.

[3] Abragam A. The Principles of Nuclear Magnetism. 2nd ed. London and New York：Oxford Univ Press, 1983.

[4] Rushworth FA, Tunstall DP. Nuclear Magnetic Resonance. London：Gordon and Breach, Science Publishers Ltd, 1973.

[5] Mansfield P, Morris PG. NMR Imaging in Biomedicine. New York：Academic Press, 1982.

[6] Kuntz ID, Brassfield TS, Law GD and Purcell GV. Science, 1969, 163：1329.

[7] Woodhouse DR, Derbyshire W, Lillford P. J Magn Reson, 1975, 19：267.

[8] Daszkiewicz OK, Hennel JW, Lubas B, et al. Nature(London), 1963, 200：1006.

[9] Cooke R, Wien R. Biophys J, 1971, 11：1002.

[10] Kiricuta IC, Simplaceanu V. Cancer Res, 1975, 35：1164.

[11] Damadian R. Tumor detection by nuclear magnetic resonance. Science, 1971, 171：1151.

[12] Bloembergen N, Purcell EM, Pound RV. Phys Rev, 1948, 73：679.

[13] Bottomley PA, Foster TH, Argersinger RE, et al. Med Physics, 1984, 11：425.

[14] Bottomley PA, Hardy CJ, Argersinger RE, et al. Med Physics, 1987, 14：1.

[15] Hazlewood CF, Nichols BL. Physiologist, 1969, 12：251.

[16] Hollis DP, Economou JS, Parks LC, et al. Cancer Res, 1973, 33：2156.

[17] Weisman ID, Bennett LH, Maxwell LR, et al. Science, 1972, 178：1288.

[18] Inch WR, McCredie JA, Knispet RR, et al. J Natl Cancer Inst, 1974, 52：353.

[19] Medina D, Hazlewood CF, Clevland GG, et al. J Natl Cancer Inst, 1975, 54：813.

[20] Eggleston JC, Saryan LA, Hollis DP. Cancer Res, 1975, 35：1326.

[21] Saryan LA, Hollis DP, Economou JS, et al. J Natl Cancer Inst, 1974, 52：599.

[22] Koutcher JA, Coldsmith M, Damadian R. Cancer, 1978, 41：174.

[23] Beall PT, Hazlewood CF. Science, 1976, 192：904.

[24] Zaner KS, Damadian R. Science, 1975, 189：729.

[25] Hoult DI, Busby SJW, Gadian DG, et al. Nature(London), 1974, 252：285.

[26] Bloch F, Hansen WW, Packard M. Phys Rev, 1946, 70：474.

［27］ Torrey HC. Phys Rev,1949, 76: 1059.

［28］ Lowe IJ, Norberg RE. Phys Rev,1957, 107: 46.

［29］ Mansfield P,Pykett IL. J Magn Reson,1978, 29: 355.

［30］ Cooley JW, Tukey JW. Mathematics of Computation, 1965,19: 297-301.

［31］ Berland GD. Commun ACM,1968, 11: 703.

［32］ Proctor WG, Yu FC. Phys Rev,1950, 77: 717.

［33］ Hahn E. Phys Rev,1950, 80: 580.

［34］ Vold RL, Waugh JS, et al. J Chem Phys,1968, 48: 3831.

［35］ McDonald GG, Leigh JS. J Magn Reson,1973, 9: 358.

［36］ Markley JL, Horsley WJ, Klein MP. J Chem Phys,1971, 55: 3604.

［37］ Freeman R, Hill HD. In: Jackman LM,Cotton FA. Dynamic Nuclear Magnetic Reso-
nance. New York: Academic Press, 1975: 131.

［38］ Luz Z, Meiboom S. J Chem Phys,1963,39: 366.

［39］ Allerhand A, Gutowsky HS. J Chem Phys,1964,41: 2115; 1965,42: 4203.

［40］ Gutowsky HS, Vold RL, Wells EJ. J Chem Phys,1965,43: 4107.

［41］ Carr HY, Purcell EM. Phys Rev,1954,94: 630.

［42］ Meiboom S, Gill D. Rev Sci Instrum,1958,29: 688.

［43］ Hoult DI, Richards RE. J Magn Reson,1976,24: 71.

［44］ Hoult DI, Lauterbur PC. J Magn Reson,1979,34: 425.

［45］ 张肃文. 高频电子线路. 下册(第一分册). 北京: 人民教育出版社,1983: 第十章.

［46］ Cao X,Zu D,Zhao X,et al. Science China E,2011,54(7): 1766-1770.

第2章 NMR 成像原理

与 NMR 波谱不同,核磁共振成像(MRI)需要对 NMR 信号进行空间编码,在产生信号之前编码就得设计好,以形成特殊的扫描(scan)方式.

§2.1 空间编码原理

2.1.1 NMR 成像发展的历史背景

1973 年劳特伯首先想到用线性梯度磁场对 NMR 信号进行空间编码,用投影重建方法产生了第一幅 NMR 图像[1]. 自此,核磁共振成像学科正式诞生,劳特伯也因为此项学术贡献赢得了 2003 年诺贝尔生理与医学奖. MRI 之所以于1973 年诞生,并不是偶然的,而是由"可视化"科学技术发展的必然趋势决定的,是水到渠成.

首先,1917 年数学家 Radon[2] 奠定了投影重建的数学基础. 他原来的意图是用于引力理论,即"牛顿势",并不是图像重建. 由于直接背投影重建的图像很模糊,图像背景不干净,有纹波和阴影,Radon 建立了滤波背投影的数学方法,找到了滤波函数,建立了 Radon 卷积滤波和图像重建的数学理论. 1956年 Bracewell[3] 首次把 Radon 数学方法应用到射电天文学. 从此投影重建技术获得了新生. 当时天文学家面临一个难题:对一个天体辐射源的射电波活动,用射电望远镜天线以不同的位置扫描采到数据后,如何重建一个二维亮度分布 $f(x,y)$?

Bracewell 对 Radon 卷积滤波作了发展,提出了 Bracewell 卷积滤波,使射电望远镜得以发明. 20 世纪 60 年代天文学、天体物理有了突破性的进展. 所谓四大发现,主要是依靠射电望远镜得到的. 对其他学科的影响和启发都很大.

美国物理学家 Cormack 和英国工程师 Hounsfield 想:能否把这套方法用于 X 射线成像? 他们于 1963 年提出层析原理[4,5],1968 年实验成功[6]. 于是诞生了 X-CT(computer tomography). 1972 年,世界上第一台 X-CT 扫描器[7] 成功地用于临床诊断. Cormack 和 Hounsfield 两人由于对放射医学的重大贡献,而荣获了 1979 年诺贝尔生理与医学奖.X-CT 被誉为放射医学第二次革命,反过来,它对重建算法的研究又产生了巨大的推动.层析技术多次地"被发现",反复地被应用,1971 年层析技术被移植到电子显微镜和傅里叶光学成像;1972 年产生超声波 CT,即通常说的 B 超;与核技术结合,诞生了正电子发射(positron emission)CT,简称 PET;应用于 γ 相机,产生了单光子发射(single photon emission)CT,简称 SPECT;等等.总之,由投影重建和层析方法形成了一套"可视化技术",被称为"可视化技术科学".

1971 年 Damadian[8] 发现,在肿瘤组织中弛豫时间 T_1,T_2 明显变长.在 24 MHz,测量老鼠两种恶性肿瘤(Walker 肉瘤和 Novikoff 肝神经瘤)的弛豫时间 T_1 分别为 736 ms 和 826 ms,与正常组织 T_1 位于 257~595 ms 之间相比,T_1 明显变长;T_2 和扩散系数 D 也有类似的变化.Damadian 的实验结果在 *Science* 杂志上发表后,引起轰动,很多实验室纷纷行动,用动物[9,10,11] 和人[9,12~15] 做实验,都肯定了 Damadian 的结论.这就是说,通过测量参数 T_1、T_2 和 D,完全可以把正常组织和肿瘤区分开,把良性瘤和癌区分开.

把两个或更多 NMR 参数结合在一起考虑,给出自旋密度或弛豫时间等参数加权的分布地图,对癌有可能给出改进的诊断.因此,如何实现 NMR 成像提上了日程.许多人都在考虑,Damadian 于 1972 年注册了一项核磁共振成像的专利(1974 授权)[16].1972 年 Lauterbur 第一个想到用线性梯度磁场来产生自旋密度投影,1973 年在 *Nature* 杂志上发表了他产生的第一幅 NMR 图像,他也被公认为 MRI 技术学科的创始人.同时,曼斯菲尔德对 MRI 概念也作出了独立的贡献[17].

2.1.2 线性磁场梯度

所谓成像,就是用灰度值把 NMR 参数(如自旋密度 ρ)或磁化强度 M 作为空间坐标的函数表达为 $\rho(x,y,z)$ 或 $M(x,y,z)$.如何区分 NMR 信号中来自样品中不同位置的贡献?根据 NMR 条件 $\omega_0 = \gamma B_0$,如果在静磁场 B_0 上叠加一个线性梯度场以退化静磁场的均匀性,那么在样品中沿梯度方向,不同位置就有不同的共振频率.通过下式

$$\omega_x = \gamma(B_0 + xG_x) = \omega_0 + \Delta\omega_x, \tag{2.1.1}$$

可以把空间位移变换为频率位移.目前所有 MR 成像方法都使用磁场线性梯度(linear gradient)来区分空间坐标.磁场梯度,一般是一个二阶张量,在直角坐标系中有九个分量:

$$\bm{T} = \begin{bmatrix} \dfrac{\partial B_x}{\partial x} & \dfrac{\partial B_x}{\partial y} & \dfrac{\partial B_x}{\partial z} \\[2mm] \dfrac{\partial B_y}{\partial x} & \dfrac{\partial B_y}{\partial y} & \dfrac{\partial B_y}{\partial z} \\[2mm] \dfrac{\partial B_z}{\partial x} & \dfrac{\partial B_z}{\partial y} & \dfrac{\partial B_z}{\partial z} \end{bmatrix}. \tag{2.1.2}$$

当主磁场 $\bm{B} = B_0\bm{k}$ 时,只需要张量中最下面一排,简化为一个矢量:

$$\bm{G} = \bm{i}\,\frac{\partial B_z}{\partial x} + \bm{j}\,\frac{\partial B_z}{\partial y} + \bm{k}\,\frac{\partial B_z}{\partial z}. \tag{2.1.3}$$

$\bm{G}$ 有三个正交分量(图 2.1.1).磁场方向总是沿 z 轴,只是梯度分别沿三个正交轴.顺便说明,式(2.1.2)矩阵中前两排分量或 $G_x^2 z^2$ 之类场在 MRI 文献中被称为"伴随场"[18],一般情况下它不起作用.然而,在某些情况下它成为产生伪影的源.

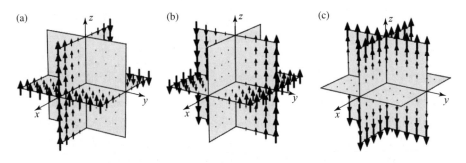

图 2.1.1   在成像区域线性梯度磁场 ΔB 示意

(a) x 梯度场 ΔB 随 x 线性变化,场梯度 $G_x = \partial B_z/\partial x$ 是恒定值;(b) y 梯度场 ΔB 随 y 线性变化,场梯度 $G_y = \partial B_z/\partial y$ 是恒定值;(c) z 梯度场 ΔB 随 z 线性变化,场梯度 $G_z = \partial B_z/\partial z$ 是恒定值.箭头方向指示梯度场 ΔB 方向,箭头粗细长短指示梯度场 ΔB 强弱.原点为梯度同心点(isocenter),在同心点 $\Delta B(0) = 0$

设在 MR 样品系综中,施加一个场梯度 G:

$$\bm{G} = \bm{i}G_x + \bm{j}G_y, \tag{2.1.4}$$

那么,沿着 G 方向有不同的共振频率 ω_k:

$$\omega_k = \gamma(xG_x + yG_y). \tag{2.1.5}$$

ω_k 落在频率轴 ω 上,$\omega /\!/ G$,ω 轴又叫投影轴.垂直于梯度的横线把物体分成窄条时,每一条内自旋具有相同的拉莫尔进动频率(等色条).对于一个二维薄片,这窄条可叫作等色线或等色条(isochromate);对于一个三维物体,这窄条则代表一个层面,可叫作等色面或等色层.图 2.1.2 显示了通过 (x_1, y_1) 和 (x_2, y_2) 两点的窄条的进动频率为 ω_k. ω_k 与沿 $\boldsymbol{G}$ 方向的空间位置一一对应. 当在样品上沿旋转坐标系的 x 轴加一个 $90°$ RF 脉冲时, 产生共振信号 M_y, 在时域上信号[18,19]可表达为

$$s(t) = \int \rho(\boldsymbol{r}) \mathrm{e}^{\mathrm{i}(\Delta\omega + \gamma \boldsymbol{G} \cdot \boldsymbol{r})t} \mathrm{d}^3\boldsymbol{r}. \tag{2.1.6}$$

式中 $\Delta\omega = \omega_0 - \omega$, 是频偏; $\rho(\boldsymbol{r})$ 是自旋密度. 由于共振频率和受梯度场影响的空间坐标之间是线性关系[18], $s(t)$ 的反傅里叶变换[18]直接产生自旋密度分布 $\rho(\boldsymbol{r})$. 图 2.1.2 中 ω_k 代表与 $\boldsymbol{G}$ 垂直的等色面, 或叫 ω_k 面, 它具有斜率 $-G_x/G_y$. 以此可定等色面. 共振时, 式 (2.1.6) 的积分可记录下来. 对二维情况可给出

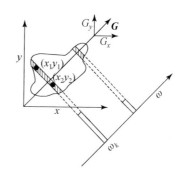

$$s(t) = \int P(\omega_k) \mathrm{e}^{\mathrm{i}\omega_k t} \mathrm{d}\omega_k, \tag{2.1.7}$$

式中

图 2.1.2 在梯度场 $\boldsymbol{G}$ 中任意连续自旋分布物体的两窄条的积分密度投影

投影方向与 $\boldsymbol{G}$ 正交, 投影轴 $\boldsymbol{\omega}$ 与 $\boldsymbol{G}$ 平行

$$P(\omega_k) = \iint \rho_{\omega_k}(x, y) \mathrm{d}x \mathrm{d}y, \tag{2.1.8}$$

$\rho_{\omega_k}(x, y)$ 是限制到 ω_k 的自旋密度; $P(\omega_k)$ 称为自旋密度投影, 它在梯度 $\boldsymbol{G}$ 的法线方向. 这种等色约束可推广到三维, 在那里 $\omega_k = \gamma(xG_x + yG_y + zG_z)$. 于是, 也允许式 (2.1.6) 的三维形式简化到一维积分. 式 (2.1.8) 右边表明频率为 ω_k 的窄条内 (代表一个等色面), 自旋密度积分给出等色面内总自旋数, 决定共振信号强度. 式 (2.1.8) 左边 $P(\omega_k)$ 代表频率为 ω_k 的信号强度, 显示它是由 ω_k 等色面内的所有自旋贡献的. 如 ω_k 从最小到最大覆盖整个物体, 那么在与 $\boldsymbol{G}$ 平行的投影轴 ω 上, 便得到该物体的一个投影轮廓. 式 (2.1.7) 表明, 对投影轮廓进行反傅里叶变换可得到整个物体的共振信号. 怎样得到图像? 还需要较多的讨论. 下面进一步讨论投影, 以及怎样由投影重建图像.

2.1.3 投影

NMR 先驱者们[20~23]已意识到, 梯度或主场 $\boldsymbol{B}_0$ 不均匀性都会使液体吸收线加宽. 为了得到窄共振线, 以提高分辨率, 总是利用梯度场作补偿以提高 $\boldsymbol{B}_0$ 的均匀性. 只有在扩散系数 D 的测量中, 才使用大的线性梯度场. 另外, 还经常以观察规则形状均匀分布自旋 (如圆柱状玻璃管装水样品) 的共振吸收线轮廓来校准机器. Gabillard[22,23], Carr 和 Purcell[20] 计算了均匀柱形自旋在垂直于

柱轴的梯度场内 FID 信号的形状为

$$s(t) = J_1(\gamma Gat)/(\gamma Gat), \qquad (2.1.9)$$

式中 G 是梯度, a 是圆柱半径, J_1 是一阶贝塞尔函数. 这些早期的工作者们也考虑了包含均匀分布自旋的简单几何形状容器中产生的 FID 信号. 可以说, 他们已接近到自旋成像的思想, 但是, 那时不可能想到用 FID 去得到不均匀分布自旋系统的结构信息. NMR 成像最关键的概念上的突破是 1973 年由美国的劳特伯(Lauterbur)[1] 作出的, 并用梯度场得到了世界上第一个 NMR 图像. 同时, 美国 Damadian[8,16] 和英国 Mansfield[17] 也已非常接近作出 MR 图像.

　　前面已看到, 二维、三维自旋分布可转换成一维投影分布, 但仍须采取一些关键步骤, 才能得到自旋密度 $\rho(r)$ 的像. 现在已有很多方法可以得到 $\rho(r)$ 的像. 这里稍微讨论一下自旋密度投影是有益的. 下面我们考虑一些系统, 其自旋分布沿一个轴无变化, 以致我们的投影在效应上是二维薄片横投影. 我们进一步假定, 在这些简单几何形状样品中自旋分布是均匀的. 这些形状连同它们在线性梯度中的投影轮廓, 一并列在图 2.1.3 中. 不难想出一种方法: 只用很少投影而推算(或恢复)出原来自旋分布的二维形状. 图中(a)产生一个半椭圆投影轮廓, 与投影轴无关. 恢复原形状时, 需要保证这形状确实是圆而不是椭圆, 这至少需要两个投影才能肯定. (b)是一个圆环, 中央孔沿竖直方向有不确定性, 因此至少需要两个投影才能确定这圆环. (c)和(d)是关于一个方块自旋分布的两个不同的投影, 要识别它是一个正方形而不是矩形或三角形, 至少需要三个投影.

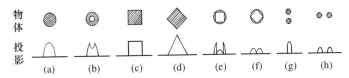

图 2.1.3　一系列简单几何形状的均匀分布自旋的共振信号在均匀水平梯度场的法线方向上的投影

　　对于简单几何形状以及在这些形状内的均匀自旋分布, 显然, 只要几个投影就可确定这物体的形状. 换句话说, 对称性越低, 要肯定这物体形状需要的投影数越多[24~26]. 另一方面, 同一个物体从不同角度看, 得到的投影很不一样. 似乎存在一个优越的方向. 如在优越的方向取投影, 即使物体复杂, 对称性比较低, 恢复物体的原像所需要的投影也可以少些.

　　如果物体的密度保持不变, 则有一类形状, 可用一个单投影而唯一地确定这种形状. 这属于"特征识别"或"模式识别"的领域.

让我们假定,一个物体由 25 个方格($m=5$)的正方矩阵组成.各小方格要么均匀填充,要么不填充,如图 2.1.4(a)所示,其沿梯度 G_x 的法线方向的投影轮廓如图 2.1.4(b)所示. 显然,第一排的投影轮廓,可以通过填充(1,2)而不填充(1,1)得到.事实上,填充第一排的一个方格有 C_5^1 种方式,C_n^r 的表达式为

$$C_n^r = \frac{n!}{r!(n-r)!}. \tag{2.1.10}$$

类似地,填充第二排的两个方格有 C_5^2 种填法.以此类推,填充第三排、第四排、第五排分别有 C_5^3、C_5^4 和 C_5^5 种填法.总共 2500 种填法给出同样的投影轮廓,如图 2.1.4(b)所示.面对一个任意投影轮廓,要确定一个二维阵列的形状是不可能的.如果 25 个格子任意填,将会有 5^5 种填法.

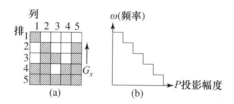

图 2.1.4　部分填充方矩阵在 G_x 梯度上的投影

当物体形状和密度都变化时,必须从许多方向去看这物体,即需要很多投影,才能恢复出物体的形状.事实上,如果我们用 $m \times m = m^2$ 个正方阵列自旋密度元素组成的像域去代表这物体时,粗略地说,为完全确定这密度阵列,我们需要在 $0°\sim180°$ 之内以相等角位移取这物体的 m 个投影.这就是成像和各种 CT 研究的领域[4,5].医学磁共振(MR)成像是对人体成像,人体中自旋密度是变化的,脏器形状是复杂的,要成像,必须有足够多的投影数,才有可能由这些投影重建出物体原来的像.这种成像方法叫投影重建[1,4,5].

2.1.4　背投影

得到足够多的投影之后,如何由投影重建物体的像呢? 一个最简单的办法是把测到的 profiles 再投影回去,即上述投影的逆过程,叫背投影(back projection),如图 2.1.5 所示,其中(a)表示自旋密度方矩在 G_x、G_y 上的投影;(b)则表示把 P_x 和 P_y 直接反投影到 xy 平面上.两个投影的重叠部分即为原方格的像.数学描述为

$$\rho(x,y) = \sum_{k=1}^{m} P(\omega_k, \phi_k) \Delta\phi. \tag{2.1.11}$$

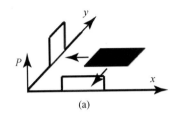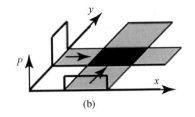

图 2.1.5　投影和背投影

（a）投影；（b）背投影

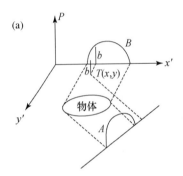

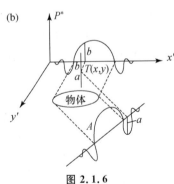

图 2.1.6

（a）投影轮廓的直接背投影：物体外面 $T(x,y)$ 点投影强度不为零，而是 $P=b$；（b）滤波背投影：物体外面 $T(x,y)$ 点投影为零，即有 $P=b-a=0$

即把所有的投影都加起来，给出物体的自旋密度分布. 显然，这种直接背投影有致命的缺点，即在像的外围有阴影，或叫纹波，出现不干净的背景，使图像模糊. 改进的办法是滤波背投影.

下面我们仍以两个投影的背投影为例，说明滤波背投影的思想.

如图 2.1.6(a) 所示，直接背投影时，物体外面 $T(x,y)$ 点投影强度不为零. 为了使 $T(x,y)$ 点背投影强度变为零，可以设想先滤波再作背投影. 如何滤波呢？假如把 $P(\omega_k,\phi_k)$ 变成 $P^*(\omega_k,\phi_k)$，如图 2.1.6(b) 所示，然后再背投影，物体外面 $T(x,y)$ 点的投影强度 $P=b-a=0$. 由于 $T(x,y)$ 点代表样品外面任意一点，这就意味着样品外面背投影强度都等于零. 这就达到了滤波的目的. 重建的自旋密度函数为

$$\rho(x,y) = \sum_{k=1}^{m} P^*(\omega_k,\phi_k)\Delta\phi. \quad (2.1.12)$$

$P^*(\omega_k,\phi_k)$ 就是滤波背投影函数. 一般说，滤波背投影函数 $P^*(\omega_k,\phi_k)$ 没有现成的，需要运用数学方法去寻找. 关于如何寻找滤波背投影函数，有兴趣的读者可以查阅有关专业书籍.

2.1.5　劳特伯 NMR 成像实验

1973 年劳特伯[1]首次使用梯度磁场进行空间编码，产生了第一个磁共振图

像,开创了 MRI 这一崭新技术学科.

　　劳特伯实验设备是一个连续波 NMR 波谱仪,所用样品是两个内径为 1 mm 的毛细玻璃管装满水(H_2O),固定在一个 $d=4.2$ mm 粗玻璃管内,为避免磁化率不均匀效应,大玻璃管内装重水(D_2O),在大玻璃管外面绕 RF 线圈,梯度磁场在 zx 平面上旋转 4 次,如图 2.1.7 所示.梯度在 $0°\sim180°$ 之间每隔 $45°$ 旋转一次,如此得到 4 个投影,由 4 个投影直接背投影而得到两个装水毛细管的 MR 像.劳特伯实验纯粹是 MRI 原理性验证实验.它直接证明了用线性梯度磁场对 NMR 信号进行空间编码从而获得 MR 图像是可行的.

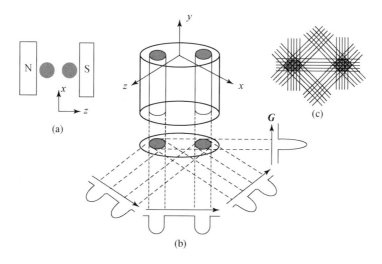

图 2.1.7　劳特伯 NMR 成像实验

(a) 水样品管沿 y 轴,B_0 沿 z 轴;(b) 三维物体,沿 y 轴二维投影,及四个一维 MR 投影,在 zx 平面上,间隔 $45°$,箭头指示梯度方向;(c) 由四个一维投影直接背投影,得到两个毛细管水质子 NMR 像

　　得到 MR 图像需要解决三个问题:

　　(1) 如何得到自旋密度投影:运用线性梯度磁场,在梯度法线方向可得到投影;早在 1951 年 NMR 先驱 R. Gabillard[22,23] 就认识到梯度场存在时,NMR 吸收线形状就反映了样品内自旋密度的分布.但那时不可能想到成像.劳特伯想到用线性梯度磁场来产生自旋密度投影.因为受到 X-CT[4,5] 的启发,由投影就可以重建物体的图像.

　　(2) 要有足够多投影数:旋转梯度或梯度不动而旋转样品,可得到足够多的投影数.要建一个有 4×4 像素组成的图像,需要 4 个投影(每个投影要 4 个投影点).

（3）背投影重建图像数学方法及计算机数据处理.

后两个问题由 CT 理论已经解决.劳特伯只解决了问题（1）.他把这种成像方法叫作结合成像法,取名为 Zeugmatography. 根据希腊语,$\zeta\varepsilon\nu\gamma\mu\alpha$ 是"结合"的意思,即把高频场和梯度场结合起来作用于样品,实现 NMR 成像.这种成像方法可以叫作 NMR-CT,以区别于现行的 MRI.

§2.2　傅里叶成像

目前在 MRI 中,傅里叶成像占主流.在商品 MRI 机器中,可以说是清一色地用傅里叶成像,而不用劳特伯的投影重建.这样,就使 MRI 从物理扫描机制到图像重建算法都与 CT 不同.为了更清楚地阐明这种差别,先把劳特伯投影重建方案修改一步,使其更靠近傅里叶成像方案.

2.2.1　虚拟的劳特伯投影重建改进方案

劳特伯首创 MRI 所得到的第一幅图像是用连续波 NMR 谱仪做的,使用一个梯度线圈只产生一个方向梯度,把梯度线圈旋转一个角度和把样品旋转一个角度是等价的.劳特伯使用直接背投影重建出两个装水的细玻璃管的像,可以说从设备到方法都极简单.但是这个实验的学术价值和历史地位不容抹煞,它验证了用外加梯度场可以得到物体中宏观磁矩空间分布图像的可行性.但是这种原始实验离临床使用太远,所以可作进一步修改.假如修改为:

（1）用脉冲 NMR 代替连续波 NMR;

（2）使用 g_z 和 g_x 两个梯度线圈,调节两线圈中的电流使场梯度旋转;

（3）对采集到的投影数据经内插后用傅里叶变换重建图像.

在连续波 NMR 中由于使用场扫描或频率扫描,可直接得到频域上共振峰分布,即一维谱.在 ϕ 方向加梯度场时得到投影 $P(\omega_k,\phi)$,其中

$$\omega_k = \gamma(xg_x + zg_z) = \gamma\boldsymbol{g} \cdot \boldsymbol{r}, \tag{2.2.1}$$

$$\boldsymbol{g} = \boldsymbol{i}g_x + \boldsymbol{k}g_z, \tag{2.2.2}$$

$$\phi = \arctan(g_z/g_x). \tag{2.2.3}$$

只要改变两个梯度线圈中的电流,就可以得到任意强度的梯度 g. 改变两个梯度线圈中电流相对比值,可以得到一个旋转的梯度,即 ϕ 可取任意大小,这就避免了旋转样品或旋转线圈.这样,要取 N 个投影、每个投影采集 N 个点的数据将是方便的.

在脉冲 NMR 中,90° RF 脉冲之后,当外加梯度场时,在梯度法线方向投影是

FID信号.不同于连续波 NMR 的投影 $P(\omega_k,\phi)$,FID 信号是时域信号,用 $S(t,\phi)$ 表示.要建一个有 $N\times N$ 个像元素的 MR 像时,可把梯度旋转 N 次,$\Delta\phi=180°/$ N,对应每个 $\Delta\phi$,投影就是一个 FID 信号.对 FID 信号取样 N 次,就得到 N 个投影点,如图 2.2.1 所示.由数据矩阵,可重建物体的 MR 像.在 CT 的图像重建中,通常用拉冬变换,r 和 k 是一对共轭变量.在脉冲 MRI 中,ω 和 t 是一对共轭变量.因此,用连续波 NMR 得到 的频域投影 $P(\omega_k,\phi)$ 对应于 CT 中的空间投 影 $P(r,\phi)$.当使用傅里叶重建方法时,$P(\omega_k,$ $\phi)$ 需要先经过一次傅里叶变换变到时域上,给

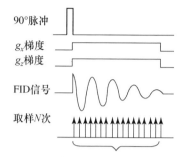

图 2.2.1 改进的劳特伯实验方案

出 $S(t,\phi)$.然后经内插变成规则的方形阵列 $s(t_x,t_z)$,对 $s(t_x,t_z)$ 进行二维反傅 里叶变换可得到 $S(\omega_x,\omega_z)$.再利用

$$\begin{cases} x = \dfrac{\omega_x}{\gamma g_x} \\ z = \dfrac{\omega_z}{\gamma g_z} \end{cases} \tag{2.2.4}$$

译码后可得到 $\rho(x,z)$,如图 2.2.2 所示.实际上,$S(\omega_x,\omega_z)$ 就是 $\rho(x,z)$ 的图像.

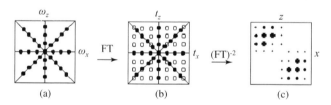

图 2.2.2 旋转投影傅里叶重建

(a) 用不同 ϕ 方向梯度采集到频域上的投影 $P(\omega_k,\phi)$,过原点的一条直线代表一个投影,直线上黑
点代表投影点;(b) $P(\omega_k,\phi)$ 经一维傅里叶变换后给出截面 $S(t,\phi)$,经内插(白圈代表内插点)得到
$s(t_x,t_z)$;(c) $s(t_x,t_z)$ 经二维傅里叶变换得到 xz 平面上自旋密度分布像

用脉冲 NMR 得到的时域投影 $S(t,\phi)$ 对应于 CT 中的频域投影 $P(k,\phi)$.因 此,不必要用一维傅里叶变换,可以直接采集到时域上的投影 $S(t,\phi)$,内插后进 行二维傅里叶变换可得到 $\rho(x,z)$ 分布像.因此,修改的劳特伯投影重建可以省 掉一个 FT.这种方法可叫"径向投影(radial projection)重建".

2.2.2　傅里叶成像实验

1974 年瑞士 NMR 谱学家 R. Ernst 小组[27]用二维傅里叶成像法重新做了劳特伯[1]的实验,样品仍然是两个内径 1 mm 的装水细玻璃管缚在一个内径 4.2 mm 装重水的玻璃管内. 其梯度线圈可产生 x、z 方向梯度,这是借用原 NMR 谱仪上的匀场线圈,可产生 1000 Hz/cm 的梯度,用计算机控制高速继电器($<10\ \mu s$),以快速开关梯度线圈中的电流. 所用脉冲序列如图 2.2.3 所示. 90°射频脉冲之后,FID 信号产生出来,但不检测,此时加宽度为 t_1 的脉冲梯度 g_x. 在 g_x 作用下,t_1 时间段内,FID 信号自然发展,t_1 结束时,关闭 g_x,马上打开 g_z,g_z 将持续 t_2 时间. 在 t_2 开

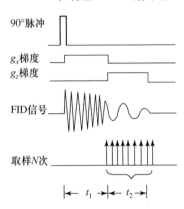

图 2.2.3　傅里叶成像方案

始时开始检测 FID 信号,取样间隔 0.5 ms,64 个取样点,检测时间 32 ms. 要建一个 64×64 的图像,需要采到一个 64×64 的数据矩阵. 因此需要采 64 个不同的 FID 信号,实验需要重复 64 次,重复实验时,t_2 不变,只改变 t_1,t_1 从零开始,步距 0.5 ms,64 步,t_1 可从 0 到 32 ms,如此采 64 个 FID 信号. 每次重复实验时,都要等足够长时间(约为 $5T_1$ 以上)以便 M_z 恢复到 M_0. 如此采集到的 64×64 个数据在"时域"表象中形成等距的规则格子,如图 2.2.4 所示.

这里二维时域是一种虚构,真实的时间总是一维的,这里 t_1、t_2 只是两个真实的时间段,在形式上画成正交二维时域的形式. 在图 2.2.2(b)中,t_x 和 t_z 的原点是重合的,因为 t_x、t_z 具有共同起始点,而在图 2.2.3 中

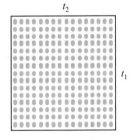

图 2.2.4　采样点在时域表象中的分布

t_1、t_2 起始点不同,所以原点重合也是虚构的. (t_1,t_2) 时域表象对应于 CT 中的 $\boldsymbol{K}$-空间表象,在 MRI 中,$\boldsymbol{K}$-参数与时间参数之间有如下关系:

$$
\begin{cases}
K_x = \dfrac{\gamma}{2\pi} g_x t_1, \\[2mm]
K_z = \dfrac{\gamma}{2\pi} g_z t_2.
\end{cases} \tag{2.2.5}
$$

在此实验中,g_x、g_z 取定后不变,所以 K 表象中取样点与 t 表象中取样点一一对

应,也是规则分布.测量的 64 个 FID 可用 $s(t_1,t_2)$ 表示,对 $s(t_1,t_2)$ 进行二维傅里叶变换可以得到 $S(\omega_x,\omega_z)$,由式(2.2.4)可得到自旋密度 $\rho(x,z)$ 的分布图像.

2.2.3 二维傅里叶变换

在傅里叶成像中,在 t_1、t_2 两段时间内分别加正交梯度磁场 g_x 和 g_z,检测到的 FID 信号用 $s(t_1,t_2)$ 表示,$s(t_1,t_2)$ 可称为赝二维时域信号,二维傅里叶变换可定义为

$$S(\omega_1,\omega_2) = \int_{-\infty}^{\infty} dt_1 \, e^{-i\omega_1 t_1} \int_{-\infty}^{\infty} dt_2 \, e^{-i\omega_2 t_2} s(t_1,t_2) \qquad (2.2.6)$$

$$= \int_{-\infty}^{\infty} dt_1 \, e^{-i\omega_1 t_1} S(t_1,\omega_2), \qquad (2.2.7)$$

其中

$$\omega_1 = \gamma x g_x, \quad \omega_2 = \gamma z g_z. \qquad (2.2.8)$$

式(2.2.7)中 $S(t_1,\omega_2)$ 称为混合域信号,其逆变换定义为

$$s(t_1,t_2) = \frac{1}{4\pi^2} \int_{-\infty}^{\infty} d\omega_1 \, e^{i\omega_1 t_1} \int_{-\infty}^{\infty} d\omega_2 \, e^{i\omega_2 t_2} S(\omega_1,\omega_2). \qquad (2.2.9)$$

可见,$s(t_1,t_2)$ 与 $S(\omega_1,\omega_2)$ 是二维傅里叶变换对,它是一维傅里叶变换的推广.时域信号、混合域信号和频域谱相互之间的关系如图 2.2.5 所示.在第一个傅里叶成像实验中,从测到的 64 个信号中选出典型的 9 个 FID 信号,连同其相应的一维傅里叶变换即混合域上信号 $S(t_1,\omega_2)$ 显示在图 2.2.6 中.

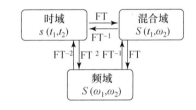

图 2.2.5 时域、混合域和频域相互之间的关系
FT 表示正傅里叶变换,FT^{-1} 表示逆傅里叶变换,$FT^{\pm 2}$ 表示正、逆二维傅里叶变换

在修改的劳特伯投影、傅里叶重建中,$90°$ 脉冲后,g_x、g_z 同时加在样品上,于是沿 $\boldsymbol{g}$ 梯度方向核自旋有不同频率 ω_k.FID 信号是一个投影,被全部记录下来,而在傅里叶成像中不存在投影,各个 FID 信号先在一个梯度作用下发展,再在另一个梯度作用下采集,一般只采集 FID 信号的一部分,进行一维傅里叶变换后得到混合域上的信号 $S(t_1,\omega_2)$,这相当于一维 NMR 谱即一维频域信号,但由于 g_x 作用时间 t_1 长短不同,信号幅度和相位受到了不同的调制.在图2.2.6中第一个 FID,由于 $t_1=0$,采集到的 FID 是完整的,一维傅里叶变换后,给出最大幅

度的两个峰,由于初相位为 0,两个峰几乎等高,随 FID 序号的增加,峰高减小,基本上等于 t_1 结束时 FID 信号的高度,由于相位调制,峰形也有相应的变化.

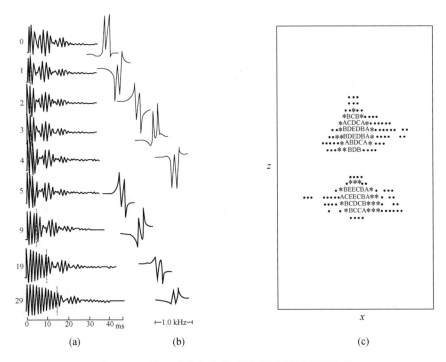

(a)　　　　　　　　(b)　　　　　　　　(c)

图 2.2.6　傅里叶成像中的时域、混合域及频域信号

(a) 在线性梯度 g_x、g_z 作用下的部分 FID 信号,左边号码是在原 FID 中的编号,竖直虚线标示 g_x 关闭 g_z 开通的时刻;(b) 其一维傅里叶变换;(c) 是经二维 FFT 后得到的两个水管的像

　　由于 64 个 FID 信号都是在 g_z 梯度作用下采集的,因此每个 FID 信号都包含频率成分

$$\omega_z = \gamma z g_z. \tag{2.2.10}$$

所以经过一维傅里叶变换后,可以显示出 ω_z 谱,图 2.2.6 中两个峰正是对应两个装 H_2O 毛细玻璃管.由于每个 FID 信号在 g_x 梯度作用下的发展时间 t_1 长短不同,因而在 t_2 之始 FID 信号具有不同的初相位,

$$\phi_x = \gamma x g_x t_1. \tag{2.2.11}$$

可见 $g_x t_1$ 影响被测信号的初相位.初相位 ϕ_x 是 x 的函数,沿 x 轴不同位置核自旋在旋转坐标系中具有不同的初相位.在固定 x 位置看,ϕ_x 又是 t_1 的函数,64 个 FID 对应不同的 t_1,所以 64 个 FID 信号具有不同的初相位.可见,沿 x 轴位

置信息已包含在 FID 的相位中,因此 t_1 称为相位编码时间,g_x 称为相位编码梯度,g_z 称为频率编码梯度,t_2 称为频率编码时间.

如此,对于一个二维自旋样品截面激发的 FID 信号,假设在频率编码梯度作用下采样 N 次,各个 FID 在相位编码梯度作用下发展时间依次从 1 步到 M 步,那么样品就被这样规则的扫描划分成 $N \times M$ 个体元,体元标识如图 2.2.7 所示.

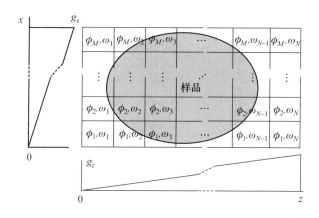

图 2.2.7 二维编码信息

以角频率 ω_i 区分自旋样品中列元素对 FID 信号的贡献,以初相位 ϕ_j 区分行元素对 FID 信号的贡献. 如此编码,可把像元素(pixel)和体元素(voxel)一一对应. 这里 g_z 是频率编码梯度;g_x 是相位编码梯度

对 $S(t_1, \omega_2)$ 再作一次傅里叶变换,就得到 $S(\omega_1, \omega_2)$,就是自旋密度 $\rho(x, z)$ 的分布图,如图 2.2.6(c)所示. 在图 2.2.6(c)中,信号强度按"空白、·、*、A、B、C、D、E"的顺序增加. 为了应用离散快速傅里叶变换(FFT)[29],取样数 N、相位编码步数 M 通常选择为 2 的整数次幂,如 32,64,128,256,512,1024 等.

2.2.4 傅里叶成像技术与投影重建技术的比较

从设备上说,用门控梯度比旋转梯度要方便. 在径向投影重建技术中,从时域表象 $s(t_1, t_2)$ 或空间频率域(**K**-空间)上看,如图 2.2.2(a)所示,投影点密度分布不均匀,中心密度高,外围密度低,这相应于图像低频成分丰富,而高频成分少. 低频对应物体的轮廓,即平均亮度;高频对应物体的细节. 径向投影重建得到的图像粗轮廓好,细节不甚清楚. 这是径向投影重建技术的本征缺点. 而傅里叶成像不同,在时域 $s(t_1, t_2)$ 上,如图 2.2.4 所示,取样点等距分布,密度均匀,这意味着图像的高频成分、低频成分具有相同的精度,误差分布均匀. 重建的图像轮廓和细节都好,这是傅里叶成像的本征特点.

　　另一方面,在傅里叶成像中,傅里叶变换的等取样间隔是自动得到的.而在投影重建技术中,为了使用傅里叶重建,内插步骤是必不可少的前提条件,而内插不仅带来误差,而且很花时间,占用存储空间相对傅里叶成像来说要大得多.傅里叶成像的数据存储是相当经济的.

　　径向投影重建方法,必须等全部扫描完成后才能进行数据处理.而傅里叶成像,一边扫描一边进行数据处理(进行第一维傅里叶变换);全部扫描完成后,马上进行第二维傅里叶变换,很快得到图像,时间紧凑.

　　在 §2.3 将会看到,在傅里叶成像中,滤波函数即峰形函数自动包含在多维傅里叶变换中.CT 中的投影重建一般是用拉冬变换,需要寻找滤波背投影函数.MRI 中旋转投影扫描法得到的数据虽然不需要寻找滤波函数,但必须经过内插后再用二维 FFT.体现经济性的所有这些优点使傅里叶成像技术在 MRI 中占据了统治地位.把三维物体投影到一个二维平面上或一维直线上,总要发生体积元重叠.用足够多投影重建图像,总是或多或少丢失一些信息,尤其高频信息丢失多一些.傅里叶成像在效果上是全三维数据采集,信息量增益是明显的,虽然通过选择性面激发或选择性线激发可简化到二维甚至一维.

　　事物总有两面性,没有绝对地好,也没有绝对地坏,皆以条件为转移.旋转投影中心密度高、外围密度低的特点正好可以用来抑制运动伪影,PROPELLER序列就是一个典型例子[30~32].

§2.3　傅里叶成像理论

2.3.1　峰形函数与滤波函数

　　虽然傅里叶成像实验是二维成像,理论上应按三维情况进行普遍讨论,三维傅里叶成像技术原理可借助于图 2.3.1 来解释.在 $t=0$ 时,FID 通过短 $90°$ 脉冲产生出来,在它衰减的过程中,相继加三个正交线性梯度场 g_x、g_y 和 g_z.地点 $\boldsymbol{r}$ 处磁场的 z 分量为

$$B_z(\boldsymbol{r}) = \begin{cases} B_0 + xg_x & (0 < t < t_x), \\ B_0 + yg_y & (t_x < t < t_x + t_y), \\ B_0 + zg_z & (t > t_x + t_y). \end{cases}$$

$$(2.3.1)$$

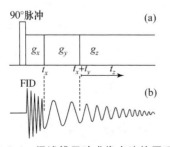

图 2.3.1　阐述傅里叶成像方法的原理图

这 FID 信号在第三个时间段作为 $t_z = t - (t_x + t_y)$ 的函数被取样,同时它也是先前时间段 t_x 和 t_y 的函数,t_x 和 t_y 是参变量.对有 $N \times N \times N$ 个像元的三维成像,通常需要采集 N^2 个 FID 信号,每个 FID 信号采样 N 次,这要求 t_x,t_y 分别分步变 N 次.记录的信号用 $s(t) = s(t_x, t_y, t_z)$ 表示,$t = (t_x, t_y, t_z)$.我们将证明 $s(t)$ 的三维傅里叶变换是空间自旋密度函数 $\rho(r) = \rho(x, y, z)$ 的一个度量,并提供样品的三维图像.观察到的信号 $s(t)$ 是样品中各个体积元共同贡献的,因此 $s(t)$ 是一个复合信号,可用一积分表示:

$$s(t) = \iiint \rho(r) s(r, t) \mathrm{d}v. \qquad (2.3.2)$$

这里 $s(r, t)\mathrm{d}v$ 是位于 r 处的体积元 $\mathrm{d}v = \mathrm{d}x\mathrm{d}y\mathrm{d}z$ 贡献的信号,$\rho(r)$ 是无量纲的相对自旋密度空间分布.我们用 $S(\omega) = S(\omega_x, \omega_y, \omega_z)$ 表示 $s(t)$ 的三维傅里叶变换:

$$S(\omega) = \iiint s(t) \mathrm{e}^{-\mathrm{i}\omega \cdot t} \mathrm{d}t, \qquad (2.3.3)$$

式中

$$\omega = (\gamma G \cdot r)(1, 1, 1) = (\omega_x, \omega_y, \omega_z). \qquad (2.3.4)$$

把式(2.3.2)代入式(2.3.3)得

$$S(\omega) = \iiint \left[\iiint \rho(r) s(r, t) \mathrm{d}v \right] \mathrm{e}^{-\mathrm{i}\omega \cdot t} \mathrm{d}t$$

$$= \iiint_v \rho(r) \left[\iiint s(r, t) \mathrm{e}^{-\mathrm{i}\omega \cdot t} \mathrm{d}t \right] \mathrm{d}v$$

$$= \iiint_v \rho(r) S(r, \omega) \mathrm{d}v. \qquad (2.3.5)$$

比较式(2.3.2)和式(2.3.5)可知,$S(r, \omega)$ 与 $s(r, t)$ 也是"傅里叶变换对".由式(2.3.5)可知,$S(\omega)$ 也是由各体积元贡献的复合信号.

信号 $s(r, t)$ 可以通过解布洛赫方程求出来.以 ω_0 作参考信号输入,把 MRI 信号分为两路,用正交相敏检波器进行正交解调.MRI 信号与初相位为 $0°$ 的参考信号比较,可得到余弦信号;与初相位为 $90°$ 的参考信号比较,可得到正弦信号.分别用低通滤波器(含在相敏检波器中)滤除载频 ω_0 后,得到与由梯度决定的进动相位相关的复数信号,分别经模数转换器(ADC)后得到复数数据,如图 2.3.2 所示.设归一化信号可表示为

$$s(r, t) = [\cos(\omega_z t_z + \phi_y + \phi_x) + \mathrm{i}\sin(\omega_z t_z + \phi_y + \phi_x)] \mathrm{e}^{-(t_z + t_y + t_x)/T_2}$$

$$= \mathrm{e}^{-(t_z + t_y + t_x)/T_2} \mathrm{e}^{\mathrm{i}(\omega_z t_z + \omega_y t_y + \omega_x t_x)} = \mathrm{e}^{-(t_z + t_y + t_x)/T_2} \mathrm{e}^{\mathrm{i}(\gamma g_x x t_x + \gamma g_y y t_y + \gamma g_z z t_z)}. \quad (2.3.6)$$

对这信号 $s(r, t)$ 进行傅里叶变换,得到

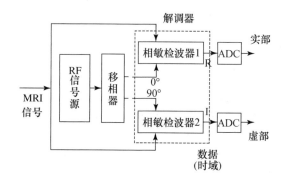

图 2.3.2 相敏检波器的输入、输出信号之间的关系

$$S(\boldsymbol{r},\boldsymbol{\omega}) = G(\gamma g_x x - \omega_x)G(\gamma g_y y - \omega_y)G(\gamma g_z z - \omega_z), \qquad (2.3.7)$$

式中 G 是复线性函数:

$$G(\omega) = A(\omega) + \mathrm{i}D(\omega) = \frac{1/T_2}{(1/T_2)^2 + \omega^2} + \mathrm{i}\,\frac{\omega}{(1/T_2)^2 + \omega^2}. \qquad (2.3.8)$$

由式(2.3.7)可看出下面的恒等式成立:

$$S(\boldsymbol{r},\boldsymbol{\omega}) = S(0, \gamma g \boldsymbol{r} - \boldsymbol{\omega}), \qquad (2.3.9)$$

g 是对角矩阵:

$$g = \begin{bmatrix} g_x & & \\ & g_y & \\ & & g_z \end{bmatrix}. \qquad (2.3.10)$$

前已述及, $s(\boldsymbol{r},\boldsymbol{t})\mathrm{d}v$ 是位于 $\boldsymbol{r}$ 处体积元 $\mathrm{d}v$ 贡献的时域信号,因此 $S(\boldsymbol{r},\boldsymbol{\omega})\mathrm{d}v$ 可理解为位于 $\boldsymbol{r}$ 处体积元 $\mathrm{d}v$ 贡献的频域信号. 把式(2.3.9)代入式(2.3.5)得

$$S(\boldsymbol{\omega}) = \iiint \rho(\boldsymbol{r})S(0, \gamma g \boldsymbol{r} - \boldsymbol{\omega})\mathrm{d}v. \qquad (2.3.11)$$

现在把频率变量用一个空间变量 $\boldsymbol{r}'$ 代替,令

$$\boldsymbol{\omega} = \gamma g \boldsymbol{r}', \qquad (2.3.12)$$

$\boldsymbol{r}'$ 代表体元中心点,于是有

$$\bar{\rho}(\boldsymbol{r}') = S(\boldsymbol{\omega}) = S(\gamma g \boldsymbol{r}') = \iiint \rho(\boldsymbol{r})S(0, \gamma g(\boldsymbol{r}-\boldsymbol{r}'))\mathrm{d}v. \qquad (2.3.13)$$

这个积分代表一个三维卷积积分,它代表一个滤了波的自旋密度分布函数 $\bar{\rho}(\boldsymbol{r}')$. $\bar{\rho}(\boldsymbol{r}')$ 是原自旋密度函数 $\rho(\boldsymbol{r})$ 与线形函数 $S(0, \gamma g(\boldsymbol{r}-\boldsymbol{r}'))$ 卷积得到的. 借助于式(2.3.7),最后得到

$$\bar{\rho}(\boldsymbol{r}') = \iiint \rho(\boldsymbol{r})G(\gamma g_x(x-x'))G(\gamma g_y(y-y'))G(\gamma g_z(z-z'))\mathrm{d}v. \qquad (2.3.14)$$

自旋密度像 $\bar{\rho}(r')$ 等于自旋密度与峰形函数 $G(\gamma g(r-r'))$ 的卷积. 可见峰形函数就是滤波函数, 是由三维傅里叶变换重建自然得到的. 在 CT 技术中需要花很大力气寻找卷积滤波函数, 而在 MRI 中滤波函数是现成的, 就是峰形函数(也叫线形函数), 明白这一点很重要. 在 MR 成像中, 样品被扫描过程划分为体元, 每个体元用一个空间点代表. 每个空间点有一个峰形函数 $G(\gamma g(r-r'))$. 显然, 峰越尖锐, 该像素外面的纹波或噪声越能被有效地滤除, 滤波效果越好. 对应像素是一个圆点, 像素集合体现真实的自旋密度分布.

在 MRI 中虽然没有必要去寻找另外的滤波函数, 但设法改善线形函数是必要的, 在 B_0 强度一定的条件下使共振峰尽可能地高而瘦. 这可以在两方面做工作: 一是尽量提高主磁场 B_0 的均匀性, 因为 B_0 越均匀, 共振吸收线越窄. B_0 越均匀, 所使用的编码梯度的强度就可以低一些. 这样, 各体元内磁场均匀程度也可以提高些. 另一方面, 设法把吸收信号和色散信号分开, 单用吸收峰作滤波函数是最理想的. 实际上吸收线和色散线往往混在一起, 使共振线形加宽, 要把它们分开是困难的, 尤其是在多维傅里叶变换中更困难些, 但这不失为一个值得考虑的问题.

2.3.2 K-空间

在 MRI 中 K-空间定义: $90°$ RF 脉冲激发样品之后, 在三维正交线性梯度脉冲作用下, FID 信号自由发展, 也可表示为

$$s(t) = M_\perp(r) \mathrm{e}^{\mathrm{i}(\gamma g_x x t_x + \gamma g_y y t_y + \gamma g_z z t_z)} \mathrm{e}^{-(t_z+t_y+t_x)/T_2}$$
$$= M_\perp(r) \mathrm{e}^{\mathrm{i}(\gamma g_x t_x \cdot x + \gamma g_y t_y \cdot y + \gamma g_z t_z \cdot z)} \mathrm{e}^{-(t_z+t_y+t_x)/T_2}. \quad (2.3.15)$$

定义

$$K_x = \frac{\gamma}{2\pi}g_x t_x, \quad K_y = \frac{\gamma}{2\pi}g_y t_y, \quad K_z = \frac{\gamma}{2\pi}g_z t_z. \quad (2.3.16)$$

此式意味着 K 的方向取决于梯度 g 的方向, K 的大小由梯度幅度和梯度存在时间共同决定. 如果 g 并不恒定而是时间的函数, 那么在更普遍的意义上, $K(t)$ 定义为[28]

$$K(t) = \frac{\gamma}{2\pi}\int_0^t g(t')\mathrm{d}t'. \quad (2.3.17)$$

这说明, K 的大小由梯度对时间积分的面积决定. 若令 $\frac{\gamma}{2\pi}=\Gamma$, Γ 可称为约化磁旋比, 上式按分量形式可写为

$$
\begin{cases}
K_x = \Gamma \displaystyle\int_0^{t_x} g_x(t')\mathrm{d}t', \\[2mm]
K_y = \Gamma \displaystyle\int_0^{t_y} g_y(t')\mathrm{d}t', \\[2mm]
K_z = \Gamma \displaystyle\int_0^{t_z} g_z(t')\mathrm{d}t'.
\end{cases}
\tag{2.3.18}
$$

将式(2.3.16)代入式(2.3.15),则 FID 信号也可表示为

$$
s(t) = M_\perp(\boldsymbol{r})\mathrm{e}^{\mathrm{i}2\pi\boldsymbol{K}\cdot\boldsymbol{r}}\mathrm{e}^{-(t_z+t_y+t_x)/T_2},
\tag{2.3.19}
$$

$\boldsymbol{K}$ 被称为傅里叶波数,或空间频率.与时间频率相对应,空间频率是指单位长度物理量如自旋密度变化的周期数,其量纲为长度的倒数.对于线性梯度,$g_i(i=x,y,z)$是常数,$\boldsymbol{K}$ 是时间的显函数.因此,在 MRI 中 $\boldsymbol{K}$ 域就是时域.通常说 FID 或 echo 信号是时域信号,那自然是 $\boldsymbol{K}$ 域信号,$\boldsymbol{K}$ 域又叫 $\boldsymbol{K}$-空间. MRI 中 $\boldsymbol{K}$ 又是空间频率域,与 CT、傅里叶光学、晶格学中的 $\boldsymbol{K}$-空间物理意义相同,是统一的. 然而,在 CT 技术中 $\boldsymbol{K}$ 是自然的空间频率,没有时间的概念,即与时间无关.因为在 CT 中,X 或 γ 射线速度是光速,射线路程很有限,射线穿越被成像物体,是瞬间完成,几乎不需要时间.而在 MRI 中 $\boldsymbol{K}$ 是梯度和时间的复杂函数.不论是 FID 信号还是回波,其弛豫衰减需要时间,梯度由梯度线圈中的电流产生,电流上升、持续和下降都需要时间.因此在 MRI 中,由梯度时间脉冲面积决定的 $\boldsymbol{K}$ 是显含时间的.可以说,MRI 中的 $\boldsymbol{K}$-空间又兼为时域空间,故有 $s(t)=s(\boldsymbol{K})$.

2.3.3 MR 图像重建公式[33]

前已述及,NMR 信号是样品中被激发体积内的自旋共同贡献的,信号和自旋密度的关系:

$$
s(t) = \int \rho(\boldsymbol{r})\mathrm{e}^{\mathrm{i}\gamma\boldsymbol{g}\cdot\boldsymbol{r}t}\mathrm{d}\boldsymbol{r}^3.
\tag{2.3.20}
$$

MRI 信号 $s(t)$ 既然是时域信号,其傅里叶变换 $S(\omega)$ 自然就是时间频率域信号.由式(2.2.1)或式(2.2.4),梯度把频率和空间位置关联起来,$\mathrm{e}^{\mathrm{i}2\pi\boldsymbol{K}\cdot\boldsymbol{r}}$ 是傅里叶核,因此 $S(\omega)$ 就是自旋密度 $\rho(\boldsymbol{r})$ 的空间分布图像.

$$
S(\omega_x,\omega_y,\omega_z) = \iiint s(t_x,t_y,t_z)\mathrm{e}^{-\mathrm{i}2\pi(K_x x+K_y y+K_z z)}\mathrm{d}t_x\mathrm{d}t_y\mathrm{d}t_z,
\tag{2.3.21}
$$

注意,$S(\omega_x,\omega_y,\omega_z)=\rho(x,y,z)$.根据 $\boldsymbol{K}$-空间定义式(2.3.16),上式也可改写为

$$
I(x,y,z) = \frac{1}{\Gamma^3 g_x g_y g_z}\iiint s(\boldsymbol{K})\exp(-\mathrm{i}2\pi\boldsymbol{K}\cdot\boldsymbol{r})\mathrm{d}K_x\mathrm{d}K_y\mathrm{d}K_z,
\tag{2.3.22}
$$

这里直接用 $I(x,y,z)$ 表示图像,$I(x,y,z)=S(\omega_x,\omega_y,\omega_z)$.对于离散数据,要用

离散傅里叶变换(dFT)和快速傅里叶变换算法(FFT),上式应写为

$$I(x,y,z) = \frac{\Delta K_x \Delta K_y \Delta K_z}{\Gamma^3 g_x g_y g_z} \sum_{m=1}^{M} \sum_{n=1}^{N} \sum_{p=1}^{P} s(m\Delta K_x, n\Delta K_y, p\Delta K_z)$$

$$\cdot\, e^{-i2\pi m\Delta K_x x} e^{-i2\pi n\Delta K_y y} e^{-i2\pi p\Delta K_z z}, \tag{2.3.23}$$

式中 m、n、p 都是整数,分别是在 x、y、z 方向的采样点数. 设成像物体在 x、y、z 方向的几何线度分别为 L_x、L_y 和 L_z,则上式中的

$$\Delta K_x = 1/L_x, \quad \Delta K_y = 1/L_y, \quad \Delta K_z = 1/L_z. \tag{2.3.24}$$

式(2.3.24)表示,$\boldsymbol{K}$-空间间隔取决于图像视野的尺寸. 这里有几个问题需要进一步说明:

(1) 广义自旋密度 $\rho(\boldsymbol{r})$:前面已经说明,$\rho(\boldsymbol{r})$ 是无量纲的归一化自旋密度,但这是不够的. 在 MRI 中用于成像的基本物理参数有自旋密度 ρ、弛豫时间 T_1 和 T_2、化学位移 δ、扩散系数 D 等. 另外,还有导出参数如磁化率 χ、弛豫率 R_1 和 R_2、血流速度 v、电导率 σ、磁化强度转移率 MT、灌注因子 f、温度 T、电流密度 J、血氧水平依赖 BOLD 等,有十多个成像参数,或对比度加权成像,不同脉冲序列可使某个参数在图像中的权重增加. 当然,自旋密度是最基本的成像参数. 不存在共振核的地方不能成像(黑色). 其他参数都是在真实自旋密度的基础上加权成像. 式(2.3.15)中的 $\rho(\boldsymbol{r})$ 是广义自旋密度,根据不同情况,可把各种加权参数考虑在内.

(2) $\bar{\rho}(\boldsymbol{r}')$ 是复函数:通常说 MRI 信号是复信号,就是指 $\bar{\rho}(\boldsymbol{r}')$ 是复数函数,其实部和虚部都包含吸收类信号和色散类信号,并且正、负兼有. 因此,一般情况下都算绝对值. 用 $\bar{\rho}(\boldsymbol{r}')$ 的模数据重建的图像,称为"模像". 用 $\bar{\rho}(\boldsymbol{r}')$ 的相角数据重建的图像,称为"相位像".

(3) 频率混叠(aliasing):任一个实(或虚)信号经傅里叶变换后皆为复数,即其频谱有实部和虚部,其中只有一个是正确的频谱信号,另一个则是多余的,是频率混叠的结果,不纠正它就会造成混乱或误读. 根据傅里叶变换的奇偶虚实性,当 $s(t)$ 为实信号时,其频谱的实部 $R(\omega)$ 成偶对称,虚部 $X(\omega)$ 成奇对称. 而当 $s'(t)$ 为虚信号时,其频谱的实部 $R(\omega)$ 成奇对称,虚部 $X(\omega)$ 成偶对称. 为了巧妙利用傅里叶变换的奇偶虚实性,MRI 通常使用正交相敏检波器,产生实信号 $s(t)$ 和虚信号 $s'(t)$,如方程(2.3.6)所描写,把这两个信号组合成一个复数允许完全消除在 $-\Delta\omega$ 共振的贡献,如图 2.3.3 所示. 实部余弦信号是偶函数,经傅里叶变换后在频域上其实部是偶对称,正、负频率都具有正幅度,而虚部正弦信号是奇函数,经傅里叶变换后其实部具有奇对称,正频率具有正幅度,负频率具有负幅度. 当余弦与正弦组成复数信号时,傅里叶变换后恰好对消在镜像频

率处的混叠信号,在正确频率处的信号则倍增,而噪声由于不相关,并不倍增,结果是灵敏度提高 $\sqrt{2}$ 倍.

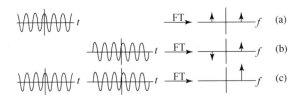

图 2.3.3

(a) 余弦信号经傅里叶变换后在频域上正、负频率都具有正振幅;(b) 正弦信号经傅里叶变换后正频率具有正振幅,负频率具有负幅度;(c) 当余弦与正弦组成复数信号时,傅里叶变换后只有正频率

2.3.4 恩斯特二维及多维谱理论简介

1971 年 J. Jeener[34] 提出二维傅里叶变换 NMR 测谱方法(2DJ 谱);

1973 年劳特伯(Lauterbur)[1] 用外加梯度磁场及投影重建技术实现了二维 NMR 成像;

1974 年库码等人[27] 用傅里叶成像法重复做了劳特伯实验,提出了三维成像的理论;

1976 年恩斯特(R. Ernst)分析了大部分二维 NMR 实验,提出了具有普遍性的二维谱理论[29,34],也可推广到多维谱,其中包括二维、三维空间成像. 由于恩斯特对高分辨 NMR 谱和二维及多维谱理论的巨大贡献,荣获了 1991 年诺贝尔化学奖.

二维频谱实验,如双共振、二维谱 $S(\omega_1,\omega_2)$,二维时域信号 $s(t_1,t_2)$ 取决于两个独立的时间变量 t_1 和 t_2,对 $s(t_1,t_2)$ 作二维傅里叶变换可得到二维谱. 为了引进两个时间变量,有必要在时间轴上标出三个点,把实验时间分成四段,如图 2.3.4 所示. 每一段有一个哈密顿量作用在自旋系上. 时域信号用 $s(\tau_p,t_1,\tau_m,t_2)$ 精确描述.

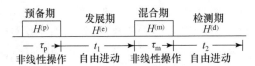

图 2.3.4 二维时域谱的基本设计

四个不同时间段导致时域信号 $s(\tau_p,t_1,\tau_m,t_2)$,适当操作使各间隔有不同的等效哈密顿量是可能的

(1) 预备期(preparation period, τ_p)：准备一个相干非平衡态, τ_p 固定, 最简单情况由一个 $90°$ RF 脉冲组成.

(2) 发展期(evolution period, t_1)：在 t_1 之内, 自旋系统在 $H^{(e)}$ 影响下自由发展, 最简单情况是只有弛豫, 典型情况是加一个编码梯度, t_1 期间的发展决定在频率域 ω_1 中的谱, 但 t_1 期间不能检测, 又要取样, 怎么办？ t_1 取一系列增量, $t_1 = \Delta t, 2\Delta t, 3\Delta t, \cdots, N\Delta t$. 对后面两期来说, 相当于初始条件在变.

(3) 混合期(mixing period, τ_m)：也是一个非线性操作, 取决于不同的实验设计, 目的是增强谱的信息含量, 比如加 $180°$ 再聚焦脉冲, 或使两个相干态发生相关关系.

(4) 检测期(detection period, t_2)：在 t_2 内 $M_\perp(t_2)$ 被测量, 自旋系统在 $H^{(d)}$ 的影响下发展. 信号仅仅在此期被记录、取样 N 次. t_2 长度固定, $H^{(d)}$ 固定.

一个周期包括这四个阶段, 测完(在 t_2 对 FID 进行采样, 获取 N 个数据)后, 给 t_1 一个增量后再重复以上步骤, 测得第二组 N 个数据, 以此类推, 共重复 M 次, 得到 $M \times N$ 数据矩阵, 即时域信号 $s(t_1, t_2)$. 在发展期和检测期包含不同的信息, 分别由 $H^{(e)}$ 和 $H^{(d)}$ 决定, 比如 Jeener 提出的双脉冲实验, 把 J-耦合常数和化学位移 δ 分开到正交的频率轴上, 产生 $S(\omega_1, \omega_2)$ 谱, 如图 2.3.5 所示, 描写 J-耦合, 描写化学位移. J-耦合信息包含在 t_1 段中, 化学位移信息包含在 t_2 段中. 设计实验也可以研究动态过程, 如化学位移、固体中交叉极化、暂态极化或相干转移、自旋扩散等.

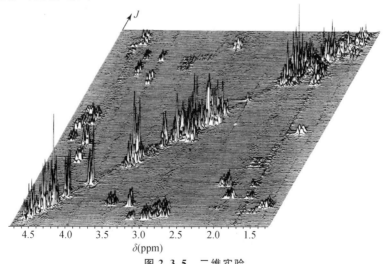

图 2.3.5 二维实验

以预备态 p 开始, 在 D 检测, 一维实时间分段实验, 二维谱形成. 其一维是化学位移, 另一维是 J-耦合

非线性操作与两个自由发展期分离开很关键. 预备期和混合期是非线性过程, 经过可变时间 t_1 自由发展后, 相干可在混合期被一个非线性操作转移到另一个跃迁. 实际测量发生在检测期, 记录信号幅度 $s(t_1, t_2)$ 也取决于发展时间 t_1. 显然实验最重要的部分是混合期, 它通过其特征的转移特性建立了相关关系 (correlation). 二维谱可以直接推广到三维, 典型的如三维成像, 可引进三个发展期、两个混合期. 对直接的流动信息的完全表象, 更高维空间也是需要的. 二维谱技术不仅是 NMR 谱学的一次革命, 而且为 MRI 奠定了坚实的方法学理论基础.

§2.4　spin-warp 傅里叶成像

库码、恩斯特等人于 1975 年发表原始的傅里叶成像. 到 1980 年, Edelstein 等人[35] 提出一个重要修改, 克服了原始傅里叶成像方法内在的缺点, 很快被普遍接受, 流行至今. 这一修改在实践上很重要. 现在人们通常说的傅里叶成像就是指 spin-warp 傅里叶成像. 在 spin-warp 傅里叶成像中, 主要是修改 t_1 为固定时间段 τ, 而让 G_y 为步进变量. 第 n 步相位编码为

$$\phi_{yn} = \omega_{yn} t_1 = \gamma G_{yn} y t_1 = \gamma \tau y n \cdot \Delta G_y. \tag{2.4.1}$$

事实上, 相位编码可有两种方式, 或者变 t_1, 或者变 G_y. 如果不存在弛豫, 两者是等价的. 在原始傅里叶成像中, 从一次扫描到下一次扫描时, 发展期 t_1 有一增量, 而 G_y 强度固定不变. 修改为 spin-warp 之后, 把 t_1 固定为 $t_1 = \tau$, 从一次扫描到下一次扫描时, G_y 有一增量, 如图 2.4.1 中梯度 G_y 的虚线所示. 检测期频率编码、采样仍然照旧. 这一重要修改出于两点考虑:

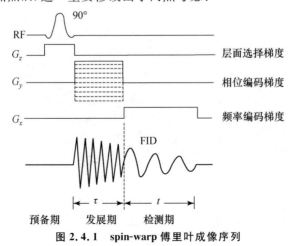

图 2.4.1　spin-warp 傅里叶成像序列

（1）修改后,在相位编码期内本征弛豫衰减对每次扫描都保持相同；

（2）修改后梯度磁场暂态非线性对每次扫描近似相同,从而使相位误差减小.而修改前对短 t_1 和长 t_1 这种影响差别比较大,因而其相位误差较大.傅里叶成像由于使用脉冲梯度,编码相位对梯度非线性和开关暂态过程比较敏感.spin-warp傅里叶成像克服了这方面的缺点,编码相位相对值比较准确,因而被普遍采用.

应当指出,从投影重建到傅里叶成像属于概念上的飞跃,而从原始傅里叶成像到 spin-warp 傅里叶成像属于技术上的发展.spin-warp 可理解为把"梯度强度固定分步变梯度时宽"调换（warp）为"固定梯度脉冲宽度而分步变梯度强度"的傅里叶成像.

§2.5 层 面 选 择

所谓层析,是对组织一层一层的分析.前面讲了二维层面（slice）内可以用频率编码和相位编码来区分平面内的坐标位置.这里如何定义人体中的一个层面? 在 X-CT 中是通过移动病人床选择成像层面的位置,而层面厚度取决于 X射线束的直径.X-CT 只能做横截面图像,层面厚度都是固定不变的.在 MRI中,层面可以任意选择.即层面取向、层面位置、层面厚度等都可以任意选取,非常灵活.通常靠磁场梯度脉冲和特殊形状的 RF 脉冲有机结合起来,同时作用于组织,来激发所要求的层面.这里主要讲层面的选择激发,而层面选择饱和、反向、重聚的原理是一样的,只是章动角可能不同,RF 脉冲有差别.

2.5.1 层面取向和位置

按习惯,沿水平超导磁体孔 $\boldsymbol{B}_0$ 方向取作 z 轴,另一水平方向取为 x 轴,竖直方向取为 y 轴,一个病人取仰卧姿势,如图 2.5.1 所示,其头指向 z 轴,右手边指 x 轴,正前方是 y 轴.面对计算机屏幕观察时,上 z,左 x,前 y.临床上又约定平行于 yz 平面的人体剖面叫矢位（sagittal）面,平行于 xz 的人体剖面叫冠位面（coronal）,平行于 xy 平面的人体剖面叫轴面（axial slice）或叫横断面（transverse slice）,其他面叫斜位面（oblique slice）.在永磁 MRI 竖直 $\boldsymbol{B}_0$ 系统中,左-右方向是 x轴,头-脚方向是 y 轴,竖直 $\boldsymbol{B}_0$ 方向是 z轴.由于梯度场存在时,沿梯度场方向,核

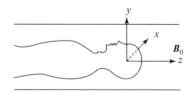

图 2.5.1 在 MRI 中习惯用的坐标表示

自旋拉莫尔进动频率将不同,或者说,在有效均匀场 $\boldsymbol{B}_0$ 和有效线性梯度场 G_z 作用下的样品有如下吸收谱:

$$\omega_z = \gamma(B_0 + G_z z) = \omega_0 + \gamma G_z z. \tag{2.5.1}$$

在 $z=0$ 的轴面上拉莫尔频率为 ω_0,在 $z>0$ 的轴面上拉莫尔频率均大于 ω_0,在 $z<0$ 的轴面上拉莫尔频率小于 ω_0. 由于 G_z 是常数,ω_z 与 z 成线性关系,此时施加中心频率为 ω_z 的 RF 脉冲可选择坐标为 z 的轴面. 轴面沿 z 轴的位置由 RF 脉冲的频率 ω_z 决定:

$$z = \frac{\omega_z - \omega_0}{\gamma G_z}. \tag{2.5.2}$$

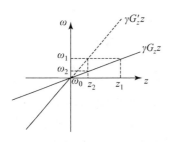

图 2.5.2　轴面选择与梯度 G_z 及 RF 脉冲频率之间的关系

实际上 G_z 的大小可以任意改变,其方向可正可负,RF 脉冲的中心频率也可任意改变,当然都必须在硬件允许的范围内选择. 可见,轴面选择可由 G_z 和 RF 脉冲频率 ω_z 共同决定. 如图 2.5.2 所示,当 RF 脉冲频率 ω_1 取定后,改变梯度强度,从 G_z 改为 G_z',则层面位置由 z_1 移到 z_2. 当 G_z 取定不变时,改变 RF 脉冲频率,比如由 ω_1 变为 ω_2,则层面也由 z_1 变为 z_2.

同理,单独加 x 方向的梯度可以选择矢位面,单独加 y 方向的梯度可以选择冠位面. 总之,与梯度垂直的面是"等色面",即在这层面内自旋具有相同的进动频率. 此时使用适当频率的 90° RF 脉冲,就可以把相应等色面的自旋磁化强度激发到 xy 平面上,这就是层面激发的原理. 显然,要选择斜切面,必许同时加两个或三个正交梯度[36,37],例如:

$$\boldsymbol{G} = aG_x \boldsymbol{i} + bG_y \boldsymbol{j}, \tag{2.5.3}$$

可绕 z 轴任意旋转,因此配合 RF 脉冲可选择与 $\boldsymbol{G}$ 垂直的任意斜切面,这种斜切面将与 z 轴平行. 同理,如使用 $\boldsymbol{G} = aG_z \boldsymbol{k} + bG_x \boldsymbol{i}$ 或 $\boldsymbol{G} = aG_y \boldsymbol{j} + bG_z \boldsymbol{k}$,并配合 RF 脉冲,可选择与 y 轴或与 x 轴平行的任意斜切面. 当然,也可以同时使用三个正交梯度:

$$\boldsymbol{G} = aG_x \boldsymbol{i} + bG_y \boldsymbol{j} + cG_z \boldsymbol{k}, \tag{2.5.4}$$

a、b、c 为任意常数. 可产生任意取向、任意大小的梯度磁场,配合以 RF 脉冲,可以选取垂直于此梯度的任意斜切面.

通常根据体内组织和器官走向选取所需要的斜切面. 在傅里叶成像中,通常三个正交梯度分别用于层面选择、相位编码和频率编码. 当两个梯度同时用于层面选择时,相位编码和频率编码也分别需要同时用两个梯度组合出彼此正交的梯度. 在此情况下, 往往在脉冲时序图中分别标以选层梯度 G_s、相位编码梯度 G_p 和读出梯度 G_r, 以分别代替标 G_x、G_y 和 G_z.

2.5.2 层面厚度

层面厚度取决于选层梯度 G_z 和 RF 脉冲的带宽. 根据式(2.5.1), 当施加梯度 G_z 时, 沿 z 方向, 拉莫尔进动频率有一个线性增加的分布, 在 Δz 内拉莫尔进动带宽为

$$\Delta \omega_z = \gamma G_z \Delta z. \tag{2.5.5}$$

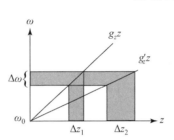

如果要激发位于 z_1 处厚度为 Δz(见图 2.5.3) 的一层组织时, 则要求 RF 脉冲中包含中心频率为 ω_{10}. 带宽为 $\Delta \omega_z$ 的全部频率成分. 这就是说, RF 脉冲中心频率对应层面位置, RF 脉冲带宽与一定厚度的拉莫尔频率带宽相匹配. 当梯度强度固定时, 如 RF 脉冲带宽[38,39]大, 则所选层面厚度也大; 反之厚度变薄. 而当 RF 脉冲带宽固定时, 当梯度强度增强时, 层面厚度变薄; 反之, 层面厚度变厚.

图 2.5.3 层面厚度与选层梯度及 RF 脉冲带宽的关系

层面厚度关系到选层方向的分辨率. 层面薄, 则分辨率高; 层面厚, 则分辨率低. 但层面不能太薄, 太薄时体元内核自旋数目太少, 信噪比太低, 达不到高分辨率的目的. 一般层厚比像元素(对应面积元素)大几倍. 换句话说, 对于二维成像, 在相位和频率编码方向, 分辨率比选层方向分辨率高几倍. 在高场 MRI 机器中, 由于 M_0 比较大(正比于 B_0), 允许用尽可能薄的层面. 对于三维成像扫描, 由于信号由整个体积提供, SNR 比较高, 层厚可以取得与平面内的分辨率一样, 即可获得"各向同性"分辨率.

实践中一般用最大梯度强度来获得最薄的层面, 因为要减小 RF 脉冲的带宽, 往往需要增加 RF 脉冲的时宽, 这不利于快速成像.

2.5.3 层面选择激发

选层 RF 脉冲和选层梯度结合起来才能定义一个层面. 这里只处理小章动角, 叫小角近似, 即线性近似. 因为大章动角时布洛赫方程是非线性的. 令外加磁场

$$\boldsymbol{B} = \boldsymbol{B}_1 + \boldsymbol{G} \cdot \boldsymbol{r} = B_{1x} \boldsymbol{i}' + B_{1y} \boldsymbol{j}' + \boldsymbol{G} \cdot \boldsymbol{r} \boldsymbol{k}', \tag{2.5.6}$$

代入布洛赫方程[式(1.5.5)], 在旋转坐标系中, 布洛赫方程化为

$$\begin{bmatrix} \dfrac{\mathrm{d}M_{x'}}{\mathrm{d}t} \\[2mm] \dfrac{\mathrm{d}M_{y'}}{\mathrm{d}t} \\[2mm] \dfrac{\mathrm{d}M_z}{\mathrm{d}t} \end{bmatrix} = \begin{bmatrix} -\dfrac{1}{T_2} & \gamma \boldsymbol{G}\cdot\boldsymbol{r} & -\gamma B_{1y'} \\[2mm] -\gamma \boldsymbol{G}\cdot\boldsymbol{r} & -\dfrac{1}{T_2} & \gamma B_{1x'} \\[2mm] \gamma B_{1y'} & -\gamma B_{1x'} & -\dfrac{1}{T_1} \end{bmatrix} \begin{bmatrix} M_{x'} \\[2mm] M_{y'} \\[2mm] M_z \end{bmatrix} + \begin{bmatrix} 0 \\[2mm] 0 \\[2mm] \dfrac{M_0}{T_1} \end{bmatrix}. \quad (2.5.7)$$

设倾倒角 θ 很小,以至于 $M_z(t)$ 恒定($\approx M_0$),用式(2.5.7)中前两个方程描述是足够的.令人惊讶的是,这种近似在 30°角以下都是正确的,甚至到 90°还能给出相当合理的结果.90°以上 RF 脉冲不能给出解析结果,只能用数字方法设计.把两个横向分量合成一个,令

$$M_T = M_{x'} + \mathrm{j}M_{y'}, \quad B_1 = B_{1x'} + \mathrm{j}B_{1y'}, \quad (2.5.8)$$

式中 $\mathrm{j}=\sqrt{-1}$,则这方程在旋转坐标系中为

$$\frac{\mathrm{d}M_T}{\mathrm{d}t} = -\mathrm{j}\gamma(\boldsymbol{G}\cdot\boldsymbol{r})M_T + \mathrm{j}\gamma B_1 M_0. \quad (2.5.9)$$

假定 RF 脉冲和梯度脉冲从 $-T/2$ 开始到 $T/2$ 结束,如图 2.5.4(a)所示.这个非线性微分方程的形式通解是

$$M_T(\boldsymbol{r},t) = A(t)\exp\left[-\mathrm{j}\gamma\boldsymbol{r}\cdot\int_{t_1}^{t}\boldsymbol{G}(t')\mathrm{d}t'\right].$$

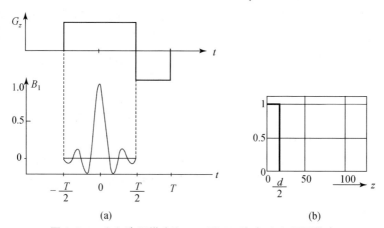

图 2.5.4　(a) 选层梯度和 sinc 形 RF 脉冲;(b) 层面轮廓

式中 $t_1=-T/2$,是脉冲开始时间.把此解代入式(2.5.9),用 $M(\boldsymbol{r},-T/2)=M_0$ 条件解出 $A(t)$,再代回上式,得

$$M_T(\boldsymbol{r},t) = \mathrm{j}\gamma M_0 \left\{ \int_{-T/2}^{t} B_1(t) \exp\left[\mathrm{j}\gamma \boldsymbol{r} \cdot \int_{-T/2}^{t} \boldsymbol{G}(t')\mathrm{d}t'\right]\mathrm{d}t \right\}$$

$$\cdot \exp\left[-\mathrm{j}\gamma \boldsymbol{r} \cdot \int_{-T/2}^{t} \boldsymbol{G}(t')\mathrm{d}t'\right]. \tag{2.5.10}$$

式(2.5.10)等号右端 j 表示 $M_\perp$ 比 $\boldsymbol{B}_1$ 滞后 90°,即在旋转坐标系中 $\boldsymbol{B}_1$ 加在 x 轴时,所得到的磁化强度矢量沿 y 轴. 这里已假定,RF 脉冲从 $t=-T/2$ 开始到 $t=T/2$ 结束. 注意,在 RF 脉冲期间,式(2.5.10)中积分后的 e 指数函数不是常数,而是依赖于位置和时间. 我们限制讨论恒定梯度(脉冲梯度平顶期)情况,且只考虑 z 梯度,令

$$\boldsymbol{r} = (0,0,z), \quad \boldsymbol{G} = (0,0,G_z),$$

到 $t=T/2$ 时,则式(2.5.10)简化为

$$M_T\left(z,\frac{T}{2}\right) = \mathrm{j}\gamma M_0 \exp\left(-\mathrm{j}\gamma z G_z \frac{T}{2}\right)\int_{-T/2}^{T/2} B_1(t)\exp(\mathrm{j}\gamma z G_z t)\mathrm{d}t. \tag{2.5.11}$$

从式(2.5.11)看,层面轮廓 $M_T(z,T/2)$ 是 $B_1(t)$ 的傅里叶积分. 并且在 (x',y') 平面上 $M_T(z)$ 的方向依赖于位置 z(看积分外面 e 指数项). 这意味着,跨层面厚度有相位分散. 这相散有时大到足以丧失全部信号. 因此,需要在脉冲之后引进反向梯度(脉冲梯度面积的一半)进行补偿. 补偿后的结果为

$$M_T(z,T) = \mathrm{j}2\pi M_0 \int_{-K_T}^{K_T} \frac{B_1(K)}{G_z}\exp(\mathrm{j}2\pi K z)\mathrm{d}K, \tag{2.5.12}$$

式中 $K=\Gamma G_z t$,$K_T=\Gamma G_z \frac{T}{2}$. 这样,跨层面厚度在 (x,y) 平面上,$M_T(z)$ 都取一致的方向($\boldsymbol{M}_T \perp \boldsymbol{B}_1$). 理想情况下,层面中 $M_T(z)=M_0\sin\theta$(对于 $|z|<d/2$,d 是层面厚度),层面外 $M_T(z)=0$. 假定厚度为 d,层面轮廓是理想矩形,由式(2.5.12)对 $M_T(z,T)$ 作傅里叶变换,可以求出 RF 脉冲包络形状为

$$B_1(t) = \mathrm{j}G_z d \frac{\sin(\pi K d)}{\pi K d}\sin\theta. \tag{2.5.13}$$

这 sinc 形 RF 脉冲在 MRI 中应用很普遍,总是与一个合适的梯度,跟着半个反向副叶[见图 2.5.4(a)]一起使用. 从 $Kd=\pm1$,并令 sinc 脉冲的主叶底宽是 τ,从 $K=\Gamma G_z \frac{\tau}{2}$,$Kd=1$,可求出 $\Gamma G_z d\tau=2$. 令 sinc 脉冲主叶半底宽 $\tau'=\tau/2$,则有

$$\Gamma G_z \tau' d = 1. \tag{2.5.14}$$

例如 $d=3$ mm,$\Gamma=42.6\times10^6$ Hz/T,$G_z=10$ mT/m,则 $\tau'=0.78$ ms. τ' 称为选择性 RF 脉冲的有效长度. 它等于无梯度场时产生同样倾倒角的矩形 RF 脉冲[产生 $B_1(0)$ 场]的宽度. 对于 $\tau'=0.78$ ms 的 90°脉冲,这 $B_1(0)=7.4$ μT.

2.5.4　sinc 脉冲的截断效应

　　从原理上说,sinc 脉冲在主叶两边有无穷多副叶. 实际工作中,必须限制脉冲的时间宽度,只能取几个副叶. 由于截断效应,使被选择的层面轮廓发生畸变,不是真正矩形,而只能是近似矩形,如图 2.5.5 所示. 因此,必须根据一定要求进行折中选择. 一般说,比较好的层面轮廓要求在主叶两侧至少各取两个副叶. 如图 2.5.4 所示例子中,两边各取三个副叶, 这脉冲宽度将是 0.78 ms×8=6.24 ms. 对于快成像,一般两边各取一个副叶,甚至只取主叶. 这样层面轮廓偏离理想的矩形很远. 急速截断也经常用高斯函数 $\exp(-at^2)$ 乘 sinc 函数进行平滑.

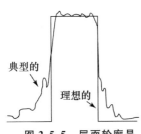

图 2.5.5　层面轮廓是一个层面的侧视图

理想情况应该是矩形

　　层面轮廓(slice profile)显示出产生 MR 信号的区域. 理想层面应是矩形轮廓,实际轮廓偏离了矩形. 一个办法是包括 sinc 函数更多的副叶,正是那些副叶负责层面的锐度. 但这对提高成像速度不利. 另一个办法是把很多副叶 sinc 函数压在较短的时间内,这样 RF 脉冲的带宽会增大,所选层面变厚,除非增加梯度强度到相应值,以维持给定厚度.

　　由于层面侧视轮廓不锐直,当同时或相继多层面成像时,会发生层面干涉(cross talk),如图 2.5.6 所示. 层面干涉后果会引起层间对比度下降或信噪比下降. 减少层面干涉的办法有三个:① 增大层面之间的间隙,可减少重叠,显然这做法会遗漏一些组织的信息;② 改变时序,隔层成像,使受扰的层可充分地弛豫恢复;③ 设计优良的 RF 脉冲以产生锐整的层面轮廓. 显而易见,好的 RF 脉冲是克服层间干涉,提高层析方向分辨率的根本途径.

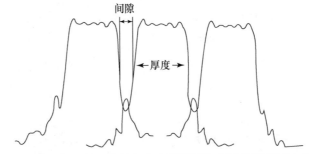

图 2.5.6　由于层面边缘不齐整而发生层面干涉,两个相邻层面之间有重叠

据认为,sinc 函数形 RF 脉冲不是最佳,这基于两条理由:其一,截断的 sinc 脉冲之傅里叶变换(FT)不是精确的矩形;其二,层面形状并不精确地等于 RF 脉冲的 FT,尤其是 180°脉冲.因此,出现了一些其他形状的 RF 脉冲,比如 SLR 型脉冲(详见§5.3).有时候,用于激发、再聚焦和反转的 RF 脉冲具有各不相同的形状.

2.5.5　汉明窗和汉宁窗

从图 2.5.5 和图 2.5.6 层面轮廓(即频率包络)看,经有一些令人讨厌的"跳动"(ringing)或称"纹波",这是由于 sinc 脉冲截断效应引起的后果.我们用 N_L 和 N_R 分别表示 sinc 主峰左边和右边的零点数,简单截断后 N_L 和 N_R 都变为有限数值,在起点 $-N_L t_0$ 和终点 $N_R t_0$ 的一阶导数不连续,造成跳动效应.为了消除通带内、外的纹波,可用切趾(apodization)窗让 RF 幅度在起、始点缓慢地趋于零.对于对称 sinc,$N_R = N_L = N$,普遍使用的切趾函数包括汉明窗和汉宁窗[18].被切趾的 sinc 脉冲由下式描述:

$$B_1(t) = \begin{cases} A\left[(1-\alpha) + \alpha\cos\left(\dfrac{\pi t}{N t_0}\right)\right]\dfrac{\sin(\pi t/t_0)}{(\pi t/t_0)} & (-N_L t_0 \leqslant t \leqslant N_R t_0), \\ 0 & \text{其他时间.} \end{cases}$$

$$(2.5.15)$$

式中 N 是 N_L 和 N_R 中的较大者.在式(2.5.15)中置 $\alpha = 0.5$,则产生汉宁窗;置 $\alpha = 0.46$,则产生汉明窗;置 $\alpha = 0$,则式(2.5.15)简化为方程式(2.5.13)中的未切趾 sinc.对于对称 sinc,汉宁窗保证这对称脉冲边沿点的一阶导数连续;而汉明窗则保证边沿点两边一阶导数差降低 12.5 倍.图 2.5.7 显示了 $N=2$ 的带汉明切趾窗和不带汉明切趾窗的对称 sinc 脉冲.图 2.5.8 显示了 $N=4$ 对称窗 30°角 sinc 脉冲和用布洛赫方程计算的频率(或层面)包络.

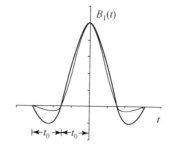

图 2.5.7　对称 $N=2$ 的 sinc 脉冲

粗线是无切趾的;

细线是汉明窗切趾的

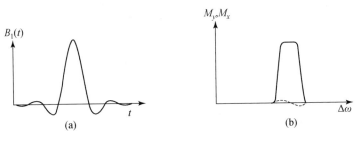

图 2.5.8

（a）用汉明窗切趾的 $N=4$ 对称 sinc 脉冲；（b）在 30°时的频率包络，实线指示 M_y，虚线指示 M_x

§2.6　RF 脉 冲

RF 脉冲是指产生射频磁场 B_1 的脉冲. B_1 是驱动或激发磁化强度 M_0 进行章动，从而产生 MR 信号的动力场源. 在 MRI 中，RF 脉冲包络有各种形状，典型的形状除矩形脉冲、sinc 脉冲和加窗 sinc 脉冲外，还有斜升脉冲、高斯型脉冲、SLR 型脉冲（看 §5.3）等. 按功能来说，RF 脉冲有激发脉冲、反向脉冲、重聚脉冲、饱和脉冲等之分；按所激发的磁化强度的相位来说，有线性相位脉冲、最小相位脉冲和最大相位脉冲之分（看 §5.3）；按激发选择性来说，有化学位移选择性脉冲、层块选择脉冲、选择性脉冲和非选择性脉冲；按实验性质来说，有磁化强度转移脉冲、自旋标记脉冲；按结构来说，有单脉冲和复合脉冲；按对场敏感性来说，有绝热脉冲和非绝热脉冲；等等，名目繁多. 不同的脉冲序列、不同的 RF 线圈或不同的应用对 RF 脉冲有着特定的要求. 至今，RF 脉冲设计仍吸引着人们的注意力，不失为一个研究热点. 本节讨论关于 RF 脉冲的基本概念和一些基本的 RF 脉冲，关于 RF 脉冲设计问题将在第 5 章及相关章节中讨论.

RF 脉冲可用下式描写：

$$B_1(t) = A(t)\mathrm{e}^{-\mathrm{i}\omega_{\mathrm{rf}}t}, \tag{2.6.1}$$

$A(t)$ 是幅度调制函数，也叫脉冲波形或包络；ω_{rf} 是载频，单位是 rad/s. $A(t)$ 控制谱轮廓的形状，ω_{rf} 决定谱的中心位置. 普遍用的调制函数 $A(t)$ 有矩形、sinc 形、高斯型等等.

2.6.1　矩形脉冲，硬脉冲

假如样品共振频率 $\omega_i \neq \omega_0$，中心频率为 ω_0 的射频场 B_1 如何激发共振？当时域射频脉冲宽度为 T,中心频率为 ω_0 时,如图 2.6.1(a)所示.

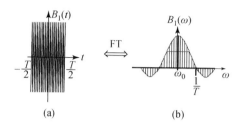

图 2.6.1 非选择激发 RF 脉冲

(a) 时域矩形 RF 脉冲;(b) 经傅里叶变换,在频域上是 sinc 函数形频谱分布

这矩形脉冲可用下面矩形函数描写:

$$\mathrm{RECT}\left(\frac{t}{T/2}\right) = \begin{cases} 1 & \left(|t| < \dfrac{T}{2}\right), \\ 0 & \left(|t| > \dfrac{T}{2}\right). \end{cases} \qquad (2.6.2)$$

其傅里叶变换为

$$\mathrm{sinc}(\pi fT) = \frac{\sin(\pi fT)}{\pi fT},$$

是 sinc 函数,第一个零点是 $1/T$,有用带宽是 $\Delta f = 1/T$ 量级.可见脉冲越短,可用频带越宽.当不需空间或谱选择时,这种脉冲非常方便,因为脉宽很窄.章动角可以用下式精确计算:

$$\theta = \gamma B_1 T. \qquad (2.6.3)$$

矩形脉冲经傅里叶变换后得到的频谱分布是 $\mathrm{sinc}(x)\,(=\sin x / x)$ 函数分布,如图 2.6.1(b)所示.频谱由主叶和几个副叶组成,关于 $\omega - \omega_0 = 0$ 对称,其中主叶占支配地位,射频能量主要集中在主叶内.频谱以 ω_0 为中心,有很多分立的频率成分,几乎是连续谱,主叶零点等于脉冲宽度之倒数,即 $1/T$.由于频谱为连续谱,所以共振频率在 ω_0 附近的核都可受到激发.RF 脉冲的频带宽度 Δf (Hz)是脉冲的频率含量的度量,一般用频率包络的半高全宽度(full width at half maximun,FWHM)给出.矩形 RF 脉冲的频带近似为 $\Delta f = \dfrac{1}{T}$.可见矩形脉冲越窄,带宽越宽.如果 RF 脉冲宽度为 10 μs,则带宽为 100 kHz,若样品化学位移谱宽只有 2 kHz,只占 RF 脉冲带宽的五十分之一,在 ω_0 附近很窄频带的连续分布各频率成分上 B_1 场几乎具有均匀的强度,则样品中各个谱峰可全部被均匀激发,这就叫非选择性激发.这种短而强的矩形 RF 脉冲又叫作硬脉冲.

对于 MRI 来说,若矩形脉冲宽度为 $T_0 = 5~\mu s$,则频率包络 sinc 函数主叶半高全宽度为 200 kHz. 比人体吸收谱宽得多,只用主叶中央部分足以覆盖吸收谱. 可以把发射线圈作用范围内的样品全部激发,而不是有选择地激发一个层面. 由于没有空间选择性,因此也称为非选择性 RF 脉冲. 这种硬脉冲不能用于选择层面,一般多用于 NMR 波谱和三维成像中. 这种脉冲的特点是时宽很小 ($<10~\mu s$),强度 B_1 大,功率也较大.

2.6.2 选择激发 RF 脉冲,软脉冲

由于时域和频域信号构成傅里叶变换对,如果用 sinc 函数形时域 RF 脉冲,就会得到有一定宽度的矩形频率响应,如图 2.6.2 所示. 省略载频因子,其数学描述由下式[18]给出:

$$B_1(t) = \begin{cases} B_1(0)\,\mathrm{sinc}\left(\dfrac{\pi t}{t_0}\right) \equiv B_1(0)\,\dfrac{\sin(\pi t/t_0)}{\pi t/t_0} & (-N_\mathrm{L} t_0 \leqslant t \leqslant N_\mathrm{R} t_0), \\ 0 & \text{其他.} \end{cases}$$
$$(2.6.4)$$

式中 t_0 是主叶的半底宽. 因为主叶宽度是副叶的 2 倍,所以 t_0 也是各个副叶的底宽[图 2.6.2(a)]. sinc 形 RF 脉冲的频带宽度近似为

$$\Delta f \approx \frac{1}{t_0}. \tag{2.6.5}$$

我们用 N_L 和 N_R 分别表示主叶左边和右边的零点数,sinc 脉冲的"时间-带宽乘积"等于 RF 包络的过零点数(包括边缘的起点和终点):

$$T\Delta f = N_\mathrm{L} + N_\mathrm{R}, \tag{2.6.6}$$

式中 T 是 sinc 脉冲包络的总宽度,$T = (N_\mathrm{R} + N_\mathrm{L})t_0$. 时间-带宽乘积是一个无量纲的数,是脉冲选择性的一个度量. 前述矩形 RF 脉冲的时间-宽带乘积是 1,其值越大,选择性越好. 如果要选择性地激发某一条谱线,除频率对准该谱线位置外,带宽还得很窄,以免影响附近的其他谱线,根据式(2.6.6),sinc 的时宽就必须长一些. 这种脉冲可叫作频谱选择性脉冲. 当与一个线性梯度结合使用时,可以选择激发一定厚度的一层样品,如 §2.5 所讨论的,因此这种脉冲也叫作空间选择性激发脉冲.

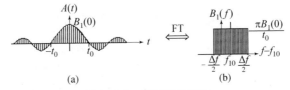

图 2.6.2 选择激发脉冲

(a) 时域上 sinc 函数形 RF 脉冲;(b) 频域上是矩形频谱

选择性激发脉冲不止 sinc 脉冲,高斯脉冲、SLR 脉冲[40]、复合脉冲等都可以进行选择性激发、选择性反向、选择性重聚或选择性饱和.

2.6.3　选择性饱和脉冲

1. 空间选择饱和

有时对某个区域进行成像,而排除其两侧区域的干扰,就需要把两侧区域进行饱和.设 Δz 为成像目标区域,在一个线性梯度 G_z 作用下,其两侧区域吸收谱成分如图 2.6.3(a)所示.操作步骤是:首先开通一个线性梯度 G_z,之后把一个包含左边吸收谱的 90° RF脉冲加在样品上,紧接着再把包含右边吸收谱的 90° RF 脉冲也加在样品上,这样 Δz 两侧的 M_0 都被扳倒在横平面上,此时立刻加一个破坏梯度(spoilers)使其 $M_\perp$ 充分散相,即破坏掉其 M_{xy}.此时这两侧区域的 $M_z = M_y = M_x = 0$,即处于饱和状态.只有在宽度为 $\Delta z = \Delta\omega/\gamma G_z$ 的样品中 $M_z = M_0$ 未受影响,如图2.6.3(b)所示,此时整个样品中 $M_{xy} = 0$,如图 2.6.3(c)所示.

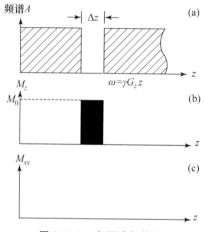

图 2.6.3　空间选择饱和
(a) 饱和脉冲频谱分布;(b) 饱和脉冲作用后磁化强度 z 分量;(c) 饱和脉冲作用后磁化强度 xy 分量

空间选择饱和的目的是保留一个区域或层面的 M_0 不受影响,然后在远小于 T_1 时间内对该区域或层面进行快速成像操作.被饱和区域一般称为"饱和带",厚度一般在 10~80 mm.如果饱和不充分,残留信号被后面成像序列编码叠加到图像上,就造成伪影.

2. 化学位移选择性饱和

脂肪质子拉莫尔频率比水质子的略低,其频率差在 3.3~3.5 ppm 之间.对水成像时,为了排除脂肪的干扰,可以把脂肪预饱和.具体操作是:用一个化学位移选择性(chemical shift selective,CHESS)90° RF 脉冲,其中心频率对准脂

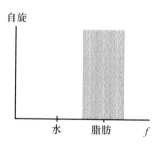

图 2.6.4　脂肪饱和脉冲中心频率在脂肪拉莫尔频率,带宽为3.4 ppm. 可以将脂肪的纵向磁化强度矢量扳倒在横平面上

肪质子的拉莫尔频率,带宽不超过 3.4 ppm,如图 2.6.4 所示.把全空间脂肪的磁化强度激发到横平面,然后用破坏梯度把其 $M_{xy,\text{fat}}$ 破坏掉.之后,在很短时间内对样品水质子进行成像操作.如果专门对脂肪成像,则可以饱和水成分.

　　这种脉冲只选择饱和所选频带内的自旋,与空间位置无关,这很适合于 3D 成像.一般在不加梯度场的情况下进行饱和操作.

　　例 2.1　对称 sinc 脉冲,主叶两边各有一个副叶,用于脂肪抑制,在 1.5 T 水质子频率为 63858470 Hz,试计算 sinc 脉冲的载频和脉冲宽度.

　　解答　脂肪质子频率比水质子低 3.4 ppm,所以载频和带宽分别为

$$f_{\text{fat}} = 63858470 \times (1 - 0.0000034) = 63858253 \text{ (Hz)},$$

$$\Delta f = 3.4 \times 10^{-6} \times 63858470 = 217 \text{ (Hz)}.$$

根据式(2.6.5)和式(2.6.6)有

$$t_0 = 1/\Delta f = 1/217 = 4.6 \text{ (ms)},$$

$$\text{sinc 脉冲宽度为 } T = 4t_0 = 18.4 \text{ ms}.$$

　　同一个软脉冲,既可以是谱选择的,也可以是空间选择的,差别在于有无梯度参与.如图 2.6.5 所示,同时有梯度存在时,一个 RF 脉冲的频率响应就转换到一个空间轮廓;而没有梯度同时存在时,这频率响应就是一个谱轮廓.对于共振频率位于这轮廓内的自旋(即在通带 a 内),这脉冲执行它的设计功能,比如饱和、激发、反向或重聚.这脉冲对于其轮廓外的自旋几乎没有影响.

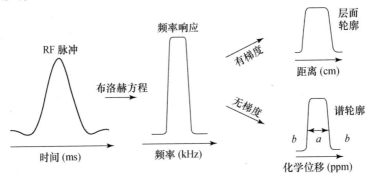

图 2.6.5　一个 RF 脉冲及其频率响应

当梯度出现时,频率响应与层面轮廓线性相关;梯度不出现时,频率响应即是谱轮廓.在谱轮廓中,区域 a 被称为通带,区域 b 是阻带

例 2.2 设一定功率的 sinc 形 RF 脉冲在 RF 线圈中产生的有效 B_1 场为 $7.4\ \mu$T, 要激发质子章动 $45°$ 角, 设层厚为 5 mm, 问选层梯度应取多大强度? 如果 sinc 主叶两边各取两个副叶, 问 RF 脉冲总宽度是多少? 若激发的层面位于 $x = 10$ cm 处, 求 sinc 调制包络内的频率偏置是多少? 激发谱宽为多少?

解答 ① 根据式 $(2.6.3)$ 即 $\theta = \gamma B_1 T$ 和已知条件, 计算等效矩形 RF 脉冲时间宽度:

$$t_w = \frac{\pi/4}{\gamma B_1} = \frac{1}{8\Gamma B_1} = \frac{1}{8 \times 42.6 \times 10^6 \times 7.4 \times 10^{-6}} = 397\ (\mu\text{s}).$$

sinc 脉冲的有效宽度 $\tau' = t_w =$ sinc 主叶的半底宽. 于是 sinc 脉冲的总宽度

$$T = 6 \times 397 = 2.38\ (\text{ms}).$$

② 怎样求梯度? 根据式 $(2.5.14)$, $\Gamma G_z \tau' d = 1$, 式中 d 是层面厚度, τ' 是 sinc 有效宽度. 从此式解出

$$G_x = \frac{1}{\Gamma d \tau'} = \frac{1}{42.6 \times 10^6 \times 0.005 \times 397 \times 10^{-6}} = 11.8\ (\text{mT/m}).$$

③ 频率偏置 $\Omega = \gamma G_x x$, 则

$$F = \Gamma G_x x = 42.6 \times 10^6 \times 11.8 \times 10^{-3} \times 0.1 = 50.27\ (\text{kHz}).$$

④ 激发谱宽

$$\Delta f = \Gamma G_x d = 42.576 \times 10^6 \times 11.8 \times 10^{-3} \times 5 \times 10^{-3}$$
$$= 42.576 \times 59 = 2.512\ (\text{kHz}).$$

由于其简单性, sinc 脉冲和高斯脉冲经常用作谱选择脉冲; 裁剪的脉冲比如 SLR 脉冲 (看 §5.2) 和频带选择性均匀响应纯相位 (band-selective, uniform-response, pure-phase, BURP) 脉冲[41], 也是商业 MRI 机器上常用的, 为了改进谱轮廓需在更灵活的参数间折中.

3. 高斯型 RF 脉冲

在 MRI 历史上, 高斯型 RF 脉冲曾是第一代 MRI 设备所用的标准脉冲 (图 2.6.6). 目前在医用 MRI 机器上被用于磁化强度转移 (MT) 脉冲. 高斯脉冲数学表示是

$$B_1(t) = A_G \mathrm{e}^{-\frac{t^2}{2\sigma^2}} \mathrm{e}^{\mathrm{i}\omega_0 t} \quad (\text{高斯脉冲中心在 } t = 0). \qquad (2.6.7)$$

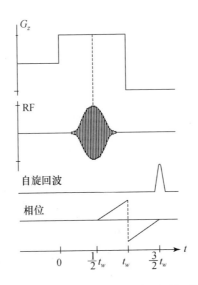

图 2.6.6　高斯型包络 RF 脉冲聚焦型选择激发序列

ω_0 是拉莫尔频率. 高斯脉冲包络有两个可调参数：A_G 是高斯脉冲峰值（单位为 μT）；σ（单位是 ms）与脉宽成比例. 虽然理论上高斯脉冲底宽是 ∞，但是 $t > \sigma$ 后，包络下降很迅速，脉冲底宽近似为

$$T_G = 7.434\sigma. \tag{2.6.8}$$

因为 $t = \pm 3.717\sigma$ 时这 RF 场值下降到 $A_G/1000$，即 -60 dB. 高斯型函数傅里叶变换仍是高斯型[图 2.6.7(b)]：

$$FT[B_1(t)] = A_G\sigma\sqrt{2\pi}e^{-2(\pi\sigma f)^2}. \tag{2.6.9}$$

由此可知，高斯脉冲的频率轮廓不均匀，在通带和阻带之间有较宽的过渡带. 其通带宽度（FWHM）定义为

$$\Delta f_G = 0.3748/\sigma. \tag{2.6.10}$$

由式(2.6.8)和式(2.6.10)，高斯脉冲的时间-带宽乘积与 σ 无关，为

$$T_G\Delta f_G \approx 7.434\sigma \times \frac{0.3748}{\sigma} \approx 2.8. \tag{2.6.11}$$

在第一代 MRI 机器中，高斯型 RF 脉冲与梯度反向相配合，可产生聚焦型选择性激发，如图 2.6.6 所示. 高斯脉冲在起始点 $t = 0$ 时，幅度为 0；在结束点 $t = t_w$ 时，幅度也为 0. 所以，在 t_w 脉冲结束时并无 FID 信号产生. 但在 t_w 时把选层梯度反向，则在 $t = \frac{3}{2}t_w$ 时会出现回波信号. 梯度反向后聚相时间为 $t_w/2$，

计算的回波分量显示在图 2.6.7 中. 从图中看,激发效率比较高,M_x 比较小,M_y 比 M_x 大得多,曲线比较光滑,无振荡,M_z 显示被抽空效应. 图中 M_y 对应所选择激发的层面轮廓,半高宽应是层面厚度. 高斯型脉冲虽然比带多个副叶的 sinc 函数型脉冲短,但所激发选择的层面轮廓不锐,是一个致命的弱点. 所以后来被 sinc 函数型 RF 脉冲所取代. 要求章动角超过 90°时,sinc 脉冲也不能满足要求,必须用 SLR 脉冲(将在第 5 章中讨论).

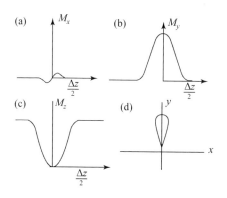

图 2.6.7   计算的磁化强度分量

在长度为 t_w 的高斯包络 RF 脉冲激发后,由梯度反向再经 $t_w/2$ 出现回波,正如图 2.6.1中所示的:(a) M_x;(b) M_y;(c) M_z;(d) xy 平面上磁化强度的相位分布

参 考 文 献

[1] Lauterbur PC. Nature (London), 1973, 242: 190.

[2] Radon J. Ber Verh Saechs Akad Wiss, 1917, 69: 262.

[3] Bracewell RN. Strip integration in radio astronomy. Aust J Phys, 1956, 9: 198.

[4] Cormack AM. J Appl Phys, 1963, 34: 2722.

[5] Cormack AM. J Appl Phys, 1964, 35: 2908.

[6] Houndsfield GN. Patent specification 1283915, London, 1968.

[7] Houndsfield GN. British Journal of Radiology, 1973, 46: 1016-1022.

[8] Damadian R. Tumor detection by nuclear magnetic resonance. Science, 1971, 171: 1151.

[9] Hollis DP, Economou JS, Parks LC, et al. Cancer Res, 1973, 33: 2156.

[10] Weisman ID, Bennett LH, Maxwell LR, et al. Science, 1972, 178: 1288.

[11] Frey HE，Knispel RR，Kruuv J，et al. J Natl Cancer Inst，1972，49：903.

[12] Damadian R，Zaner K，Hor D，et al. Acad Sci，1973，222：1048.

[13] Inch WR，McCredie JA，Knispet RR，et al. J Natl Cancer Inst，1974，52：353.

[14] Medina D，Hazlewood CF，Clevland GG，et al. J Natl Cancer Inst，1975，54：813.

[15] Eggleston JC，Saryan LA，Hollis DP. Cancer Res，1975，35：1326.

[16] Damadian RV. US patent 3789832，1974.

[17] Mansfield P，Grannell PK. J Phys C，1973，6：L422.

[18] Bernstein MA，King KF，Zhou XH. Handbook of MRI Pulse Sequences. Boston：Elsevier Academic Press，2004：38.

[19] Mansfield P，Morris PG. NMR Imaging in Biomedicine. Academic Press，1982.

[20] Carr HY，Purcell EM. Phys Rev，1954，94：630.

[21] Bradford R，Clay C，Strick E. Phys Rev，1954，84：157.

[22] Gabillard R，Acad CR. Sci(Paris)，1951，232：1551.

[23] Gabillard R. Rev Sci Paris，1952，90：307.

[24] Bracewell RN，Riddle AC. Astrophys J，1967，150：427.

[25] Klug A，Crowther RA. Nature(London)，1972，238：435.

[26] Gordon R，Bender R，Herman GT. J Theor Biol，1970，29：471-481.

[27] Kumar A，Welti D，Ernst RR. J Magn Reson，1975，18：69.

[28] Ljunggren S. J Magn Reson，1983，54：338-343.

[29] Ernst RR，Bodenhausen G，Wokaun A. Principles of Nuclear Magnetic Resonance in One and Two Dimensions. Oxford Science Publications，1987：Chapter 10.

[30] Pipe JG. Motion correction with PROPELLER MRI：Application to head motion and free-breathing cardiac imaging. MRM，1999，42：963-969.

[31] Pipe JG，Farthing VG，Forbes KP. Multishot diffusion-weighted FSE using PROPELLER MRI. Magnetic Resonance in Medicine，2002，47：42-52.

[32] Pipe JG，Zwart N. Turboprop：Improved PROPELLER imaging. MRM，2006，55：380-385.

[33] Aue WP，Bartholdi E，Ernst RR. J Chem Phys，1976，64(5)：2229-2246.

[34] Jeener J. Ampere summer School，Basko Polje，Yugoslavia，1971.

[35] Edelstein WA，Hutchison JMS，Johnson G，et al. Phys Med Biol，1980，25：751.

[36] Edelman RR，Stark DD，Saini S，et al. Radiology，1986，159：807.

[37] Slone RM，Buck LL，Fitzsimmous JR. Radiology，1986，158：531.

［38］Crooks LE, Watts J, Hoenninger J, et al. Radiology,1985, 154: 463.

［39］Feinberg D, Crooks LE, Hoenninger J, et al. Radiology,1986, 158: 811.

［40］Pauly J, Roux PL, et al. Parameter relations for the Shinnar-Le Roux selective excita-tion pulse design algorithm. IEEE Transactions on Medical Imaging,1991, 10（1）: 53-65.

［41］Geen H,Freeman R. Band-selective radio frequency pulses. J Magn Reson,1991, 93: 93-141.

第 3 章　临床基本通用脉冲序列

产生一个磁共振图像数据的步骤通常叫脉冲序列(pulse sequence). 虽然 MRI 中脉冲序列多达几百种,而且还在不断推陈出新,令人眼花缭乱,但万变不离其宗. 我们可把 MRI 脉冲序列粗分为基本通用序列和专用序列. 大部分专用序列比如扩散成像序列、流动成像序列、脑功能成像序列、磁化强度转移成像序列等,都是在基本通用序列基础上,进行修饰或增添一些专用的特殊 RF 或梯度脉冲而发展出来的,基本通用序列也可以相互结合或者部分相结合而形成一些改进的五花八门的变型序列.

临床最基本的通用脉冲序列大体可分为"单射"和"多射"两大体系,本章主要讲述多射体系,下一章主要讲述单射体系. 多射体系大概可包括四大族类(family),它们分别是自旋回波(SE)序列、反向恢复(IR)序列、梯度回波(GE)序列和受激回波序列. 每一族类又分别包含若干改进的变型序列.

在 §2.2 已经讲到,原始的傅里叶成像[1]已发展为 spin-warp 傅里叶成像(§2.4)[2]. 而 spin-warp 傅里叶成像应用到临床上之后,又有新的发展和修改. 最重要的修改是充分且普遍运用回波技术,即自旋回波和梯度回波,采集回波信号以代替采集自由感应衰减(FID)信号. 这是因为 RF 激发脉冲刚结束时基线有跳动,尚未稳定下来,这时采集 FID 信号,前面几个数据忽大忽小,不便使用. 有时需要延时采样,不但操作上不方便,还会带来"截头"误差,引起共振线形状畸变等问题. 而回波则无此缺点,自旋回波离 180° 重聚 RF 脉冲有 τ 时间,时基线有足够的时间稳定下来;回波峰值又是自然的时标,便于仪器定标和校准;况且,回波可看作是两个 FID 背靠背接起来的,所以采集全回波等于采集两次 FID 信号,既提高了灵敏度,又节省了时间.

当然,回波也有缺点. 因为有 T_2 弛豫衰减,第一个回波比 FID 信号小 $e^{-2\tau/T_2}$ 因子,信号有一定损失. 如果 T_2 较短,回波时间 2τ 较长,损失是可观的. 临床常用脉冲序列通常设计的 2τ 比 T_2 小,所以信号强度损失一般不大. 考虑 FID 需要截头,因而信号损失无须考虑. 在基础研究中,采取稳定时基线技术后,采样 FID 信号还是常见的,毕竟 FID 信号比第一个回波还要强.

§3.1 自旋回波脉冲序列

自旋回波(spin echo,SE)成像协议有基本二维单层面自旋回波序列和几个旨在提高成像速度或提高临床检查效率的变型序列. 例如,双回波 SE、快速 SE、快恢复快 SE(FRFSE)、二维多层面 SE、多层面快 SE 序列等. 本节介绍基本 SE 及有关概念.

3.1.1 基本单层面自旋回波脉冲序列的时序

对脉冲序列来说,最有用的表象是时序图. 基本单层面(slice)自旋回波脉冲序列的时序显示在图 3.1.1 中. sinc 函数形 90° RF 脉冲和选层梯度 G_s 同时联合作用,以选择激发一个层面. 选择性 180° RF 脉冲对该层面的横向磁化强度进行重聚(refocusing),以得到自旋回波. 选择性 180° RF 脉冲和选层梯度 G_s 同时施加,只作用于所要的层面,而不影响层外的 M_0.

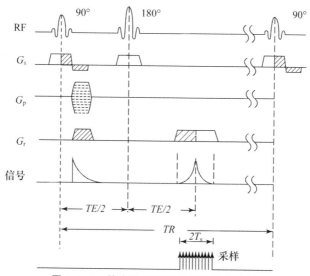

图 3.1.1　基本单层面自旋回波脉冲序列

回波时间用 TE 表示,90°脉冲和180°脉冲相隔 $TE/2$ 时间,180°脉冲之后 $TE/2$ 时间出现回波峰. G_r 是读出梯度,即频率编码梯度. 在读梯度存在前提下对回波进行采样,采样总时间为 T_s. G_p 是相位编码梯度,它作用在 FID 信号上, G_p 是可编程的,即每次重复实验时相位编码梯度递增(或递减)一步[2]. TR 称为重复时间,即这个序列每重复一次扫描所花的时间.

与图 2.4.1 相比,三维正交梯度的作用是相同的,只是在那里是对 FID 进行采样,这里则对回波进行采样. 为了得到回波,增加了 180° RF 重聚相脉冲. 另外,为了尽可能提高灵敏度,选层梯度增加了负驱动,以补偿被激发的层内各子层的相散,严格理论证明见 §2.5.3,这里作简单直观的论证. 设 G_z 为选层梯度,补偿条件为

$$G_{z1}(t_{z1}/2)_+ + (G_{z2}t_{z2})_- = 0, \qquad (3.1.1)$$

$t_{z1}/2$ 是从 90° 脉冲中心到结束的时间间隔,此时在厚度为 Δz 的层内沿 z 方向与 z 轴垂直的各子层横向磁化强度 $M_0 dz$ 的相移为 $\Delta\phi_{z1} = \Delta\omega_z(t_{z1}/2) = \gamma G_{z1} z \cdot (t_{z1}/2)$,与坐标 z 成正比,当 G_z 反向后,相移 $\Delta\phi_{z2} = -\Delta w_z t_{z2} = -\gamma G_{z2} z t_{z2}$,如果满足式(3.1.1)条件,$\Delta z$ 内横向磁化强度分量达到完全同步,贡献给 M_y 一个最大值. 这也是梯度回波的条件.

频率编码梯度脉冲使用两次,假设 G_x 用于频率编码,第一次的作用是使沿 x 方向与 x 轴垂直的等色条的横向磁化强度有不同进动频率,从而加速 FID 的散相运动,$\Delta\phi_x = \gamma G_x x t_x$,使 FID 信号以 $(e^{-t/T_2^{**}})$ 很快衰减到零,以避免 FID 和回波之间的干涉,这样可缩短回波时间 TE,有利于提高成像速度. 第一个 G_x 脉冲引起的散相在第二个 G_x 脉冲加载一半时间时应得到完全补偿,因为在 180° RF 脉冲后是聚相运动. 设第一个 G_x 脉冲加载时间为 t_x,第二个 G_x 脉冲加载时间为 T_s,则补偿条件(回波形成)为

$$G_x t_x = G_x \cdot T_s/2. \qquad (3.1.2)$$

或者说,梯度强度和加载时间之乘积(即面积)相等就是回波条件. 由此可见,在自旋回波中,由于使用 180° RF 脉冲,由静磁场 B_0 不均匀性引起的相散和梯度引起的相散都是可逆的,但要注意,图 3.1.1 中第一个 G_x 脉冲必须和第二个 G_x 脉冲同极性.

再说,第二个 G_x 脉冲是读出梯度叶,用于频率编码的读出,第一个 G_x 称为读出方向预相位梯度叶,这两个梯度叶协同完成频率编码. 若不加第一个 G_x 脉冲,在 180° 重聚脉冲作用下,TE/2 也会出现回波,此回波只是 RF 引起的自旋回波. 由于读梯度 G_x 的作用,在回波峰值时,沿 x 轴横向磁化强度有相移分布 $\Delta\phi_x = \gamma G_x x T_s/2$,这时的回波只是由静磁场不均匀性引起的相散在 180° RF 脉冲后 TE/2 时间聚相运动得到补偿形成的,读梯度引起的额外相散 $\Delta\phi_x$ 并未得到补偿,相位相干不完全,此回波峰值必然很低. 可见,第一个 G_x 脉冲作用正是对读梯度引起的相移进行预补偿,以达到相位完全相干,使回波峰值取最大值. 也就是说,在 TE/2 时刻回波峰值应该是自旋回波和梯度回波精确重合的结果. 图 3.1.1 中梯度脉冲画成梯形,表示梯度有有限的上升时间. 有时画成矩

形,只是一种近似.

总之,G_s 只是用于选层,它本身积累的相移分布应消除.G_r 是读梯度,靠频率编码区分读方向坐标位置,G_r 本身引起的相移应在回波峰出现时得到完全补偿.相位编码梯度也会引起相移分布,该方向坐标位置靠相位编码来区分,因此这相移是有用的,不能消除.

层面选定并受激共振之后,层面组织内共振信号的定位是靠两个正交梯度分别进行频率编码和相位编码而实现的.定位的精确程度即分辨率由像元素(pixel)的大小决定,像元素与层面中体元素(voxel)一一对应.而像元素大小在视野(field of view,FOV)确定以后,在频率编码方向上由取样点数决定,在相位编码方向上由相位编码梯度步数决定.层面方向分辨率由层面厚度决定.

3.1.2   采样、采样率、采样带宽和频率编码方向线分辨率

MR 信号的数字化过程叫采样或取样(sample)[3],经采样后,模拟信号就转化成离散的数字信号.MR 采样是等间隔采样,两次连续相继采样之间的时间叫采样间隔 τ_s.为便于运用快速傅里叶变换(FFT),采样数一般取 2 的整数次幂,即 32,64,128,256,512 或 1024.采完一个信号的时间叫采样时间 T_s,在 SE 中,T_s 短则 1 ms,长则几十 ms,与静磁场强度 B_0 有很大关系.采样用的器件叫模数转换器(ADC),ADC 有工作速度(频率)和字长(位数)两个技术指标.

一般说,临床超导 MRI 成像区域是一个 0.5 m 直径的球体积(DSV),临床永磁 MRI 成像区域是一个 40 cm×40 cm×30 cm 的椭球体积.不论被激发层面位于何处,取向如何,频率编码梯度的同心点(isocenter)总是会通过层面中心.因此,共振信号中层面中心频率总是 ω_0.若 G_x 是频率编码梯度,则共振信号包含的角频率成分定义为全角带宽,可表示为

$$|\pm \Delta\omega| = \gamma G_x (FOV)_x / 2. \tag{3.1.3}$$

$(FOV)_x$ 代表在 x 方向的视野,则共振信号中最高频率成分 $f_{\max}$ 为

$$f_{\max} = \Gamma G_x (FOV)_x / 2. \tag{3.1.4}$$

式中 $\Gamma = \dfrac{\gamma}{2\pi}$,是约化磁旋比.可见,共振吸收谱宽与梯度强度 G_x 成正比,与视野 $(FOV)_x$ 成正比.根据奈奎斯特取样定理,取样频率 f_s 必须满足

$$f_s \geqslant 2 f_{\max}, \tag{3.1.5}$$

即采样频率必须大于或等于最高频率成分的两倍.于是,采样间隔

$$\tau_s = \frac{1}{f_s} \leqslant \frac{1}{2 f_{\max}} = \frac{2\pi}{\gamma G_x (FOV)_x}, \tag{3.1.6}$$

或写为

$$\Gamma G_x(FOV)_x \tau_s = 1. \tag{3.1.6a}$$

采样时间 $T_s = \tau_s \cdot N$，N 是采样点数. 举例来说，若 $f_{\max} = 10$ kHz，则 $f_s = 20$ kHz，$\tau_s = 50$ μs，若取样点数 $N = 256$，则 $T_s = 12.8$ ms. 若想缩短采样时间，必须提高梯度强度，比如把 G_x 提高 10 倍，在视野（FOV）$_x$ 不变情况下，取样点数仍为 256 时，则 $f_{\max} = 100$ kHz，$f_s = 200$ kHz，$\tau_s = 5$ μs，$T_s = 1.28$ ms. 当然，必须在硬件许可的条件下才能办到. 这要求模数转换器（ADC）的速度要快，同时要求接收机的接收带宽增大 10 倍（接收器带宽要和采样频率匹配）. 由于 $SNR \propto 1/\sqrt{\Delta f}$，信噪比 SNR 将下降 $\sqrt{10}$ 倍. 因此，在高场设备中才允许用高梯度和高速成像.

我们用 $2\Delta\nu = 2f_{\max}$ 表示信号全带宽，$\Delta\nu_p$ 表示每像素带宽，它们满足如下关系：

$$N\Delta\nu_p = 2\Delta\nu = \frac{1}{T_s}. \tag{3.1.7}$$

例 3.1   假定在 8.192 ms 内对信号采集 256 个复数点数据，用 256 点 DFT 重建图像，求像素带宽 $\Delta\nu_p$ 和半带宽 $\pm\Delta\nu$.

解答   利用式（3.1.7），全带宽是：$N\Delta\nu_p = 2\Delta\nu = \dfrac{1}{T_s} = \dfrac{256}{8.192 \text{ ms}} = 31.25$ kHz. 于是半带宽 $\Delta\nu = \pm 15.624$ kHz，像素带宽 $\Delta\nu_p = 31250$ Hz$/256 = 122$ Hz.

另外，在读梯度方向的线分辨率为

$$\Delta x = \frac{2\pi}{\gamma G_{x,\max} T_s}. \tag{3.1.8}$$

将式（3.1.6）代入式（3.1.7），再代入式（3.1.8），得

$$\Delta x = \frac{(FOV)_x}{N_f}. \tag{3.1.8a}$$

3.1.3 "混叠"问题和过采样

在 §2.3.3 曾提到，负频率引起的折叠可用正交解调解决. 此外，还有一种引起图像折叠的机制：如果取样频率 f_s 不满足奈奎斯特定理，在图像中也将发生"混叠"（fold-over or aliasing）现象. 有时只对物体的一部分进行成像，即用缩小的视野时，经常会发生混叠，如图 3.1.2 所示. 对视野 FOV 来说，最高频率为 f_1，选择取样频率 $f_s = 2f_1$，似乎已满足奈奎斯特定理. 但是，由于梯度场和 RF 体线圈的 B_1 场覆盖了整个物体或整个截面，物体中实际的最高拉莫尔频率大于 f_1，经 FFT 得到图像后，发生混叠，FOV 外面的部分混叠到 FOV 之内，结果

把图像搞得面目全非. 混叠的频率满足如下关系:

$$f_{混叠} = f - 2f_{\mathrm{N}}$$

式中 f_{N} 是按小视野计算的奈奎斯特频率. 避免"混叠"的方法有两种: 一种是缩小前置放大器的接收带宽恰等于 f_1. 即接收机前面加一个带限滤波器, 称为抗混叠滤波器. 机器带宽只有 ± 16 kHz, ± 32 kHz, ± 64 kHz, ± 125 kHz 几挡可以选择. 另一种更灵活的方法是过取样[4], 即按物体最高拉莫尔频率比如 f_2 来设定取样频率, 使 $f_s = 2f_2$, 在图像重建后把多取的那部分图像数据舍去.

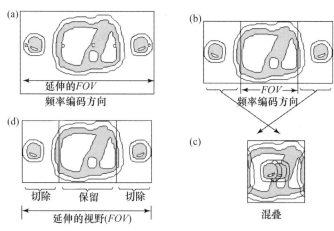

图 3.1.2 混叠现象及过采样方法示意

3.1.4 数据矩阵与 K-空间

数据矩阵[5]与 K-空间[6,7] 表示在图 3.1.3 中. 横轴 K_x 代表频率编码, K_y 代表相位编码. 列数 N_x 等于取样点数, 行数 N_y 等于相位编码步数. 采一个回波(echo)填充数据矩阵的一行(row), 称为傅里叶行(文献上也称"view"). 换句话说, 一行代表一个回波, 256 行对应 256 个回波. 每个取样点对应 K-空间一个点, 每一行对应不同幅度的相位编码梯度. 比如 $K_y = 0$ 的傅里叶行对应相位编码梯度的强度等于零, K_y 最大的傅里叶行对应正最大梯度强度. 在同一行中, 相邻点之间的时间间隔等于取样

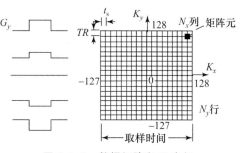

图 3.1.3 数据矩阵和 K-空间

间隔(τ_s). 傅里叶行之间的时间间隔等于重复时间 TR. 数据采集可看作是填充矩阵的过程. 矩阵是按行填充的, 不同的脉冲序列对行的填充次序有不同的要求. 对标准自旋回波(SE)序列来说, 各行的填充可以任意次序填, 从上到下或从下到上或跳着填都可以. 一般情况是按从顶到底顺序填, 即从 $+G_{y\max}$ 到 $-G_{y\max}$. 数据采集完成后, 得到一个完整的数据矩阵, 此为原始数据(raw data), 也叫 $\boldsymbol{K}$-空间数据. 对这个数据矩阵(data matrix)进行快速傅里叶变换(FFT), 就可以重建出原来物体的像, 这个过程叫作"图像重建". 从扫描产生回波, 采样回波填充 $\boldsymbol{K}$-空间到图像重建整个流程显示在图 3.1.4 中. 重建后的数据叫(原始)图像数据, 其值用灰度值显示就是图像. 在临床检查中, $\boldsymbol{K}$-空间数据一般不保存. 在基础研究 MRI 中, 一般要保留 $\boldsymbol{K}$-空间数据.

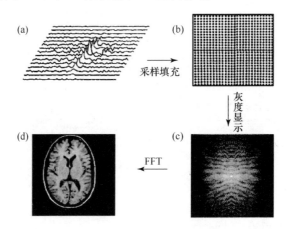

图 3.1.4　SE 回波 MRI 过程

（a）扫描人头产生系列回波；（b）笛卡儿 $\boldsymbol{K}$-空间；（c）填满的 $\boldsymbol{K}$-空间数据的灰度显示；（d）重建的图像

数据矩阵可看作 MRI 的另一个表象, 也称空间频率表象, 或 $\boldsymbol{K}$-空间表象, 有时候从 $\boldsymbol{K}$-空间分析问题更方便. 从 $\boldsymbol{K}$-空间数据经傅里叶变换可转到图像空间域, 即得到空间分布的图像. 具体地说, 对傅里叶行(row)数据进行傅里叶变换, 可提取出 ω_{xi} 及其幅度; 对列(N_x)进行傅里叶变换, 可得到 $\omega_{yi}=\phi_{yi}/\tau_y$.

3.1.5　二维图像的信噪比

二维图像的信号噪声比(SNR)[8] 与体元(voxel = volume element)大小成正比, 体元 = 层面厚度 × 像元素面积, 像素面积等于视野除以取样点数与相位编码步数之积(即矩阵大小). 同时, 信噪比与激发次数 N_{ex}、取样点数 N_{t}[9]、相位

编码步数 N_p 的平方根成正比,与接收机带宽 BW_rec 平方根成反比,可用下式表示:

$$SNR = k(\Delta z)\left(\frac{D_x}{N_x}\right)\left(\frac{D_y}{N_y}\right)\sqrt{\frac{N_\text{ex}N_xN_y}{BW_\text{rec}}} = k\Delta z \frac{FOV}{\sqrt{N_xN_y}}\sqrt{\frac{N_\text{ex}}{BW_\text{rec}}}. \quad (3.1.9)$$

式 (3.1.9) 假定了被激发的体积内组织是均匀的,弛豫行为是相同的.式中 Δz 是层面的厚度,k 是机器常数,D_x、D_y 分别代表读出梯度方向和相位编码方向的视野[10,11].式 (3.1.9) 中根号项与扫描次数和贡献的噪声有关.用式 (3.1.9) 可估计参数组合变化对信噪比的影响,层面厚度减小可提高沿该方向的空间分辨率,但受到图像信噪比的限制.减小像素大小(减小视野或增大矩阵)也可提高空间分辨率[12,13],但同样受到图像信噪比的限制.增加激发次数 N_ex,信号强度可增加 N_ex 倍,而噪声因为不相关性,只增大 $\sqrt{N_\text{ex}}$ 倍,故 SNR 提高 $\sqrt{N_\text{ex}}$ 倍.所付出的代价是扫描时间延长了 N_ex 倍.

总之,提高空间分辨率受到 SNR 的限制.当 SNR 下降到不能容忍时,空间分辨率到达极限.要进一步提高空间分辨率,又要维持可接受的 SNR,用户可选择的途径之一是增加激发次数(多次累加),但付出的代价是成像时间的延长.在动态、功能成像中,时间分辨率和空间分辨率是互相制约的,或者说是互相矛盾的.这种矛盾在改进硬件(提高 B_0,或用表面线圈、相位阵列线圈等)、提高灵敏度(本征信噪比)的条件下可得到一定程度的解决.

由式 (3.1.9) 可知,其他条件不变时,灵敏度 k 提高 4 倍,三维方向空间分辨率均可提高一倍.当空间分辨率保持不变时,灵敏度(SNR)提高一倍,时间分辨率就可提高 4 倍.这里所说的灵敏度是由机器硬件决定的信噪比.

另外指出,采样率 N_x 正比于取样带宽 Δf.当接收机带宽设置得等于取样频率带宽(即信号谱宽)时,式 (3.1.9) 可简化为

$$SNR = k\Delta z \frac{FOV}{N_x\sqrt{N_y}}\sqrt{N_\text{ex}}. \quad (3.1.10)$$

3.1.6 信噪比对场强的依赖性

可达到的最大信噪比是由外场强度 B_0 决定的[14].磁共振信号幅度正比于核能级间自旋粒子数差.作为一级近似,这粒子数差正比于场强,也就正比于工作频率.另外,感应的信号本身又正比于频率,因为探测线圈的感应电动势,根据 § 1.9,$\varepsilon = \mathrm{d}\phi/\mathrm{d}t \propto \omega_0 B_1$,于是,总信号强度正比于 ω^2.而噪声对频率的依赖性比较复杂,接收线圈的热噪声与其电阻 R 的平方根 $\sqrt{R}$ 成正比.根据趋肤效应,

接收线圈的电阻正比于频率的平方根. 另外, 当人体成像时, 还必须考虑生理噪声, 即由人体组织的导电性引起的结果. 人体细胞和体液中电解液含量很高. 例如, 每升血清中大约包含 200 mmol 的盐, 这种高离子浓度对组织贡献了一个电导率. 在 RF 场作用下, 会产生涡电流, 消耗 RF 功率, 产生欧姆加热. 电导率的倒数就是电阻率. 实验证明, 人体电阻与工作频率的平方成正比. 因此, 信噪比[15]可表达为

$$SNR \propto \frac{\omega^2}{\sqrt{a\omega^{1/2} + b\omega^2}}. \tag{3.1.11}$$

式中 a、b 是由线圈和物体尺寸及其他参数组成的常数. 由式(3.1.11)可见, 当工作频率增高时, 病人生理噪声将占支配地位. 早期专家曾警告说, MRI 机器的工作频率最好不要超过 10 MHz[15](对应 $B_0 = 2.35$ kGs). 实验证明[16,17], 在高场 1.5 T 中, $SNR \propto \omega$. 尽管有式(3.1.11)的限制, $SNR \propto \omega$ 而不是 $\omega^{3/2}$. 增加场强对图像质量的提高仍是关键的途径之一.

3.1.7 相位编码方向图像分辨率和梯度的选择

理论上, MR 图像是真实自旋密度(广义)和峰形函数的卷积. 按照光学中瑞利判据, 对两个相距很近的小球, 能分辨的最小距离约等于峰宽(爱里斑). 这就要求当加最大相位编码梯度时, 相邻体元信号的相位差 $(\Delta\phi_{pe})_{max}$ 应达到 $180°$ 才能被分辨. 用下式表示:

$$(\Delta\phi_{pe})_{max} = \gamma\left(\frac{N}{2}\Delta G_{pe}\right) \cdot \delta l_{pe} \cdot T_{pe} \geqslant \pi, \tag{3.1.12}$$

式中 ΔG_{pe} 为相位编码梯度的步距, N 为相位编码步数, δl_{pe} 为相位编码方向分辨率, T_{pe} 是相位编码梯度脉冲的宽度. 由于在 MRI 中, 三维梯度处于平等地位, 可用 δl 表示任一方向的极限分辨率, 用 T_{pe} 表示相位编码梯度脉冲时宽, 令 $\frac{N}{2}\Delta G_{pe} = G_{max}$, 于是可导出如下关系:

$$(G_{max} T_{pe}) \cdot \delta l \geqslant \frac{\pi}{\gamma} = 1.174 \times 10^{-8}. \tag{3.1.13}$$

设分辨率为 1 mm, 在高速成像中, 最大脉宽为 1 ms, 则要求梯度线圈能产生的最大梯度 $G_{max} \geqslant 11.74$ mT/m. 若相位编码在 y 方向, 上式取等号时, 得到相位编码方向的分辨率:

$$\Delta y = \frac{\pi}{\gamma G_{ymax} T_{pe}}. \tag{3.1.14}$$

3.1.8 自旋回波序列的像元素信号强度公式

自旋回波脉冲序列的像元素信号强度公式[5]为

$$S_{se}(TE,TR) = N(H)\left[1 - 2e^{-\frac{TR-TE/2}{T_1}} + e^{-\frac{TR}{T_1}}\right]e^{-\frac{TE}{T_2}}. \quad (3.1.15)$$

生物组织体元素的三个物理参数,即弛豫时间 T_1、T_2 和质子自旋密度 $N(H)$ 都反映在公式(3.1.15)中.用户可控制的参数只有两个,即回波时间 TE 和重复时间 TR.式(3.1.15)是自旋密度因子 $N(H)$、T_1 因子和 T_2 因子的乘积.$N(H)$代表单位体积内有效氢核数目,各体元对信号贡献一个与 $N(H)$ 成正比的信号,与 TE 和 TR 无关.对于大部分成像应用,$TR \gg TE$,于是式(3.1.15)可简化为

$$S_{se}(TE,TR) \approx N(H)\left[1 - e^{-TR/T_1}\right]e^{-TE/T_2}. \quad (3.1.16)$$

3.1.9 加权像

自旋回波成像协议通常可做三种加权像[18,19].所谓加权,是对某一参数增加权重,即强调或突出某一参数.比如:

(1) 自旋密度加权像:根据式(3.1.15),当回波时间很短,即 $TE \ll T_2$;且 TR 很长,即 $TR \gg T_1$ 时,T_1 因子和 T_2 因子都近似为 1,体元素信号 S_{se} 正比于自旋密度 $N(H)$.这种 SE 图像突出自旋密度[也常用 PD(proton density)表示],增加了自旋密度的权重.大脑中灰质比白质的质子自旋密度高,故在自旋密度加权像中灰质比白质亮.骨骼含水极少,质子自旋密度极低,信号强度几乎为零,故呈黑色.脑脊液(CSF)含水 99%,在质子密度-加权像中就比较亮,如图3.1.5(c)所示.

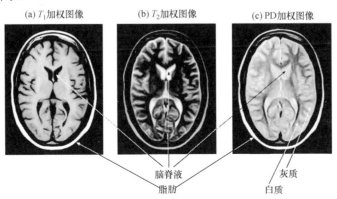

图 3.1.5　典型的脑的三种对比度加权像

　　(2) T_1 加权像：当 $TE \ll T_2$，而 $TR \approx T_1$ 时，体元素信号 S_{se} 近似正比于 $N(H) \cdot (1 - e^{-TR/T_1})$. 这种像本质上仍是自旋密度像，只是增加了 T_1 因子的权重. 由于重复时间 TR 比较短，磁化强度的纵向弛豫恢复不充分，不同的组织弛豫恢复的速度不同，如图 3.1.6 所示. 于是，每个相位编码步扫描时，不同的组织贡献的信号取决于其 T_1 因子. 假若在 1T MRI 系统上扫描 SE 序列，取 $TE = 20$ ms，$TR = 400$ ms，由于 CSF 的 T_1 长，其 M_z 的恢复很慢，意味着其贡献的信号很小，大约只有 M_0 的 15%（图 3.1.6），故 CSF 很暗；而脂肪（fat）的 T_1 短，其 M_z 恢复很快，意味着其贡献的信号很大，T_1 因子接近于 1，故在 T_1 加权像中头皮的脂肪特别亮，如图 3.1.5(a) 所示.

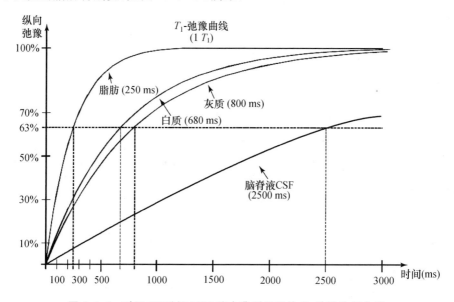

图 3.1.6　对于 1T 磁场 MRI 脑中典型组织的 T_1 弛豫恢复曲线

　　(3) T_2 加权像：当 $TR \gg T_1$，而 $TE \approx T_2$ 时，体元素 S_{se} 信号近似正比于 $N(H) \cdot e^{-TE/T_2}$，这种像增加了 T_2 的权重. CSF 的 T_2 很长，其 T_2 因子接近于 1，故在 T_2 加权像上 CSF 特别亮，如图 3.1.5(b) 所示.

　　三种对比度加权像可由用户控制，随意选择. 通常临床 MRI 检查中，运行 SE 序列获取三种对比度加权像时，选择 T_1、T_2 的参考值列在表 3.1.1 中. 需要注意，自旋密度加权像与自旋密度值正相关，T_2 加权像与 T_2 值也是正相关；而 T_1 加权像与 T_1 值则是反相关，即 T_1 值越大的组织，在图像上越暗；反之，越亮. 利用加权像可以获取更丰富的信息，提高临床诊断的准确度.

表 3.1.1　SE 序列用户参数 *TR* 和 *TE* 选择参考值

	TR	*TE*
T_1 加权	短（400 ms）	短（20 ms）
T_2 加权	长（>3000 ms）	长（100 ms）
ρ 加权	长（>3000 ms）	短（20 ms）

3.1.10　成像时间

完成一个断层层面的成像需要用不同的相位编码步重复扫描 N_{pe} 次. 每扫描一次, 数据采集完之后, 要等待 M_z 恢复. *TR* 可从 2 秒到 5 秒, 或从 $2T_1$ 到 $5T_1$. 理论上, M_z 恢复到 M_0 需要无穷长时间, 实践上 $5T_1$ 可近似认为 M_z 已恢复到 $M_0(0.993M_0)$. 如 *TR* 过短, M_z 未恢复到 M_0, 则下一次扫描时, 90°脉冲之后得到的 $M_z < M_0$, 信号将有一定损失. 当然, M_y 也可达到一个动态平衡, $TR < 5T_1$ 也是可以采用的.

对同一个相位编码步, 也可以重复激发多次（通常用 N_{ex} 表示）, 以提高像元信噪比. 因此, 成像一个断层层面的时间为重复时间 *TR* 乘以相位编码步数 N_{pe}, 再乘以激发次数 N_{ex}, 即

$$t = TR \times N_{pe} \times N_{ex}. \tag{3.1.17}$$

若 $TR = 3$ s, $N_{pe} = 256$, $N_{ex} = 1$, 则采集一个层面的图像数据的时间为 $3 \times 256 \times 1 = 768(s) \approx 13(min)$. 要采 10 个层面, 则所花费的总时间将为 2 小时多, 显然时间太长.

MR 成像时, 要求病人不动, 因为一动就会出现运动伪影. 而长时间丝毫不动是很困难的. 因此, 提高成像速度对提高临床效率有实际需要. 尤其是脉搏跳动、肠胃蠕动不是人为可控的. 时间长的重要原因是采集数据的时间有限, 而等待的时间太长.

§3.2　改进的自旋回波变型序列

单层面自旋回波二维成像协议本身有几种类型: 标准单回波（如上节所述）、双回波、多回波和快自旋回波（turbo SE, TSE, 或 fast SE, fSE）以及快恢复快自旋回波（FRFSE）. 另外, 还有多层面自旋回波（MSE）和多层面快自旋回波（M&fSE）.

3.2.1　标准双回波和多回波序列

双回波序列是通过加两个 180° RF 脉冲,从而得到两个回波.多回波序列是通过加额外多个 180° RF 脉冲,从而得到多个自旋回波.每个 180°脉冲产生一个回波.

每次 RF 激发,只用一个相位编码梯度,用两个或多个 180° RF 脉冲,采集两个或多个回波,如图 3.2.1 所示,把两个或多个回波数据累加起来.图中只画出两个回波,也可以在 T_2 内采多个回波.由于 T_2 弛豫,回波一个比一个小.注意多回波具有相同的相位编码步.这相当于激发次数增加,但又不增加扫描时间,从而提高了信噪比.若一次激发采 N_{ex} 个回波,则信噪比(SNR)接近提高 $\sqrt{N_{ex}}$ 倍.这种序列很适合于低场 MRI 系统.

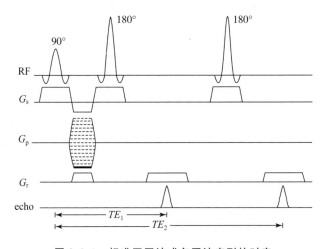

图 3.2.1　标准双回波或多回波序列的时序

在同一个相位编码步,通过增加 180°脉冲以得到两个回波或多个回波

3.2.2　对比度加权双回波序列

一次 RF 激发,在相同相位编码步,用两个 180°脉冲产生两个回波,第一个回波 TE 很短,第二个回波 $TE \approx T_2$,两个回波的数据分开存放,各自单独成像,如图 3.2.2 所示.这样,第一个回波所成的像由于 TE 很短,是自旋密度加权像;而第二个回波像由于 TE 相当长,是 T_2 加权像.同时得到两幅像,并没有增加成像时间,于是临床检查效率提高了一倍.

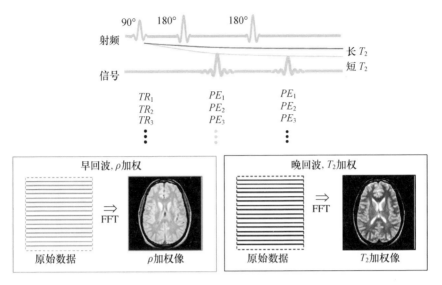

图 3.2.2 加权双回波序列

3.2.3 快自旋回波(fSE)脉冲序列

1986 年 Hennig[20～22]提出快自旋回波(fSE)脉冲序列,起初命名为 RARE (rapid acquisition with relaxation enhancement)技术. fSE 使用 CPMG 脉冲列. 一次 RF 激发施加多个 180°脉冲,以产生多个回波. 但是,与标准多回波序列所不同的是,这里每个回波对应不同的梯度编码步,如图 3.2.3 所示. 在快自旋回波序列中,一次 RF 激发可采集到数据矩阵的几行. 这是 fSE 的突出优点. 扫描时间可以缩短为

$$t_{fSE} = TR \cdot N_{ex} \cdot N_p/n_e, \tag{3.2.1}$$

式中 N_p 为总相位编码步数;n_e 是每次 RF 激发采集的回波个数,也等于一次 RF 激发的相位编码步数. 与式(3.1.17)相比,成像速度比标准自旋回波提高了 n_e 倍. 由于 T_2 衰减,回波一个比一个小,所以信噪比 SNR 比标准自旋回波序列略有下降. 为使 SNR 尽量高,每个回波采完后,都加一个大小与 G_p 相等,但方向与 G_p 相反的梯度(或称回绕梯度),以消除由相位编码梯度带来的相散(见图 3.2.3).

快 SE 序列要求较高的梯度强度,以产生较快的回波. 在一次激发所产生的回波列中,由于 T_2 衰减,回波幅度一个比一个小,与标准 SE 相比,图像是

重 T_2 加权的. 这正是原始序列被称为 RARE 的理由. RARE 序列可以非常快. 如果梯度足够强, 对于 T_2 很长的组织, 甚至一次激发(single shot)即可以采完一幅像. 其成像速度之快, 几乎可与 EPI(详见 §4.2)相比. 但是由于使用大量 180° RF 脉冲, RF 功率沉积超过 FDA 标准[23], 故 RARE 序列在临床上应用时受到一定限制. 把一次激发变为多次激发, 比如 16 次;每次激发, 限制回波个数, 比如 16 个, 以适当地降低 RF 功率的特定吸收率(specific absorption rate, SAR), 使之处于 FDA 标准之内. 由于时间放松, 也降低了对梯度幅度的要求, 这便是快自旋回波. 美国 GE 公司称其为 fast SE(简称 fSE), 德国 Siemens 公司称其为 turbo SE(简称 TSE). 换句话说, fSE 或 TSE 是 Hennig 提议的 RARE 技术[20]在临床上的具体应用.

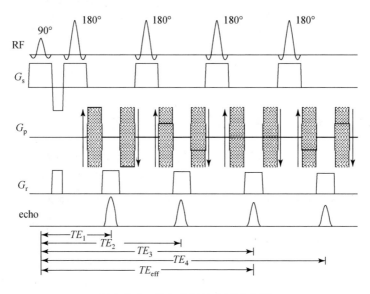

图 3.2.3　快自旋回波序列时序图

只画出四个回波, 每个回波对应一个相位编码步 G_p. 回波采完后, 加相反方向 G_p, 以补偿该方向的相散

3.2.4　fSE 的图像对比度

一次激发所利用的回波数称为回波列长度(echo train length, ETL), 一般回波列的长度为 2~16, 最长有多达 64 的. 回波间距叫 ESP(echo space). 从 90° RF 脉冲到 0 幅度相位编码梯度步即 K-空间中间行的时间称为有效回波时间 TE_{eff}(图 3.2.3 中 TE_3). fSE 的图像对比度主要由 TE_{eff} 控制. 因为 K-空

间的中央区域有最大的信号强度和最大的信噪比,而远离中央的边缘区域信号强度和信噪比最小,所以中央区域数据即"低 K-空间频率"(一维)数据,决定图像的亮度和对比度.非中央的"高 K-空间频率"(一维)数据决定图像的细节.在 fSE 中,K-空间各行有不同的回波时间,对应不同的 T_2 衰减,这是 fSE 的一个缺点,因而引起沿相位编码方向出现模糊.因此,需要严格控制相位编码步的次序.

中央行因为相位编码梯度为 0,回波代表纯 T_2 弛豫.中央行又是高信号,因而对对比度影响最大.以 8 回波列(256×256 矩阵)为例,通常相位编码次序如下:

第一次激发后,采 128、96、64、32、0、-32、-64、-96 行;

第二次激发后,采 127、95、63、31、-1、-33、-65、-97 行,以此类推;

第 32 次激发后,采 97、65、33、1、-31、-63、-95、-127 行,如图 3.2.3 所示.

若 ESP$=15$ ms,则 $TE_{\mathrm{eff}}=15$ ms$\times 4.5=62.5$ ms,这显然是 T_2 加权像.要想得到 T_1 或质子密度加权对比度,可安排早回波在低 K-空间行(TE_{eff} 短).仍以上例说明.

第一次 90°脉冲激发后,采 0、32、-32、64、-64、96、-96、128 行;

第二次激发后,采 -1、31、-33、63、-65、95、-97、127 行,以此类推;

第三次激发后,采 1、-31、33、-63、65、-95、97、-127 行.……依次交错,尽可能把低 K-空间行安排为"早"回波,这样可以减弱 T_2 加权.当然,由于高 K-空间信号的衰减,被采集的数据和弛豫函数卷积,引起点扩散函数的模糊,导致相位编码方向图像模糊,这是 fSE 的本征缺点.克服模糊的办法是有的,如把相位编码的步数增加到 512,就几乎看不到模糊伪影,可得到高分辨率的图像.

由于 fSE 减少了扫描时间,从而减少了图像的运动伪影,减少了病人在受检过程中的不舒适感.另外,fSE 的流动补偿(见《核磁共振成像——生理参数测量原理和医学应用》§1.3)、空间预饱和、脂肪饱和以及双回波校正更体现了它的优点.还有,fSE 对扩散效应和磁化率效应更不敏感.

3.2.5 fSE 双回波图像

在快回波序列中,由于 T_2 弛豫衰减,回波一个比一个小,我们可以把回波列分为两组,用前面的一组回波产生自旋密度加权像,用后面的一组回波产生 T_2 加权像.以 ETL＝4 为例,用前 2 个回波数据产生质子密度像,用后 2 个回波数据产生 T_2 加权像.在前一组回波中第 1 个回波衰减最小,质子密度权重最高,其数据填充在低 K-空间,而第 2 个回波数据填充在高 K-空间.在后一组回波中,最后的回波最能体现 T_2 的弛豫衰减权重,将其数据填充在低 K-空间,前面的回波则填充在高 K-空间,如图 3.2.4 所示.

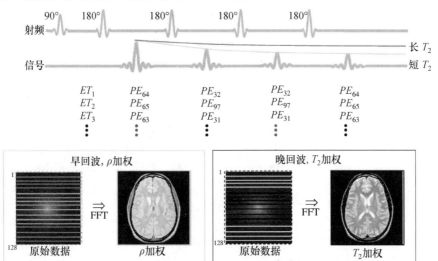

图 3.2.4　用快回波序列同时产生不同权重双回波像的扫描采集方式

这里假定相位编码(PE)从 0 到 127

3.2.6　快恢复快 SE 序列

运行快 SE 序列,回波列采集完成后,用－90° RF 脉冲驱动剩余横向磁化强度到纵向,如图 3.2.5 所示,这样就加速了 M_z 的恢复,因此被称作快恢复快 SE 序列. GE 公司称 FRFSE（fast recovery fast spin echo）；Siemens 公司称 RESTORE；Philips 公司称 DRIVE[24,25]. 快恢复快 SE 提供增强的 T_2 加权,因为纵向磁化强度包含着 T_2 权重,允许用较短的 TR,导致较短的扫描时间.用快梯度和高接收机带宽,降低回波间隔,允许用长回波列,进一步降低扫描时间.

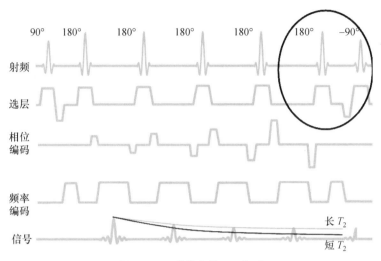

图 3.2.5 快恢复快 SE 序列

用快 SE 序列作各种对比度加权像时,推荐的序列参数列在表 3.2.1 中.作为参考,表的下面对应所得到的人脑加权像.

表 3.2.1 运行快 SE 时推荐的成像参数和加权参考像

	T_2 加权	PD(质子密度)加权	T_1 加权	(快恢复快 SE)T_2 加权
ETL(个)	12~16	6~8	2~4	20~30
TR(ms)	>3000	1800~3000	450~750	1800~3400
TE(ms)	68~102	20~30	最小	68~102
RF-BW(kHz)	±31	±20	±20	±41
参考图像	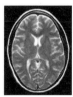	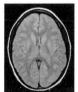	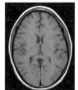	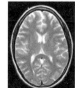

3.2.7 多层面 SE 脉冲序列(MSE)[26]

通常 SE 序列都使用 $90°$ RF 脉冲,采完一个回波后需要等待 $3T_1$~

$5T_1$ 时间, 以等待 M_z 恢复到 M_0, 一般回波时间 TE 都不长. 人体 T_2 在几十 ms 量级, TE 一般都是小于 T_2, 至多是 T_2 量级, 采样时间 T_s 也很短, 为几或十几 ms 量级. 人体组织的 T_1 为秒量级, 所以 TR 时间比较长. 其中等待的死时间 (inactive time) 占绝大部分, 采一个回波占时间并不多. 利用等待时间, 顺序激发其他层面是可能的. 要成像一整个脏器, 总是需要做若干个层面.

如图 3.2.6 所示, 多层面 SE(multi-slice SE)扫描步骤是: 激发第一个层面, 采集回波信号, 填充第一个 $\textbf{\textit{K}}$-平面的第 1 行数据后, 依次激发第二个层面, 采其回波信号, 填第二个 $\textbf{\textit{K}}$-平面第 1 行数据; 再激发第三个层面, 采其回波信号, 填第三个 $\textbf{\textit{K}}$-平面第 1 行数据; ……, 依次激发最后一个层面, 采其回波信号, 填最后一个 $\textbf{\textit{K}}$-平面第 1 行数据. 只要微调 RF 脉冲中心频率, 就可以依次作用到第一层、第二层、第三层、……, 最后一层.

如果 $TR=5\text{s}$, 采集一个层面的一行数据只需要 100 ms 时, 那么在 $(5-0.1=)4.9$ s 时间内可依次激发计划的其他层面, 一般说来, 在一个 TR 内可激发 8~16 层, 最多可激发到 32 层. 采完最后一个层面时, 第一个层面中 M_z 已经恢复到热平衡值 M_0, 这时就可以回过头来, 把相位编码梯度增加一步, 再激发第一层, 采其回波信号填充第一个 $\textbf{\textit{K}}$-平面的第 2 行数据. 之后依次激发第二个层面, 采其回波信号, 填第二个 $\textbf{\textit{K}}$-平面第 2 行数据. 然后是第三层, 依次循环重复, 直到相位编码步数达到预定值(128 或 256).

如此充分利用等待 M_z 恢复的时间, 可在比原来做一个层面的时间略长的时间内, 完成所计划扫描的 n 个层面的采集. 用多层面自旋回波序列可以大大减少扫描一个病人的时间.

多层面扫描中有顺序多层面和隔层多层面技术. 在 §2.5.4 曾述及层面轮廓不是严格的矩形, 如果用顺序激发层面, 会发生层面干涉(cross talk). 隔层扫描可以避免层面干涉.

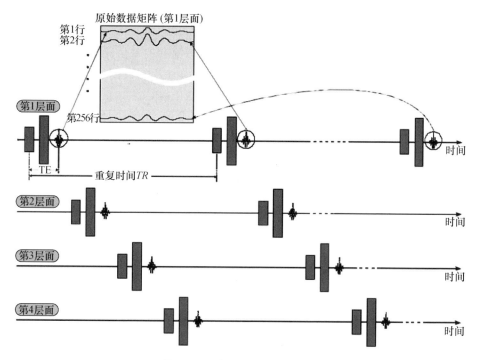

图 3.2.6 多层面 SE 扫描步骤

3.2.8 多层面快 SE 序列

把 fSE 技术和 MSE 技术结合起来使用, 使成像一个脏器的总时间控制在很短时间内是可能的. 具体步骤如下:

对第一个层面 RF 激发一次, 在不同相位编码步下采集 n_e 个回波(对应 n_e 个相位编码步), 填充第一个 K-平面的 n_e 行数据; 再 RF 激发第二个层面, 重复上面步骤, 采 n_e 个回波, 填充第二个 K-平面的 n_e 行数据, ……, 直到最后一个层面.

这样在一个 TR 内完成所计划的所有层面, 对应每个层面的 K-平面都已填充了 n_e 行数据. 此时第一个层面的 M_z 已经接近恢复到 M_0. 然后回头再对第一个层面进行第二次 RF 激发, 采 n_e 个回波, 填充第一个 K-平面的另 n_e 行数据; 再 RF 激发第二个层面, 采 n_e 个回波, 填充第二个 K-平面的另 n_e 行数据, ……, 直到最后一个层面. 重复上面步骤, 完成所计划的所有层面的第二次循环. 直到对应所有层面的所有 K-平面数据都被填满. 这样在一个 TR 内完成所计划的所有层面,对应每个层面的 **K**-平面都被填充 n_e 行数据.这样,扫描完一个脏器的时间就比标准多层面 SE 快了 n_e 倍.

对于不同的对比度权重图像,每个 **K**-平面数据的填充次序需要仔细规划,以满足特定要求.

多层面 SE 技术是充分利用 TR 的死时间(dead time),由 $M_z = M_0(1 - e^{-TR/T_1})$, TR 取决于对 T_1 权重的要求.长 $TR(\rho$ 或 T_2 加权像)允许做较多的层面,而短 $TR(T_1$ 加权)允许的层面数就少些.快 SE 技术是充分利用横向磁化强度 M_{xy} 存在的寿命时间,$M_{xy} = M_0 e^{-nTE/T_2}$,能取多少个回波取决于 T_2,以及 TE 可短到什么程度.另外一个限制条件是病人体内的 RF 功率沉积(SAR).多层面和快回波相结合使时间得到充分利用,临床效率极大提高,但要受到 SAR 的严格限制,尤其是高场 MRI 机器,这将成为一个很严重的问题.因为安全问题永远要被放在第一位.

3.2.9　RF 功率和特定吸收率(SAR)

1. RF 功率

RF 脉冲在 RF 线圈中产生 RF 脉冲电流,RF 电流在成像体积内产生 RF 磁场 B_1, B_1 使磁化强度 M_0 产生共振章动.根据式(1.6.2),章动角 $\theta = \gamma B_1 \tau$, τ 是矩形脉冲的时间宽度.宽度为 τ 的矩形 RF 脉冲必须有足够的功率才能产生足够的 B_1,才能使 M_0 章动预期的 θ 角.从式(1.6.2)看,θ 角依赖于 B_1 和 τ 的乘积,可以用长脉冲弱 B_1 场,也可以用短脉冲强 B_1 场.在很多情况下,尤其是快速成像,要求短脉冲.根据定义,负载病人的 RF 发射线圈的 Q 值为

$$Q_L = \frac{\omega_0 U}{P_{diss}}. \tag{3.2.2}$$

式中 P_{diss} 是一个 RF 脉冲消耗的功率,U 是线圈中的储能,实际上能量储存在 B_1 场中,

$$U = \frac{1}{2}\int \boldsymbol{B}_1 \cdot \boldsymbol{H}_1 \mathrm{d}v = \frac{1}{2\mu_0}\int B_1^2 \mathrm{d}v. \tag{3.2.3}$$

假定一虚拟线圈,在有效体积 V_{eff} 内有均匀分布的 B_1 场.让 B_1 代表实际线圈中的有用磁场.则式(3.2.3)可写为

$$U = \frac{1}{2\mu_0}B_1^2 V_{eff}, \tag{3.2.4}$$

代入式(3.2.2),得

$$Q_L = \frac{\omega_0 B_1^2 V_{eff}}{2\mu_0 P_{diss}}, \tag{3.2.5}$$

或者

$$P_{\mathrm{diss}} = \frac{\omega_0 B_1^2 V_{\mathrm{eff}}}{2\mu_0 Q_{\mathrm{L}}}. \tag{3.2.6}$$

对于激发角为 θ 的 sinc 形 RF 脉冲,式(3.2.6)中 B_1^2 应代之以 $\frac{1}{T}\int_0^T B_1^2(t)\mathrm{d}t$,$T$ 是 sinc 脉冲总宽度.

例 3.2 对于 $180°$ 矩形 RF 脉冲,若脉宽 $\tau = 200\ \mu\mathrm{s}$,$1.5\ \mathrm{T}$ MRI 系统,体发射线圈是正交圆极化的,有效体积 $V_{\mathrm{eff}} = 0.8\ \mathrm{m}^3$,有载 $Q_{\mathrm{L}} = 40$,试求其耗散的瞬时功率.若 RF 磁场不是圆极化的而是线极化的,试求其瞬时功耗.如果章动角不是 $180°$ 而是 $90°$,试求其瞬时功耗.

解答 对 $1.5\ \mathrm{T}$ MRI 系统,$f_0 = 63.9\ \mathrm{MHz}$,$\omega_0 = 2\pi f_0$,根据 $\gamma B_1 \tau = \pi$ 式可求出 $B_1 = 57.5\ \mu\mathrm{T}$,把所有已知数据代入式(3.2.6),得

$$P_{\mathrm{diss}} = \frac{\omega_0 (B_1)^2 V_{\mathrm{eff}}}{2\mu_0 Q_{\mathrm{L}}} = 10.56\ \mathrm{kW}.$$

若 RF 磁场不是圆极化的而是线极化的,则 B_1 场必须加倍,则功耗将变为四倍,为 $42\ \mathrm{kW}$.

如果章动角不是 $180°$ 而是 $90°$,若脉宽不变,B_1 场将减半,瞬时功耗变为四分之一,为 $2.64\ \mathrm{kW}$.

人们可能纳闷,核自旋塞曼能级间距这么小(比可见光光子小得多,比微波光子也小很多),倾倒或翻转自旋(能级跃迁)怎么需要这么大的 RF 功率? 这么大的 RF 功率都哪里去了? 的确,章动或翻转自旋几乎不需要什么功率! RF 功率的大部分是消耗于病人,尤其在高场,小部分消耗于 RF 线圈(引起线圈加热温升,称欧姆加热).为什么消耗于病人? 因为人体处于"离子水"状态,电导率 σ 不为零.RF 磁场以 ω_0 变化,根据法拉第电磁感应定律,变化的磁场产生涡旋电场,$\nabla \times \boldsymbol{E}_1 = -\partial \boldsymbol{B}_1/\partial t = -\omega_0 \boldsymbol{B}_1$.根据欧姆定律,由于人体组织是弱导电媒质($\sigma \neq 0$),于是,就有涡流加热(不要与梯度涡流混淆),RF 电流密度为

$$j_1 = \sigma E_1 \propto \sigma \omega_0 B_1 \tag{3.2.7}$$

由电动力学[27]可知,导电媒质中有电流时,必伴随功率耗散,功率密度为

$$p_1 = \boldsymbol{j}_1 \cdot \boldsymbol{E}_1 \propto \sigma \omega_0^2 B_1^2 \tag{3.2.8}$$

2. 人体 RF 功率吸收率(SAR)的控制标准

RF 功率在病人体内耗散的后果是产生热量,引起体温升高.体温过高,就会伤害组织、器官.为了保证人身安全,针对 RF 功率沉积,美国食品药品监督管理局(FDA)最早颁布了一个标准.人体加热用"特种(热能)吸收率"(specific absorption rate,SAR)来度量,单位是每公斤体重瓦特(W/kg).规定 SAR 标准的依据是对人体温升提出的限制,国际电工委员会(IEC)的规定列在表 3.2.2 中.

表 3.2.2 中温度指标通过控制 SAR 来保证.FDA 对人体不同的部位规定了不同的 SAR 上限,见表 3.2.3 中的数据.人脑允许的 SAR 值最低,而四肢则允许高几倍的 SAR 值.

表 3.2.2　IEC 对病人体内温度规定的上限

运行模式	平均温升(℃)	局部温度上限(℃)		
		头	躯干	四肢
正常	0.5	38	39	40
一级控制	1	38	39	40

表 3.2.3　病人 SAR 上限[28]

环　境	环境温度 $T_{环境}$≤24℃,　相对湿度≤60%					
平均时间	≤6 分钟					
	全身 SAR	体部 SAR	头 SAR	局部 SAR(局部线圈)		
人体部位	全身	曝露的体部	头	头	躯干	四肢
运行方式	(W/kg)	(W/kg)	(W/kg)	(W/kg)	(W/kg)	(W/kg)
正常	2	2~10[a]	3.2	10[c]	10	20
一级控制	4	4~10[b]	3.2	10[c]	10	20
短期 SAR	单独 10 秒内 SAR 上限不超过上列标准的 3 倍可被允许					

[a] 实际体部 SAR=10 W/kg−(8 W/kg×曝露体部重量/病人体重);

[b] 实际体部 SAR=10 W/kg−(6 W/kg×曝露体部重量/病人体重);

[c] 在局部 RF 发射线圈的 B_1 场中,当心温升不要超过 1℃.

3. 对 SAR 概念的讨论

SAR 的单位与时间无关,它不是实际能耗的度量,而是病人体内功率耗散的度量.SAR 是单位体重吸收的功率,即每秒钟吸收的能量.SAR 值对时间积分,才是每公斤组织耗散的实际能量(焦耳).人体比热近似为 3470 J/(kg·℃).因此,如果允许温升限定在 1℃,曝露时间 15 分钟,尚无额外冷却机制的话,SAR 必须限制到 3.86 W/kg.因此这是表 3.2.3 中对全身照射规定 4 W/kg 的根据.

前面例 3.2 计算的一个 180° RF 脉冲的功率是峰值功率,而 SAR 是平均功

率的概念.假如运行 fSE 进行头成像,在一个 TR 时间内加 n 个这样的 180° RF 脉冲,则平均功率为

$$\overline{p} = p_{\text{peak}} \cdot \tau \cdot n/TR. \tag{3.2.9}$$

在临床场强(0.2~3 T)范围,理论与实验都证明,SAR 正比于 B_0^2(或 ω_0^2),正比于 B_1^2(或章动角 θ^2),正比于 RF 带宽 Δf[29],即

$$\text{SAR} \propto B_0^2 \theta^2 \Delta f. \tag{3.2.10}$$

注意,与 CT 中的射线剂量不同,MRI 中 SAR 并不集中在所选择的层面,而是沉积在发射线圈覆盖的整个敏感体积内,与自旋是否在共振无关.

RF 发射功率大体可分为两部分被耗散,一是线圈趋肤电阻引起的耗散,二是耗散在病人体内.病人耗散的功率到底占多少? 设发射机输出的总功率为 P,则耗散在病人体内的功率可用下式进行估算:

$$P_{\text{病人}} = P(1 - Q_{\text{L}}/Q_0). \tag{3.2.11}$$

式中 Q_0 是无载 Q 值,Q_{L} 是有载 Q 值,工程上都可以测量.线圈导线消耗的功率由 Q_0 描述,Q_0 越高,表明线圈导线欧姆损耗越小.Q_{L} 一般都小于 $Q_0/2$.Q_{L} 下降并不是坏事,Q_{L} 下降表明线圈是在工作.病人吸收 RF 功率是不可避免的,只能通过控制 SAR 来保证安全.这与梯度涡流不同,梯度涡流通过利用自屏蔽梯度线圈是可以避免的.而 RF 涡流加热则是必须付出的代价.在 MRI 中虽然峰值功率很高,但平均功率并不高,因为占空比(duty cycle)很低.

方程(3.2.6)告诉我们,一个 RF 脉冲所消耗的功率与线圈有效体积成正比,因此大线圈、小线圈差别很大;与拉莫尔频率平方成正比.因此,在高场 MRI 中,RF 功率沉积是一个很大的限制条件,尤其对使用 180°脉冲比较多的序列.在超导 MRI 机器上,都有相应的保护措施.序列正式运行之前,机器首先计算 SAR 是否超标,一旦认为 SAR 超标,发射机打不开,机器给出 SAR 超标提示.即使序列开始运行,机器也在监测 RF 功率,一旦发现 SAR 超标,立即自动关闭发射机,并给出 SAR 超标警告.因此,我们在设计使用较多 180°脉冲的序列时,必须估算 RF 功率,关注 SAR 是否超标,否则,你设计的序列无法运行,白白浪费时间.

§3.3　反向恢复(IR)脉冲序列

3.3.1　标准 IR 序列的时序

反向恢复脉冲序列(inversion recovery,IR)[30]通常由 180_x°-90_x°-180_y° RF 脉

冲和三个正交梯度脉冲(选层,相编,频编)组成,如图 3.3.1 所示.首先在 x 轴上加第一个 180° 脉冲及选层梯度 G_s,目的是把被选层中的 $M_z = M_0$ 反向,使 $M_z = -M_0$.之后 M_z 以 T_1 时间常数衰减,向 $+M_0$ 恢复,绝对值 $|M_z|$ 逐渐缩短,经一定时间,在 $t = T_1 \ln 2$ 时 $M_z = 0$,然后开始正向逐步增大,直至恢复到 $+M_0$.当 $t = TI$(TI 为反向时间)时,在 x 轴上加 90° RF 脉冲,M_z 章动到横平面上,此时 M_y 可正可负,取决于 TI 的长短.当 $TI < T_1 \ln 2$ 时,M_y 为负,反之为正.从 90° RF 脉冲开始之后的时序与自旋回波序列 SE 基本相同,都是用 180° 重聚相脉冲得到回波,采集回波得到成像数据,所以又叫反向恢复自旋回波(IR-SE).180°_y 表示在 y 轴上加 180° 脉冲,与 180°_x 不同,用 180°_y 得到的回波与原 FID 信号同号,而用 180°_x 得到的回波与原 FID 信号反号.

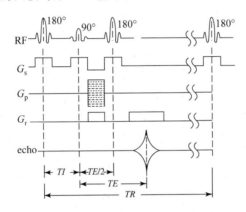

图 3.3.1　反向恢复(IR)脉冲序列时序图

　　与 SE 一样,每采完一个回波,要等 M_z 恢复到 M_0,尽量不要有残余的横向磁化强度.TE 是回波时间,TR 是序列重复时间.在 IR 序列中,数据采集与 SE 序列一样,可采集整个回波,也可采集半个回波,数据采完后有一段等待的"死时间",怎么利用?后面再讲.

　　在 SE 序列中,$M_y(0) = +M_0$,用户可选择的参数只有两个,回波时间 TE 和重复时间 TR.在 IR 序列中,$M_y(0)$ 介于 $-M_0$ 和 $+M_0$ 之间,可取任意值,取决于反向时间 TI,用户可选择的参数有三个,即 TI、TE 和 TR.IR 序列体元信号强度由下式表示[5,31]:

$$S_{IR}(TI, TE, TR) = \underbrace{N(H)}_{\text{自旋密度因子}} \underbrace{\left[1 - 2e^{-\frac{TI}{T_1}} + 2e^{-\frac{TR-TE/2}{T_1}} - e^{-\frac{TR}{T_1}}\right]}_{T_1 \text{因子}} \underbrace{e^{-\frac{TE}{T_2}}}_{T_2 \text{因子}}, \quad (3.3.1)$$

式中 $N(H)$ 为自旋密度因子,方括号内的多项式为 T_1 因子,其后为 T_2 因子,式

(3.3.1)可分解为三个因子相乘. 三个延迟时间 TI、TE、TR 可由用户控制. 实际上, 自旋密度因子和 T_2 因子在 SE 和 IR 两序列中是完全相同的, 只是 T_1 因子不同. 所以要做自旋密度加权像和 T_2 加权像时, 用 SE 即可, 不必用 IR, 因 IR 花时间更长些, 为 $(5+\ln2)T_1$. IR 序列相对于 SE 序列的优势在于作 T_1 加权(重加权)像.

3.3.2 快反向恢复序列(fast IR)[32]

快 IR 结合了正常 IR 和 fSE 序列的特点. 除序列开始要加 $180°$ 反向脉冲并等 TI 时间外, 其余脉冲时序与 fSE 完全相同, 如图 3.3.2 所示. 图中画出的是一次激发采 4 个回波, 成一幅像的时间与正常 IR 相比, 可节省 4 倍的时间. 如果一次激发采 8 个回波, 成像时间就可节省 8 倍. 以此类推. 但是, 由于使用了很多 $180°$ RF 脉冲, 所以 RF 功率沉积是一个限制条件.

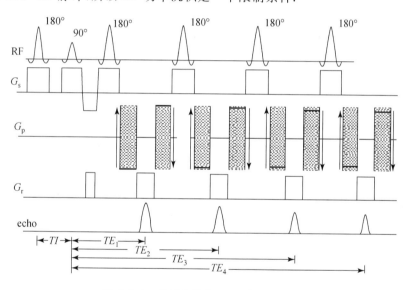

图 3.3.2 快反向恢复(fIR)序列时序图

画出的是一次激发运行四个相位编码步, 采集四个回波填充数据矩阵的四行. 比常规 IR 节省四倍成像时间

3.3.3 多层面 IR 序列

IR 序列也经常以多层面方式运行. 一般 IR 都要求较长的重复时间($TR>$ 2.0s), TR 不够长时, 由于组织饱和引起信号损失. 由于 TR 较长, 大部分时间

用于"等待",即等待 M_z 恢复到或接近 M_0. 因此,IR 序列以多层面方式运行时,可以大大减少检查一个病人的时间. 如果 RF 功率沉积不超标,fast IR 序列也可以多层面方式运行,可称作多层面快 IR 序列. 多层面 IR 序列,除序列开始要加 180° 反向脉冲并等待 TI 时间外,其余脉冲时序与多层面 SE 一样,这里不再赘述.

3.3.4 T_1 加权的 IR 实像动态范围

如图 3.3.3 所示,MRI 数据矩阵由实部阵和虚部阵组成,经傅里叶变换后,其输出也是复数矩阵,可分裂为实像矩阵和虚像矩阵. 通常实像和虚像都不显示. 通常显示的是模像,有时相位像也可显示.

在模像中,每个像元值都是非负的,大部分 MR 像都用模像(幅度像). 像元代表当地 MR 信号强度. 在反向恢复技术中,复数像有特殊优越性,因为在复数像中允许负像强度. 复数像保留像强度的符号. 顺便指出,复数像在半傅里叶成像中有用,即只用一半数据矩阵产生一幅像,数据矩阵只对单极性 K_y(正或负)采样得到. 由于少了一半数据,虚像是模糊的,模像也是模糊的,复数像还可以.

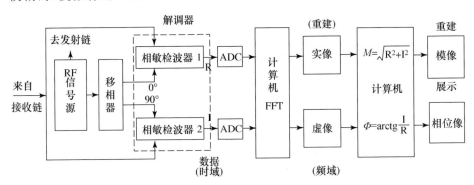

图 3.3.3   MRI 信号正交解调到图像重建的流程

顺便说明相位像用处:① 相位校准,采回波要准;② 血流测量中有用.

复数像对 IR 技术特别优越. 在 IR 成像技术中,从式(3.3.1)看出,T_1 因子是 TR 和 TI 的函数,TR 和 TI 都是用户可选择的. 当 TI 很短时,T_1 因子是负的;当 TI 很长时,T_1 因子是正的,即

$$[T_1 \text{ 因子}] < 0 \quad (\text{当 } TI \ll T_1),$$
$$[T_1 \text{ 因子}] > 0 \quad (\text{当 } TI \gg T_1).$$

在 IR 中,当 $TR \gg T_1$ 时,T_1 因子的范围是从 -1 到 $+1$;在 SE 中,当 $TR \gg T_1$ 时,T_1 因子的范围是从 0 到 $+1$. T_1 因子较大的动态范围可提供"T_1 重加权"成像. 对有限的 TR 值,T_1 因子的范围是从 $-(1-e^{-TR/T_1})$ 到 $+(1-e^{-TR/T_1})$.

要对 IR 技术的优势作更全面详细的讨论,需引进对比度的概念,以便讨论 IR 技术中 T_1 加权对对比度的影响.

3.3.5 对比度概念,差噪比(CNR)

1. 图像对比度

在 CT 中本征组织对比度的基础是电子密度,软组织和骨头的对比度高达 100,软组织中对比度仅百分之几. 在 MRI 中本征组织对比[13,33]有三个来源:$N(H)$、T_1、T_2. $N(H)$ 在软组织中的本征对比度仅百分之几,其贡献的信号倾向大一点,百分之几到 30%;T_1、T_2 在软组织中的对比度可达 70% 以上,典型数据列在表 3.3.1 中. 该表中所列的是一个得过乳腺癌的 41 岁、有一种类感冒症状的美国妇女,用 1.5 T MRI 测量的数据. 图像对比度和本征对比度的关系示于图 3.3.4 中. 两组织之间本征组织对比度定义如下:

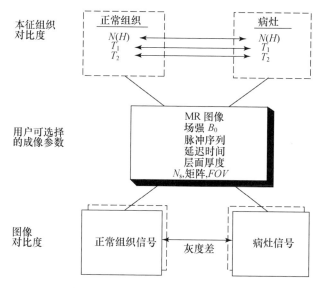

图 3.3.4 图像对比度和本征对比度

表 3.3.1　用 1.5 T MRI 在选定的层面上测量到的脑组织参数

组　　织	T_1(ms)	T_2(ms)	$N(H)$
白质(WM)	510	67	0.61
灰质(GM)	760	77	0.69
水肿(edema)	900	126	0.86
脑脊液(CSF)	2650	280	1.00
细胞外正铁血红蛋白	1080	215	1.12
细胞外脱氧血红蛋白	720	43	1.02
正铁血红蛋白	460	106	0.96

$$C_{N(H)} = \frac{N(H_B) - N(H_A)}{N(H_B) + N(H_A)}, \tag{3.3.2}$$

$$C_{T_1} = \frac{T_{1B} - T_{1A}}{T_{1B} + T_{1A}}, \tag{3.3.3}$$

$$C_{T_2} = \frac{T_{2B} - T_{2A}}{T_{2B} + T_{2A}}. \tag{3.3.4}$$

如此定义的对比度是无量纲量,它反映差值.一般本征组织对比度不随机器改变,也不随脉冲序列或时序参数改变.但 T_1 会随场强 B_0 改变,实际上 T_1 随 B_0 增加而增长(参见图 1.3.8).

通过选择适当的场强,选择适当的脉冲序列、时序参数、层面厚度、矩阵以及适当的视野(FOV),使图像的对比度或灰度差(即信号差)能够反映组织的本征对比度,如图 3.3.4 所示.能够反映就可以把不同组织区分开来,把病灶和正常组织区分开来.否则,不能反映组织本征对比度,不能区分病灶和正常组织,这种图像就没有诊断价值.两组织的图像对比度类似地定义为

$$C_{像} = \frac{|S_B - S_A|}{|S_B + S_A|}, \tag{3.3.5}$$

式中 S_A,S_B 是两组织的信号强度.有时信号是负的,分母可能很小,这种定义不能准确地反映本征组织对比度,普遍接受的定义(类似于 CT 中用的)为

$$C_{像} = \frac{|S_B - S_A|}{S_{ref}}, \tag{3.3.6}$$

S_{ref} 是某个参考信号.在 CT[34] 中,S_A 和 S_B 代表衰减系数或 CT 数,用 HU (Hounsfield units)作单位,S_{ref} 一般取作 1000 HU.在 MRI 中,S_A、S_B 是任意单位的信号强度,随不同序列、不同机器是变化的.在 MRI 中,S_{ref} 也未曾建立一个标准.用式(3.3.6)定义的图像对比度直接正比于组织间的信号差,所以术语对比度和相对信号差将可以换用.

    用户可选择的成像参数,比如脉冲序列选择、脉冲间延迟时间和每相位编码步的激发次数都可以急剧影响各组织的信号及组织间的对比度.成像的目的是把组织本征对比度翻译到图像对比度,或者说使图像对比度准确地反映组织本征对比度,这要求用户控制适当的脉冲序列和时序参数等.

    2. 对比度对噪声之比(CNR)

    阻碍低对比度病灶探测的因素是图像噪声[35,11].图像噪声主要有两类:统计(随机)噪声[36]和系统噪声[37].系统噪声,主要由运动引起.所谓运动,通常指呼吸、心跳、RF 线圈移动、血管搏动、脑脊液搏动等.另外,图像折叠、数据截断伪影等也可归入系统噪声.可以通过适当的控制,比如屏住呼吸或门控来抑制或减轻.有所谓抑制运动技术、抗折叠技术等.而统计噪声,由随机信号的波动引起.大部分由体内涡流引起,产生寄生的背景信号.统计噪声可以通过增大体元(增大层面厚度、平面像素尺寸)、增加激发次数、减小带宽而降低.这又倾向于延长成像时间,从而又增大了系统噪声.短 TE 和短 TR 可减小系统噪声,但又增大了带宽,并增大了统计噪声.因此,需要权衡利弊,适当取舍和合理折中.

    统计噪声和系统噪声都倾向于掩盖低对比度病灶的检测.在大部分成像情况,CNR(contrast-to-noise ratio)支配着低对比度病灶检测的能力.它们对总噪声的贡献为

$$\sigma_{\text{total}} = \sqrt{\sigma_{\text{statis}}^2 + \sigma_{\text{sys}}^2}, \tag{3.3.7}$$

σ 是噪声强度的标准偏差.在 MRI 中用某个参考信号归一化噪声是合理的,

$$\text{Noise} = \frac{\sigma_0}{S_{\text{ref}}}, \tag{3.3.8}$$

与式(3.3.6)相结合,消去参考信号得

$$CNR = \frac{|S_{\text{B}} - S_{\text{A}}|}{\sigma_0}. \tag{3.3.9}$$

此为对比度对噪声之比的定义.对比度即信号差,式(3.3.9)定义的 CNR 也可叫"差噪比".它被频繁地用来估价 MRI 检测低对比度病灶的能力.

    要注意区分 CNR 和 SNR,这是两个不同的概念.例如,两个 SNR 都很高的组织,其 CNR 有可能接近于零;两个 SNR 都很低的组织,其对比度不可能高.研究表明,系统噪声(总可想办法抑制)和统计噪声与激发次数 N_{ex} 的平方根成正比.

$$\sigma_{\text{statis}} \propto \sqrt{N_{\text{ex}}}, \tag{3.3.10}$$

增大信噪比[38]和差噪比[39]的途径是增加每相位编码步的激发次数.它们与激发次数 N_{ex} 的根号成正比,

$$SNR(N_{\text{ex}}) = SNR(1) \cdot \sqrt{N_{\text{ex}}}, \tag{3.3.11}$$

$$CNR(N_{ex}) = CNR(1) \cdot \sqrt{N_{ex}}. \tag{3.3.12}$$

另外,噪声与带宽的根号成正比,与取样时间 T_s 的根号成反比,

$$\sigma \propto \sqrt{\Delta f} \propto \frac{1}{\sqrt{T_s}}. \tag{3.3.13}$$

概括之,

$$SNR \propto \frac{S(1)}{\sigma_0} \sqrt{N_{ex}} \cdot \sqrt{T_s}, \tag{3.3.14}$$

$$CNR \propto \frac{\left| S_B(1) - S_A(1) \right|}{\sigma_0} \sqrt{N_{ex}} \cdot \sqrt{T_s}. \tag{3.3.15}$$

§3.4　对比度模型和压脂肪技术(STIR)

3.4.1　本征对比度

脑中白质和水肿对比度模型[38,39]是有代表性的,其他病理和正常组织,比如多发硬化(MS)和白质、大部分肿瘤和正常组织、肝癌和正常肝之间的对比度都有这种类似性. 例如,把表 3.3.1 中白质(作为组织 A)和水肿(作为组织 B)的参数代入式(3.3.2)~(3.3.4),可计算得本征对比度为

$$C_{T_1} = \frac{T_{1B} - T_{1A}}{T_{1B} + T_{1A}} = \frac{(900 - 510)\ ms}{(900 + 510)\ ms} = 0.277, \tag{3.4.1}$$

$$C_{T_2} = \frac{T_{2B} - T_{2A}}{T_{2B} + T_{2A}} = \frac{126 - 67}{126 + 67} = 0.306, \tag{3.4.2}$$

$$C_{N(H)} = \frac{N(H_B) - N(H_A)}{N(H_B) + N(H_A)} = \frac{0.86 - 0.61}{0.86 + 0.61} = 0.170. \tag{3.4.3}$$

根据这些测量到的组织参数值,水肿和白质的 T_1 和 T_2 本征对比度分别比 $N(H)$ 本征对比度大 63% 和 80%. 如果存在一种脉冲序列可产生纯 T_1、纯 T_2 和纯 $N(H)$ 像[即信号分别直接正比于 T_1、T_2 或 $N(H)$],而无其他组织参数的贡献,那么纯 T_1 像、纯 T_2 像的对比度就分别是纯 $N(H)$ 像的 1.6 倍和 1.8 倍. 虽然这些纯 T_1、纯 T_2 和纯 $N(H)$ 像不能直接采集,但可以数字计算.

直接采集的 MR 像有 T_1、T_2 和 $N(H)$ 组合的对比度. 选择脉冲序列和脉冲间延迟时间(即用户可选择参数)、某些本征对比度源破坏性地干涉,可得到降低了对比度水平的图像. 最好的分辨是选择用户可选参数,以致使一两个组织对比度源占据支配地位并建设性地相加,使另外的对比度源的负效应最小. 因此,为了得到很好的图像对比度,充分了解脉冲序列并选择恰当的延迟时间,是非常必要的.

3.4.2　对 SE 序列图像的 T_1 权重的分析

在 SE 序列中,假定层面轮廓是理想矩形,体元信号如式(3.1.15)所表达,通过改变两个用户可选择的延迟时间 TE 和 TR,可产生 T_1、T_2 或 $N(H)$ 对比度加权像.从水肿和白质的自旋密度 $N(H)$、T_1、T_2 因子对自旋回波信号的贡献作为 TE 和 TR 的函数表示在图 3.4.1 中.

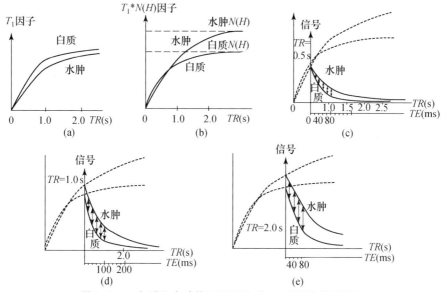

图 3.4.1　白质和水肿的不同因子对 SE 贡献的信号强度

(a) 假定 $N(H_B)=N(H_A)$ 时,T_1 因子随 TR 的变化;(b) $N(H_B)\neq N(H_A)$ 时,T_1 因子和 $N(H)$ 的乘积随 TR 的变化;(c) $N(H)$、T_1 和 T_2 三因子组合,虚线代表 T_1 因子和 $N(H)$ 的乘积随 TR 的变化,实线代表在 $TR=0.5$ s 条件下,信号以时间常数 T_2 衰减,箭头指示信号差;(d) $TR=1.0$ s 时,信号以时间常数 T_2 衰减;(e) $TR=2.0$ s 时,信号以时间常数 T_2 衰减,双箭头线指示水肿和白质的信号差

假如白质和水肿密度相同,白质 T_1 较短,其纵向磁化强度 M_z 在给定 TR 值时产生较快的恢复.序列重复时,从白质产生较强的信号,因此在重建图像中白质较亮.白质和水肿的信号差以两条竖向分离的曲线表示[见图 3.4.1(a)].为使图像中白质和水肿之间本征 T_1 对比度效应最大(即 T_1 因子之差),应选择中等 TR 值.一个长的 TR 值会使本征 T_1 对比度减小,以致两组织的 T_1 因子随 TR 延长趋于相等.图 3.4.1(a)只是假定白质和水肿的 $N(H)$ 相等,在 TE 较短条件下,T_1 对比度会如此.但当白质和水肿自旋密度 $N(H)$ 不同时,情况

不是如此简单.

实际上,从表 3.3.1 中查到,白质的自旋密度 $N(H)$ 只有水肿的 70%. 因此在所有 TR 值时,由于自旋密度效应,白质信号相对于水肿是减小的. 当同时考虑 T_1 因子和 $N(H)$ 时,在 TR 很大的条件下,白质和水肿曲线接近于不同的最大值,如图 3.4.1(b) 中虚线所示. 对较短的 $TR(<600\ \text{ms})$,具有较高 $N(H)$ 的水肿减小了白质和水肿之间的对比度. 对较长的 $TR(>600\ \text{ms})$,水肿变得比白质亮. 在这个 SE 序列例子中,本征 $N(H)$ 对比度源和本征 T_1 对比度源破坏性地干涉,在短 TR 时降低了图像对比度,而长 TR 显示了 $N(H)$ 本征对比度.

图 3.4.1(c)、(d)、(e) 同时包括 T_2 因子 e^{-TE/T_2}. 通过选择回波时间 TE,T_2 因子在 $TE=0$ 时等于 1,随 TE 的增加朝着零值以指数衰减. 因白质有较短的 T_2 值,白质的 T_2 因子比水肿衰减得快. 图 3.4.1(c)、(d)、(e) 是 T_2 因子、T_1 因子和 $N(H)$ 因子相结合的集体效应. (c)、(d)、(e) 分别显示对应 $TR=500\ \text{ms}$,$1000\ \text{ms}$ 和 $2000\ \text{ms}$ 情况下,在 $TE=20$、40、60、$80\ \text{ms}$ 时的信号差(双箭头线). 显然图 3.4.1(e) 是 $N(H)$ 和 T_2 本征对比度同时加权,图 3.4.1 中的 TE 时间标度比 TR 放大了 5 倍.

结论:图 3.4.1 指示用 SE 序列时,要得到重 T_1 对比度加权是很困难的. 短 T_1 因子在短 TR 设置时信号较大,但被较低的 $N(H)$ 值抵消. 较短的 T_2 值也有抵消作用. 这种情况是普遍存在的. 通常患病组织或病灶的 T_1、T_2 和 $N(H)$ 均比周围正常组织的大. 用 SE 序列的 T_1 对比度加权成像分辨正常组织背景下的病灶组织是困难的,因信号差小,即对比度太低. 而 SE 序列对 T_2 加权及 $N(H)$ 加权不存在这种困难.

3.4.3　IR 序列的重 T_1 对比度加权成像

反向恢复成像体元信号强度由式(3.3.1)给出,重写如下:

$$S_{\text{IR}}(TI,TE,TR)=N(H)\left[1-2e^{-\frac{TI}{T_1}}+2e^{-\frac{TR-TE/2}{T_1}}-e^{-\frac{TR}{T_1}}\right]e^{-\frac{TE}{T_2}},\quad (3.3.1)$$

式中 T_1 因子是 TR 和 TI 的函数. 对水肿-白质模型,实重建 IR 像的 T_1 因子与 TR、TI 的函数关系表示在图 3.4.2(a) 中. 左边画 $(1-e^{-TR/T_1})$ 因子,TR 对 T_1 因子的作用效应. 这曲线代表在序列重复执行之前纵向磁化强度 M_z 恢复的量,它仅取决于用户选择的 TR 值和组织 T_1 值. 和 SE 成像一样,白质 T_1 短,在所有 TR 值($TR=0,\infty$ 除外)纵向 M_z 有较大的恢复. 当 $TR=2.2\text{s}$ 时,M_z 恢复量显示在图中间竖直线上,$180°$ 脉冲把 M_z 反转到 $-z$ 方向,然后再开始恢复[见图 3.4.2(a) 右边]. 用户选择 TI 值可以控制反向后 M_z 按 T_1 的恢复量. 一个短 TI

(<350 ms)产生负 M_z;一个长 TI(>550 ms),两种组织都产生正 M_z.两条曲线的竖直距离指示 T_1 因子差,该差值对图像对比度产生贡献.选择一个特定 TI 值,对应一个恢复的 M_z 的量,90°脉冲后,该 M_z 被倾倒在横平面上以用于信号测量.两个信号曲线有一个交叉点(无 T_1 对比度的一点)发生在 $TI \approx 500$ ms.因为在 180°脉冲刚结束时,白质 M_z 更负,但由于 T_1 短而恢复得快.图 3.4.2(a)只画出了方程(3.3.1)中的 T_1 因子,如果两组织 $N(H)$ 相等,(a)图两曲线可代表信号差.实际上,两种组织的 $N(H)$ 不同.图 3.4.2(b)显示 $N(H)$ 与 T_1 因子之积产生的曲线.比较(a)和(b)可看出,T_1 和 $N(H)$ 相乘之积增大了负信号(TI 在 350 ms 以下)的图像对比度,而减小了正信号(TI 在 550 ms 以上)的图像对比度.这提示,对于短 TI 反向恢复,$N(H)$ 和 T_1 建设性干涉增大了图像对比度;对于较长 TI 反向恢复,$N(H)$ 和 T_1 破坏性干涉减小了图像对比度.

因为在复重建的 IR 像中会发生相移伪影,几乎所有临床 IR 像都是绝对值重建的.即符号或相位信息在重建过程中被忽略,只记录了信号的绝对值用于图像重建.绝对值重建的效应是:负信号记录为同样强度的正信号.因此,图 3.4.2(a)和(b)中右边负信号分别被图 3.4.2(c)和(d)中的右边正信号代替.代替复重建中穿越横轴的零信号点,在绝对值重建图像中各组织有一个转折点,被称为拐点或零点(null point).在拐点上,从组织来的信号为零.通过使 T_1 因子等于零可以解出拐点值:

$$TI_{\text{null}} = T_1 \ln \frac{2}{1 + e^{-TR/T_1}}. \tag{3.4.4}$$

当 TR 设置为几倍的组织 T_1 值时,零点可近似为

$$TI_{\text{null}} \approx T_1 \ln 2 = 0.7T_1. \tag{3.4.5}$$

组织 T_1 越长,TI_{null} 也越长.当设置 $TI = TI_{\text{null}}$ 时,才能使组织不产生信号.

IR 绝对值重建自动压缩 T_1 因子范围在 0~1 之间,和 SE 成像一样.于是 IR 绝对值重建失去了复重建 IR 成像的一个重要优点:大范围 T_1 图像对比度.绝对值重建还有一个缺点,当 TI 选择不当时,它减小甚至对消了组织之间的对比度.

T_2 弛豫效应可通过对特定 TR 和 TI 值加上 T_2 衰减曲线作为 TE 的函数来说明,正如图 3.4.2(e)~(h)所示.有以下几种不同的情况:

(1) 在 IR 成像中用较长的 TI 值,本征 T_1、T_2 对比破坏性地干涉[图 3.4.2(e)],白质较短的 T_1 值倾向于使白质比水肿亮,同时白质较短的 T_2 值倾向于降低这亮度差.这种破坏性的干涉可通过用短 TE 值操作而最小化[图 3.4.2(e)].短 TE 值可保证来自两组织的最大信号强度.

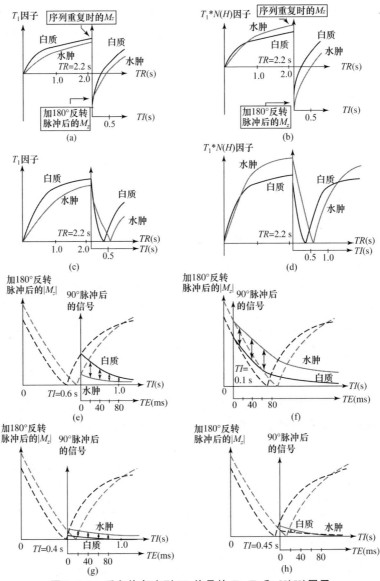

图 3.4.2   反向恢复序列 IR 信号的 T_1、T_2 和 $N(H)$因子

（a）假定在复重建中保留符号信息，白质和水肿的 T_1 因子随 TI 的变化，$TR=2.0$ s；（b）在复重建中白质和水肿的 T_1 因子与 $N(H)$之积随 TI 的变化；（c）对应（a）的条件，但用绝对重建；（d）对应（b）的条件，但用绝对重建；（e）绝对值重建 IR，水肿和白质的 T_1、T_2 和 $N(H)$三因子之集体效应，虚线表示 T_1 因子和 $N(H)$因子的乘积，实线表示 T_1、T_2 和 $N(H)$三因子的乘积，$TR=2.0$s，$TI=0.6$s；（f）~（h）条件同（e），只是反向时间 TI 分别等于 100 ms、400 ms 和 450 ms. 在（e）~（h）中，回波时间 TE 的标度比 TR 的标度扩大了 5 倍

(2) 对于较短 TI 值(在白质的拐点之下),本征 T_1 对比度建设性地加到本征 T_2 对比度上,产生增大的图像对比度[图 3.4.2(f)].白质有较短的 T_1 和 T_2,因 TI 短,两者协调一致的贡献使水肿比白质亮[图 3.4.2(f)].图 3.4.2(f) 和(d)显示水肿较高的自旋密度也有显著的贡献.总之,对短 TI,$N(H)$、T_1 和 T_2 共同建设性的贡献使水肿比白质亮.注意,与传统 T_1 加权相反,T_1 长者贡献大信号,T_1 短者贡献小信号.

(3) 如果 TI 设置在感兴趣组织的拐点之间,绝对值重建 IR 图像的组织对比度会降低,如图 3.4.2(g)和(h)所示.图 3.4.2(g)和(h)分别对应 $TI=400$ ms 和 450 ms,在白质和水肿的零点之间.当 $TI=400$ ms 时,水肿稍微比白质亮一点;而当 $TI=450$ ms 时,两组织之间几乎没有对比.这意味着,在 IR 图像上白质和水肿两组织不能区分.可见在绝对值重建中,TI 选择不当,会丧失对比度.

3.4.4 抑制脂肪的 STIR 技术

通常脂肪信号很亮,为了更好地观察水信号,脂肪信号需要抑制.另外,别处的脂肪运动也是感应运动伪影的一个重要原因.在绝对值重建 IR 中可通过选择反向时间 TI

$$TI = 0.7 T_{1fat}, \tag{3.4.6}$$

来抑制脂肪信号.因脂肪 T_1 值(在 1.5 T 系统中,$T_1=284$ ms,见表3.4.1)比其他感兴趣组织的 T_1 值都短,它的零点也短.用这样短的 TI 值既抑制了脂肪信号,又使 T_1、T_2 和 $N(H)$ 建设性地相加,贡献给图像一个增强的对比度.这正是 STIR(sort TI IR)成像所希望的结果.通常在 IR 绝对值重建中,用 STIR 技术来抑制脂肪,俗称"压脂肪技术".STIR 技术可以多层面 IR 方式运行,也可以快 IR 方式运行,如图 3.4.3 所示.

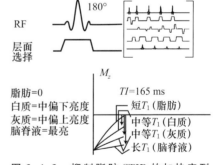

图 3.4.3 抑制脂肪 STIR 的加快序列

3.4.5 抑制脑脊液的 FLAIR 技术[35]

通常脑脊液(cerebrospinal fluid,CSF)信号很强,脑脊液也有脉动,会产生运动伪影.为了清楚地观察脑脊液附近的解剖和病理信息,有时需要抑制脑脊液信号.通过选择反向时间 TI

$$TI = 0.7T_{1\text{CSF}}, \tag{3.4.7}$$

可使来自脑脊液的信号在 TI 时刻达到零,从而抑制脑脊液信号,使 CSF 附近解剖结构和病灶清楚可见.用 T_2 加权 SE 序列则不易看到.

脑脊液 T_1 很长(在 1.5 T 系统中,$T_1 = 2650$ ms,见表 3.4.1).FLAIR (fluid attenuated inversion recovery)是一种长 TI 反向恢复技术.FLAIR 由于对 CSF 的抑制,可得到极好的 T_2 对比度.一级近似可提供增强的 T_1 对比度. 用快 IR 扫描(图 3.4.4),时间可减少到 5 分钟以内.

表 3.4.2 概括了在 IR 序列中 TR、TI 和 TE 对图像对比度的影响.

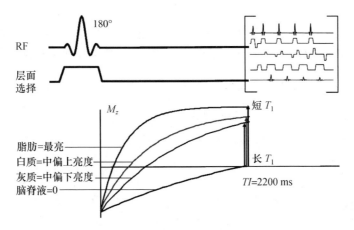

图 3.4.4　抑制脑脊液的 FLAIR 序列

表 3.4.1　在 1.5 T 磁场下测到的一些组织参数

组　织	$T_1(\text{ms})$	$T_2(\text{ms})$	质子密度(相对)
脂肪	284	50	0.90
白质	585	85	0.75
灰质	955	95	0.90
脊柱骨髓	554	50	0.80
椎间盘	934	90	0.80
脑脊液	2650	2200	1.00
肌肉	758	45	0.75
肿瘤	1300	150	1.00

表 3.4.2 在 IR 成像中 *TR*、*TI* 和 *TE* 设置对图像对比度的影响

对比度加强源	*TR* 设置	*TI* 设置	*TE* 设置
T_1 加权	长($\geqslant 2.0$ s)	与感兴趣组织 T_1 值可比较	尽可能短
T_2 加权(不典型)	同上	短或中等	与感兴趣组织 T_2 值可比较
$N(H)$加权 (在 IR 中不典型)	同上	短或中等	尽可能短
T_1、T_2 和 $N(H)$ 同时加权(STIR)	同上	$0.7 T_{1\text{fat}}$	与感兴趣组织 T_2 值可比较

§ 3.5   梯度回波(GE)脉冲序列

SE 和 IR 在 NMR 波谱中是使用很广泛且很悠久的概念. 然而, 梯度回波 (GE)序列是由 Frahm、Haase 等人[40]在 1985 年才提出来的新概念. GE 序列的 出现开辟了 MR 快速成像的新时代. 梯度回波脉冲序列的基本思想是通过梯度 的反向来形成回波. 在自旋回波(SE)序列中, 是通过加 $180°$ RF 脉冲产生再聚 相以形成回波. 而梯度回波则不需要 $180°$脉冲.

3.5.1   GE 序列基本概念

梯度回波序列基本时序如图 3.5.1 所示. 不同于 $180°$脉冲再聚相, 通过 梯度反向产生回波. 在频率编码方向上先利用第一个梯度脉冲使原子核磁化 强度散相, 再利用第二个同样宽度、同样幅度(或面积相等)但极性相反的梯 度脉冲使磁化强度聚相, 从而产生一个回波叫作梯度回波, 本书称其为 GE (gradient echo). 由于是由梯度"回忆"出来的回波, 有些文献称其为 GRE(gra- dient recalled echo). 读梯度的幅度和其时间宽度之积(面积)在梯度反向点前 后面积相等, 极性相反, 先散相, 后聚相, 在 $t = TE$ 时刻, 发散的相位完全被补 偿形成回波峰值.

在 GE 成像中, 选层梯度和相位编码梯度的操作均与 SE 序列相同. 和 SE 成像序列一样, GE 成像脉冲序列也必须重复大量次数, 比如 128、256、512 次 等, 取决于相位编码方向所希望的空间分辨率. 每次重复都对应不同的相位编 码梯度步, 才能采集到具有不同相位编码度数的回波. 足够的回波次数才能形 成一幅像.

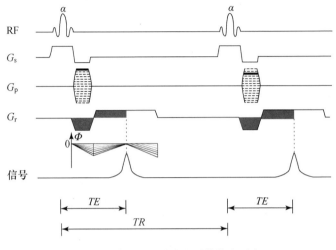

图 3.5.1   梯度回波序列的基本时序

3.5.2   允许小角倾倒[40,41]

SE 序列一般不允许小角激发,这是由于 SE 序列使用 180°脉冲. 而 GE 序列由于不使用 180°脉冲,而是靠梯度反向形成回波,因此激发角不必是 90°,可以允许小角度(<90°)激发. 这一点不难理解. 在 GE 序列中磁化强度的行为如图 3.5.2 所示.

小角倾倒时,横向分量 $M_y = M_0 \sin\theta$,留下纵向分量 $M_z = M_0 \cos\theta$ 仍沿 z 轴方向. 读梯度 G_r 的负驱动,使 M_y 散相运动加速进行,在负极性梯度结束时散相达到最大值. 此时读梯度 G_r 反向即变为正驱动,$M_\perp$ 开始变散相运动为聚相运动,在 $t = TE$ 时形成回波. 之后又是散相运动. 在 θ 角比较小时,比如说 $\theta \leqslant 30°$,留下较大的纵向分量 M_z 未受扰动,只是磁化强度的一部分进入横平面. 梯度反向对纵向分量 M_z 没有影响. 180° RF 脉冲则不然,因为 180° RF 脉冲在翻转 $M_\perp$ 的同时,也把 M_z 翻转到 $-z$ 轴上,影响下一个周期,所以 SE 一般不允许小于 90°的倾倒角. 由于 GE 序列允许小角度倾倒,回波采完后,M_0 恢复很快,不像 SE、IR 序列中必须等很长时间(秒量级),那里 TR 不可能太短. 而在 GE 序列中 TR 可大大缩短,TR 可短到几百 ms 甚至几十 ms. 成一幅像的总扫描时间为

$$T_{total} = TR \times N_{EX} \times N_{PE}, \tag{3.5.1}$$

式中 N_{EX} 是每相位编码步的激发次数,N_{PE} 是相位编码步数. SE 序列和 IR 序列

的成像时间总要几分钟,GE 成像可缩短到几十秒甚至几秒.

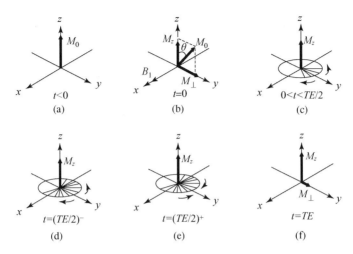

图 3.5.2　梯度回波(GE)序列中在一个体元内磁化强度的行为

(a) 起始 M_0 沿 z 轴;(b) $t=0$ 时,θ RF 脉冲倾倒 $M_0\sin\theta$ 进入横平面,$M_0\cos\theta$ 仍沿 $+z$ 轴;(c) $M_\perp$ 在第一个 $TE/2$ 内散相运动;(d) 在 $t=TE/2$ 时,换向读梯度从负到正,$M_\perp$ 的散相运动停止,聚相运动开始;(e) 在第二个 $TE/2$ 期间,磁化强度作聚相运动;(f) 在 $t=TE$ 时形成回波.这里假定正负极性梯度的幅度相等,梯度反向点在 $t=TE/2$

3.5.3　单位时间信噪比、单位时间差噪比[42,43]

在 SE、IR 脉冲序列中,$M_y=M_0$;而在 GE 脉冲序列中,$M_y=M_0\sin\theta$,显然信号小了,信噪比 SNR 小了,差噪比 CNR 也小了.事实是提高了速度,牺牲了信噪比.怎样比较脉冲序列的优劣,或者说怎样操作比较划算,需要引进一个比较的标准.为此定义

$$单位时间信噪比 = \frac{SNR}{\sqrt{TR}}, \tag{3.5.2}$$

$$单位时间差噪比 = \frac{CNR}{\sqrt{TR}}. \tag{3.5.3}$$

举例来说:设倾倒角 $\theta=30°$,$M_0\sin30°=M_0/2$,$30°$ 倾倒角比 $90°$ 倾倒角信号减弱一半,SNR 也减小一半.若 SE 序列的重复时间 $TR=5000$ ms,GE 序列的重复时间 $TR=50$ ms,则 GE 序列的单位时间信噪比与 SE 序列的单位时间信噪比之比为 $\left(\dfrac{SNR}{\sqrt{TR}}\right)_{GE}\Big/\left(\dfrac{SNR}{\sqrt{TR}}\right)_{SE}=5$ 倍.虽然 GE 信噪比比 SE 信噪比低了一倍,但

单位时间信噪比却提高了 5 倍.假若维持 GE 和 SE 有同样的信噪比,在 GE 序列中,每一个相位编码步需激发 4 次,则 TR 延长为 200 ms.设相位编码步数不变,则成像一个层面的时间 GE 将比 SE 快 25 倍,正是单位时间信噪比之比的平方.

尽管 GE 序列单位时间信噪比比 SE 序列高,但 GE 序列并不能完全取代 SE 序列.毕竟 SE 的绝对信噪比很高,尤其对场不均匀性、磁化率效应不敏感是其独到的优势.而 GE 独到的优势是成像速度.应该根据需要和不同情况灵活选用脉冲序列.

3.5.4　T_2^* 弛豫效应

通过梯度反向形成回波和通过 $180°$ RF 脉冲形成回波有一个显著的区别.一般横向磁化强度的散相运动源自三个因素:本征 T_2 弛豫,静磁场 B_0 不均匀性、磁化率(susceptibility)变化和梯度磁场.在 SE 中由于使用了 $180°$ 脉冲,由静磁场 B_0 不均匀性或磁化率变化引起的相散均可被 $180°$ 脉冲后的聚相运动补偿掉,或者说这些相散均可逆.所以,在 SE 序列中测得的横向弛豫时间是本征 T_2 弛豫时间.而在 GE 序列中,由静磁场 B_0 不均匀性或磁化率变化引起的相散不能被梯度反向所抵消、所补偿,或者说这种相散不可逆.梯度反向只能补偿该方向上梯度所引起的相散.因此,在起始 θ 角脉冲和梯度回波之间的信号衰减决定于本征 T_2 弛豫加上被磁场不均匀性引起的弛豫,即由弛豫时间 T_2^* 支配[44],

$$\frac{1}{T_2^*} = \frac{1}{T_2} + \gamma\Delta B_0, \tag{3.5.4}$$

式中 ΔB_0 是一个体元素中的磁场非均匀度.在极均匀磁场中,用适当设计的脉冲序列,在组织区域没有磁化率变化时,T_2^* 值近似等于 T_2 值[45].

3.5.5　磁化率效应

人体可近似看作是离子浓度很稀的水溶液,纯水是抗磁性介质,其磁化率 χ 在 $-(0.5\sim1.0)$ ppm,而离子是顺磁性物质,其 χ 在 10^{-3} 量级.磁介质置入均匀外磁场中能否均匀磁化,取决于两个条件:一是介质是否均匀;二是介质几何形状.即便介质是均匀的,理论上可以证明,只有椭球形介质才能在均匀外磁场中均匀磁化,其他形状介质在均匀外磁场中的磁化也是不均匀的[46].

为了简化问题,假定人体各个脏器、器官是分区均匀介质,可假定各分区是球形,再假定某个球形区域是均匀磁化的,则在此球表面出现磁荷,$\sigma_m = J\cos\theta$

(J 是磁极化率),如图 3.5.3 所示.这些磁荷会产生附加的退磁场叠加到外磁场上,虽然球内仍是均匀场,不影响该球介质的均匀磁化,然而球外磁场不再是均匀的,那么附近介质就将处在非均匀的外场中,不论是球形与否,都不可能均匀磁化了.

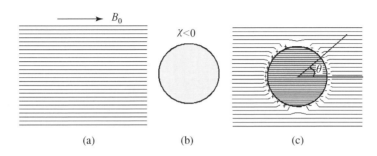

图 3.5.3　抗磁性介质球在均匀外磁场中磁化模型

(a) 均匀磁场;(b) 抗磁介质球;(c) 介质球置于外磁场中,球内场仍均匀维持,但球外面附近场已不均匀,远处仍均匀

　　假如各个区域磁化率差不太大,可假定各分界面上磁荷不太多,退磁场效应主要由人体表面磁荷造成.倘若两个相邻区域磁化率差很多,比如某组织附近是一个空腔,尽管组织磁化率是有限值,然而空腔空气磁化率近似为零,其磁化率差是显著的,其造成磁场不均匀也就特别显著,通常称此为磁化率效应.在 MRI 中,一般说磁化率效应是一个负面效应(脑功能 MRI 除外),比如引起共振频移、散相、伪影等.用 GE 序列进行脑成像时,在鼻腔附近的组织往往很不清楚;脊椎成像时,在骨和软组织界面由于 χ 之差大,图像也很模糊.这些都属于磁化率伪影.在这些情况下,SE 序列将发挥其独到的优势.

3.5.6　三维成像[47]

　　在临床 MRI 机器上,用 SE 序列运行三维(three dimension,3D)成像序列是不现实的.原因有二:其一是速度慢,其二是由于使用大量 180°脉冲,RF 功率沉积是一个严重问题.而用 GE 序列运行三维成像则是现实可行的.因为 TR 可以很短,速度很快;不使用 180°脉冲,SAR 标准很容易满足.3D 成像能产生出感兴趣的整个体积(volume of interest,VOI)的像.在三个正交方向均可达到很高的空间分辨率,可以实现各向同等分辨率.

　　在 2D 成像中层面之间或多或少总存在干涉,要减少干涉就得增大间隙,增

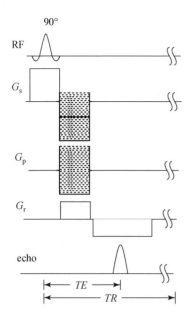

图 3.5.4　三维 GE 脉冲序列

G_s 用于选块（slab），也用于第一相位编
码；G_p 用于第二相位编码；G_r 为读梯度

大间隙就会遗漏信息. 而 3D MR 成像不存在
这类问题. 3D MR 成像的时序表示在图
3.5.4 中. 步骤如下：第一步是激发一个厚板
块（slab）组织中的磁化强度 M_0 到 xy 平面.
第二步是加双相位编码梯度：第一个相位编
码梯度把被激发的厚块分成 N_s 个薄层
（slices or partitions），可称其为层面编码梯
度；用第二个相位编码梯度和频率编码梯度
分辨层面内的两个维度.

　　在 3D GE 中，RF 激发脉冲可以是选择
性的，也可以是非选择性的，取决于待成像的
区域. 非选择性 RF 脉冲激发被发射线圈覆
盖的整个区域，比如整个头. 若只是头中一部
分，则必须用选择性 RF 脉冲. 或者把不感兴
趣的部分预饱和掉之后，再用非选择性 RF
脉冲.

　　层面编码梯度把板块分成薄层，层面数
目等于层面编码步数. 层面厚度等于板块厚
度除以层面编码步数. 层面编码梯度嵌套在相位编码梯度步内，或者反过来. 如
果希望把板块分成 128 层，层面编码梯度要给出 128 步. 即层面编码梯度脉冲
要重复 128 次，以产生分辨这些层面的数据. 比如说，层面编码梯度增量分步走
128 次时，相位编码梯度保持在同一步内. 之后，相位编码梯度增加一步，层面编
码梯度再分步重复 128 次. 如相位编码梯度需走 256 步，以分辨各层面在此方
向为 256 个体元，则层面编码梯度和相位编码梯度总步数为 128×256. 即脉冲
序列重复 128×256＝32 768 次，才能采一个 3D MR 像. 因此，采集 3D MR 像所
花的时间为

$$t = TR \times N_p \times N_s, \tag{3.5.5}$$

N_s 是层面编码步数，典型地为 32～256；N_p 是相位编码步数.

　　3D 像的板块厚度是第三维视野，板块在厚度方向被分成 N_s 个层面，层面
厚度就是该方向的空间分辨率，即第三维体元素. 产生很薄的层面的能力是 3D
MRI 最显著的特征. 在 2D MRI 中，层面厚度一般是像素的几倍. 在 3D MRI
中，层面厚度可与像素相比较，或者说，可把层面厚度设计成等于像素，使 MR
像中的体元是一个正方体. 有正方体元素的像具有各向同等的分辨率. 对于这

种图像数据可按任意取向的层面显示图像,而不需要重新采集.

3D MR 像的信噪比,通常比 2D 像的信噪比高.举例来说,考虑一个 3D MR 像由 64 个层面组成,并假定用类似脉冲序列和相同的 TR 产生同样分辨率的 64 个层面的 2D 像,总时间是一样的.那么,3D 像信噪比是 2D 像的 8 倍.这是因为 3D MRI 信号是由整个体积(所有层面)贡献的,2D MRI 信号是单一层面贡献的.因此,在 3D 成像时,一般不需要多次激发和平均.三维图像信噪比可用下式表示:

$$\left(\frac{S}{N}\right)_{3D} = k\left(\frac{D_z}{N_z}\right)\left(\frac{D_x}{N_x}\right)\left(\frac{D_y}{N_y}\right)\sqrt{\frac{N_x N_y N_z}{BW_{rec}}} = k\frac{D_z D_y D_x}{\sqrt{N_z N_y N_x}}\frac{1}{\sqrt{BW_{rec}}}. \quad (3.5.6)$$

由于允许很短的序列重复时间 TR,总成像时间可大大缩短,又由于 3D MRI 信噪比比 2D MRI 高,所以 3D GE 序列很实用.比如 $TR = 15$ ms,采集一个有 $128 \times 256 \times 256$ 个像素的三维图像数据只需 8.2 分钟,用 SE 和 IR 是不可能办到的.

然而,3D 采集也有致命的弱点.对 3D MR 像,所有数据取样都是相关的.一方面,它有利于增大信噪比.另一方面,每一个数据取样都会影响整个 3D MR 像.3D 像更容易遭受伪影的侵袭.在 3D MR 像中,运动会引起更严重的伪影.严重时,从总数 1 千万个数据取样中只有一个坏数据,就有可能毁掉整个 3D MR 图像,而在 2D MRI 中,一个坏数据取样只毁坏一个层面的图像.这是 3D MR 像的脆弱之处.

截断伪影表现为在高对比度边沿处出现纹波.在 2D MRI 中有截断伪影,这是由离散傅里叶变换(数据截断)产生的一个必然结果.在 3D MR 像中,当截断伪影通过不同的层面传播时,数据截断引起的纹波更难以识别.然而,在 3D MRI 中,当层面很薄时,这些纹波会变弱.

应该指出,运行 3D SE 序列并非绝对不行.对于感兴趣的体积(VOI)很小,且位于身体两边的区域,尤其磁化率效应比较严重的情况(例如耳朵),3D SE 还是常用的.有时为节省成像时间,而使用多板块(multi-slab)3D MR 成像,像 2D 多层面那样利用 TR 中等待的时间,可激发采集第二板块的信号.

§3.6 相干稳态 GE 脉冲序列(GRASS)

作为铺垫,上节介绍了 GE 序列的基本时序和一些相关概念,但还有一个极为重要的问题没有处理,因此还不是一个真正实用的序列.由于 GE 序列通常用比较短的 TR 值,回波测量完后,横向磁化强度 $M'_\perp$ 并未衰减到零,它会对

下一个周期的信号 $M_\perp$ 产生影响或发生干涉. 如果不加适当处理, 它就成为一个潜在的产生伪影的源. 通常称 $M_\perp'$ 为残余(或剩余)横向磁化强度. 根据对 $M_\perp'$ 的不同处理方式, 真正实用的梯度回波 GE 序列自然形成了几个有名的变型序列. 这里按照对 $M_\perp'$ 处理的两个典型方案, 先把 GE 序列分为两大类: 一类叫残余横向磁化强度重聚相 GE 序列(本节); 一类叫破坏残余横向磁化强度的 GE 序列(§3.7).

3.6.1 残余横向磁化强度的重聚相

残余横向磁化强度的重聚相[48~50] GE 序列的时序如图 3.6.1 所示. 图 3.6.1 与图 3.5.1 相比, 只是在相位编码方向多了一个"等步幅、反向"的梯度脉冲. 这个梯度脉冲加在信号测量之后, 在相位编码梯度(G_p)方向上对残余的 $M_\perp'$ 进行重聚相, 以重新建立一个相位相干, 形成一个最大的 $M_\perp'$, 以便在下一周期加以利用. 因为相位编码梯度会引起磁化强度沿该方向发生相位发散, 加一个等幅反向梯度就可以把这个相散完全补偿回来. 因此, 这个补偿梯度也叫"回绕梯度(rewinder)". 这类梯度回波序列通常叫 GRASS(gradient-recalled acquisition in the steady state). 选择适当的读梯度强度和 TR 值, 在下一个周期, θ 脉冲作用时, 一方面把原来 z 方向的磁化强度倾倒一部分到横平面, 另一方面把已经聚焦的 $M_\perp'$ 的一部分补充到纵向磁化强度 M_z 上. 在达到动态平衡即稳态的情况下, 每次激发所得到的 M_y 是恒定不变的, 同时纵向分量 M_z 不受损失. 这是因为 M_z 一手给出, 同时另一手收到等量的补充, 因而 M_z 也保持恒定不变. 这一过程如图 3.6.2 所示.

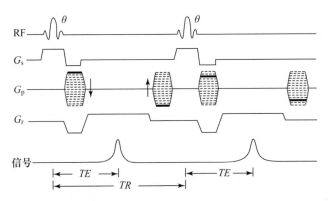

图 3.6.1 残余横向磁化强度的再聚相 GE 序列的时序, 只画出两个周期

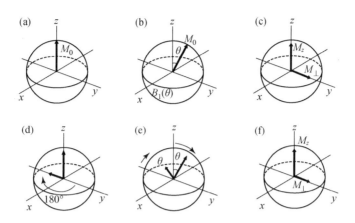

图 3.6.2 稳态平衡形成的机制

(a) 热平衡磁化强度 M_0;(b) 在 x 轴上加 θ RF 脉冲,M_0 偏离 z 轴 θ 角;(c) 磁化强度的一部分 $M_0\sin\theta$ 进入横向平面,另一部分 $M_0\cos\theta$ 仍留在纵向;(d) 在 $TR < T_2$ 的前提下,重聚相的残余横向磁化强度 $M'_\perp$ 典型地在 TR 期间进动 $180°$ 到 $-y$ 轴上;(e) 在第二个 θ 脉冲驱动下,原 M_z 的一部分进入横平面和 $M'_\perp$ 仍留在 $-y$ 轴的部分相减,形成第二周期的有用信号,同时 $M'_\perp$ 的一部分填加到 $+M_z$ 上;(f) 经过几个周期达到稳态平衡时,M_z 几乎保持不变,θ 脉冲之后,所得到的信号 M_y 也几乎恒定不变

3.6.2 稳态自由进动

正如图 3.6.2 所示,小角倾倒时,留下较大的 M_z 沿 z 向.横向 $M_\perp$ 信号被采集完之后,在相位编码方向经过回绕,消除相散,得到最大 $M'_\perp$.且由于读梯度 G_r 和 $TR(< T_2)$ 选择合适,在 TR 期间 $M'_\perp$ 恰好绕 z 轴进动 $180°$,出现在 $-y$ 轴上.此时,加第二个 θ RF 脉冲,则 M_z 和 $-M'_y$ 同时绕 x 轴旋转 θ 角,如图 3.6.2(e)所示.于是,在新周期中的信号和新 M_z 为

$$\begin{cases} M_\perp = M_z\sin\theta - M'_y\cos\theta, \\ M_z = M_z\cos\theta + M'_y\sin\theta. \end{cases} \tag{3.6.1}$$

经若干周期后,将达到稳态平衡.达到稳态平衡后,重复执行序列时,θ RF 脉冲激发后,M_z 损失掉的和得到的相等,故 M_z 保持不变.同时,合成的有用信号 $M_\perp$ 也保持不变.这种状态叫作稳态自由进动(steady state free precession,SSFP)[51~55].实际上,在稳态情况下,在每个 θ RF 脉冲之前有一个负的回波信号,即上面所说的 $-M'_y$,命名为 SSFP-echo 信号;而在每个 θ RF 脉冲之后有一个正的 FID 信号,即新合成的 M_y,命名为 SSFP-FID 信号,如图 3.6.3 所示.形成稳态平衡的条件是 $TR < T_2$,可见 TR 很短,成像速度很快.

要利用图 3.6.3 所示的稳态自由进动序列成像,必须引入相位编码梯度和频率编码梯度.数据采集必须偏离开 RF 脉冲的位置.不改变 RF 脉冲序列,又要成像,唯一的办法是通过读梯度反向,以回忆出 SSFP-FID 或 SSFP-echo 的一个回波[49],使这回波位于 RF 脉冲之间的某个时间,并在回波前面加相位编码梯度,在回波测量完之后,把相位编码梯度反向,使相位回绕回零以维持原来的 SSFP 条件.利用 SSFP-FID 产生梯度回波实现成像的序列叫 GRASS,也叫 FAST(Fourier acquired steady-state technique).有些书上叫 FISP(fast imaging with steady-state precession),如图 3.6.1 所示.德国西门子(Siemens)公司称其为 FISP,美国 GE 公司称其为 FIESTA,荷兰 Philips 公司称其为 FFE (fast field echo).该序列有一孪生兄弟叫 CE-FAST,有些书上叫 PSIF(即反写的 FISP).它是利用 SSFP-echo 产生的梯度回波来成像的.

3.6.3　CE-FAST(或 PSIF)序列的时序

前已述及,在 SSFP 中有两个信号可资利用,一个在激发脉冲之前(SSFP-echo),一个在激发脉冲之后(SSFP-FID),如图 3.6.3 所示.CE-FAST(contrast enhanced FAST)[49] 正是利用 SSFP-echo 产生的回波信号进行成像的.其时序正好与 FAST 序列相反,如图 3.6.4 所示.这里梯度回波出现在 SSFP-echo 之前,回波时间 TE 是从后往前走,这似乎很难理解.怎么可能是子在前,母在后呢? 时间怎么能逆行呢? 其实,根据

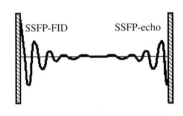

图 3.6.3　SSFP-FID 信号和 SSFP-echo 信号

SSFP 形成的条件,SSFP-echo 恰在 RF 脉冲之前,与 RF 脉冲紧挨着.在 SSFP-echo 之前 $t = -TE$ 时刻,由于

$$\int_{TR\text{-}TE}^{TR} G_r \, dt = 0, \qquad (3.6.2)$$

必定存在一个回波信号.若在(TR-TE)时刻该回波不存在,则在 TR 时刻不可能有 SSFP-echo 形成.可以说,该回波是 SSFP-echo 的前身,或提前的"亮相".

不论是 FAST 还是 CE-FAST,都要求组织具有长的 T_1 和长的 T_2 弛豫时间,以便得到最佳对比度.比如像脑脊液(CSF)和具有长 T_2 的血液这样的组织,能产生亮信号.当 TR 很短时,横向相干可以维持.

对于 T_2 比 T_1 短得多的组织或者用较长的 TR 可以观察到 FAST 图像和

CE-FAST 图像之间的差别. 在这种情况下,在下一个激发脉冲时,残余的横向磁化强度 $M'_\perp$ 不存在,对比度只是基于 M 的纵向分量. 因此,在长 TR 时,FAST 信号强度与破坏残余 $M'_\perp$ 的梯度回波(FLASH)很接近. 而 CE-FAST 在对比度上随 TR 延长而减小,以致在长 TR 时不产生图像.

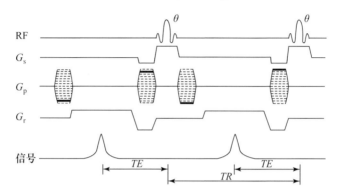

图 3.6.4 稳态平衡梯度回波 CE-FAST 序列的时序

3.6.4 对比度

假定稳态平衡 GE 成像,在 TR 期间 $M_\perp$ 有 $180°$ 相移,并假设在所有倾倒角下,层面轮廓都是理想矩形,那么对于 SSFP-FID(GRASS,FAST,FISP)成像,体元信号相对强度可用下式表达[42,31]:

$$S_{\text{FAST}}(\theta, TE, TR) = N(H) e^{-TE/T_2^*} \frac{(1 - e^{-TR/T_1})\sin\theta}{1 - e^{-TR/T_1} e^{-TR/T_2} - (e^{-TR/T_1} - e^{-TR/T_2})\cos\theta}.$$

$$(3.6.3)$$

而对于 SSFP-Echo(CE-FAST,PSIF)成像,体元信号为

$$S_{\text{CE-FAST}}(\theta, TE, TR) = S_{\text{FAST}} \cdot e^{-TR/T_2^*}. \qquad (3.6.4)$$

来自各体元的梯度回波信号是该体元中四个本征组织参数—$N(H)$、T_1、T_2 和 T_2^* 的函数,也是三个用户可选择参数—TR、TE 和 θ 的函数. 式(3.6.3)中头两项类似于 SE 中的自旋密度和 T_2 因子,但以 T_2^* 代替了 T_2. 因为在梯度回波 GE 序列中,T_2^* 支配着 $M_\perp$ 的衰减. 在 GE 的信号表达式(3.6.3)中,其余因子对本征组织参数 T_1 和 T_2、用户可选择参数 TR 和 θ 有着复杂的依赖关系. 这组因子指定为加引号的"T_1 因子",它除依赖 T_1 外还依赖于 T_2. 为说明各因子对比度效应,我们仍使用脑水肿和白质模型.

图 3.6.5(a)对两个不同倾倒角 $15°$ 和 $60°$ 画出水肿和白质的"T_1 因子"随

TR 的变化. 水肿和白质之间的对比度作为 TR 的函数有一些小的变化, 而 θ 角对信号和 T_1 对比度有大得多的效应. 图 3.6.5(b)对于固定 $TR = 50$ ms 画出这同一"T_1 因子"作为倾倒角 θ 的函数. 单独的"T_1 因子"在所有倾角白质信号都比水肿大.

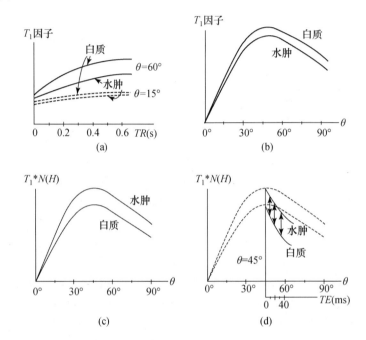

图 3.6.5　在稳态梯度回波(GE)成像中"T_1"、$N(H)$ 和 T_2^* 因子对信号的贡献

(a) 对 $\theta = 15°$ 和 $\theta = 60°$ 水肿和白质的"T_1 因子"作为 TR 的函数; (b) $TR = 50$ ms 时水肿和白质的"T_1 因子"作为倾倒角 θ 的函数; (c) $TR = 50$ ms 时"T_1"与 $N(H)$ 之积作为 θ 的函数; (d)"T_1"和 $N(H)$ 因子作为 θ 的函数(虚线)与 T_2^* 因子乘积作为 TE 的函数(实线), 这里 $TR = 50$ ms, $\theta = 45°$, 实线之间的垂直距离(对 $TE = 10, 20$ 和 33 ms 的双箭头)是水肿-白质之间的对比度. 这里假定 $T_2^* = T_2$

　　两组织间"T_1 因子"最大差距在 $\theta = 37°$. 图 3.6.5(c)包括 $N(H)$ 与"T_1 因子"乘积效应: 水肿的高 $N(H)$ 反转了水肿和白质间的 T_1 感应对比度, 使在所有倾倒角上水肿都比较亮, 最大信号差在 43°. 这表明, GE 成像也像 SE 成像一样, 相关 $N(H)$ 和 T_1 值在对图像对比度的贡献中破坏性地干涉. 图 3.6.5(d)包括 T_2 因子和"T_1"及 $N(H)$ 因子在一起, 显示 T_2^* 衰减降低了两组织的信号. 但 T_2^* 对比度建设性地加到 $N(H)$ 对比度上, T_2 和 $N(H)$ 一起使水肿比白质亮. 稳态 GE 水肿-白质对比度作为 θ 和 TE 的函数(固定 $TR = 50$ ms)

的等值线图表示在图 3.6.6 中.式
(3.6.4)表达 SSFP-echo 成像的像元信
号,比式(3.6.3)多了一个 e^{-TR/T_2^*} 衰减因
子.因此,它是重 T_2^* 加权序列,故称为
CE-FAST.

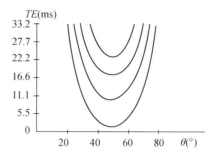

图 3.6.6   稳态水肿-白质对比度作为 TE 和 θ 的函数($TR=50$ ms)的等值线

从稳态 GE 的例子可概括出几点一般规则:

(1)在稳态范畴内,组织信号对小倾倒角只随 TR 延长而微弱增大.即使对大倾倒角,来自一个组织的信号的增加或两组织间对比度的增加随增长 TR 而增大的速度相当缓慢,以致考虑单位时间信噪比 $\dfrac{SNR}{\sqrt{TR}}$ 或单位时间差噪比 $\dfrac{CNR}{\sqrt{TR}}$ 时,$\dfrac{SNR}{\sqrt{TR}}$ 和 $\dfrac{CNR}{\sqrt{TR}}$ 随 TR 增加而减小或近似不变.因此,可实现的最短 TR 值是最有成效的.

(2)在稳态 GE 成像中,相干 $N(H)$ 和 T_1 值破坏性地干涉,产生降低的图像对比度.是 T_1 效应还是 $N(H)$ 效应居支配地位,取决于它们之间的相对本征对比度.然而,本征 $N(H)$ 对比对图像对比度有更明确的效应.通过脑模型例子说明,那里本征 T_1 对比度超过了本征 $N(H)$ 对比度 63%,但是 $N(H)$ 对比度在所有倾倒角上都支配了图像对比度,因而 T_1 对比度没有保障.

(3)当倾倒角朝着 90° 增大时,稳态稳定平衡量 $M_\perp$ 增大.并且在稳态 GE 序列中,各个组织信号随 T_2/T_1 比值的增大而增大.因大部分组织包括许多病灶,维持相对窄范围的 T_2/T_1 比值(在白质-水肿模型中,白质和水肿组织分别有 $T_2/T_1=0.13$ 和 0.14).所以用短 TE 时,稳态 GE 序列可被限制在依靠氢自旋密度作为图像对比度的主源.TE 增长时,序列的 T_2^* 加权是增加的.如果关于回波峰对称取样,TE 极限是 $\dfrac{2}{3}TR$.以上这些效应已被模拟脑模型的稳态 GE 成像实验所验证.

(4)稳态平衡只对很短的 TR 值($TR \ll T_2^*$)才是优越的.因 $TR \gg T_2^*$ 时,信号测量完后,由于 T_2^* 弛豫,横向磁化强度 $M_\perp$ 有足够时间衰减到零,不可能产生稳态平衡.在那种情况下,方程(3.6.3)简化为方程(3.7.1).在稳态时,由于 $TR \ll T_2$,方程(3.6.3)可近似为

$$S_{\text{ssGE}} \approx N(H)\,\frac{\sin\theta}{1+\dfrac{T_1}{T_2}-\cos\theta\left(\dfrac{T_1}{T_2}-1\right)}. \tag{3.6.5}$$

对 $\theta = 90°$,则可进一步简化为

$$S_{\text{ssGE}} \approx N(H) \frac{T_2}{T_1 + T_2}. \tag{3.6.6}$$

对于 $T_1 \gg T_2$,通常又可近似为

$$S_{\text{ssGE}} \approx N(H) \frac{T_2}{T_1}. \tag{3.6.7}$$

可见,在这些条件下,信噪比 SNR 与重复时间 TR 无关. 这意味着,这种序列应该以最短可能的 TR 运行. 这是稳态条件独具的特征,是其他快速成像技术所不具备的.

虽然大部分组织 T_2/T_1 相当小,但液体比如血液、脑脊液、膀胱尿液却相当大($T_2/T_1 \approx 0.5$),因此 GRASS 使液体信号显著增强,GRASS 序列将发挥其最大的优势.

最后,再次指出方程(3.6.3)精确成立有一个假定条件,即在 TR 时间内,体元中所有磁化强度都相移 180°[图 3.6.2(d)]. 有些情况下这是真实的;有些情况,在一个体元内并不是所有磁化强度都如此. 一般情况下,在 TR 时间间隔内有一个相移范围. 因此对稳态 GE 成像,方程(3.6.3)是一个粗糙的近似(详细分析见引文[31]第 4 章).

3.6.5 SSFP 双回波

FAST 利用 SSFP-FID 的梯度回波进行成像,如图 3.6.1 所示. CE-FAST 序列[56,57]利用 SSFP-echo 的梯度回波进行成像,如图 3.6.4 所示. 其实这两种梯度回波可用一个序列同时获得,可以同时成两个像[58,59]. 从原 FID 产生的梯度回波中心(峰值)在 $t = t_1$;从 SSFP-echo 产生的梯度回波中心在 $t = t_2$,如图 3.6.7 所示.

这种双回波序列中,两回波之间距离应该足够远,通常取 $\Delta t = t_2 - t_1 = TR/2$. 两个回波信号可同时成两个像. "早回波"所成图像的对比度是由 T_1/T_2 支配的,或者说主要是 T_1 加权的;"晚回波"所成图像是 T_2 加权的(详细讨论见文献[31]).

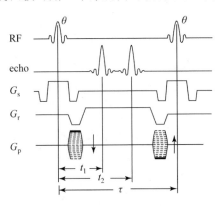

图 3.6.7　SSFP 梯度双回波序列

3.6.6 True FISP 序列

当上述双回波间距 $\Delta t = t_2 - t_1 = 0$ 时,两个回波合成一个回波[60],如图3.6.8所示.这是一个梯度波形完全对称平衡的脉冲序列,在三个梯度方向上都有相位补偿.这种序列正是 1986 年 H. Weber 等人提议的 True FISP(true fast imaging with steady-state precession)[60].由于 SSFP-FID 和 SSFP-echo 信号相反,其梯度回波信号也相反,两个回波相消叠加的结果,导致信号很小.因此,这种序列应该用交变相位脉冲列,即 RF 脉冲 θ_x,θ_{-x} 交替加,以得到大的稳态信号.体元信号强度为

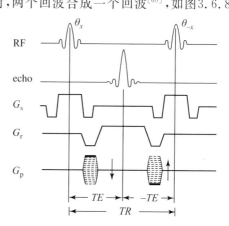

图 3.6.8　True FISP 序列,双回波重合为一个回波

$$S^{AP} = \frac{(1 - e^{-TR/T_1})\sin\theta\, e^{-TE/T_2} N(H)}{1 - e^{-TR/T_1} \cdot e^{-TR/T_2} + (e^{-TR/T_2} - e^{-TR/T_1})\cos\theta}, \tag{3.6.8}$$

式中上标 AP 表示相位交替.当重复时间 TR 很短,满足 $TR \ll T_1, T_2$ 时,对上式指数项展开取近似,$1 - e^{-TR/T_1} \approx 1 - TR/T_1$,$1 - e^{-TR/T_2} \approx 1 - TR/T_2$,代入式 (3.6.8)化简可得到

$$S^{AP} = \frac{N(H)\sin\theta\, e^{-TE/T_2^*}}{(1 + \cos\theta) + (1 - \cos\theta)(T_1/T_2)}. \tag{3.6.9}$$

可见,信号是 T_2/T_1 加权的[61],这提供了区别于 T_1 加权和 T_2 加权的另外一种对比度.当倾倒角取

$$\theta \approx \arccos\left(\frac{T_1/T_2 - 1}{T_1/T_2 + 1}\right) \tag{3.6.10}$$

时,信号将有最大值.此最大值约为

$$M_y \approx \frac{M_0}{2}\sqrt{\frac{T_2}{T_1}}. \tag{3.6.11}$$

式(3.6.11)表示,比值 T_2/T_1 很大的组织信号强度很高,例如液体(血液、脑脊液等)T_2/T_1 比值特别大,因而其信号强度就特别高.对于 $TR \ll T_1, T_2$,若 $T_1 = T_2$ 时,信号可达到热平衡磁化强度 M_0 的一半.

应该指出,True FISP 序列对磁场不均匀度、化学位移、磁化率效应十分敏

感.另外,还要求梯度波形能精确调整,涡流自屏蔽,梯度稳定性也要很好.否则,会产生伪影.因此,True FISP 序列自提出后十几年间没有实用价值.随着 MRI 磁体硬件技术的提高(B_0 均匀度提高、SNR 提高),可使 TR 很短,近 10 年来 True FISP 序列变得很实用.

高 SNR,超短 TR,具有很大 T_2^* 权重,同时有很大 T_1 权重,建立在 T_2/T_1 比值基础上的对比度,使 True FISP 序列特别适合于心脏电影 MRI[62],心肌-血之间对比度是 FLASH 序列(见 §3.7)的 2 倍,CNR 效率可达 FLASH 序列的 4 倍,已经取代 FLASH 成为心脏 MRI 检查的标准序列.

由于在三个梯度方向都有相位补偿,成像时以恒速流动的质子不会在各个周期产生并累计附加相移,也就不会因流动引起相散造成信号损失,使 True FISP 序列对流动质子有很强的信号,同时 True FISP 对运动不敏感,适合于难以屏住呼吸的病人,使它成为无创冠状动脉评价的标准技术,可在自由呼吸状态下实现对冠状动脉的显示[63].

在对比剂增强的血管造影中,当对比剂首次通过时,血液 T_1 和 T_2 值非常接近(大约 50~150 ms),因此血液信号有可能达到最大值($M_0/2$),其 CNR 可以达到 FLASH 序列的 2 倍[64].另外,True FISP 还可以做高 T_2 权重 3D 内耳[65]、小脑、颅内神经[66]及关节等复杂组织的高分辨 MRI.

§3.7　不相干 GE 序列,FLASH,恩斯特角

产生梯度回波而不要有残余横向磁化强度($M_\perp'$)的效应,通常有两种方法:一种是使 TR 足够长,以保证下次序列开始时残余横向磁化强度完全消失;另一种方法是保持 TR 较短,但在信号测量完后,破坏残余横向分量 $M_\perp'$ 原有的相位关系,使其对下一周期不产生干扰.所以这种梯度回波序列通常叫"不相干梯度回波"(incoherent gradient echo)或称"破坏梯度回波"(spoiled gradient echo,sGE).1985 年 Haase 等人[40]提出的 FLASH(fast low angle shot)序列[67,68],就属于破坏梯度回波.所谓"低角",就是指低于 90°的倾倒角.

破坏残余 $M_\perp'$ 的方法无外乎用幅变梯度脉冲[48]破坏,或用相位阶梯变化的 RF 脉冲[67~69]破坏.所谓破坏,就是使 $M_\perp'$ 彻底散相,使对下一周期 $M_\perp$ 不产生任何干扰.一般说二维(2D)成像用梯度破坏就可以,而三维(3D)成像时,只用梯度破坏是不够的,还需要配合 RF 破坏机制.

3.7.1 破坏梯度回波(sGE)序列

sGE 即 FLASH 序列的时序，如图 3.7.1 所示，每次数据采完后在选层方向加梯度脉冲破坏 $M'_\perp$. 为了避免 $M'_\perp$ 建立相干，各次激发所用破坏梯度的幅度是变化的. 低激发角脉冲发射的 RF 能量很少，只把 M_0 的一部分激发到横平面，留下 M 大部分在纵向. 数据采集完后，把残余的 $M'_\perp$ 破坏掉. 这种序列允许用很短的 TR 而不会产生饱和. 由于 $M'_\perp$ 被破坏，M_z 分量达到稳态后各周期独立，不互相关联. 从这一点上看，sGE 技术与 SE 技术很类似，只是在 sGE 序列中，TE 决定 T_2^* 对比度而不是 T_2 对比度. 对长 TR 梯度回波序列或破坏 $M'_\perp$ 的梯度回波序列，假设对所有倾倒角，层面轮廓都是理想矩形，则像元信号相对强度为

$$S_{sGE}(\theta, TE, TR) = N(H)\mathrm{e}^{-TE/T_2^*}\frac{(1-\mathrm{e}^{-TR/T_1})\sin\theta}{1-\mathrm{e}^{-TR/T_1}\cos\theta}. \tag{3.7.1}$$

从各体元来的信号是体元内三个本征组织参数 $N(H)$、T_1 和 T_2^* 的函数，也是三个用户可选择参数 θ、TE 和 TR 的函数. 信号强度表达式可分为 $N(H)$、T_1 和 T_2^* 三个因子. 和重聚相梯度回波(ssGE)不同，在 sGE 序列中，T_1 因子真正是 T_1 因子，与 T_2 无关，只依赖于本征参数 T_1 和用户可选参数 TR 和 θ.

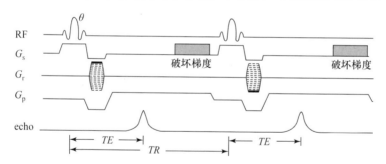

图 3.7.1 破坏 $M'_\perp$ 的梯度回波序列的时序

回波采集完后在选层梯度方向加一个梯度脉冲，以破坏残余的横向磁化强度

3.7.2 恩斯特角

运行该序列要求 M_z 达到稳态，序列开始的若干周期信号不能采集，因为开始时 M_z 从大到小变化最后趋于稳态，如图 3.7.2 所示. 应该说，这是一个"半稳态"序列. M_z 达到稳态后，每周期得到的信号幅度保持不变，满足式(3.7.1). 横向磁化强度取决于重复时间 TR 和章动角 θ，利用式(3.7.1)不难求得，当满足条件 $\cos\theta = \mathrm{e}^{-TR/T_1}$ 时信号有最大值. 该最佳倾倒角称为"恩斯特角"：

$$\theta_{\text{Ernst}} = \arccos(\text{e}^{-TR/T_1}) \qquad (3.7.2)$$

若被观察的组织有几种,T_1 可取其平均值.

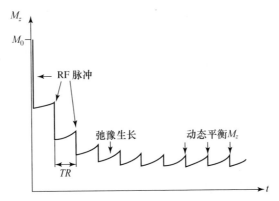

图 3.7.2　运行 FLASH 序列时 M_z 达到稳态平衡值的暂态过程

3.7.3　sGE 序列的对比度

在这种 GE 成像序列中,各因子对对比度的贡献表示在图 3.7.3 中. T_1 因子对 TR 的依赖在图 3.7.3 中未表示出来,这里固定 $TR=50$ ms. 图 3.7.3(b) 有点类似于稳态 GE 成像[图 3.6.5(a)],但有一点修正,即当 $TR=0$ 时,T_1 因子都从零开始. 图 3.7.3(a)显示 T_1 因子作为 θ 的函数. 比较式(3.7.1)和式(3.6.3) 知道,在稳态梯度回波 ssGE 中,"T_1 因子"中含有 T_2,而在破坏梯度回波 sGE 中,T_1 因子不包含 T_2. 比较图 3.6.5(b)和图 3.7.3(a),可看出 T_2 对 T_1 因子的影响. 在 ssGE 成像中,由于 T_2 效应使各组织来的信号在较高倾倒角达到峰值. 而在 sGE 成像中,在较小倾倒角信号即达到峰值. 白质和水肿的 T_1 和 $N(H)$ 因子乘积显示在图 3.7.3(b)~(d)中,交叉点在 28°,交点之前,水肿由于具有较高的自旋密度,在对比度上居支配地位(水肿峰与白质峰相差 10°). 在交点之后,白质由于 T_1 较短,在对比度上居支配地位,在 56°两者有最大差. 图 3.7.3(c)和 (d)显示 T_2^* 因子在 T_1 和 $N(H)$ 之积基础上的贡献,(c)对应较小倾倒角,T_2^* 效应建设性地加到支配的 $N(H)$ 效应上,使水肿比白质亮. 对交点以上倾倒角 [图 3.7.3(d)],T_2^* 效应破坏性地与支配的 T_1 效应干涉,倾向于减小图像对比度. 在 $\theta=45°$,$TE=18$ ms 时水肿、白质信号有一交点,在此点上,对比度将完全丧失.

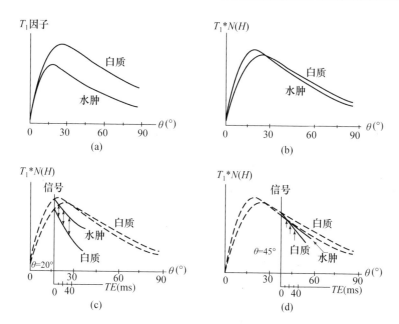

图 3.7.3   在 sGE 成像中水肿和白质的作为对比度源的 T_1、$N(H)$ 和 T_2^* 因子随倾倒角 θ、回波时间 TE 的变化 (这里 $TR=50\ ms$)

(a) T_1 因子作为 θ 的函数;(b) T_1 与 $N(H)$ 之积作为 θ 的函数;(c) $T_1 * N(H)$ 因子(虚线)与 T_2^* 因子之积作为 TE 的函数(实线),这里 $\theta=20°$,对应 $TE=10、20$ 和 $33\ ms$,两实线间垂直距离(双箭头)是水肿和白质之间的对比度;(d) 除 $\theta=45°$ 外,其他同(c). 在(c)和(d)中,对两种组织假定 $T_2^*=T_2$

3.7.4   破坏梯度回波序列的应用要领

对破坏梯度回波(sGE)成像,可总结一般规则如下:

(1) 由式(3.7.1),当 $\theta \ll 90°$ 时,信号变得与 T_1 无关. 一般在短 TR、短 TE 和小倾倒角条件下,自旋密度 $N(H)$ 对图像对比度构成支配性的贡献. 对于小倾倒角,增加 TR,$N(H)$ 对比度略有增加,但不显著. 因此,通常用相对长的 TR(50 ms)、小激发角 θ(15°~20°)和短 TE(10 ms),可以得到自旋密度加权像[70,71].

(2) T_2^* 加权像可用与(1)同样的激发角、同样的 TR,但用较长的 TE(25 ms) 得到. 然而对固定的 TR 和对称的信号取样,TE 的增加不能超过 $\frac{2}{3}TR$. 得到这极限条件是在 GE 成像中假定梯度上升时间和 RF 激发都是瞬间完成的,然后回波峰出现的时间 TE 发生在序列重复时间 TR 的 2/3 处. 考虑到实际情况,最

长可能的 TE 稍小于 $\frac{2}{3}TR$. 应当指出, T_2^* 加权像容易产生磁化率伪影[72~74],比如在空气-组织界面, 磁化率不连续性造成场不均匀.

(3) 增加倾倒角 θ, 可增加图像的 T_1 权重. 当选择 $TE \ll T_2^*$ 时, 由式 (3.7.1), T_2^* 依赖消失, 进一步选 $\theta = 90°$ 时, 式(3.7.1)简化为

$$S_{sEG} \approx N(H)(1 - e^{-TR/T_1}). \tag{3.7.3}$$

这与短 TE 的自旋回波(SE)成像很类似, 可见, 本质的 T_1 加权像[69,70]可用大激发角(比如 $\theta = 80°$)、短 $TR(100\sim150$ ms)和短 $TE(10$ ms)得到.

(4) 常规 sGE 可用于二维多层面模式, 为减小层面干涉效应, 应采用隔层方式; 不过, 二维顺序多层面模式可用于 MR 造影(见《核磁共振成像——生理参数测量原理和医学应用》第 1 章). sGE 也用于三维体积采集, 以产生很薄的层面分辨, 由于 $TR \ll T_2$, 3D 成像时间只需几分钟, 因而是可行的, 并且三维数据对任意取向的多层面重建是可行的.

3.7.5 如何选用稳态自由进动 GE 和 FLASH 序列

对短 T_2 组织, 用 FLASH 比较优越, 因残余量 $M'_\perp$ 小, 容易破坏; 对长 T_2 组织, 残余量 $M'_\perp$ 不容易破坏干净, 而破坏不彻底时就会出现伪影. 而 GRASS 要求长 T_2, 因为对短 T_2 组织不容易形成稳态, 尤其是早期受硬件技术条件的限制, TR 和 TE 不容易做短. 由于技术进步, 这些限制条件可以取消. 但对一些低场永磁系统, 应当注意这些条件. 另外, 还应注意这些条件不是绝对的. 例如肝和肌肉的 T_2 很短, 按说不便用 GRASS, 然而当有病理变化[63,67]时, 随"束缚水"的释放, 病理组织 T_2 变长, 如果用 CE-FAST 序列扫描, 病理组织就被突出出来, 使这种病灶很容易被发现. 由于 GRASS 要求长 T_2, 而脑组织(灰、白质)的 T_2 偏长, 尤其脑脊液的 T_2 又特别长, 所以 GRASS 主要用于脑成像. 比较之下, FLASH 序列可用于身体的任何部位. 由于成像时间短, 对儿科研究和腹部成像, 不管屏不屏住呼吸都可以成像.

由于组织中 $N(H)$、T_1 和 T_2 是相关的, 在破坏 GE 成像中, 本征 $N(H)$ 和 T_2^* 对比度倾向于建设性地相加, 从而提高了图像对比度. 同时, 本征 T_1 对比度与本征 $N(H)$ 和 T_2 对比度破坏性地干涉, 降低了图像对比度.

虽然图 3.6.5 和图 3.7.3 模拟的梯度回波成像能近似组织 $N(H)$、T_1、T_2 效应的图像对比度结果, 但它们不能完全模拟 T_2^* 效应(T_2^* 在某种程度上依赖于具体的扫描器)、流动效应、磁化率效应和梯度回波成像中的化学位移. 稳态 GE 和破坏 GE 成像对于 θ、TE 和 TR 在各种设置下系统的估价应该在一个具

体扫描器上执行,以评判其临床价值.

综上所述,梯度回波成像提供了一个适中的优点.在单位时间信噪比和单位时间差噪比方面,优于传统的 SE 成像[42,43].然而在二维(2D)GE 成像中,信噪比和差噪比比传统的 2D SE 成像低,因为总成像时间短得多.由于图像差噪比较低,增加了伪影的可能性.所以,临床上对大部分二维傅里叶(FT)成像应用,GE 不能取代 SE.这些快扫描序列对捕捉流动感应对比度,从骨、白质、灰质中分离脑脊液等更有价值.允许使用 MR 对比剂,可快速成像并缩短三维图像采集所需的时间.

§3.8 超快 FLASH 脉冲序列

FLASH 可以很高的速度运行,叫作 snapshot FLASH (本书中简称 sFLASH)或叫 turbo FLASH[75,76].传统 FLASH 成像的测量时间在 $1\sim5$ s 之间.而 sFLASH 用很低倾倒角 RF 脉冲激发,重复时间可控制到 3 ms,可在 200 ms 内采集完具有 64×128 个像素的 2D 图像.

3.8.1 自旋密度加权的超快 FLASH 成像

超快 FLASH 成像在原理上与传统的 FLASH 序列基本相同,只是重复时间 TR 极短($\leqslant3$ ms),梯度回波读出时间 TE 也极短($\leqslant1.6$ ms).如果假定在两个相继 RF 激发之间,数据采集完之后,把残余横向磁化强度破坏掉,则像元信号由下式给出:

$$S(\theta,TR,TE)=\frac{kN(H)(1-\mathrm{e}^{-TR/T_1})\mathrm{e}^{-TE/T_2^*}\sin\theta}{1-\mathrm{e}^{-TR/T_1}\cos\theta},\qquad(3.8.1)$$

式中 k 是由仪器条件给出的一个常数,$N(H)$ 代表自旋密度.在超快 FLASH 中,$TR=3$ ms$\ll T_1$,$TE\approx1$ ms$\ll T_2$,倾倒角 $\theta<5°$.在生物软组织中,对质子(^{1}H)MR,几乎所有部分的比值 $TR/T_1\leqslant0.01$,$TE/T_2\approx0.01$.在这种极限情况($\theta<5°$,$TR\ll T_1$,$TE\ll T_2$),共振信号将与弛豫时间 T_1 和 T_2 无关,而正比于质子(^{1}H)自旋密度 $N(H)$.

如果我们考虑稳态自由进动 FISP 成像,那里在 RF 脉冲之间,残余横向磁化强度是再聚焦的,这信号由式(3.6.3)给出,重写如下:

$$S(\theta,TE,TR)=\frac{kN(H)(1-\mathrm{e}^{-TR/T_1})\mathrm{e}^{-TE/T_2^*}\sin\theta}{1-\mathrm{e}^{-TR/T_1}\mathrm{e}^{-TR/T_2}-(\mathrm{e}^{-TR/T_1}-\mathrm{e}^{-TR/T_2})\cos\theta}.\qquad(3.8.2)$$

在这种情况下,TR、$TE\ll T_1$、T_2,$\theta<5°$,信号也基本与弛豫时间 T_1、T_2 无关,而

由自旋密度 $N(H)$ 支配. 总之, 不论是破坏相位相干的超快 FLASH, 还是稳态聚相的超快 FISP, 由于 TR 和 TE 极短, 信号基本是自旋密度加权的, 并且磁化率伪影不再可见, 有效弛豫时间 T_2^* 近似等于 T_2. 超快 FLASH 序列的时序如图 3.8.1 所示. 图中射频脉冲可以用高斯型脉冲或 sinc 函数形脉冲; G_s、G_p、G_r 和 G_{sr} 分别为选层、相编、读出和破坏梯度; s 代表回波信号; T_s、T_p、T_a 和 T_{sr} 分别为选层时间、相编时间、数据采集时间和破坏时间. 这里典型的 $T_s = 0.8$ ms, $T_p = 0.4$ ms, $T_a = 1.6$ ms, $T_{sr} = 0.3$ ms, $TR = 3$ ms, $TE \approx 1.5$ ms, $\theta < 5°$. 用 64 步相位编码, 总测量时间为 192 ms. Haase[76] 用 40 cm 孔径 4.7 T MRI 动物系统做实验, 最大梯度强度达 30 mT/m, 梯度在 $0.1 \sim 0.2$ ms 内开关, 12 bit 模数转换器 (ADC), 最大扫描宽度 80 kHz, 8 cm 直径 RF 谐振器对质子共振调到 200 MHz. 高斯型脉冲宽度为 0.5 ms, 可选择 8 mm 厚的薄层. $\theta = 3°$, 选层时间 $T_s = 0.8$ ms, 相位编码时间 $T_p = 0.4$ ms, 共 64 步, 在 $T_a = 1.6$ ms 时间内采集 128 个实部数据和 128 个虚部数据. 数据采集完成后, $T_{sr} = 0.3$ ms 时间内引入破坏梯度 G_{sr} 或者引入相位编码回绕梯度. sFLASH MR 图像被填零到 128×128 像素, 给出 1 mm $\times$ 1 mm 空间分辨率. 更高的硬件条件可把 TE 压缩到 0.8 ms, TR 缩短到 1.4 ms. 对同样空间分辨率采集一幅图像的时间, 在 100 ms 以内是可能的.

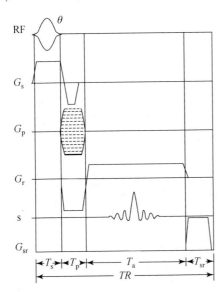

图 3.8.1　超快 FLASH 序列的时序

G_s、G_p、G_r 和 G_{sr} 分别是选层、相编、频编和破坏梯度

3.8.2　T_1 加权反向恢复 (IR) 超快 FLASH 成像[77]

如果超快 FLASH 序列不能做 T_1、T_2 加权像, 则很难被接受. 为了克服式 (3.8.1) 和 (3.8.2) 所加的限制, 需要发展新方法, 比如把 IR 序列和超快 FLASH 结合起来, 就可以实现 T_1 加权像, IR-超快 FLASH 时序如图 3.8.2(a) 所示. 在预备期, 一个 180° 脉冲翻转物体的磁化强度到 $-z$ 轴, 在翻转时间 TI 之后开始超快 FLASH, 在 FLASH 之前还要加一个 "破坏梯度", 把由于 RF 脉冲不完善引起的横向磁化强度破坏掉. 在许多情况下, 测量时间比生物组织的

T_1 短. 在这种情况下, 用超快 FLASH 序列测得的磁化强度不再如前面所述依赖于自旋密度, 而是依赖于 T_1 弛豫行为. 任何希望的反向恢复 T_1 对比度都可以通过选择 TI 来达到. 进一步和更有效的 IR-sFLASH MRI 方法如图 3.8.2 (b) 所示. 这里跟在一单个 $180°$ 脉冲之后, 对应不同的 TI_i, 得到了一组完整的 sFLASH 图像. 在 Haase 等人[77]的实验中 $n = 16$, 即一个反向 RF 脉冲之后采 16 幅 sFLASH 图像. 用 $3°$ 倾倒角时, 一幅像近似降低纵向磁化强度约 6%. 如果在 200 ms 内不考虑弛豫时, TI 值是 $180°$ 脉冲到 sFLASH 序列中间的时间间隔, 一次实验中用 16 个 sFLASH 像, 可以给出一个反向恢复曲线的定量测量.

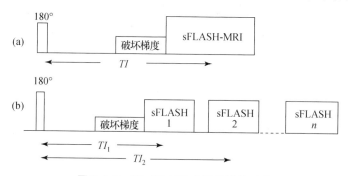

图 3.8.2 IR-sFLASH 成像序列的时序

矩形 "sFLASH MRI" 代表如图 3.8.1 所示的超快 FLASH 成像. (a) 用一个 $180°$ 反向脉冲和一个 TI 的 IR-sFLASH MRI. 反向恢复曲线的完全测量需要用一系列不同的 TI 值重复进行, 测量才能完成. (b) 用 1 个 $180°$ 反向脉冲和 n 个 sFLASH MRI 测量反向恢复曲线, 这称为 "单射 IR-sFLASH" MRI. 总测量时间和图像数 n 由最大 T_1 值给定

3.8.3 T_2 加权的超快 FLASH 成像

图 3.8.3 显示了 T_2 加权的自旋回波 (SE) 和超快梯度回波 (sFLASH) 相结合的混合序列的时序. 预备期自旋回波被第二个 $90°$ 脉冲扳到 z 轴, 但 M_z 经过 TE 时间的 T_2 衰减已经具有 T_2 权重. 通过调整 TE 长短, 可得到适当的 T_2 权重. 由 $90°_x$-$180°_x$-$90°_x$ 脉冲组成的脉冲组被称为 "驱动平衡傅里叶变换 (DEFT)" 序列. 跟在 DEFT 之后, 纵向磁化强度在 TE 期间随 T_2 弛豫而衰减, 将反映在 SE-sFLASH 图像中. 因此, 被后面

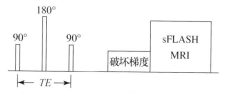

图 3.8.3 SE-FLASH 混合序列的时序

矩形 "FLASH MRI" 代表图 3.8.1 所示的超快 FLASH 序列. $90°_x$-$180°_x$-$90°_x$ 是预备脉冲. 由 RF 脉冲不完善引起的残余横向磁化强度由 "spoiling" 破坏掉

sFLASH 成像所测量的强度是很重地依赖于 T_2 弛豫. 在 DEFT 序列和 sFLASH 序列之间加一个破坏脉冲, 以消除由 RF 脉冲不完善引起的残余横向磁化强度. 用 SE-sFLASH 序列可以定量测量 T_2, 为改进 T_2 对比度, 并不要求增加梯度回波读出时间. 其突出优点是, 可以观察极短的 T_2. 而其他超快技术比如 EPI(见 §4.2)对短 T_2 值不能探测, 只有物体中具有长 T_2 值的那些部分才会给出 MR 信号.

3.8.4 化学位移选择性饱和超快 FLASH 成像

把原始 CHESS(chemical shift selective)序列[78]和 sFLASH 结合起来, 可得到 CHESS-sFLASH 超快成像序列,其时序如图 3.8.4 所示.一个频率选择性 90° 脉冲或 CHESS 脉冲激发或饱和不想要的谱区域.一个破坏脉冲把这不想要的谱成分的信号消除掉.紧跟着的 sFLASH 序列将探测那些未被 CHESS 脉冲影响的磁化强度.CHESS 技术的特征将在后面有关章节进行描

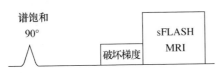

图 3.8.4 CHESS-sFLASH 序列的时序

矩形 "sFLASH-MRI" 仍代表图 3.8.1 所示的 sFLASH 序列. 一个 CHESS RF 脉冲激发不想要的频谱区域. 加破坏梯度脉冲以破坏由 CHESS 脉冲引起的横向磁化强度

述.用 CHESS-sFLASH 序列可以抑制脂肪信号,能得到单独的水像;也可以抑制水信号,而得到单纯的脂肪像.

3.8.5 NMR 谱的超快 FLASH 成像

CHESS MRI 的效率是基于高磁场和 RF 脉冲均匀性.在需要对各像素有较好的谱选择性或高分辨谱的梯度地方,必须加谱的磁共振成像.谱的超快 FLASH 成像的一个完整脉冲序列的例子显示在图 3.8.5 中.这技术需要采一系列 sFLASH 像,各个 sFLASH 之前都要加 $90°_x$-$90°_{-x}$ 序列. 从一个 sFLASH 实验到下一个 sFLASH 实验, $90°_x$-$90°_{-x}$ 脉冲之间的间隔 T_i 必须线性增加,并对参数 T_i 作傅里叶变换,将会对各个像元素提供所希望的 MR 谱. 为了避免偏离共振效应,实验需要短 90° RF 预备脉冲.

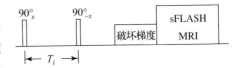

图 3.8.5 谱的 sFLASH 成像序列的时序

矩形 "sFLASH-MRI" 仍代表图 3.8.1 所示的 sFLASH 序列,破坏梯度脉冲破坏由 RF 脉冲不完善引起的残余横向磁化强度, $90°_x$-$90°_{-x}$ 技术用来标识具有化学位移依赖的纵向磁化强度.谱信息的完全测量需要对不同 T_i 值重复整个实验和对 T_i 参数作傅里叶变换

　　小结：应该强调,要测量一物体的断层,EPI 是最快的技术.sFLASH 序列在同样的硬件条件下慢一倍左右[79].因为必须有频繁的层面选择.另外,EPI 的信号强度至少比 sFLASH 高 10 倍.因为 sFLASH 必须用小于 $5°$ 的激发角.然而,如果希望高空间分辨,对 EPI 要求回波数目很大,这种要求由于 T_2^* 衰减产生 EPI 图像的信号损失.而 sFLASH 成像的测量不受 T_2^* 限制.所希望的对比度可在 sFLASH 序列之前加选择的脉冲序列来实现.在测量 T_2 的情况,在 sFLASH 之前对 DEFT 需要一系列不同的 TE 值.这允许对短 T_2(<30 ms)物质超快成像,其他超快技术例如 EPI 是办不到的.在临床 MRI 应用中,观察病理经常用两个 TE 值.在 sFLASH 成像之前用 DEFT,这实验大约需 2 秒.

　　sFLASH 与 IR 相结合,可实现定量性 T_1 成像;与 DEFT 相结合,可实现定量性 T_2 成像,并超快测量短 T_2 值;谱的超快 FLASH 成像可应用于 ^{1}H MR 和其他核,如 ^{31}P、^{19}F 以及 ^{23}Na,允许快速确定感兴趣的生化代谢的区域分布.把本节描述的 T_2 sFLASH 成像步骤与磁场梯度脉冲结合起来定量测量自扩散系数也是可能的.超快梯度回波还可以三维方式运行.另外需指出,超快 FISP,3D 超快 FISP 也是可行的.

　　梯度回波变型序列有很多,三大 MRI 跨国公司称谓的名称很不相同,为了方便查阅,列在表 3.8.1 中.

表 3.8.1　三大 MRI 公司对梯度回波变型序列使用的名称

	美国 GE	德国 Siemens	荷兰 Philips
相干梯度回波(FAST)	GRASS	FISP	FFE[a]
不相干梯度回波(spoiled GE)	SPGR[b]	FLASH	T_1 FFE
稳态自由进动(CE-FAST)	SSFP	PSIF	T_2 FFE
梯度平衡梯度回波(true FISP)	FIESTA[c]	true FISP	balanced FFE
超快梯度回波(snapshot GE)	fast GRE; fast SPGR	turbo FLASH	TFE
三维超快梯度回波(3D snapshot GE)	3D FGRE;3D fast SPGR	MPRAGE[d]	3D TFE

　　注：[a] FFE=fast field echo; [b] SPGR=spoiled gradient recalled-echo; [c] FIESTA=fast imaging employing steady-state acquisition; [d] MPRAGE=magnetization prepared rapid acquisition gradient echo sequences

§3.9　受激回波脉冲序列

　　由 RF 脉冲激励的信号除 FID、自旋回波(SE)以外,还有受激回波(stimulated echo,STE),STE 也可以用来成像[80,81].受激回波序列 STEAM(stimulated echo acquisition mode)序列由三个 $90°$ RF 脉冲组成,如图 3.9.1 所示.

3.9.1 "8"球回波和受激回波

本书从开始至此,所述自旋回波都是在 90°激发脉冲之后,用 180°再聚焦脉冲得到的.其实,用两个 90°脉冲或三个 90°脉冲也可以得到回波.1950 年 NMR 老前辈 Hahn 最初发现,自旋回波是用 90°脉冲而不是 180°脉冲.用 180°脉冲再聚相形成回波,很容易理解,图示和计算都很容易,使用也最广泛.用两三个 90° RF 脉冲激励自旋系统产生受激回波[82],则很不容易理解.但是,要真正理解一些复杂的快速成像序列的原理,比如稳态自由进动,弄明白受激回波产生的机制,是非常必要的.对分析一些伪影产生的根源也是必要的.另外,受激回波也可以直接用来成像[83,84].产生受激回波的脉冲序列可普遍表示为 $90°\text{-}\tau\text{-}90°\text{-}TM\text{-}90°\text{-}\tau\text{-}$ echo,如图 3.9.1 所示.图 3.9.2(a)~(f)六幅矢量图显示了图 3.9.1 中所标 $a\sim f$ 六个时刻的自旋磁化强度的分布.

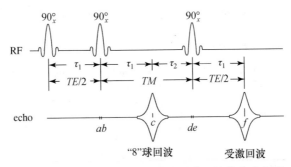

图 3.9.1　形成"8"球自旋回波和受激回波的脉冲序列

时间点 a、b、c、d、e、f 分别与图 3.9.2 中诸状态(a)、(b)、(c)、(d)、(e)、(f)对应相关

受激回波形成过程如下:第一个 90°脉冲把 M_0 章动到 y 轴上,由于 T_2 弛豫和静磁场 B_0 不均匀性,自旋经历一个相位分散,如图 3.9.2(a)所示.在第二个 90°脉冲作用下,(a)所示 xy 盘面绕−x 轴转 90°进入 zx 平面,如图 3.9.2(b)所示.其中自旋 $abcde$ 和 $a'b'c'd'e'$ 分别与(a)中所标的相对应.然后,这些自旋分别在各自的圆锥上绕 z 轴进动,$abcde$ 顺时针旋转,$a'b'c'd'e'$ 逆时针旋转.在 $t = 2\tau_1$ 时,cc' 相聚在−y 轴上,aa' 进动最慢,位于最下面的进动圆锥上,但都进动到左半空间,ee' 进动最快,位于最上面的进动圆锥上,在 $t = 2\tau_1$ 时 ee' 已交换位置,所标 10 个点(5 对)仍都在左半空间,且呈球面"8"字形分布,如图 3.9.2(c)所示.这时其合成的矢量沿−y 轴,也可以说形成了一个回波,故此叫"8"球回波或自旋回波."8"球回波形成之后,自旋将继续散相,图 3.9.2(d)示出各自的进动圆锥.各点在圆锥上具体位置不详,与 τ_2 有关.在 $t = 2\tau_1 + \tau_2$ 时刻加第

三个 90°_x 脉冲,(d)中所示诸进动圆锥将绕 $-x$ 轴转 90°,如图 3.9.2(e)所示.与
(a)相比较,自旋分布有一定类似性,差别是 (a,a')、(b,b')、…现在分散到各个
圆周上,并且 (a,a')、(b,b')、…与图 3.9.2(a)相比,方向相反,在 $-y$ 轴方向.这
些矢量继续绕 z 轴进动,aa' 进动慢,a 顺旋,a' 逆旋;ee' 进动最快.第三个 90°_x 脉
冲之后经 τ_1 时间,自旋都进动到左半球空间,如图 3.9.2(f)所示,其合成的磁化
强度矢量沿 $-y$ 轴,可以说是一个回波,叫作受激回波.

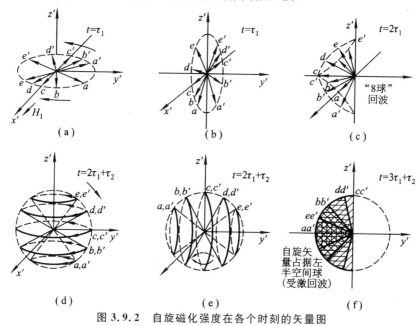

图 3.9.2 自旋磁化强度在各个时刻的矢量图

(a)、(b)、(c)、(d)、(e)和(f)诸状态分别与图 3.9.1 中所标 a、b、c、d、e 和 f 时刻相对应

值得注意的是,第二个 RF 脉冲的作用是把磁化强度储存到纵向,在二、三
RF 脉冲之间,各等色自旋族都记住自己的进动相位,故这段时间用 TM 表示,
意指磁化"储存时间(time of memory)".在 $TM=\tau_1+\tau_2$ 期间,储存在纵向的磁
化强度是 T_1 弛豫,如 $T_1\gg T_2$,总的弛豫衰减相对比较小,即使 TM 比较长,总
的衰减也比较小."8"球回波是仍留在横平面上的磁化强度形成的,与储存在纵
向的磁化强度无关.第三个 RF 脉冲称为"读出脉冲",即把储存在纵向的磁化强
度重新扳回到横平面,开始经历 T_2 弛豫,由于记住了 τ_1 期间累积的进动相位,
故再经 τ_1 时间形成受激回波.尽管如此,受激回波没有传统自旋回波那样大,可
得到的最大信号,当 $TM\ll T_1$ 时,也只有传统自旋回波的一半.

3.9.2 间隔三个 RF 脉冲激发 $M_\perp$ 的相干路径和回波

为简便计,上面以三个 90°脉冲为例,定性说明了受激回波产生的机制. 其实,用任意激发角的三个 RF 脉冲都可以产生受激回波,只不过回波幅度要小一些. 如果三个 RF 脉冲章动角分别为 θ_1、θ_2 和 θ_3,则可以产生一个受激回波和 4 个 Hahn 回波(其中包括上述"8"球回波),如图 3.9.3 所示. 并且当重复时间 TR 很长时,允许 M_z 完全恢复到 M_0,则受激回波信号幅度为

$$M_y = \frac{M_0}{2}\sin\theta_1\sin\theta_2\sin\theta_3 \, \mathrm{e}^{-\frac{2\tau_1}{T_2}}\mathrm{e}^{-\frac{\tau_1+\tau_2}{T_1}}. \tag{3.9.1}$$

可见,如果三个脉冲都是 90°,受激回波幅度将取最大值.

为什么由三个 RF 脉冲可得到 5 个回波呢? 定性说,一个 RF 脉冲(非 180°)可产生一个 FID 信号,两个 RF 脉冲(非 180°)可以产生两个 FID 和一个 SE 信号. 不难理解,三个 RF 脉冲(非 180°)肯定可以产生三个 FID,依次标号为 FID1、FID2、FID3,由于不同的干涉路径[85]而产生出五个回波,不妨按时间顺序编号为 SE1、SE2、SE3、SE4、SE5.

一般说来,任意一个 RF 脉冲都能对 $M_\perp$ 部分地起到 180°脉冲重聚相的作用. 从这一基本概念出发,可以识别 SE1 是由 FID1 通过 θ_2 聚相产生出来的,SE2 是由 SE1 通过 θ_3 聚相产生的,SE3 即受激回波(STE)是由 FID1 通过($\theta_2 + \theta_3$)聚相产生的,SE4 是由 FID2 通过 θ_3 聚相产生的,SE5 是由 FID1 通过 θ_3 聚相产生的.

不难想象,如果三个 RF 脉冲等间距,SE1 和 SE2 将合并为一个并与 θ_3 重合,而分置于其两边,后面还有三个独立回波. 对于多脉冲序列,在序列结束后不止出现一个回波,而是多个回波. 若有 n 个 RF 脉冲,则回波总数为

$$N_e(n) = (3^{n-1} - 1)/2. \tag{3.9.2}$$

假若有无穷多等间距 RF 脉冲,则所有回波都重合到 RF 脉冲位置并分置于其两边,这就形成了如图 3.6.3 所示的稳态自由进动(SSFP)情况.

快自旋回波使用很多等间距 180° RF 重聚脉冲,譬如说 $n=8$ 或 16,如果 180° RF 重聚脉冲不精确,同时 M_z 有残余分量,则不难想象,跟着每个 180° RF 重聚脉冲后面都可能有一个小 FID,有些脉冲之前可能还有"小回波",这些都有可能成为产生伪影的根源.

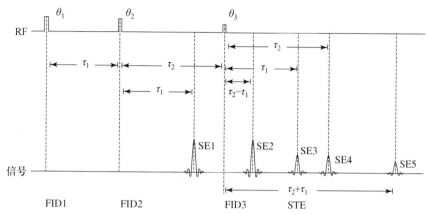

图 3.9.3　三个任意激发角 RF 脉冲序列产生的回波和受激回波

为清楚起见,FID 信号没有画出,只是标出其位置

3.9.3　受激回波成像序列

由三个 RF 脉冲产生的受激回波具有特殊用途,在一定条件下可以利用它来成像[83,84].二维受激回波采集模式(STEAM)的脉冲时序如图3.9.4所示.序列 $90°\text{-}TE/2\text{-}90°\text{-}TM\text{-}90°\text{-}TE/2\text{-}STE$ 的选层、相编、读出梯度都照常,只是读出的是受激回波(STE),其他回波不要,故特意在第一、二个 $90°$ 脉冲之间增加强梯度破坏其 FID 的相位,以消除"8"球回波和 SE2 等,只留下受激回波.

STEAM 可以多层面方式运行,以提高临床检查效率.应该说明,基本STEAM 序列应用范围和频度远比不上 SE、GE、EPI 等序列.但是,当被观测样品或脏器的 T_2 很短,且从激发到信号读出又需要很长时间的特定情况下,最适合用 STEAM 序列.譬如,对 T_2 很短的样品如肝脏的扩散测量,需要用长时间获取很大的 b 因子,而信号又经不起长时间 T_2 衰减,就只能采用 STEAM 序列,此时选择很短的 TE 以避免信号过分衰减,而选择长 TM 以增大 b 因子,目的是保证测量精度.

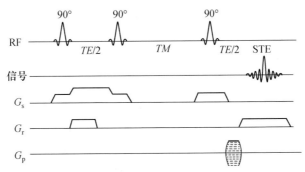

图 3.9.4　STEAM 成像脉冲序列的时序

参 考 文 献

[1] Kumar A，Welti D，Ernst RR. J Magn Reson,1975，18：69.

[2] Edelstein WA，Hutchison JMS，Johnson G，et al. Phys Med Biol,1980，25：751.

[3] Louis AK. J Comput Assist Tomogr,1982，6：334.

[4] Delsuc MA and Lallemand JY. J Magn Reson,1986，69：504.

[5] Stark DD，Bradley WG. Magnetic Resonance Imaging. 2nd ed. Washington DC：The CV Mosby Company,1992.

[6] Ljunggren S. J Magn Reson,1983，54：338.

[7] Twieg DB. Med Phys,1983，10(5)：610.

[8] Stark DD，Bradley WG. Magnetic Resonance Imaging. Washington DC：The CV Mosby Company,1988，14-15.

[9] Vinitski S，Griffey R，Fuka M，et al. Magn Reson Med,1987，5：278.

[10] McVeigh ER，Henkelman RM，Bronskill MJ. Med Phys,1985，12(5)：586.

[11] Ortendahl DA，Crooks LE，Kaufman L. IEEE Trans Nucl Sci, 1983,NS-30(1)：692.

[12] Crooks LE，Hoenninger J，Arakawa M，et al. Radiology,1984，150：163.

[13] Edelstein WA，Bottomley PA，Hart HR，et al. J Comput Assist Tomogr, 1983，7：391.

[14] Crooks LE，Arakawa M，Hoenninger J，et al. Radiology,1984，151：127.

[15] Hoult DI，Lauterbur PC. J Magn Reson,1979，34：425-433.

[16] Bottomley PA，Hart HR，Edelstein WA，et al. Radiology,1984，150：441-446.

[17] Edelstein WA，Glover GH，Hardy CJ,et al. Magn Reson Med,1986，3：604-618.

[18] Kucharczyk W，Crawley AP，Kelly WM，et al. AJNR, 1988,9：443.

[19] Geis R，Hendrick RE，Lee S，et al. Radiology,1989，170：863.

[20] Hennig J，Nauert A，Friedburg H. MRM, 1986,3：823-833.

［21］ Mulkern RV，Wong STS，Winalski C，et al. MRI，1990，8：557.

［22］ Melki PS，Mulkern RV，Panych LP，et al. J Magn Reson Imag，1991，1：319.

［23］ National Radiological Protection Board. Revising guidance on acceptable limits of expo-sure during nuclear magnetic resonance clinical imaging. Br J Radiology，1983，56：974.

［24］ Huang IH，Emery KH，Laor T，et al. Fast-recovery fast spin-echo T_2-weighted MR im-aging：Afree-breathing alternative to fast spin-echo in the pediatric abdomen. Pediatr Radiol，2008，38：675-679.

［25］ Nakashima K，Morikawa M，Ishimaru H，et al. Three-dimensional fast recovery fast spin-echo imaging of the inner ear and the vestibulocochlear nerve. Eur Radiol，2002，12：2776-2780.

［26］ Crooks LE，Ortendahl DA，Kaufman L，et al. Radiology，1983，146：123-128.

［27］ 俎栋林. 电动力学. 北京：清华大学出版社，2006.

［28］ Jin J. Electromagnetic Analysis and Design in Magnetic Resonance Imaging. CRC Press，1998.

［29］ Bernstein MA，King KF，Zhou XJ. Handbook of Pulse Sequences. Elsevier Academic Press，2004.

［30］ Park HW，Cho MH，Cho ZH. MRM，1985，2：534.

［31］ 俎栋林. 核磁共振成像学. 北京：高等教育出版社，2004.

［32］ Brown MA. MRI Basic Principles and Application. New York：Wiley-Liss Inc，1995.

［33］ Hendrick RE，Nelson TR，Hendee WR. MRI，1984，2：279.

［34］ Wehrli F，McFall JR，Glover GH，et al. MRI，1984，2：3.

［35］ McVeigh ER，Henkelman RM，Bronskill MJ. Med Phys，1985，12(5)：586.

［36］ Henkelman RM. Med Phys，1985，12：232.

［37］ Kaufman L，Kramer DM，Crooks LE，et al. Radiology，1989，173：265.

［38］ Hendrick RE，Newman FD，Hendee WR. Radiology，1985，156：749.

［39］ Hendrick RE. MRI，1987，5：31.

［40］ Haase A，Frahm J，Matthaei D，et al. J Magn Reson，1986，67：258-266.

［41］ Frahm J，Haase A，Matthaei D. MRM，1986，3：321.

［42］ Tkach JA，Haacke EM. MRI，1988，6：373.

［43］ van der Meulen P，Groen JP，Tinus AMC，et al. MRI，1988，6：355.

［44］ Wehrli FW，MacFall JR，Shutts D，et al. J Comp Assist Tomogr，1984，8：369-380.

［45］ Haacke EM，Tkach JA，Parrish TB. Radiology，1989，170：457.

［46］ 赵凯华，陈熙谋. 电磁学. 北京：人民教育出版社，1978.

［47］ Mugler JP，Brookeman JR. MRM，1990，15：152.

［48］ Frahm J，Merboldt KD，Hanicke W. J Magn Reson，1987，27：307.

［49］ Gyngell ML. J Magn Reson，1989，81：474.

[50] Hanicke W, Merboldt KD, Chien D, et al. Med Phys, 1990,17: 1004.

[51] Carr HY. Phys Rev,1958, 112: 1693.

[52] Ernst RR, Anderson WA. Rev Sci Instrum,1966, 37: 93.

[53] Freeman R, Hill HDW. J Magn Reson,1971, 4: 366.

[54] Hinshaw WS. Phys Lett,1974, 48A: 87.

[55] Patz S. Adv Magn Reson Imaging,1989, 1: 73.

[56] Gyngell ML. Magn Reson Imaging,1988, 6: 415.

[57] Merboldt KD, Hanicke W, Gyngell ML, et al. J Magn Reson,1989, 82: 115.

[58] Bruder H, Fischer H, Graumann R, et al. MRM,1988, 7: 35.

[59] Redpath TW,Jones RA. MRM,1988, 6: 224.

[60] Weber H, Purdy D, Deiming M, et al. Montreal: Proc 5th Annual Meeting of SMRM, 1986, Aug 19-22, p957.

[61] Huang TY, Huang IJ, Chen CY, et al. Are true FISP images T_2/T_1-weighted? MRM, 2002, 48: 684-688.

[62] Carr JC, et al. Radiology, 2001, 219(3): 828-834.

[63] Jahnke C, et al. Radiology, 2004, 232(3): 669-676.

[64] 岳云龙,等. 中华放射学杂志,2007,41 (6): 659-662.

[65] Schmalbrock P, Brogan MA, Chakeres DW, et al. Optimization of submillimeter-resolution MR imaging methods for the inner ear. JMRI,1993,3(3): 451-459.

[66] Chung HW, Chen CY, Zimmerman RA, et al. AJR, 2000, 175: 1375-1380.

[67] Darrasse L, Mao L, Saint-Jalmes H. San Francisco: Proc of 7th Annual Meeting of SMRM, 1988, Aug 20-26.

[68] Zur Y,Bendel P. New York: Proc of 6th Annual Meeting of SMRM, 1987, Aug 17-21.

[69] Crawley AP, Wood ML,Henkelman RM. MRM, 1988,8: 248.

[70] Hanicke W, Merboldt KD, Frahm J. J Magn Reson, 1988,77: 64.

[71] Young IR, Payne JA. MRM,1987, 5: 177.

[72] Czervionke LF, Daniels DL, Wehrli FW, et al. AJNR,1988, 9: 1149.

[73] Frahm J, Merboldt KD, Hanicke W. MRM,1988, 6: 474.

[74] Wehrli FW, Chao PW, Yousem DM. MRI, 1989, 7(suppl1): 139.

[75] Pell GS,Lewis DP,Branch CA. MRM,2003, 49: 341-350.

[76] Haase A. MRM,1990,13: 77-89.

[77] Haase A, Matthaei D, Bartkowski R, et al. J Comput Assist Tomogr,1989,13: 1036.

[78] Frahm J, Hanicke W,Matthaei D. Phys Med Biol,1985, 30: 341.

[79] Frahm J, Merboldt KD, Bruhn H, et al, MRM,1990, 13: 150.

[80] Frahm J, Merboldt KD, Hanicke W, et al. J Magn Reson,1985, 64: 81.

[81] Sattin W, Mareci TH,Scott KN. J Magn Reson,1985, 64: 177.

［82］ Hahn EL. Phys Rev，1950，80：580.

［83］ Patz S，Wong STS，Roos MS. MRM，1989，10：194.

［84］ Turner R，von Kienlin M，Moonen CTW，et al. Magn Reson Med，1990，14：401.

［85］ Haacke EM，Brown RW，Thompson MR，Venkatesan R. Magnetic Resonance Imaging：Physical Principles and Sequence Design. New York：John Wiley & Sons，1999：Chap 18th；中译本：曾晓庄，包尚联，等译. 核磁共振成像——物理原理和脉冲序列设计. 北京：中国医药出版社，2007.

第4章 单射成像和高速脉冲序列

一次 RF 激发,在一个 T_2 左右的时间内完成整幅图像数据的采集,从而得到整幅图像,称为"单射(single shot)技术",这种序列成像速度极高. 相比较,上章介绍的 SE、IR、GE 系列族都是经多次 RF 激发,属于"多射(multishot)技术". 秒级成像时间可称为快速成像,如 FLASH、sFLASH 等;T_2(0.1 s 左右)量级成像时间可称为高速成像. 1985 年提出梯度回波 FLASH[1] 成像方法,允许小角倾倒,在扫描速度上是一个突破,把传统分钟级成像时间如 SE 减少到秒级. EPI 以及与 EPI[2,3] 相当的序列属于单射高速扫描序列,成像时间减到 100 ms 甚至几十 ms. 高速成像在动态、功能、电影(cine)、高分辨 3D 成像应用中有迫切需求.

§4.1 提高成像速度的途径、K-空间和高速序列类别

4.1.1 半傅里叶成像和四分之一傅里叶成像

MRI 扫描时间可由下式表示:

$$t = N_{ex} \times N_{PE1} \times N_{PE2} \times TR, \tag{4.1.1}$$

式中 N_{ex} 是激发次数,在高速成像中 N_{ex} 取为 1. 在三维(3D)成像中,通常使用双相位编码,N_{PE1} 和 N_{PE2} 是两个相位编码步数. 通常高速成像都运行于 2D 断层成像,于是式(4.1.1)简化为

$$t = TR \times N_{PE}. \tag{4.1.2}$$

无疑,要实现高速成像,就得设法缩短 TR,减少相位编码步数 N_{PE}. 大部分高速扫描以牺牲空间分辨为代价,N_{PE} 不超过 256,多数情况取为 128,甚至 64. 为了进一步减少相位编码步数,早期曾采用"半傅里叶成像"[4]. 它可以把相位编码步数压缩一半,而保持空间分辨率不变. 这种情况有时被说成激发次数等于 $\frac{1}{2}$.

实际执行时往往在 $K=0$ 附近多采几行数据,如图 4.1.1(b)所示. 这样做,一方面可以提高 SNR,另一方面可克服梯度不对称带来的负面影响.

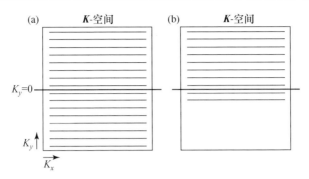

图 4.1.1

(a) 在 **K**-空间采集的有 16 行数据的全傅里叶编码；(b) 采集 10 行 **K**-空间数据的"部分傅里叶"编码

TR 的缩短受到回波时间 TE 的限制，因为总得要满足 $TE<TR$. TE 的缩短受到数据采集时间、梯度强度及梯度切换时间的限制. 为了缩短 TE，在高速 GE 中，通常只采半个回波，并且把回波做成非对称的[5]，取样次数也相应减少，这样可把 TR 压缩到 $TR=1.5TE$. 这都是为了最大限度地缩短 TR. 半傅里叶和半回波相结合，只扫描 **K**-空间的四分之一，用四分之一数据成像，叫四分之一傅里叶成像. 在这种情况下，空间分辨率不变，但信噪比减小 $\sqrt{4}=2$ 倍. 实际执行时，为了使 SNR 尽可能高，往往超过回波峰顶一点. 总之，高速成像序列都是在 TR 和 N_{PE} 上面下功夫，挖潜力.

为了进一步提高成像速度，近年来发展了用多线圈的并行采集[6,7]技术. 利用阵列线圈的空间信息，多线圈以"欠采样方式"同时采集，可以把速度提高一到几倍.

4.1.2 归一化 **K**-空间[8]

在§2.3.2我们定义过 **K**-空间. 在§3.1.4 中，我们知道 **K**-空间就是数据采集空间. 相对于对应物体的图像空间，**K**-空间可称为"傅里叶空间". 但是，对 **K**-空间尚需作深入的理解. **K**-空间是表达磁共振图像的一种表象[9,10]. 大家知道，频率 ω 和时间 t 是一对傅里叶映射变量. 同样空间频率 **K** 和空间坐标 **r** 也是一对傅里叶映射变量[4]. 在所有基于傅里叶成像的 MRI 中，在旋转坐标系中归一化的复信号 FID 或 echo 的包络可写为

$$s(t) = \int \rho(\boldsymbol{r}) \exp\left[\mathrm{i}\gamma \boldsymbol{r} \cdot \int_0^t \boldsymbol{G}(t')\mathrm{d}t' \right] \mathrm{d}^3 \boldsymbol{r}, \qquad (4.1.3)$$

这里 $\rho(\boldsymbol{r})$ 是在 $\boldsymbol{r}=(x,y,z)$ 点的归一化的有效自旋密度（包括反映 T_2 弛豫的衰减因子 e^{-TE/T_2}）分布，$\boldsymbol{G}(t)$ 是磁通密度的梯度，

$$G = \nabla B_z = \nabla (\boldsymbol{B} \cdot \boldsymbol{e}_z). \tag{4.1.4}$$

从式(2.3.17)$\boldsymbol{K}$ 矢量的定义 $\boldsymbol{K}(t) = \varGamma \int_0^t \boldsymbol{G}(t')\mathrm{d}t'$ 来看,如果把 $\boldsymbol{K}$ 理解为倒易空间波矢[11,12],那么式(4.1.3)可改写成另外一种形式:

$$S(\boldsymbol{K}) = \int \rho(\boldsymbol{r})\mathrm{e}^{\mathrm{i}2\pi \boldsymbol{K}\cdot\boldsymbol{r}}\mathrm{d}^3\boldsymbol{r}. \tag{4.1.5}$$

式中 $S(\boldsymbol{K})$ 代表 $\boldsymbol{K}$-空间信号.式(4.1.5)在形式上很类似于描写平面波在 $\rho(\boldsymbol{r})$ 上的散射.在这里,平面波 $\mathrm{e}^{\mathrm{i}2\pi \boldsymbol{K}\cdot\boldsymbol{r}}$ 是假想的.这假想的平面波的波长是

$$\lambda = 1/K. \tag{4.1.6}$$

像光学中的衍射极限一样,正是 λ 决定了在 MRI 中可得到的空间分辨率,而不是拉莫尔频率的 RF 波长.因此,MRI 能够分辨远比电磁波散射所能得到的分辨率小得多的空间结构.进一步类比,我们看到有一个与假想散射过程相联系的动量变化,由德布罗意关系[13]有

$$p = hK, \tag{4.1.7}$$

式中 h 是普朗克常数,p 代表动量,K 就是波数.假如允许自旋在梯度场中自由移动,式(4.1.7)描写的动量正相应于被自旋所经历的动量.样品的物理制约意味着相关的能量耗散在自旋系统内部.继续类比,式(4.1.5)描写的横向响应函数 $S(\boldsymbol{K})$ 将产生一个衍射花纹[图 3.1.4(c)],对于规则的分立结构,像 X 射线衍射那样可直接确定晶格常数.然而与 X 射线不同,NMR 衍射测量[14]载有相位和幅度信息.这意味着,NMR 衍射花纹的傅里叶变换直接产生自旋空间分布:

$$\rho(\boldsymbol{r}) = \int S(\boldsymbol{K})\mathrm{e}^{-\mathrm{i}2\pi \boldsymbol{K}\cdot\boldsymbol{r}}\mathrm{d}\boldsymbol{K}. \tag{4.1.8}$$

根据式(2.3.18),$\boldsymbol{K}$ 的一个分量可以写为

$$K_x(t) = \varGamma \int_0^t G_x(t')\mathrm{d}t' = \frac{1}{x}\varGamma \int_0^t G_x(t')x\mathrm{d}t' = \frac{1}{2\pi x}\int_0^t \omega_x(t')\mathrm{d}t' = \frac{\phi(t)}{2\pi x}. \tag{4.1.9}$$

对于归一化 $\boldsymbol{K}$-空间,规定 K_x 最大为 $N\Delta K_x = 1$,N 为取样点数,ΔK_x 为 K_x 方向格点间距;为避免混叠,最大 $\phi\left(\frac{N}{2}\Delta t\right) = \pi$,对应 x 有一个最小值,即一个像素 Δx,也就是 x 方向最小空间周期或最小空间波长 $(\lambda_x)_{\min}$.

$$\frac{N}{2}\Delta K_x = \frac{\pi}{2\pi\Delta x} \stackrel{\diamond}{=} \frac{1}{(\lambda_x)_{\min}} = 1, \tag{4.1.10}$$

$(\lambda_x)_{\min}$ 为最小波长,它与 $\boldsymbol{K}$-空间的 K_x 方向最大线度 $(K_x)_{\max}$ 互为倒数.$K_x = 0$,意味着 $\lambda_x \to \infty$,即零频,或直流平均值,代表图像的平均亮度.而最大值 $K_x = 1$

对应最短的空间波长$(\lambda_x)_{\min}$＝像素,代表最高的空间频率,描述图像的细节.信号能量主要集中在小$|\boldsymbol{K}|$值区域,对应回波峰值和相位编码梯度等于零[图3.1.4(a)和(c)]附近.式(4.1.10)第一个等号说明,图像分辨率即像素Δx由最大K值决定.此式可改写为

$$(FOV)_x = N\Delta x = \frac{1}{\Delta K_x}. \tag{4.1.11}$$

这说明,图像视野由最小$\boldsymbol{K}$间隔决定.

4.1.3 脉冲梯度和在 **K**-空间的扫描轨迹

共振激发在$\boldsymbol{K}$-空间的响应包含着产生这物体的像(自旋密度分布)所需要的全部信息.这情景类似于光学.一个连续散射分布的干涉极限,如在正常平面波或夫琅禾费衍射中那样,允许经过一、二或三维$\boldsymbol{K}$-空间傅里叶变换重建出原来的分布.为了产生一个 NMR 图像,有必要均匀地取样在$\boldsymbol{K}$-空间的响应函数,从而产生$\boldsymbol{K}$-映射(map).对于一般随时间变化的梯度,式(4.1.5)中指数上的因子可写为

$$\boldsymbol{K}\cdot\boldsymbol{r} = xK_x + yK_y + zK_z, \tag{4.1.12}$$

这里K_x、K_y和K_z是独立变量.那就是说,$G_x(t)$、$G_y(t)$和$G_z(t)$允许取不同的时间依赖关系.所有 NMR 成像技术之间的主要差别,产生于施加梯度的次序、梯度的量值和时序细节.换句话说,产生于$\boldsymbol{K}$-空间被扫描的方式.一般随时间t的增长,根据式(2.3.17),函数$\boldsymbol{K}(t)$描绘了扫描$\boldsymbol{K}$-空间的一条轨迹.自旋密度的$S(\boldsymbol{K})$信号被轨迹上各点的$s(t)$值给定.

为简单起见,我们只讨论 2D 断层图像.在这种情况下,$\boldsymbol{r}$是xy平面上的矢量,$\boldsymbol{K}$-空间图也是二维的.如图 4.1.2 所示,是一个一般化的$\boldsymbol{K}$-空间图.在那里连续的自旋分布被分割成规则的格点.为了建立图像,需要取样每个格点的自旋响应.如果扫描步骤从原点O开始,很容易理解,从O走到p点时,所有格点都被访问到,有很多走法.图 4.1.2 中表示出了四条可能的路径.显然,有些路径是无效的,或者是不实际的成像方式.

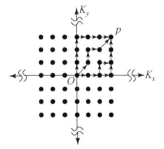

图 4.1.2 **K**-空间中的分立格点

从原点到任意点 p 有许多路径

因为有许多因素限制,像梯度强度、梯度切换速度是否够高、够快.

在大量实验测量中,控制$\boldsymbol{K}$-空间扫描轨迹,实际选择的走法还取决于自旋系统的特性,即是液体还是固体.对$S(\boldsymbol{K})$来说,随$|\boldsymbol{K}(t)|$增长,衰减相当快.然

而,只要自旋还没有被自旋-自旋弛豫不可逆地散焦,这信号总是可以令轨迹回到小 $|\boldsymbol{K}|$ 值区域而被恢复出来,于是产生一个"回波". 既然 90°激发脉冲之间的时间间隔是由弛豫时间决定的,在信号完全衰减掉之前不能尽可能经常地恢复出信号,就意味着牺牲了潜在的信息源.

恢复信号,即产生一个回波的方法之一是开关支配性的梯度分量,正如 EPI 方法那样;方法之二是使用 180°脉冲,虽然通常为了避免重复产生同样的回波而伴随开关一个梯度分量(通常较小的分量). 一个 180°脉冲将明显地产生 FID 信号的厄米共轭信号: $S(\boldsymbol{K}) = S^*(-\boldsymbol{K})$,即改变 $\boldsymbol{K}$ 的符号. 并且脉冲载波沿旋转坐标系 x' 轴加时(通常如此),其复数相位因子等于 -1.

在一个单次激发扫描中,T_2 将决定这扫描步骤可以花多长时间. 而最有效的成像方法响应于最佳扫描路径. 在 $\boldsymbol{K}$-平面上的轨迹图可提供一个更直观的、不同方法间的比较,有助于发展新的脉冲序列或新的变型序列. 当前一些 NMR 成像方法可以利用 $\boldsymbol{K}$-空间表象用一个统一的观点来进行考察. 图 4.1.3 显示了几个典型的脉冲序列在 $\boldsymbol{K}$-平面上相应的扫描轨迹.

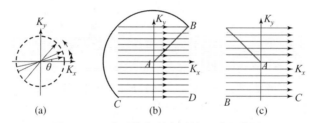

图 4.1.3 典型的多射序列的 $\boldsymbol{K}$-空间轨迹

(a) 投影重建序列的 $\boldsymbol{K}$-空间扫描方式;(b) SE 序列的 $\boldsymbol{K}$-空间扫描方式;(c) GE 序列的 $\boldsymbol{K}$-空间扫描方式

图 4.1.3(a)描写了投影重建方法的 $\boldsymbol{K}$-空间扫描轨迹,一个恒定梯度在 θ 方向施加,步进角 $\Delta\theta = \pi/N$,N 是投影数. 不试图恢复信号,整个样品在另一个投影执行前必须充分弛豫. 图 4.1.3(b)描写了图 3.1.1 所示自旋回波成像序列的 $\boldsymbol{K}$-空间扫描路径,读梯度在 x 方向,相位编码梯度加在 y 方向,ΔG_y 步进对应 ΔK_y 步增. 图 4.1.3(c)描写了图 3.5.1 所示梯度回波序列的 $\boldsymbol{K}$-空间扫描路径.

§4.2 回波平面成像(EPI)序列

4.2.1 原始 EPI 序列

回波平面成像(echo planar imaging,EPI)是曼斯费尔德(Mansfield)[2,3] 于

1977 年提出来的.这方法允许一次 RF 激发而得到 2D 断层图像的全部数据.因此,迄今它仍然是最快的成像方法.在原始 EPI 中,相位编码梯度是弱梯度,且恒定不变.读梯度是强梯度且是快速切换的.利用读梯度反向产生的回波列来成像,其时序如图 4.2.1(a)所示.和传统的成像序列一样,G_s、G_p、G_r 仍然分别代表选层、相位编码和频率编码梯度.至于 RF 脉冲,一般用 90° 激发.如果在功能成像中,同一层面成像的间隔比较短时,比如 $TR < T_1$,为避免饱和,可用低角激发.在 EPI 中,由于读梯度很强,磁化强度的散相和聚相都很快,回波的时间宽度很窄,对称回波两边都按指数 $\mathrm{e}^{-t/T_2^{**}}$ 衰减,

$$\frac{1}{T_2^{**}} = \frac{1}{T_2^{*}} + \gamma G_r \cdot x_r, \qquad (4.2.1)$$

这里 x_r 是读梯度方向有效视野最大线度.交变梯度产生的回波列

$$s(t) = s_0 \left\{ \sum_{n=0}^{N} g_n[t - TE(n)] \right\} \mathrm{e}^{-TE(n)/T_2^{*}}, \qquad (4.2.2)$$

式中 $TE(n)$ 是回波列中第 n 个回波的回波时间,s_0 是 $t=0$ 时的信号值.这里回波信号

$$g_n[t - TE(n)] = \mathrm{e}^{-[t - TE(n)]/T_2^{**}}. \qquad (4.2.3)$$

回波包络按 $\mathrm{e}^{-t/T_2^{*}}$ 衰减,如图 4.2.1(a)所示,其 $\boldsymbol{K}$-空间轨迹示于图 4.2.1(b)中.一次扫描覆盖半个 $\boldsymbol{K}$-空间,用半傅里叶成像,数据是足够的.分辨率与全 $\boldsymbol{K}$-空间数据一样,只是信噪比低 $\sqrt{2}$ 倍.通过增加预相位梯度实现全 $\boldsymbol{K}$-空间扫描,也是可能的.

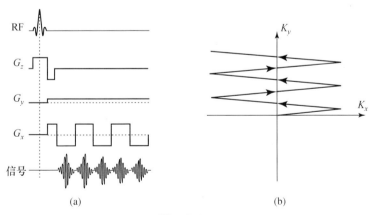

图 4.2.1

(a) 原始 EPI 序列的时序;(b) $\boldsymbol{K}$-空间扫描轨迹

在原始 EPI 中,用恒定梯度进行相位编码. 由于 G_y 恒定,**K**-空间中 K_y 函数与时间 t 成线性关系. 在 $K_x=0$ 处,ΔK_y 是恒定的. 这 ΔK_y 可根据关系 $\Delta K_y=1/L_y$ (L_y 是沿相位编码方向的视野)来确定梯度 G_y 的幅度:

$$G_y = \frac{1}{\Gamma L_y t_{esp}},\qquad\qquad (4.2.4)$$

式中 t_{esp} 是在 $K_x=0$ 处相位编码 K_y 方向的采样间隔,代表相位编码的有效驻留时间,决定相位编码带宽.

$$\nu_{phase} = \frac{1}{t_{esp}}.\qquad\qquad (4.2.5)$$

注意 ν_{phase} 被定义为全带宽,以区别于读出方向的半带宽. 因为 t_{esp} 在 1 ms 量级,相对于读出的驻留时间(几个 μs 量级)长得多,相位编码梯度幅度比读出梯度小两三个量级.

关于 EPI 成像时间,取决于 T_2^*,信号衰减一半的时间是 $(\ln2)T_2^*$,一般认为信号寿命为 $2\ln2 \cdot T_2^*$ 时间. 在 1.5 T MRI 系统上 T_2^* 经常是 100 ms 左右,采一幅像约花 130 ms 左右时间;在 3 T MRI 系统上,约 50 ms 采一幅像,即一个 T_2^* 时间左右. 如果时间太长,后面的回波幅度低,噪声相对含量急剧增大. 因此,可以说 EPI 成像时间是 T_2^* 量级. 在 4 T 系统上最短可达 30 ms 一幅像. 一秒钟 24 幅像可作电影(cine)显示,有可能动态跟踪一个生理、功能代谢过程,十分诱人. 但是应当指出,与光学高速摄影相比,目前 MR 摄影速度还是低得多,而且信噪比 SNR 也低得多. MRI 尚有很大的发展余地. 理论上进一步缩短 EPI 成像时间是不受限制的,主要是受硬件条件的限制. 只要硬件上有突破性的改进,神经生理学要求的 10 ms 成像时间的高速摄影在将来是有可能达到的.

对 EPI 序列来说,最突出的优点是成像速度极高. 由于成像速度快,EPI 序列对运动是不敏感的,在神经成像中,EPI 序列多用于脑功能成像(fMRI)、扩散加权成像(dMRI)和扩散张量成像(DTI). 在精神病科用于检查不太合作的病人;在儿科检查小孩无疑也是很合适的.

4.2.2　改进的 EPI 序列

原始 EPI 在 **K**-空间的轨迹是斜升锯齿状(图 4.2.1(b)),用 FFT 图像重建时需要通过内插得到直行直列的数据,因此不太方便. 把原始 EPI 中恒定相位编码梯度修改为短小脉冲(blip),并在读梯度穿越零点时刻加这 blip 脉冲,其时序和 **K**-空间扫描轨迹分别如图 4.2.2(a)和(b)所示,称为 BEST(blipped

echo-planar single-pulse technique)序列[15]. BEST 序列在 **K**-空间的扫描轨迹
是矩状直线,图像重建、数字信号数据处理很是方便.为了减少总的读出时间,
blip 脉冲要很快.$K_x = 0$ 对应回波峰位,$K_x = \pm 1$ 对应回波的前后尾,blip 脉冲
在 $K_x = \pm 1$ 时刻施加.若 blip 脉冲是矩形,则满足

$$\Gamma \cdot G_{PE} \cdot t_{PE} = \Delta K_y, \tag{4.2.6}$$

ΔK_y 代表相位编码步步距,t_{PE} 代表 blip 脉冲的时间宽度,G_{PE} 是 blip 脉冲的高
度.blip 脉冲经常是三角形脉冲,只要其面积满足要求即可.

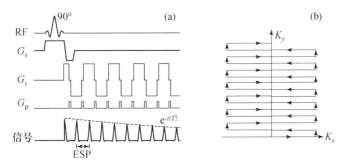

图 4.2.2

(a) BEST 序列的时序;(b) BEST 序列的 **K**-空间轨迹

4.2.3 EPI 序列对硬件的要求

EPI 序列自 1977 年提出并得到实验验证,然而直到 1996 年才变成商品应
用到临床机器上,其间经历了十几年的努力,困难在哪里呢? 回答是 EPI 对硬
件要求很高,具体说有如下要求:

(1)梯度强度很大:传统 1.5 T MRI 系统的梯度强度是 10 mT/m,上升时
间 600 μs 或切换速度为 17 mT/(m·ms).而装备有 EPI 序列的 1.5 T MRI 系
统的梯度强度达到 25 mT/m 以上,3 T 以上 MRI 系统的梯度强度在 40 mT/m
以上或左右.

(2)梯度开关速度很高:要求 1 ms 开关 1 次,甚至 2 次.

(3)梯度爬升(slew rate)时间很快:约 200 T/(m·s),或 200 mT/(m·ms),
以保证有足够长的平顶时间用于数据采集.

(4)梯度开关引起的涡流要很小:因为涡流产生的磁场叠加到主梯度磁场
上,使梯度线性度变差,退化图像质量,产生"涡流伪影".

(5)高梯度线圈快速开关时往往会发生强烈振动,这要求加重支撑,采取足
够好的减振措施.

(6) 模数转换器(ADC)速度要高.

(7) 在成像区域内主磁场 B_0 均匀性要高,磁场相对偏差 $(\Delta B/B_0) \leqslant 2$ ppm,使 $T_2^* \approx T_2$.

(8) 主磁场 B_0 要求高场,超导磁体 1.5 T 以上的 MRI 系统才能正常运行 EPI 序列.

(9) 接受带宽 Δf 很大,约数百 kHz.

(10) 高速计算机系统.

其中最大的难度在梯度系统,Turner 于 1986 年[16]提出设计梯度线圈的目标场方法是关键性的突破,导致涡流自屏蔽梯度线圈的产生.同时,梯度放大器技术[17]、梯度波形过驱动[18,19]等技术经过多年努力趋于成熟.有些公司的 MRI 系统为其 EPI 序列配备两套不同的梯度线圈和电源,EPI 序列扫描时接通振荡梯度电源,常规扫描时切换到常规梯度电源.如果用隔行扫描 EPI 序列,可以降低对梯度磁场的要求.

§4.3 常用或基本 EPI 序列

4.3.1 SE-EPI 序列

SE-EPI 是自旋回波与 EPI 相结合的混合序列[20],其时序和 $\boldsymbol{K}$-空间轨迹分别示于图 4.3.1(a)和(b)中.为简单直观起见,图中只画出 9 个回波,起始扫描点位于 $\boldsymbol{K}$-空间原点 $A(K_x = K_y = 0)$.从 A 点出发,由时序图中 A、B 时刻之间的预相位梯度(prephasing gradient)面积造成的轨迹是从 A 走到 B,B 点对应 $(K_{x,\max}, K_{y,\max})$ 点.180° RF 脉冲使扫描点从 B 走到它的厄米共轭点 C,C 点在 $\boldsymbol{K}$-空间的位置是 $(-K_{x,\max}, -K_{y,\max})$.然后像 BEST 序列那样扫描.与 BEST 不同的是,SE-EPI 可对 K_y 空间的两半进行对称扫描,或者说 SE-EPI 扫描可覆盖全 $\boldsymbol{K}$-空间.相位编码梯度面积是对整个回波列积累的.第 i 个回波的 $\boldsymbol{K}$-空间值由下式给出:

$$K_{yi} = \Gamma \left[A_{pp} + (i-1)A_{blip} \right], \tag{4.3.1}$$

这里 A_{pp} 是相位编码方向预相位梯度脉冲叶的面积,它等于一半数目 blip 脉冲的总面积之和,

$$A_{pp} = \frac{1}{2} N_p \cdot A_{blip}. \tag{4.3.2}$$

这样最大回波正好位于 $K_y = 0$.各个回波峰值形成的包络的最大值正好位于

$K_x = K_y = 0$ 的 A 点.式中 N_p 是相位编码步数;A_{blip} 是一个 blip 脉冲的面积,它决定相编方向的视野 L_y,

$$A_{blip} = \frac{1}{\varGamma L_y}. \tag{4.3.3}$$

如果用部分傅里叶成像,A_{pp} 可以控制 $\boldsymbol{K}$-空间轨迹的起始位置,最大 i 值决定 $\boldsymbol{K}$-空间的终止位置($i=1,2,3,\cdots,N_p$).由于使用 180°重聚脉冲,EPI 对磁场不均匀性的敏感性有一定改善.回波包络按 e^{-t/T_2} 衰减,图像是 T_2 加权而不是 T_2^* 加权.

组织间磁化率不一致,主磁场不均匀等引起的偏离共振效应,在 SE-EPI 中会减弱甚至消失,因此 SE-EPI 序列相对于 GE-EPI 序列(看后面)会有更高的图像质量,比如 GE-EPI 中由于磁化率不同会引起的信号损失,在 SE-EPI 中会有很大改善.因此 SE-EPI 常用在扩散成像中.

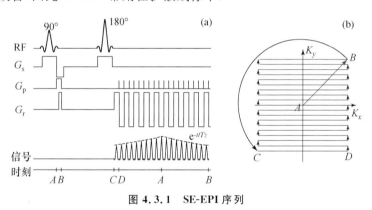

图 4.3.1 SE-EPI 序列

(a) SE-EPI 的时序,每个分立的回波都是梯度回波,梯度回波的包络对应由 180°脉冲产生的自旋回波;(b) $\boldsymbol{K}$-空间扫描轨迹

4.3.2 GE-EPI 序列

GE-EPI 是把梯度回波和 EPI 结合起来的混合序列[21],其时序和 $\boldsymbol{K}$-空间轨迹分别示于图 4.3.2(a)和(b)中.(a)中时间点 A 和 B 之间的预相位梯度在(b)中产生的轨迹是从原点 A 到 B 点,在正向读梯度下取样,第一个回波正是从 B 到 C 的扫描轨迹,第一个 blip 脉冲产生的扫描轨迹是从 C 到 C'.然后在负向读梯度下读取第二个回波,其轨迹为从 C' 扫描到 D 点.图 4.3.2(b)表示出了全部扫描轨迹.blip 脉冲也可以为任意波形,只要面积满足要求即可.最简单也最常用的是三角形,如图 4.3.2(a)所示.

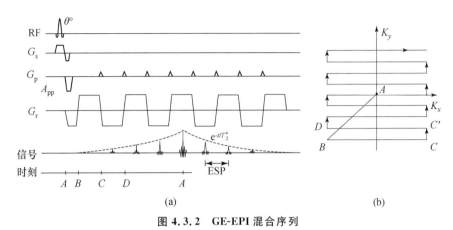

图 4.3.2　GE-EPI 混合序列

（a）GE-EPI 的时序；（b）GE-EPI 的 **K**-空间轨迹

和 SE-EPI 类似,在 GE-EPI 中,相位编码方向的预相位梯度的面积等于最大回波,即采 **K**-空间中央行($K_y=0$)之前所有 blip 脉冲加起来的总面积. 因为,在相位编码方向梯度造成的相散完全补偿正是回波包络的峰值(即最大回波的位置)形成的原因. 在图 4.3.1 中,梯度波形画成矩形,只是一种理想的近似. 而实际的梯度总是有一个上升时间,因而画成梯形更符合实际情况. 每一个具体的回波都是读梯度产生的. 由于 EPI 序列本身所成图像是 T_2^* 加权的,GE 本身所成图像也是 T_2^* 加权的,那么,不难理解,当 EPI 和 GE 结合起来时,其所成图像是重 T_2^* 加权的. 这对以 BOLD 对比度为特征的脑功能成像是特别适合的. 另外,GE-EPI 可以用低倾倒角($<90°$)激发,有可能运行在 SSFP 状态,在超高场 MRI 情况这不仅可以降低脑内的 RF 功率沉积,还可以进行动态跟踪测量.

4.3.3　IR-EPI 序列

在 GE-EPI 或 SE-EPI 之前加一个反向恢复模块,就构成了 IR-EPI[22,23]. 在 FLAIR 中,这种序列可衰减脑脊液. 像在磁化强度预备的 T_1 加权成像中那样,预备一个希望的组织对比度,用动脉自旋标记(ASL)来测量组织灌注,或产生 T_1-map.

4.3.4　单射 EPI 成像时间,最小回波间隔 ESP 及最大回波列长度

单次激发 EPI 成像时间,由于数据在一个序列周期内采完,脉冲重复时间 TR 失去了原来的意义. 因此,成一幅 2D 图像的时间就是序列运行时间:

$$t = t_0 + N_{\text{echo}} \cdot t_{\text{esp}}, \tag{4.3.4}$$

式中 t_0 是序列开始到开始采集第一个回波的时间间隔, N_{echo} 是采集的回波数即相位编码步数, t_{esp} 是相邻回波时间间隔. 在 GE-EPI 中, 典型的 t_0 是几个 ms; 在 SE-EPI 中, t_0 约为 $TE_{SE}/2$. 假如运行 GE-EPI, $t_0 = 5$ ms, $N_{echo} = 128$, $t_{esp} = 0.5$ ms, 则成像时间为 69 ms. 单射 EPI 的优势是特别快, 可以把运动"冻结住", 因此一般 N_{EX} 都取为 1. 对于多层面, 总扫描时间为

$$t = N_s(t_0 + N_{echo} \cdot t_{esp}). \qquad (4.3.5)$$

一般在梯形梯度的平顶时间采样, 采样率恒定, 读出的 K_x 与 t 成线性关系 [图 4.3.3(b)]. 于是, 信号以恒定驻留时间(即固定带宽)被数字化. 对于一个单回波, 采样时间由下式给出:

$$T_{acq} = \frac{N_x}{2\Delta\nu} = \frac{N_x}{\Gamma L_x G_x}, \qquad (4.3.6)$$

式中 $2\Delta\nu$ 为接收机全带宽, N_x 为复 $\boldsymbol{K}$-空间读出方向采样点数, L_x 为读出方向视野. 回波间隔 ESP 由 T_{acq} 和两个斜坡时间 T_{ramp} 组成. 为了在横向磁化强度有效寿命($2\ln 2 \cdot T_2^*$)内得到最大回波列长度 ETL, 各个回波的采样时间必须最小化. 根据式(4.3.6), 应该用很宽的接收带宽, 采样点数经常在 128 左右. 宽的接收带宽将导致 SNR 降低($SNR \propto 1/\sqrt{\Delta\nu}$). 式(4.3.6)还意味着, 宽的带宽必须由强的读梯度来匹配. 对于人体 EPI 成像, 带宽范围大多在 100 kHz～ 1 MHz 之间. 不用斜坡采样, 假定 ESP 只由读梯度波形决定, 则最小 ESP 由下式计算:

$$t_{esp,min} = T_{acq} + 2(t_2 - t_1) = \frac{N_x}{\Gamma L_x G_x} + \frac{2G_x}{S_R}. \qquad (4.3.7)$$

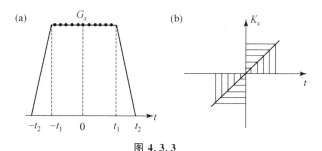

图 4.3.3

(a) 梯形梯度叶, 只在平顶时间($-t_1 < t < t_1$)等间距采样; (b) 时间 t 和读出 $\boldsymbol{K}$-空间 K_x 成线性关系[22]

例 4.1　运行 EPI 只平顶采样, 带宽 $\Delta\nu = \pm 62.5$ kHz, $N_x = 128$, $L_x = 22$ cm, $S_R = 120$ T/(m·s), (1) 试求可匹配的读梯度 G_x 和 $t_{esp,min}$; (2) 如果 $\Delta\nu$ 增大一

倍,试求 $t_{\mathrm{esp,min}}$;(3) 如果 $S_R = 60 \ \mathrm{T/(m \cdot s)}$,试求 $t_{\mathrm{esp,min}}$.

解答 (1) 由式 (4.3.6),$T_{\mathrm{acq}} = \dfrac{N_x}{2\Delta\nu} = \dfrac{128}{2 \times 62.5} = 1.024 \ (\mathrm{ms})$,

$$G_x = \frac{\Delta\nu}{\Gamma L_x/2} = \frac{62.5}{4.2576 \times 22/2} = 13.3 \ (\mathrm{mT/m}),$$

于是　　　　　$t_{\mathrm{esp,min}} = T_{\mathrm{acq}} + \dfrac{2G_x}{S_R} = 1.024 + \dfrac{2 \times 13.3}{120} = 1.246 \ (\mathrm{ms}).$

(2) 如果 $\Delta\nu$ 增加一倍,则 T_{acq} 将减半,G_x 将加倍,因此

$$t_{\mathrm{esp,min}} = T_{\mathrm{acq}} + \frac{2G_x}{S_R} = 0.512 + \frac{2 \times 26.6}{120} = 0.955 \ (\mathrm{ms}).$$

(3) 如果 $S_R = 60 \ \mathrm{T/(m \cdot s)}$,若带宽 $\Delta\nu = \pm 62.5 \ \mathrm{kHz}$,则

$$t_{\mathrm{esp,min}} = T_{\mathrm{acq}} + \frac{2G_x}{S_R} = 1.024 + \frac{2 \times 13.3}{60} = 1.467 \ (\mathrm{ms}).$$

若 $\Delta\nu = \pm 125 \ \mathrm{kHz}$,则

$$t_{\mathrm{esp,min}} = T_{\mathrm{acq}} + \frac{2G_x}{S_R} = 0.512 + \frac{2 \times 26.6}{60} = 1.399 \ (\mathrm{ms}).$$

在这种情况,虽然梯度增大一倍,但由于爬升速度慢,梯度上升、下降的斜坡时间变长,最小回波时间 $t_{\mathrm{esp,min}}$ 的变小并不十分显著.

当采集从 $-K_{y,\max}$ 到 $+K_{y,\max}$ 全相位编码行被信号寿命所允许的 ETL 不足够时,在相位编码方向通常使用部分傅里叶采集.也就是说,只采集部分的 **K**-空间数据(通常是 5/8~7/8)来提高采集速度,这种数据的重建已经有成熟的算法(看 §7.4).例如为了重建一个矩阵 128×128 的图像,采用 ETL=72 填充相位编码 **K**-空间范围为 -8~$+63$.其中从 -8 到 -1 的 **K**-空间行被称为半傅里叶 EPI 的"过扫描行".一个长的 ESP 不仅使数据采集效率打折扣,而且加重了图像伪影,比如畸变、化学位移引起的错位、信号损失和模糊.缩短 ESP 的根本方法是通过梯度硬件设计提高切换速度 S_R(如提高梯度放大器驱动电压,减小线圈电感等),然而 S_R 超过一定阈值将会引起病人安全问题,如疼痛、外周神经刺激(如肌肉抽搐、抽筋).

4.3.5 EPI 序列图像对比度

由于一次激发扫描成像,序列不需要重复,传统成像序列中的重复时间 TR 在 EPI 序列中已失去原有的意义,因此无法通过控制 TR 而实现 T_1 加权像.同样也不能做自旋密度加权像.由于高 K_y 信号有权重因子 $\mathrm{e}^{-TE(K_y)/T_2^*}$,故纯 EPI 序列图像一般都是 T_2^* 加权像.

在 K-空间中,沿着相位编码方向,每一条线的回波时间(echo time, TE)都是不同的,与之对应的回波的峰值按照如下规律衰减:

$$S(n) = S_0 e^{-TE(n)/T_2^*} , \qquad (4.3.8)$$

其中,n 是回波列中回波的序号,S_0 是初始时刻(M_0 刚被翻转到横平面上)信号的大小. 由于图像的对比度主要是由 K-空间中心那条线的 TE 决定的,所以 EPI 序列中使用 K-空间中心线的 TE 来代替传统序列中的 TE,称为有效 TE (TE_{eff}):

$$TE_{\text{eff}} = TE \quad (k_y = 0). \qquad (4.3.9)$$

K-空间中心线在回波列中的位置可以通过调整预散相梯度的面积 A_{pp} (area of phase encoding prewinder gradient)来实现. 在 GE-EPI 序列中 A_{pp} 的极性与相位编码梯度是相反的,如果增加 A_{pp},则需要更多的时间使得相位编码梯度累积的面积与 A_{pp} 达到平衡. 这样,K-空间中心线对应的回波在回波列中处于更靠后的位置,TE_{eff} 变长,就意味着一个"晚回波",从而得到更重的 T_2^* 加权;反之,如果减小 A_{pp},则 TE_{eff} 变短,就意味着一个"早回波",图像的 T_2^* 权重变小. 可见,在 EPI 序列中通过控制 TE_{eff} 可以调节 T_2^* 的权重程度.

§ 4.4　EPI 序列的伪影

与传统的自旋回波或者梯度回波序列相比,EPI 序列的伪影种类更多,也更严重. 由于高 K_y 信号的衰减,高空间频率成分的幅度沿 K_y 方向变低,因而在相位编码方向经常出现图像模糊. 另外,最常见的还有磁化率伪影、化学位移伪影、$N/2$ 奈奎斯特鬼影和图像畸变伪影. 系统不完善和各种物理现象(如涡流、不对称的抗混叠滤波器响应、伴随场、失配的梯度群时延和滞后等)都会在 EPI 中导致伪影.

4.4.1　化学位移伪影

在 SE 和 GE 序列中,化学位移伪影有时在读出和选层方向都能观察到,而在相位编码方向几乎看不到. 而对于 EPI 却相反,由于读梯度是大梯度,读出带宽很大,$\pm \nu = \Gamma G_x (FOV)_x / 2$,平均每像素带宽($\Delta \nu = 2\nu / N_x$)也相当大,读出方向化学位移伪影被有效地抑制. 而相位编码梯度是小梯度,在相位编码方向有效带宽 $\nu_{\text{phase}} = 1/t_{\text{esp}}$ 相当小,平均每像素带宽($\Delta \nu = \nu_{\text{phase}} / N_y$)就更小,化学位移伪影经常出现在相位编码方向. 用 δf_{cs} 表示水和脂肪之间的化学位移,那么由化学位移造成的脂肪位移可以表示为

$$y_{cs} = \frac{\delta f_{cs}}{\nu_{phase}} FOV_y = t_{esp} \delta f_{cs} FOV_y, \qquad (4.4.1)$$

式中 FOV_y 表示相位编码方向上的视野大小.

例 4.2 运行 GE-EPI 序列,设 128 ms 采样 128 个回波,每回波采样 256 点数据. 读梯度为 24 mT/m,视野为 25 cm×25 cm,(1) 试分别计算频率编码方向和相位编码方向体元带宽;已知水和脂肪之间化学位移在 1.5 T 磁场条件下是 220 Hz.(2) 试估算在相位编码方向脂肪错位多少个像素.(3) 试证明在频率编码方向不会有化学位移伪影.

解答 (1) 在频率编码方向,两个相邻体元之间频差为

$$\Delta f = \Gamma G_r \Delta x = 42.576 \text{ MHz} \times 0.024 \times 0.25/256 = 997.9 \text{ Hz}.$$

在相位编码方向,体元带宽为

$$\Delta \nu = \nu_{phase}/N_y = 1/(t_{esp} N_y) = 1/(0.001 \times 128) = 7.8 \text{ (Hz)}.$$

(2) 在相位编码方向脂肪将被移位 220/7.8＝28 个像素. 这是非常显著的化学位移伪影.

(3) 在频率编码方向脂肪错位仅仅 220/998＝0.22 个像素,难以识别出来. 可以说,脂肪与水的位置几乎完全重合,几乎看不出有错位. 因此,在频率编码方向不会有化学位移伪影.

对于单射 EPI,克服化学位移伪影最常用的办法是脂肪预饱和. 用短 TI 的 IR-EPI 抑制脂肪也可行. 另外,早期有人提出用"多射 EPI"来减轻化学位移伪影.

4.4.2 交错多射 EPI[22,24]

多次 RF 激发完成 EPI 扫描称为多射 EPI. 每次 RF 激发产生的回波列只用来填充 **K**-空间的一部分相位编码行数据. 各次激发采集的相位编码行互相交错,如图 4.4.1 所示. 多射 EPI 在相位编码方向空间分辨将不再受 ETL 限制,将产生较好的图像质量(较高的 SNR、模糊减轻、畸变减轻、伪影强度减小),对梯度硬件的要求(梯度最大幅度,爬升时间 S_R)也可以降低,对 RF 硬件的要求(接收机带宽)也可降低. 所付出的代价是延长了扫描时间,对运动要敏感得多.

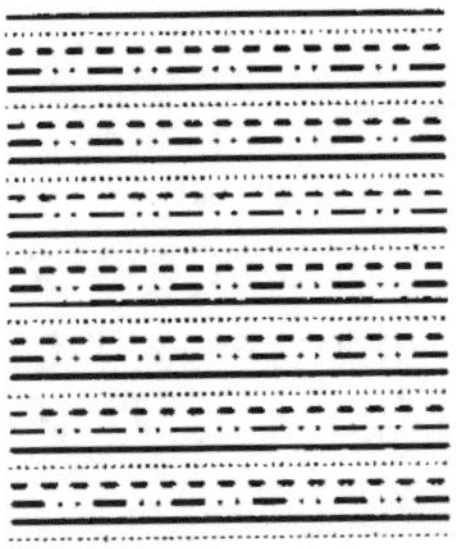

图 4.4.1 交错多射 EPI 采样机制[22]
显示的是 4 射,实线、点虚线、短划线、点划线分别代表第一、第二、第三、第四射

在交错多射 EPI 中,相位编码幅度或者

说 blip 脉冲面积增大,以致一个 ETL 内采集的空间编码行的行距增大(图 4.4.1).后续激发采集的 K-空间行以交错方式相继填充在这 K-空间行的间隙中(图 4.4.1).因为每次激发得到的横向磁化强度被更新或者都是 M_0,遍及整个回波列积累的相位误差和幅度调制被复位.如果各次激发产生的相位编码行彼此平行,则沿 K_y 方向相位和幅度调制将变慢,结果使伪影间隔减小,强度降低.如式(4.3.6)描写的,T_2^* 感应的信号衰减也将慢一个 N_{shot} 因子,导致图像模糊程度也变小.沿相位编码方向有效带宽增大一个 N_{shot} 因子,有 $\nu_{phase} = N_{shot} / t_{esp}$.这增大的带宽降低了化学位移错位的程度.

4.4.3 $N/2$ 奈奎斯特鬼影[22]

在 EPI 中,对偶数回波采集的 K-空间行是在与奇数回波 K-空间行相反的方向渡越的.因此,图像重建之前,要求把隔行的数据颠倒过来,以使每一行数据渡越方向一致.此操作称为"隔行颠倒".隔行颠倒后的 K-空间数据往往包含不一致的相位误差.很多原因比如梯度涡流、B_0 场不均匀、接收链和梯度放大器群时延、伴随场、不对称的抗混叠滤波器响应等等都可以引起相位误差、幅度调制或者 K-空间数据移位.这些误差交替出现在奇偶行间,导致奈奎斯特鬼影.这种伪影与图像本体形状一致,但是位置上在相位编码方向上平移了一半的视野,因此这种伪影也被称为 $N/2$ 鬼影.

考虑 K-空间数据中存在一个与空间位置无关的相位误差 ϕ,这时 K-空间的信号强度可以表示为[22]

$$S'(p,q) = \begin{cases} \sum_l \sum_m I(l,m) \exp\left(-\frac{\mathrm{i}2\pi lp}{n_x}\right) \exp\left(-\frac{\mathrm{i}2\pi mq}{n_y}\right) \exp(-\mathrm{i}\varphi) & \text{当 } q \text{ 是偶数时,} \\ \sum_l \sum_m I(l,m) \exp\left(-\frac{\mathrm{i}2\pi lp}{n_x}\right) \exp\left(-\frac{\mathrm{i}2\pi mq}{n_y}\right) \exp(\mathrm{i}\varphi) & \text{当 } q \text{ 是奇数时,} \end{cases}$$

$$(4.4.2)$$

其中 I 表示被成像物体的自旋密度分布,也可以看成是理想的图像强度,如图 4.4.2(a)所示.p 和 q 分别表示 K-空间中频率编码和相位编码方向的指标,l 和 m 是图像空间的相应指标.

$$\begin{cases} K_x = p\Delta K_x, \\ K_y = q\Delta K_y, \\ x = l\Delta x, \\ y = m\Delta y. \end{cases} \quad (4.4.3)$$

对 K-空间数据 S' 进行傅里叶变换之后,得到的图像 I' 为

$$I'(l,m) = I(l,m)\cos\varphi + \mathrm{i}I\left(l,m-\frac{N_y}{2}\right)\sin\varphi, \qquad (4.4.4)$$

其中 N_y 表示成像矩阵在相位编码方向上的大小,或者说是相位编码步的数目.
式(4.4.4)中的第一项表示真实图像,信号强度降低为理想情况时的 $\cos\varphi$ 倍;
第二项表示奈奎斯特鬼影,可以看出其位置沿着相位编码方向平移了一半的视
野即 $N_y/2$,信号强度为 $I|\sin\varphi|$. 式(4.4.4)指示交替的相位误差 ϕ 把理想图像
分裂为"实"部 $I(l,m)\cos\varphi$ 和"虚"部 $\mathrm{i}I\left(l,m-\frac{N_y}{2}\right)\sin\varphi$. 注意,因为 I 一般是复
函数,因此不论是 $I(l,m)\cos\varphi$ 还是 $I\left(l,m-\frac{N_y}{2}\right)\sin\varphi$ 都不必是实数. 伪影越亮,
物体的图像就越暗. 这种与空间位置无关的相位误差的来源的两个例子是零阶
的梯度涡流场和偏离中心视野成像的频率失配[22]. 因为这种相位误差与空间无
关,故称由式(4.4.4)给出的鬼影叫作恒定相位鬼影或常数鬼影,或均值鬼影,
如图 4.4.2(b)所示,是计算机模拟的 $\varphi=0.15\pi$ 时奈奎斯特鬼影的情况.

如果隔行颠倒后,$\boldsymbol{K}$-空间数据沿读出方向奇、偶回波之间交替位移 $\delta K_x = u\Delta K_x$. 假设所有奇数行数据的位移是 $u\Delta K_x$,偶数行数据的位移是 $-u\Delta K_x$,但
是把偶数行的数据反向之后,奇偶行之间就存在着位移的差异. 假设所有奇数
行数据的位移是 $u\Delta K_x$,偶数行数据的位移是 $-u\Delta K_x$,傅里叶变换后重建的图
像为

$$I'(l,m) = I(l,m)\cos\left(\frac{2\pi ul}{N_x}\right) + \mathrm{i}I\left(l,m-\frac{N_y}{2}\right)\sin\left(\frac{2\pi ul}{N_x}\right). \qquad (4.4.5)$$

这说明,在 $\boldsymbol{K}$-空间交错行数据一个整行的相对位移,经傅里叶变换后,在图像
空间中沿着频率编码方向有线性的相位误差. 这种情况下,真实图像与伪影
沿着频率编码方向分别被一个余弦函数和正弦函数调制. 在图像中心,伪影
为零. 因为 $\boldsymbol{K}$-空间数据移位对应图像空间一个线性相位误差,故称式(4.4.5)
描述的伪影为线性相位鬼影,或简称线性鬼影,也称奇鬼影. 因为对伪影的调制
是奇函数$[\sin(-x)=-\sin x]$. 图 4.4.2(c)是计算机模拟的奇偶行 $\boldsymbol{K}$-空间数据
位移为 $\pm 0.5\Delta K_x$ 时奈奎斯特鬼影的情况. 在频率编码方向上产生线性相位误
差的来源可能有频率编码方向上的线性涡流场,梯度群时延和梯度放大器的迟
滞等.

如果奇偶行的 $\boldsymbol{K}$-空间数据,沿着相位编码方向分别有 $\pm\nu\Delta K_y$ 的位移,重建
后的图像可以表示为

$$I'(l,m) = I(l,m)\cos\left(\frac{2\pi\nu m}{N_y}\right) + \mathrm{i}I\left(l,m-\frac{N_y}{2}\right)\sin\left[\frac{2\pi\nu(m-N_y/2)}{N_y}\right].$$

$$(4.4.6)$$

这时,真实图像与伪影受到的调制方向变为相位编码方向.图 4.4.2(d)是计算机模拟的奇偶行 K-空间数据位移为 $\pm 0.5\Delta K_x$ 时奈奎斯特鬼影的情况.在视野边缘($m=\pm N_y/2$ 处)伪影有节线(即零),图像中心($m=0$)也有一定强度.这种伪影通常发生在 EPI 斜采时,故称为"斜奈奎斯特鬼影".产生的原因可能有各方向梯度不一致的涡流特性、群时延以及交叉涡流项等.

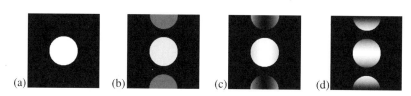

图 4.4.2　计算机模拟的三种类型的奈奎斯特鬼影

竖直方向为相位编码方向.(a)是理想的图像;(b)是空间位置无关的相位误差引起的伪影;(c)是频率编码方向上的线性相位误差引起的伪影;(d)是相位编码方向上的线性相位误差引起的伪影

　　除上面讨论的情况外,高阶涡流项和伴随场引起的相位误差也会产生奈奎斯特鬼影.实际 EPI 序列中的奈奎斯特鬼影,往往是上述三种情况中一种或几种的组合.例如常相位鬼影和线性相位鬼影的结合,将使竖直节线离开图像中心;线性相位鬼影和斜奈奎斯特鬼影结合,将产生斜的节线.在平行读出方向的多射交错 EPI 中,上面讨论的各种伪影分裂为多伪影,但其空间频率提高而强度降低.

4.4.4　奈奎斯特鬼影的校正

　　已经发展了很多技术来降低或消除这种奈奎斯特鬼影,最为常用的是用参考扫描来测量回波列中奇、偶回波间不一致的相位误差[25,26].参考扫描使用与待校正的序列相同的参数,但是把相位编码梯度置零.对于参考扫描中的每一个回波,沿着频率编码方向作一维傅里叶变换,这样就得到了一系列的被成像物体沿着相位编码方向的投影.如果没有相位误差,所有的投影应该有相同的相位.典型地通过线性回归只能得到零阶和一阶相位误差[22],

$$\Delta\phi = \alpha + \beta x \tag{4.4.7}$$

对于待校正的数据,也首先沿着频率编码方向作一维傅里叶变换,得到 K-空间与图像空间混合的数据 $P(x, K_y)$,把相位误差从 $P(x, K_y)$ 中扣除掉,然后沿着相位编码方向作另一维的傅里叶变换,就得到了消除了 $N/2$ 奈奎斯特鬼影的图像.如果相位误差不限于常相位和线性相位,即有高阶相位误差,可以在混合域

$P(x,K_y)$ 沿 x 方向逐个像素进行相位校正. 图 4.4.3 是用来做参考扫描的序列,与成像用的序列图 4.3.2 相比,不同之处在于取消了相位编码.

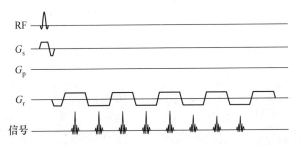

图 4.4.3　用于校正奇偶回波间相位不一致误差的参考扫描序列时序图

与图 4.3.2 的不同之处在于,这种序列的相位编码梯度被关闭[22,25]

在临床实践中,为了节省时间,通常把参考扫描嵌入到 EPI 序列中,并且只作两行的参考扫描,对成像时间的影响很小. 如图 4.4.4 所示,在 EPI 回波列中,采零相位编码的两个相邻回波产生两行 $K_y=0$ 的数据[22,27],这两行数据作为参考用来校正 EPI 的奇偶行间相位误差 α 和 β.

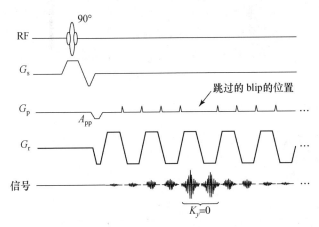

图 4.4.4　参考扫描被镶嵌在实际的 EPI 数据采集序列中

中央 **K**-空间行被采集两次,一次是奇回波,一次是偶回波.此例中预相位梯度叶面积等于 4 个 blip 脉冲的面积,以使第五、第六回波数据位于 $K_y=0$ 行

还发展了许多其他伪影降低技术,例如通过修改梯度波形降低斜奈奎斯特鬼影[28,29];通过高阶相位校正降低伴随场引起的伪影[30]. 向清三等人提出的 PLACE(phase labeling for additional coordinate encoding)方法[31],可以巧妙地

消除 $N/2$ 奈奎斯特鬼影. 在 EPI 序列中通过调整相位编码方向预相位梯度叶[图 4.4.5(a)]的面积,使两次 EPI 扫描的 TE 相差一个回波间距,相当于在 K-空间平移了一行[图 4.4.5(b)]. 由于 EPI 序列的奇数行和偶数行的相位误差符号通常相反,因此把 K-空间数据作复数相加,就可以消除部分相位误差[图 4.4.5(b)],从而抑制 $N/2$ 奈奎斯特鬼影[图 4.4.5(c)].

另一类降低 $N/2$ 奈奎斯特鬼影的方法是不用参考扫描,而是在图像域对 EPI 图像进行后处理[32~36].

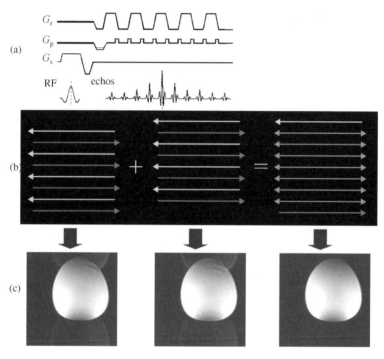

图 4.4.5 消除 $N/2$ 奈奎斯特鬼影的 PLACE 序列[31]

(a) EPI 序列时序图,预相位梯度叶面积精确相差一个 blip 脉冲的面积;(b) 两次 EPI 采集 K-空间数据错开一行,第一次(左)的偶数行对齐第二次(中)的奇数行,两次数据复数相加(右);(c) 第一(左)、第二(中)及复数和(右)的 K-空间数据分别经 FFT 建立的图像,右边图像已经消除了 $N/2$ 奈奎斯特鬼影,但仍有畸变

4.4.5 图像畸变伪影

图像畸变是 EPI 序列中另一类常见的伪影[37],由于相位编码方向带宽很小,在有偏离共振效应的区域,比如 B_0 场不均匀、磁化率变化剧烈、长时间常数

涡流（>100 ms）以及伴随场等，就会产生图像畸变. 理想情况下 MRI 成像测量得到的 $\boldsymbol{K}$-空间数据可以表示为

$$S(p\Delta K_x, q\Delta K_y) = \iint \rho(x,y) e^{i2\pi(p\Delta K_x x + q\Delta K_y y)} \, dx dy, \qquad (4.4.8)$$

其中，$\Delta K_x = \Gamma G_x \tau_s$，$\Delta K_y = \Gamma G_y \tau_y$，$G_x$ 是频率编码梯度，τ_s 为采样间隔，$G_y \tau_y$ 是相位编码三角形 blip 脉冲的面积. 如果待成像物体的某区域处于偏离共振状态，那么 $\boldsymbol{K}$-空间数据中会引入额外的相位，假设引起偏离共振的静磁场偏离为 $\Delta B(x,y)$，则单次激发的 EPI 序列测量到的 $\boldsymbol{K}$-空间数据表示如下：

$$\begin{aligned}
S(p\Delta K_x, q\Delta K_y) &= \iint \rho(x,y) e^{i2\pi(p\Delta K_x x + q\Delta K_y y)} \cdot e^{i\gamma \Delta B(x,y)(q t_{\mathrm{esp}} + p\tau_s)} \, dx dy \\
&= \iint \rho(x,y) e^{i2\pi[p\Delta K_x(x + \Delta B(x,y)/G_x) + q\Delta K_y(y + \Delta B(x,y) t_{\mathrm{esp}}/G_y \tau_y)]} \, dx dy.
\end{aligned}$$

$$(4.4.9)$$

从上式可以看出，原本位于 (x,y) 位置处的像素在变形的图像中会出现在如下位置：

$$\left(x + \frac{\Delta B(x,y)}{G_x}, y + \frac{\Delta B(x,y) t_{\mathrm{esp}}}{G_y \tau_y} \right). \qquad (4.4.10)$$

由于读梯度很大，沿频率编码方向位移完全可以忽略. 而沿相位编码方向位移为

$$\Delta y(x,y) = \frac{\Delta B(x,y) t_{\mathrm{esp}}}{G_y \tau_y}. \qquad (4.4.11)$$

连续像素的错位形成了图像畸变. 假设某一 EPI 图像的扫描参数为：$FOV = 350 \times 350 \text{ mm}^2$，$\mathrm{Matrix} = 128 \times 128$，$t_{\mathrm{esp}} = 1 \text{ ms}$，主磁场强度为 1.5 T，在某处静磁场偏离 $\Delta B/B_0$ 为 1 ppm 时，根据式（4.4.9）和式（4.4.10）可以计算出，该处沿频率编码方向的形变大小约为 0.2 mm，只相当于 0.06 个像素的大小；而在相位编码方向上形变的大小约为 22 mm，相当于 8 个像素的大小. 可见，EPI 的几何形变主要表现在相位编码方向上.

　　图 4.4.6 显示了一个图像畸变的例子. 当在相位编码轴存在非零基线或背景梯度时，图像沿相位编码轴要么被压缩，要么被拉伸扩大. 当在频率编码轴存在背景梯度时，则图像将发生剪切畸变. 这些畸变伪影在扩散加权 EPI 中经常被观察到，那里背景梯度是由长时间常数涡流产生的. 在非轴面图像如矢位面和冠位面图像中图像畸变往往是由伴随场引起的[30,38]. 不在同心点（isocenter）轴位像，伴随场使图像沿相位编码轴偏移[39,22]，偏移距离随离开同心点的距离增大而增大.

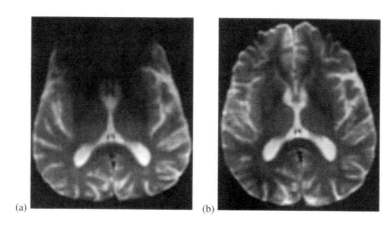

图 4.4.6

（a）在单射 EPI 中一副远离成像层面的假牙由于扰动磁场 B_0 而引起图像畸变和信号损失[22]；（b）拿掉假牙后，畸变消失，图像显示正常

　　当 BOLD-fMRI 用于个体研究或者手术导航时，通常需要把 EPI 扫描得到的脑激活图融合到高分辨率的解剖结构图上，以便找到功能区的解剖结构位置，如果 EPI 图像存在畸变，就会使这种融合产生错误[40,41]. 在扩散成像（第 6 章）中，扩散梯度引起的涡流场会引起图像额外的畸变，更复杂的是，扩散梯度的大小或者方向不同时，畸变的程度也不一样，从而造成计算得到的各向同性 DWI 图像的模糊以及表观扩散系数（ADC）图的计算错误. 因此，EPI 序列的伪影校正，尤其是图像畸变的校正，可以改善功能磁共振成像的成像质量，有非常重要的意义.

4.4.6　图像畸变伪影的校正[36]

　　图像畸变通常表现为像素位置的移动、压缩或者拉伸. 图像畸变的校正是根据像素偏移图，把发生位移的像素移动到正确的位置，把发生了压缩变形的区域进行拉伸，把发生了拉伸的区域压缩回正确的位置. 从式（4.4.11）可以看出，在 FOV 选定、静磁场不均匀性 ΔB 确定的情况下，图像畸变的程度与回波间距 t_{esp} 有关. 似乎使用更强的读出梯度，以缩短回波间距，有助于减弱图像的畸变；使用多次激发的 EPI 序列，也可能减少偏离共振引起的额外的相位积累，从而减弱图像畸变，代价是需要较长的扫描时间；用多通道阵列线圈并行成像技术，也有助于减弱图像的畸变，不会损失空间分辨率，但对信噪比有一定影响. 其实，这些技术都不能完全消除图像的畸变，为了校正 EPI 的图像畸变发展了很多方法,大概可归纳为如下三类: 使用磁场分布图 (B_0-map) 的方法[31,37,40,42],点扩散函数 (point spread function, PSF) 方法[43~46] 和图像域的处理方法[47~49].

   EPI 图像畸变的程度与静磁场不均匀性 ΔB 有关,如果能够测量得到 ΔB 的分布,就可以把发生位移的像素拉回到原来正确的位置,场图分布法是研究最多的一类算法. 前面提到的 PLACE 方法不但可以校正 $N/2$ 奈奎斯特鬼影,通过增加第三次扫描还可以校正图像的几何畸变[31]. 该方法通过改变 EPI 序列的相位编码预散相梯度,得到一幅与正常 EPI 序列 TE 相差一个回波间距的 EPI 图像,因为两幅图像 TE 不同,可以通过相位差计算出磁场的不均匀性,进而得到像素偏移图,用于校正图像畸变. 因此,这种方法本质上也是一种场图测量法. 在利用像素偏移图进行图像畸变校正时,该算法先把像素偏移图和有畸变的图像在相位编码方向进行扩展,根据像素偏移图提供的信息,把移动的像素放回到它应在的位置,之后再进行合并,可以避免校正过的图像中出现空洞和像素堆叠.

   点扩散函数测量法是另一类 EPI 图像畸变校正算法. 这种算法通过在频率编码、相位编码或者选层方向施加额外的相位编码,如图 4.4.7 所示,来得到每个像素在这些方向上的点扩散函数[43,44]. 点扩散函数包含像素偏移以及像素的灰度向周围扩散的信息,直接测量得到的 EPI 的图像是没有变形的图像与点扩散函数的卷积,因此可以根据这些信息得到没有变形的图像. 根据前面的分析,EPI 图像的畸变主要发生在相位编码方向,所以可以只测量 EPI 序列在相位编码方向上的一维的点扩散函数. Zaitsev 等人对这一方法进行了很大的发展[45],

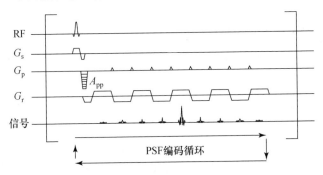

图 4.4.7 用于测量 PSF 的脉冲序列[36]

该序列基于普通的 EPI 序列,只是把相位编码方向的固定的预散相梯度更改为可变的,每次循环使用不同的 A_{pp} 值,可实现 PSF 编码使之可以与并行成像技术兼容,节省时间;通过减小点扩散函数编码方向上的 FOV,进一步提高了采集速度;在最后的校正过程中,他们使用了像素偏移图的方法而不是反卷积,从而提高了算法处理速度. 对于点扩散函数测量数据,周堃用相位解卷绕算法处理欠采样数据,获取无卷绕的像素偏移图[36],这种改进使得点扩散函数测量可以使用更大的欠采样率,于是大大节省了时间,使得点扩散函数法校正 EPI 图像的畸变具有了实用价值.

图像后处理[47~49]是根据无畸变图像轮廓线计算伸缩系数、平移系数和像素偏移图,根据像素偏移图来校正畸变的图像. 无畸变图像作为参考图像,可以用 SE 或 GE 序列来获取. 找出准确的图像轮廓是正确计算像素偏移图的前提.

4.4.7 T_2^* 感应的图像模糊

在 EPI 中 K-空间行是在不同时间采集的,各空间行承载着不同的 T_2^* 权重,如式(4.3.8)所描写,这引起图像模糊沿相位编码方向. 随 T_2^* 减小这种模糊愈严重. 解决此类问题最有效的方法是限制 K-空间采集到很窄的时间窗,即限制 T_2^* 衰减不要过度. 这就意味着,要么减小回波列长度 ETL,要么减小回波间距 ESP. 把单射 EPI 换成多射交错 EPI 成像,模糊就会减轻很多.

4.4.8 体元内散相

在单射 EPI 中 SNR 一般比较低,因为接收带宽大、回波列长以及被偏离共振效应引起的体元内散相. 在组织-空气界面或靠近金属植入物处磁化率(susceptibility)变化经常引起在这些区域信号丢失[图 4.4.6(a)]. 虽然增大层面厚度一般可以提高 SNR,然而在单射 EPI 中,增大厚度并不能保证提高 SNR,因为厚层面体元内散相或许更大. 当 T_2^* 散相非常严重时,一个较薄的层面或许 SNR 更高些. 通过调整层面重聚梯度叶或者补偿磁化率效应,可以解决此类问题.

§4.5 EPI 变型序列

除上述标准 EPI 序列外,还发展了一些变型 EPI 序列. 限于篇幅这里只介绍如下几种.

4.5.1 省略偶回波的 EPI

省略偶回波后,只有一半的回波用于采集 K-空间行,这些回波都是在相同极性读梯度下采集的,这样的 K-空间数据相邻行间不存在相位不一致以及幅度调制[50,51],图像重建之前也不必要作隔行数据的颠倒操作.这样就自然避免了 $N/2$ 奈奎斯特鬼影.为了最小化回波间隔,被省略回波的读梯度幅度尽可能大而时宽尽可能短(面积守恒),如图 4.5.1 所示.这有效地加速了下一个回波采集前 K-空间轨迹的回扫.因此这种序列也称为"回扫 EPI".

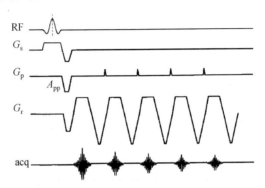

图 4.5.1   省略回波(回扫)的 GE-EPI 序列

只采集对应正极性读梯度的回波

4.5.2   圆形 EPI

为了得到各向同等分辨率,在图像重建期间 K-空间中四角数据经常通过一个时间窗函数被切趾.而花在采集 K-空间四角数据的时间降低了数据采集效率.圆 EPI 就是通过设计梯度波形产生局限于一个圆形区域的 K-空间轨迹而解决此问题(图 4.5.2).用这种方式,采集时间相对于传统 EPI 有所降低[52].

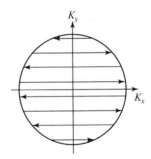

图 4.5.2   圆形 EPI 的 K-空间轨迹

这 K-空间行被限制在一个圆形区域内

4.5.3   测量 T_2^*-map 的变型 EPI 序列

用常规相位编码梯度取代 blip 脉冲的 GE-EPI 序列,可用来产生 T_2^*-map,如图 4.5.3 所示[22].一次激发产生的回波列用同一个相位编码步 K_y 采集.全相位编码步数据采集完成后,一个回波对应一幅图像,各个回波是在 FID 包络下的不同回波时间 $TE(n)$ 采集的.于是我们得到具有不同 TE 值的一系列图像,各像素强度作为 TE 的函数揭示了 T_2^* 衰减曲线.用最小平方拟合算法不难

得到 T_2^*-map.

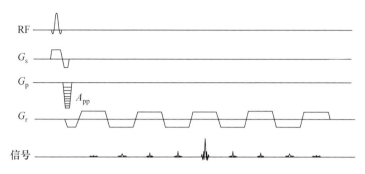

图 4.5.3 测量 T_2^*-map 的变型 EPI 序列

以常规分步相位编码取代 blip 脉冲

4.5.4 三维 EPI,即回波体积成像(EVI)

一次 RF 激发扫描得到整个体积的图像称为回波体积成像(echo volumer imaging,EVI)[53]. 对一个体积一次激发后采集所产生的回波列渡越整个三维 **K**-空间,如图 4.5.4 所示,称为单射 EVI. SE-EVI 序列如图 4.5.5 所示. Allen Song[53] 首次获得的人脑 EVI 图像空间分辨率很低(矩阵 $32 \times 32 \times 7$),目前还没有得到广泛的应用.

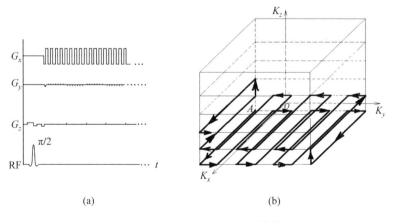

(a)   (b)

图 4.5.4 单射 GE-EVI 序列[53]

(a) 脉冲时序;(b) **K**-空间轨迹示意,轨迹从 A 点出发扫描完整个三维 **K**-空间

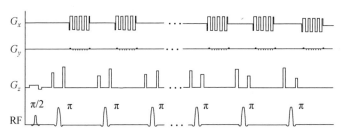

图 4.5.5　SE-EVI 序列[53]

G_z 用于选块和层面编码.180°脉冲产生的自旋回波沿 z 轴相位编码用于分辨层面.在各自旋回波之内
用传统 EPI 完成 **K**-空间数据平面,180°脉冲两边加破坏梯度,以破坏 180°脉冲不完善产生的 FID

§4.6　渐开平面螺旋序列

4.6.1　原始单射渐开平面螺线(spiral)扫描序列

在原始 EPI 中由于 T_2^* 衰减比较快,能产生的回波数受到一定限制,因此沿相位编码方向分辨率下降;另一个困难是 EPI 要求急速交变的高强度梯度脉冲.所以,1986 年 Ahn 等人[54] 提出渐开平面螺线(spiral)脉冲序列.通过 spiral 扫描,可以部分地解决相位编码方向分辨率偏低的问题.同时通过用急速交变增幅振荡梯度代替急速开关很强的梯度,在一定程度上降低了梯度的难度.取代常规序列笛卡儿 **K**-空间轨迹中用的频率编码和相位编码,spiral 是同时用两个读出梯度,即双频率编码.spiral 特别适合于圆形视野或正方形视野.读出梯度是随时间变化的,MRI 信号由下式表示:

$$s(t) = \int_x \int_y \rho(x,y;z_0) \exp\left\{ i\gamma \int_0^t [xG_x(t) + yG_y(t)]dt \right\} \exp\left(\frac{-t}{T_2^*} \right) dxdy, \quad (4.6.1)$$

式中 $G_x(t)$ 和 $G_y(t)$ 分别是在 x 和 y 方向的时变梯度场.上式用 **K**-空间表示可写为

$$s(t) = \iint [\rho(x,y;z_0) e^{-t/T_2^*}] \exp\{i2\pi[K_x(t)x + K_y(t)y]\} dxdy \approx S(K_x, K_y),$$
$$(4.6.2)$$

这里 $S(K_x, K_y)$ 和 $\rho(x,y;z_0) e^{-t/T_2^*}$ 是傅里叶变换对,而 K_x, K_y 为

$$\begin{cases} K_x(t) = \Gamma \int_0^t G_x(t')dt', \\ K_y(t) = \Gamma \int_0^t G_y(t')dt'. \end{cases} \quad (4.6.3)$$

与原始 EPI 不同,为了在 x、y 方向得到相等的高截止空间频率,K_x 和 K_y 应相等,

$$K_x(T_x) = K_y(T_y). \tag{4.6.4}$$

而对 Mansfield 的原始 EPI,$T_y = nT_x$,n 是在 x 方向交变梯度脉冲产生的回波数. spiral 设计思想是通过在 **K**-空间平面螺线式扫描而均匀地覆盖整个空间频率域,从而得到圆对称的响应函数,于是得到圆对称的分辨率. 在 **K**-空间同心圆方程为

$$\begin{cases} K_x(t) = \Gamma \eta_i(t) \cos(\xi t) \\ K_y(t) = \Gamma \eta_i(t) \sin(\xi t) \end{cases} (i = 0, 1, 2, \cdots, N_r), \tag{4.6.5}$$

式中 $\eta_i(t)$ 是作为 t 的函数的分立幅度值,ξ 是角频率. 要连续扫描整个 **K**-空间,应把分立圆圈变成渐开螺旋线,式(4.6.5)应修改为

$$\begin{cases} K_x(t) = \Gamma \eta t \cos(\xi t) \\ K_y(t) = \Gamma \eta t \sin(\xi t) \end{cases} (i = 0, 1, 2, \cdots, N_r). \tag{4.6.6}$$

根据式(4.6.3),可求出梯度波形为

$$\begin{cases} G_x(t) = \dfrac{1}{\Gamma} \dfrac{\mathrm{d}}{\mathrm{d}t} K_x(t) = \eta \cos\xi t - \eta \xi t \sin\xi t, \\ G_y(t) = \dfrac{1}{\Gamma} \dfrac{\mathrm{d}}{\mathrm{d}t} K_y(t) = \eta \sin\xi t + \eta \xi t \cos\xi t. \end{cases} \tag{4.6.7}$$

这 spiral 序列的时序和 **K**-空间轨迹分别如图 4.6.1(a)和(b)所示. 为定义几个必要条件,需要把 **K**-空间函数的直角坐标转换为极坐标表示:

$$\begin{cases} K_r(t) = \sqrt{K_x^2(t) + K_y^2(t)} = \Gamma \eta t, \\ K_\varphi(t) = \tan^{-1} \left| K_y(t)/K_x(t) \right| = \xi t. \end{cases} \tag{4.6.8}$$

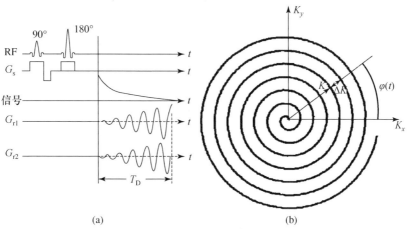

(a) (b)

图 4.6.1 spiral 序列

(a) 时序;(b) **K**-空间轨迹

由式(4.6.8)可知, K_r 和 K_φ 都是时间的显函数. 设在时域的取样间隔为 ΔT, 在频域 K-空间的径向增量为 $\Delta K_r(t)$, 角向增量为 $\Delta K_\varphi(t)$, 则可以把它们表示为

$$\begin{cases} \Delta K_r = \Gamma \eta N_\varphi \Delta T, \\ \Delta K_\varphi = \xi \Delta T, \end{cases} \tag{4.6.9}$$

这里 N_φ 是转一整圈的取样点数, ΔT 是转 ΔK_φ 所必需的时间(见图 4.6.2). 所需要的 K-空间径向和角向取样率可定义为

$$\begin{cases} \Delta K_r = \dfrac{1}{2N_r \Delta r}, \\ \Delta K_\varphi = \dfrac{2\pi}{N_\varphi}, \end{cases} \tag{4.6.10}$$

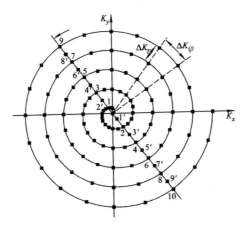

图 4.6.2   spiral-EPI 的 K-空间轨迹、径向和角向取样点及其共轭对称填充

这里 N_r 表示 K-空间中旋转的圈数, Δr 是真实空间中的图像分辨率. 由式(4.6.9)和式(4.6.10), 常数 η 和 ξ 可表示为

$$\begin{cases} \eta = \dfrac{1}{2\Gamma N_\varphi N_r \Delta T \Delta r}, \\ \xi = \dfrac{2\pi}{N_\varphi \Delta T}. \end{cases} \tag{4.6.11}$$

图像数据总采集时间 T_D 不能太长, 受 T_2 限制, 可近似等于 T_2,

$$T_D = N_r N_\varphi \Delta T \approx T_2. \tag{4.6.12}$$

根据式(4.6.7), 由 T_D 可以确定梯度的最大幅度为

$$G_{\max} = \eta \xi T_D. \tag{4.6.13}$$

根据式(4.6.8), 径向最大空间频率为

$$K_{r,\max} = \varGamma \eta T_{\mathrm D} = N_r \Delta K_r. \tag{4.6.14}$$

第二个等号依据于式(4.6.9). $K_{r,\max}$ 是决定图像空间分辨率(即像素大小)的一个
关键参数. 它与在 K-空间旋转圈数有关. 由于 T_2 弛豫, $T_{\mathrm D}$ 总是受到限制. 为了提
高分辨率, 用隔行内插技术可把 N_r 或
$K_{r,\max}$ 增大一倍. 隔行扫描如图 4.6.3
所示. 实线代表实时间扫描轨迹, 虚线
代表虚构的内插隔行扫描轨迹. 两轨迹
有共轭对称性, 允许把径向取样增加一
倍. 图 4.6.2 示出一条径向线, 在此线
上, 点 $2'$ 是点 2 的复共轭, 因此点 $2'$ 可
考虑为一个真实的取样点. 类似地, 点
$3', 4'$ 可从点 3,4 得到, 以此类推.

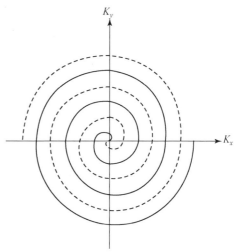

　　一个例子: 一个 30 cm 直径的物
体, 采集 128×128 图像数据矩阵, 考虑
共轭填充需要 $N_r = 32, \xi/2 = 300$ Hz,
取样时间间隔 $\Delta T = 8 \ \mu\mathrm{s}$, 则总的图像
采集时间为 100 ms.

图 4.6.3　隔行 spiral 扫描以增加
取样点数, 提高分辨率

　　该序列的优点是读梯度周期性回零, 给流动以高阶补偿. 另外, 在 $K = 0$ 附
近过采样, 提供了更多平均, 减少了运动伪影.

4.6.2　变型 spiral 序列

　　类似于 EPI, spiral 可以单射或多射方式扫描整个 K-空间. 一个交错多射

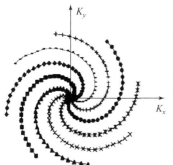

spiral 的 K-空间扫描轨迹各支形状一样, 但绕通
过 K-空间原点的轴旋转一个 $2\pi/N_{\mathrm{shot}}$ 角度, N_{shot}
是 $90°$ RF 激发次数或 spiral 支数. 交错 8 支 spi-
ral 的 K-空间采集轨迹如图 4.6.4 所示. 每支 spi-
ral 都是从原点开始, 紧邻支之间相对旋转了 $45°$.

　　spiral 采集是一个渡越 K-空间的方法, 它可
以与若干其他 MRI 技术结合成为变型序列. 例如
FID 和自旋回波(SE)信号都与 spiral 兼容. 其实,

图 4.6.4　交错 8 支 spiral 序列的
K-空间轨迹

上面讨论的原始 spiral 就是用 spiral 方式读出半
个 SE 信号, 可称为 SE-spiral. 若用 spiral 方式读

出 FID 信号,就是 GE-spiral.

spiral 可与扩散梯度结合,可与流动编码梯度(看《核磁共振成像——生理参数测量原理和医学应用》§1.6,§1.7)结合,可与 RF 预备脉冲(比如磁化强度转移脉冲、反向脉冲等)结合,从而形成各种变型 spiral 序列.

spiral 与 RARE(§4.7)结合,可一次 90° RF 激发产生交错多支 spiral 序列.假若空间分辨率不变,FOV 不变,随 spiral 轨迹支数增加,各支 spiral 读出时间 T_{acq} 缩短.

前述原始 SE-spiral 序列在其 K-空间扫描方式是等角速度扫描,eg 由于梯度波形从零开始,幅度逐渐增大,且由于梯度放大器上升率(S_R)有限,导致在 K-空间原点附近采样密度特别大,而在 K-空间外围采样密度相对稀疏.为了避免 alias 伪影,外围要满足奈奎斯特取样定理,导致 K-空间中心区域采样点过于密集,远超过奈奎斯特取样定理的要求.这种过采样类似于径向投影采集,一方面导致很多优势,比如对运动不敏感,伪影少,图像质量好;另一方面导致一个缺点,就是采集效率低,时间长,容易引起图像模糊.实践证明,模糊正比于单支 spiral 的读出时间.为了克服此缺点,读出梯度从零开始,以尽可能大而恒定的爬升率 S_R 迅速增大幅度到最终值 G_0(取决于 FOV、带宽和梯度放大器额定值),然后维持 G_0 幅度恒定而降低读出梯度波形的频率,如图 4.6.5 所示.一旦达到最大 K-空间半径,梯度迅速降到零.GE-spiral 可用破坏 GE,或 SSFP-FID,或平衡的 SSFP,通常加梯度回绕叶返回 K-空间轨迹到原点.对于 RF 破坏 GE-spiral,用于循环相位低角激发,导致交错的各支 spiral 在读出轴上相位一致,给出较好的图像质量.

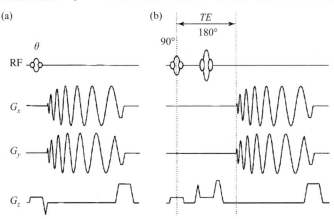

图 4.6.5

(a) 2D GE-spiral 序列;(b) 2D SE-spiral 序列[22]

4.6.3 典型 spiral 数学描述[22]

令 φ 表示 $\boldsymbol{K}$-空间中 spiral 旋转方位角,则 $\boldsymbol{K}$-空间极坐标与直角坐标之间关系为

$$\begin{cases} K_x(t) = K\cos\varphi(t), \\ K_y(t) = K\sin\varphi(t). \end{cases} \quad (4.6.15)$$

spiral 扫描通常用阿基米德 spiral①,其半径正比于方位角(图 4.6.1),

$$K(t) = \eta\varphi(t), \quad (4.6.16)$$

η 是一个常数,由奈奎斯特取样定理决定.当方位角通过 2π 时各支 spiral 在 $\boldsymbol{K}$-空间移动 $2\pi\eta$.固定一个方位角 φ 来看,相邻支 spiral 之间的径向距离为 $\Delta K_r = 2\pi\eta/N_{\text{shot}}$.为满足奈奎斯特判据,$\Delta K_r = 1/L$,而 $L = L_x = L_y$ 是 FOV.要求

$$\eta = \frac{N_{\text{shot}}}{2\pi L}. \quad (4.6.17)$$

spiral 扫描的空间分辨率由 $\boldsymbol{K}$-空间达到的最大半径决定.一旦通过选择 N_{shot}、L 和空间分辨率,固定 spiral 的几何形状后,spiral 渡越 $\boldsymbol{K}$-空间的速率就被 $\varphi(t)$ 确定.原始 spiral 渡越 $\boldsymbol{K}$-空间是恒定角速度,这类 spiral 有时仍然用,因为梯度波形比较简单,但效率低,达到最大半径花时间长,引起更多图像模糊,模糊正比于单支 spiral 读出时间.理想情况应该是以恒定线速度渡越 $\boldsymbol{K}$-空间.然而由式 (4.6.7)可知,渡越 $\boldsymbol{K}$-空间的速度正比于梯度幅度,因此,对于整个 spiral 轨迹恒定线速度是不可能实现的,因为梯度必须从零开始,S_R 不可能无限大,梯度只能逐渐增大.为了尽可能快地渡越 $\boldsymbol{K}$-空间,读出梯度起始 T_s 用高且恒定的 S_R,当达到 $G_0(G_0 = \sqrt{G_x^2 + G_y^2})$ 后再改用恒定线速度,如图 4.6.5 和图 4.6.6 所示.

所希望的梯度幅度 G_0 由角向奈奎斯特取样定理决定:

$$\Gamma G_0 L = 2\Delta\nu, \quad (4.6.18)$$

$\pm\Delta\nu$ 是接收机带宽.在 $\boldsymbol{K}$-空间中心区域梯度幅度小于 G_0,取样点仍比较密,如果 $\boldsymbol{K}$-空间外围满足奈奎斯特判据,中心区域自然满足.梯度超过式(4.6.18)限制的 G_0,就会产生角向混叠伪影.设 N 为径向和角向采样点数(矩阵 $N\times N$),最大 $\boldsymbol{K}$-空间半径定义为

$$K_{\max} = \frac{N}{2L}. \quad (4.6.19)$$

---

① 阿基米德螺线,亦称"等速螺线".当一点 P 沿动射线 OP 以等速率运动的同时,这射线又以等角速度绕点 O 旋转,点 P 的轨迹称为"阿基米德螺线".它的极坐标方程为:$r = a\theta$.

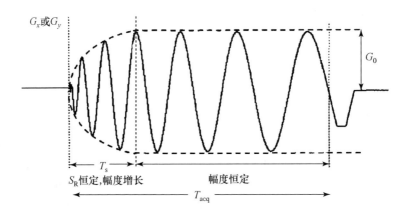

图 4.6.6   典型 2D spiral 读出梯度波形及参数

幅度从零开始以恒定 S_R 增长到 G_0,之后幅度 G_0 保持不变而频率降低

要计算梯度波形,需要知道最终方位角 φ_{max},由式(4.6.16)和式(4.6.17),**K**-空间最大方位角为

$$\varphi_{max} = \frac{K_{max}}{\eta} = \frac{\pi N}{N_{shot}}. \tag{4.6.20}$$

考虑计算读出梯度波形,根据式(4.6.3),K 对时间求微商可导出梯度的表达式.依据式(4.6.15)和式(4.6.16),梯度波形的直角坐标分量为

$$G_x = \dot{K}_x/\Gamma = \eta\dot{\varphi}(\cos\varphi - \varphi\sin\varphi)/\Gamma, \tag{4.6.21a}$$

$$G_y = \dot{K}_y/\Gamma = \eta\dot{\varphi}(\sin\varphi + \varphi\cos\varphi)/\Gamma. \tag{4.6.21b}$$

梯度对时间再求导数,就可以得到梯度切换率的表达式如下:

$$S_{Rx} = \eta[(\ddot{\varphi} - \varphi\dot{\varphi}^2)\cos\varphi - (2\dot{\varphi}^2 + \varphi\ddot{\varphi})\sin\varphi]/\Gamma, \tag{4.6.22a}$$

$$S_{Ry} = \eta[(\ddot{\varphi} - \varphi\dot{\varphi}^2)\sin\varphi + (2\dot{\varphi}^2 + \varphi\ddot{\varphi})\cos\varphi]/\Gamma. \tag{4.6.22b}$$

由式(4.6.21)和式(4.6.22)分别合成 2D 梯度和 2D 切换率,

$$G(t) = \sqrt{G_x^2 + G_y^2} = \eta\dot{\varphi}\sqrt{1 + \varphi^2}/\Gamma, \tag{4.6.23}$$

$$S_R(t) = \sqrt{S_{Rx}^2 + S_{Ry}^2} = \eta\sqrt{(\ddot{\varphi} - \varphi\dot{\varphi}^2)^2 + (2\dot{\varphi}^2 + \varphi\ddot{\varphi})^2}/\Gamma. \tag{4.6.24}$$

由图 4.6.6,spiral 轨迹分为两段:在 $0 < t < T_s$ 段,爬升率 S_R 恒定,梯度随时间增长;在 $t = T_s$ 时,$G(T_s) = G_0$;在 $t > T_s$ 段,梯度幅度恒定,$S_R = 0$.因此,有如下约束条件:

$$\begin{cases} S_R(t) = S_{R0}, & G(t) < G_0 \quad (t < T_s); \\ G(t) = G_0 & (t \geqslant T_s). \end{cases} \tag{4.6.25}$$

S_{R0} 为梯度硬件所允许的最大爬升率,把约束条件式(4.6.25)置入式(4.6.24),
经过冗长的运算可反解出 $\ddot{\varphi}$,为了简化结果,我们引进

$$\beta = \Gamma S_{R0}/\eta, \qquad (4.6.26)$$

$$f(\varphi,\dot{\varphi}) = \begin{cases} \sqrt{\beta^2(1+\varphi^2) - \dot{\varphi}^4(2+\varphi^2)} & (G < G_0), \\ 0 & (G = G_0). \end{cases} \qquad (4.6.27)$$

于是,$\ddot{\varphi}$ 可表达为

$$\ddot{\varphi} = \frac{f(\varphi,\dot{\varphi}) - \varphi\dot{\varphi}^2}{1+\varphi^2}. \qquad (4.6.28)$$

注意式(4.6.27)中平方根取正号.假定当 $\varphi=0,\dot{\varphi}=0$ 时,角加速度 $\ddot{\varphi}>0$,这微
分方程式(4.6.28)对于 φ 和 $\dot{\varphi}$ 在 $\varphi\leqslant\varphi_{max}$ 条件下,可借助于解方程软件数值求
解.一旦 φ 和 $\dot{\varphi}$ 被确定,梯度波形可根据式(4.6.23)计算出来.

　　一个近似解[22]是把轨迹 $\varphi(t)$ 分为两段,一段是 S_R 恒定,一段是梯度恒定.

$$\varphi(t) = \begin{cases} \varphi_1(t) & (t < T_s), \\ \varphi_2(t) & (t \geqslant T_s). \end{cases} \qquad (4.6.29)$$

T_s 是 S_R 被限定的那段轨迹持续的时间,如图 4.6.6 所示,近似由下式给出:

$$T_s = \frac{3\Gamma G_0}{2\eta(2.25\beta)^{2/3}}. \qquad (4.6.30)$$

式(4.6.29)中两个时间的函数分别是

$$\varphi_1(t) = \frac{\frac{1}{2}\beta t^2}{\Lambda + \frac{1}{2}\left(\frac{4}{9}\right)^{\frac{1}{3}}\beta^{\frac{2}{3}}t^{\frac{4}{3}}}, \qquad (4.6.31)$$

$$\varphi_2(t) = \sqrt{\varphi_s^2 + 2\Gamma G_0(t - T_s)/\eta}. \qquad (4.6.32)$$

式(4.6.31)中的 Λ 是一个无量纲的常数,是可调参数;式(4.6.32)中的 φ_s 是轨
迹上的过渡点:

$$\varphi_s = \varphi_1(T_s). \qquad (4.6.33)$$

取值 $\Lambda\geqslant1$,用于调 $t=0$ 时的 S_R,$S(0)=S_0/\Lambda$.在爬升率限定的这段轨迹上
$S_R(t)=S_{R0}$,一个较大的 Λ 将给出在 t 接近 0 时较低的 $S_R(t)$,同时也给出一个
较长的渡越时间 T_s.

　　某些扫描方案,$G(t)$ 不会超过 G_0,对于整个读出时间,这轨迹上都是
$S_R(t)=S_{R0}$.这些方案有比较大的 G_0、较慢的 S_{R0}、较小的 N_{shot} 或较大的 FOV.
在这种情况下,只须计算 φ_1,忽略 Λ,这轨迹的时间为

$$T_{\text{acq}} = \frac{2\pi L}{3 N_{\text{shot}}} \sqrt{\frac{1}{2 \Gamma S_{R0} (\Delta x)^3}}, \qquad (4.6.34)$$

式中 Δx 代表空间分辨率. 如果在 $\varphi = \varphi_{\max}$ 之前已经达到 G_0, 可以根据式(4.6.32)
对于 $T_s < t < T_{\text{acq}}$ 确定 φ_2, T_{acq} 由下式表示:

$$T_{\text{acq}} = T_s + \frac{\eta}{2 \Gamma G_0} (\varphi_{\max}^2 - \varphi_s^2). \qquad (4.6.35)$$

式(4.6.29)中的 $\varphi(t)$ 一旦确定, 通过对式(4.6.31)和式(4.6.32)求微商可求出
$\dot{\varphi}(t)$, 梯度波形可用式(4.6.21)计算出来.

例 4.3   一个单射 spiral 序列用的最大梯度为 30 mT/m, 上升率为
200 T/(m·s), (1) 用式(4.6.31)的近似表达式取 $\Lambda = 1$, 试计算对 $FOV = 20$ cm$\times$
20 cm 采集 128×128 数据矩阵所花的读出时间; (2) 如果最大幅度增加到
45 mT/m, 读出时间能节省多少?

解答   (1) 用 $S_{R0} = 200$ T/(m·s), $L = 0.2$ m 代入式(4.6.17)和式
(4.6.26)得

$$\eta = \frac{N_{\text{shot}}}{2\pi L} = \frac{1}{2\pi \times 0.2} = 0.7958,$$

$$\beta = \frac{\Gamma S_{R0}}{\eta} = \frac{42.576 \times 10^6 \text{ Hz/T} \times 200 \text{ T/(m·s)}}{0.7958 \text{ m}^{-1}} = 1.070 \times 10^{10} \text{ s}^{-2}.$$

代入式(4.6.30)计算达到最大梯度 30 mT/m 所花的时间 T_s:

$$T_s = \left[\frac{3 \Gamma G_0}{2 \eta (2.25 \beta)^{2/3}} \right]^3$$

$$= \left[\frac{3 \times 42.576 \text{ MHz} \times 0.03 \text{ T/m}}{2 \times 0.7958 \times (2.25 \times 1.07 \times 10^{10} \text{ s}^{-2})^{\frac{2}{3}}} \right]^3 = 0.024 \text{ s}.$$

根据式(4.6.33)在 $t = T_s$ 时达到 φ_s, 用式(4.6.31)计算 φ_s:

$$\varphi_s = \varphi_1(T_s) = \frac{\frac{1}{2} \beta T_s^2}{\Lambda + \frac{1}{2} \left(\frac{4}{9} \right)^{\frac{1}{3}} \beta^{\frac{2}{3}} T_s^{\frac{4}{3}}}$$

$$= \frac{0.5 \times 1.07 \times 10^{10} \times 0.024^2}{1 + \frac{1}{2} \left(\frac{4}{9} \right)^{\frac{1}{3}} \times (1.07 \times 10^{10})^{\frac{2}{3}} \times 0.024^{\frac{4}{3}}}$$

$$= 240.2 \text{ (rad)}.$$

根据式(4.6.20)计算最终角:

$$\varphi_{\max} = \frac{\pi N}{N_{\text{shot}}} = \frac{\pi \times 128}{1} = 402.12 \text{ (rad)}.$$

依据式(4.6.35)计算读出时间:

$$T_{acq} = T_s + \frac{\eta}{2\Gamma G_0}(\varphi_{max}^2 - \varphi_s^2)$$

$$= 0.024 + \frac{0.7958}{2 \times 42.576 \times 10^6 \times 0.03}(402.12^2 - 240.2^2)$$

$$= 56.4 \text{ (ms)}.$$

(2) 如果 G_0 增加到 60 mT/m, T_s 和 φ_s 增加到

$$T_s = \left[\frac{3\Gamma G_0}{2\eta(2.25\beta)^{2/3}}\right]^3$$

$$= \left[\frac{3 \times 42.576 \text{ MHz} \times 0.045 \text{ T/m}}{2 \times 0.7958 \times (2.25 \times 1.07 \times 10^{10} \text{ s}^{-2})^{\frac{2}{3}}}\right]^3 = 0.081 \text{ s},$$

$$\varphi_s = \frac{\frac{1}{2}\beta T_s^2}{\Lambda + \frac{1}{2}\left(\frac{4}{9}\right)^{\frac{1}{3}}\beta^{\frac{2}{3}}T_s^{\frac{4}{3}}}$$

$$= \frac{0.5 \times 1.07 \times 10^{10} \times 0.081^2}{1 + \frac{1}{2}\left(\frac{4}{9}\right)^{\frac{1}{3}} \times (1.07 \times 10^{10})^{\frac{2}{3}} \times 0.081^{\frac{4}{3}}} = 541.27 \text{ (rad)}.$$

因为 $\varphi_{max} < \varphi_s$,整个轨迹都是 S_R 恒定的,读出时间由式(4.6.34)计算:

$$T_{acq} = \frac{2\pi L}{3 N_{shot}}\sqrt{\frac{1}{2\Gamma S_{R0}(\Delta x)^3}}$$

$$= \frac{2\pi \times 0.2}{3 \times 1}\sqrt{\frac{1}{2 \times 42.576 \times 10^6 \times 200 \times \left(\frac{0.2}{128}\right)^3}} = 52 \text{ (ms)}.$$

用 45 mT/m 的梯度比用 30 mT/m 节省的时间为

$$\Delta T_{acq} = 56.4 \text{ ms} - 52 \text{ ms} = 4.4 \text{ ms}.$$

4.6.4 spiral 序列的应用和优缺点

相对于其他笛卡儿扫描 spiral 采集效率高,尤其对于圆形 FOV,spiral 不采没有用的四角上的数据. 相对于 EPI,spiral 提供了各向同性的分辨率. spiral 在 $K=0$ 附近过采样,提供了更多平均,对运动不敏感,减少了运动伪影,因而图像质量好.

spiral 另一个优点是读梯度周期性回零,给流动以多阶补偿. 这是因为 spiral 的三角函数梯度波形使各阶梯度矩(看《核磁共振成像——生理参数测量原理和医学应用》§1.3.3 节)围绕 0 周期性振荡. 梯度波形从零幅度开始,K-空间中心的数据采集沿两个读出轴各阶梯度矩都是归零的. 图 4.6.7 显示了 spiral 的

各阶梯度矩的波形. 各阶梯度矩归零导致对流动自旋引起的相散有很好的补偿,于是有效地抑制了流动伪影和由于体元内散相引起的信号损失. 由于这些优点,spiral 得到了广泛的应用,比如冠状动脉成像[55]、脑功能成像(fMRI)[56]和谱成像[57].

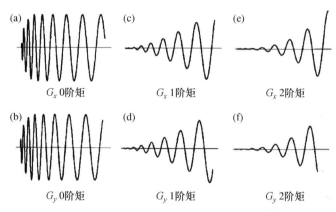

G_x 0阶矩　　　　　G_x 1阶矩　　　　　G_x 2阶矩

G_y 0阶矩　　　　　G_y 1阶矩　　　　　G_y 2阶矩

图 4.6.7　spiral 读出波形的各阶梯度矩[22]

$N_{shot} = 16, L = 24$ cm, $\pm \Delta \nu = 112$ kHz, $N = 256$. 读出从 K-空间中心开始,所有阶梯度矩都是零

由于 spiral 不用相位编码,spiral 轨迹从 K-空间中心开始,因而有很短的回波时间. 换句话说,要想增大对 T_2^* 的灵敏度,可以用“逆 spiral”[58]. 即轨迹从 K-空间边缘开始往内渐缩螺旋到中心结束. 这给出较长的 TE 和较重的 T_2^* 权重,而没有降低采集效率,适合于基于 BOLD 对比度的脑功能成像[59].

spiral 的主要缺点除数据需要内插成笛卡儿格式外,是偏离共振自旋引起的图像模糊. 在笛卡儿式傅里叶扫描中,偏离共振自旋引起位移,造成模糊只出现在频率编码方向,而 spiral 图像模糊则出现在各个方向. 模糊粗略地依赖于偏离共振在读出结束时积累的相位. 因此,读出时间越长,模糊就越明显. 相对来说,读出期间 T_2^* 衰减引起的模糊比较轻微,与空间无关(在相位编码方向),一般不是大问题. spiral 的偏离共振效应由 B_0 场不均匀、局部磁化率变化以及化学位移频偏等引起. 为了控制模糊,spiral 经常限于磁体中心的小 FOV(脑 fMRI 和心脏成像),那里模糊最轻. 有时需要通过图像后处理进行模糊校正,将在后面讨论.

spiral 的另一个问题是延续到 FOV 外面物体引起的混叠伪影. 在读出的任意时间点,在旋转梯度正交方向 FOV 外面自旋信号被采集,因此混叠伪影表现为一些涡旋的条纹,如图 4.6.8 所示,伪影与解剖结构没有类似性. 这指示我们,对于 spiral 扫描,FOV 选择必须当心.

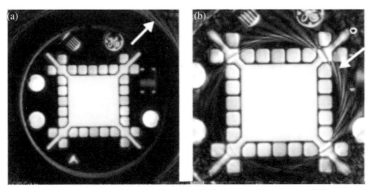

图 4.6.8　16 射 spiral 扫描的混叠伪影(箭头指示处)[22]

$\Delta\nu = \pm 62.5$ kHz，$N = 200$，$S_{R0} = 120$ T/(m·s)，$G_0 = 12.2$ mT/m，$T_{acq} = 16$ ms. (a) $L = 24$ cm(物体完全在 FOV 内)；(b) $L = 16$ cm(物体大于 FOV)

4.6.5　模糊校正

spiral 图像模糊的程度随各支读出时间 T_{acq} 延长而增大. 对于恒定 S_R 情况，$T_{acq} = T_s$ 由式(4.6.30)给出. 对于另一种极端情况，几乎是恒定线速度，读出时间近似由下式[60]给出：

$$T_{acq} = \frac{\pi L^2}{8 N_{shot} \Delta\nu (\Delta x)^2}. \tag{4.6.36}$$

式(4.6.34)和式(4.6.36)都表明，通过减小 L，增大 N_{shot}，增大 Δx 可缩短 T_{acq}. 对梯度幅度恒定 spiral 情况，式(4.6.36)还指示，通过增大读出带宽也可以缩短 T_{acq}. 问题是调整这些参数会带来其他问题，有时成像协议不允许调节上述参数. 因此，通过图像后处理来校正模糊就成为一个必要的路径.

大部模糊校正都需要场 map，它描写频率偏移作为空间位置的函数. 对于中度模糊，场 map 可用修改的两点式 Dixon 采集获得. 即以不同回波时间 TE 采两幅像，选择适当的回波时间差，使期望的频率偏差 map 的动态范围在相位差 map 图上位于 2π 以内. 在成像 spiral 开始或结束时，可额外运行两个单射 spiral 以产生两个场 map 图像. 每个扫描平面都需要一个单独的场 map 用于模糊校正.

线性校正是普遍应用的方法，因为几乎不增加重建时间. 此方法中对于 2D 数据，频率偏差作为扫描平面坐标的线性函数被给出如下：

$$\Delta f = \Delta f_0 + \delta f_x x + \delta f_y y, \tag{4.6.37}$$

式中 δf_x、δf_y 的单位是 Hz. 由于共振偏离所积累的图像相位为

$$\Delta\varphi = 2\pi \Delta f t = 2\pi (\Delta f_0 + \delta f_x x + \delta f_y y) t, \tag{4.6.38}$$

Δf_0 是与像素无关的频率偏差,δf_x、δf_y 是与像素有关的频率偏差,引起 **K**-空间位移为 ΔK_x、ΔK_y. 上式改写为

$$\Delta \varphi = 2\pi \Delta f t = 2\pi \Delta f_0 t + 2\pi \Delta K_x(t) x + 2\pi \Delta K_y(t) y. \qquad (4.6.39)$$

这 spiral 扫描 **K**-空间数据是

$$s(t) = \int M(x,y) e^{i2\pi(K_x x + K_y y)} e^{i\Delta \varphi(x,y,t)} dx dy. \qquad (4.6.40)$$

将式(4.6.39)代入上式,得

$$s(t) = e^{i2\pi \Delta f_0 t} \int M(x,y) e^{i2\pi[(K_x + \Delta K_x) x + (K_y + \Delta K_y) y]} dx dy. \qquad (4.6.41)$$

将 **K**-空间原始数据(raw data)首先乘以 $e^{-i2\pi \Delta f_0 t}$,可将整体频率偏移 f_0 引起的相位差消除. 然后,在 spiral 的 **K**-空间数据的笛卡儿方格化期间,再消除掉 ΔK_x 和 ΔK_y 引起的相位差. 这校正值 Δf_0、δf_x、δf_y 是从最小平方拟合场 map 得到的.

§ 4.7　RARE 序列

90° RF 激发脉冲之后,用一长列 180° 再聚焦脉冲可以产生很多个自旋回波. 当各个自旋回波用不同的相位编码时,采一个回波就对应 **K**-空间一个傅里叶行,这样就可以产生一整幅图像的数据. 这种成像序列称为单射 RARE 序列[61],其时序图如图 4.7.1 所示,每个回波采完之后,在相位编码方向要加反极性梯度进行相位回绕. 对于 T_2 大约为 500 ms 的组织,可以得到 T_2 对比度增强的图像. 在人体中,只有脑脊液(CSF)和尿路的自由水满足这一条件[61].

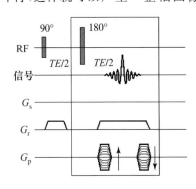

图 4.7.1　RARE 序列的时序

用 90° 脉冲一次激发,用 N 个 180° 脉冲依次再聚焦产生 N 个自旋回波,各个回波对应各不同的相位编码步. 各个回波测量完之后,相位编码梯度必须进行回绕以消除相移. 加方框的部分表示重复执行

由于大数目 180° 脉冲,单层面 RARE 遭受层面轮廓畸变,所以临床应用中尽量避免层面选择. 于是 RARE 的主要应用是脑脊液(CSF)成像如脊髓造影,和其他液体成像如尿道造影. 对这些液体,其 T_2 很长(>500 ms),显然 RARE 序列能提供足够强的信号. 由于回波峰值按 T_2 指数衰减,图像是 T_2 对比度增强加权的. 正因为如此,该序列被命名为

RARE(rapid acquisition with relaxation enhancement)[61].

由于使用大数目的 180° RF 脉冲,RF 功率沉积很大,从而限制了单射 RARE 序列不能广泛地应用于临床.实际用于临床的是多射 RARE,即第 3 章描述的快 SE 序列.既可以提供很强的 T_2 对比度,又没有显著的空间分辨损失.为了减少折中扫描速度,可采用不对称的部分 **K**-空间采集.

由于 RARE 是利用自旋回波成像,在原理上与传统的 2D 傅里叶成像无异.然而,这回波峰值是按组织的 T_2 衰减的.与传统 2D FT 成像对比,这相位编码步的顺序对图像对比度来说很重要.这总的图像强度是由零相位编码步的回波峰高度给定的.如置零相位编码步在一列回波中的一个晚回波上,则导致极端的 T_2 加权对比度.

如果希望 T_2 加权对比度不是很重,可以把零相位编码步提前.这样,短 T_2 的组织可以贡献合理强度的信号.因为相应于高空间频率的回波,具有较低的信号强度.作为一个后果,这使得组织的结构有点模糊.为避免这种伪影,有时 RARE 分段执行,代替一次激发产生整幅像.比如用 16 次激发,每次激发产生 8 个回波,并把零相位编码步置在一个回波列中的第五个回波上[62].

为了解决 RARE 使用大数目的 180° RF 脉冲时,RF 功率沉积(SAR)很大的问题,Hennig 又提出了用低倾倒角代替 180°脉冲的方案[63].比如用 60°脉冲作再聚焦脉冲,信号只减小一半,而 RF 功率沉积可减少到九分之一.为了避免形成稳态横向相干,低倾倒角 RARE 序列必须使用额外的梯度破坏机制(gradient spoiler)和 RF 破坏机制(RF spoiling schemes),以保证消除横向残留的 SSFP 信号.

低倾倒角 RARE 有希望在高场 MRI 系统上运行.这序列又称为 FLARE (fast low angle refoucsed echo imaging).

§4.8　GRASE 序列

GRASE 序列[64,22]是梯度回波和快自旋回波结合起来的混合序列,也叫快梯度自旋回波(TGSE).具体说,它把超快自旋回波 TSE 和 EPI 结合起来.思想是以 TSE 序列为基础,在每个 180°脉冲之间执行一个短 EPI 序列,如图 4.8.1 所示.与 TSE 相比,减少了 180°脉冲的数目,于是在病人体中 RF 功率沉积降低,这在高场(如 3.0 T 及以上)尤为重要.与 EPI 相比,由于使用再聚焦脉冲,磁场不均匀性效应及磁化率效应得到补偿,伪影降低;同时也降低了偏振自旋积累的相位,导致较少的几何畸变以及较少的体元内散相引起的信号损失.这样,GRASE 克服了 TSE 和 EPI 的缺点.当然付出的代价是降低了速度.对于 128×128 矩阵,$TR = 2000$ ms,扫描一幅图像的时间将是 22 秒.

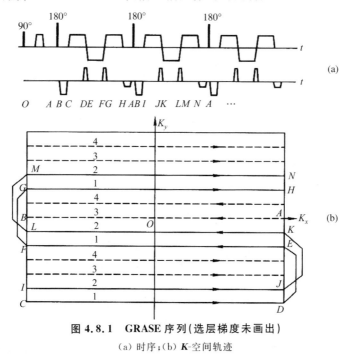

图 4.8.1   GRASE 序列(选层梯度未画出)
(a) 时序;(b) K-空间轨迹

用 GRASE 采集的 K-空间数据有类似于 EPI 的偏振自旋产生的相位调制,有类似于 RARE 由于 T_2 衰减导致的幅度调制,也有类似于 EPI 的 T_2^* 感应的幅度调制,这对于在 BOLD fMRI 中增大的 T_2^* 权重是很有用的.这些组合的调制可能会引起严重的伪影,通过仔细设计相位编码次序以及使用相位校正技术,可使伪影最小化.这伪影幅度也依赖于偏离共振的频率(δf)、T_2^* 和 T_2.对于固定的 ETL,频偏越大、T_2 越短,产生的伪影幅度越大.对于仔细选择相位编码次序的 GRASE,同时用脂肪饱和,才能最小化偏离共振产生的伪影.虽然 T_2^* 感应的幅度调制对对比度有影响,但从伪影角度考虑,没有 T_2 效应对幅度调制的影响大,因此在考虑 K-空间幅度权重时,为了简化问题通常忽略 T_2^* 衰减.

对于 2D GRASE,相位和幅度调制两者都在相位编码方向.2D GRASE 的一个变种称为竖直 GRASE,分配相位和幅度调制在不同的 K-空间轴(相位和频率),以改善图像质量.对于 3D GRASE(图 4.8.2),这相位调制和幅度调制也可以置于不同的傅里叶编码轴(层面和相位),以给出好一些的图像质量.

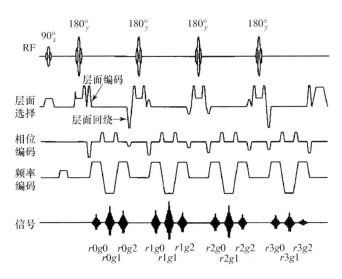

图 4.8.2 3D GRASE 脉冲序列

这选层波形在各个重聚脉冲间隔中被回绕. 为了清楚, 这层面编码梯度和从重聚脉冲的破坏
梯度分开显示. 实践中, 这波形结合起来以节省时间并提高效率

因为梯度回波在正负极性读出梯度下读出, GRASE 数据对涡流、梯度与接收链群时延之间失配以及抗混叠滤波器响应不对称等很敏感, 正像 EPI 那样. 为了消除用两个梯度极性采集的回波之间的不一致, 有必要进行相位校正. 另外, 在 GRASE 中的自旋回波也主要遭受涡流感应的相位误差, 像在 RARE 中那样. 这些相位误差也必须校正.

由于 RARE 的空间分辨不够、扫描时间长且 SAR 不可接受, 作为替代, GRASE 降低了 **K**-空间调制伪影. 因此, GRASE 主要用于 T_2 加权成像. 3D GRASE 用来替代 2D 或 3D RARE, 以降低扫描时间. 在 3 T 及以上场强, 因为 SAR 降低, GRASE 特别有吸引力. 用适当相位编码观次序, 加上梯度回波, 也比 RARE 给出更多 T_2^* 权重, 这对于某些应用(例如小的出血灶成像)是优越的. 然而, 从残留的 **K**-空间调制产生的伪影比在 EPI 或 RARE 中的更难消除, 因而减慢了 GRASE 进入临床应用的速度[22].

4.8.1 GRASE 脉冲序列

假定在各个回波列有 N_{rf} 个 RF 自旋回波, 各自旋回波被分裂为 N_{gr} 个梯度回波. 因为各个 RF 自旋回波相应于重聚脉冲前面与之对称的回波, 重聚脉冲数也是 N_{rf}. GRASE 扫描可以是单射也可以是多射, 类似于 RARE 或 EPI. 各个

梯度回波按其射数 $s(s=0,\cdots,N_{\text{shot}}-1)$、RF 重聚脉冲数 $r(r=0,\cdots,N_{\text{rf}}-1)$ 和梯度回波数 $g(g=0,\cdots,N_{\text{gr}}-1)$ 进行标记. 从第一个 RF 重聚脉冲产生的第一个梯度回波称为 $r0g0$(图 4.8.2),以此类推. 采集的回波数是 $N_{\text{shot}}N_{\text{rf}}N_{\text{gr}}$. 如果所有这些回波分别编码,则对于 2D 扫描,这 K_y 行数也是 $N_{\text{shot}}N_{\text{rf}}N_{\text{gr}}$. 因为这数字通常不是 2 的幂,图像重建时 $\boldsymbol{K}$-空间要填零(看 §7.1.1).

N_{gr} 梯度回波的每一个都单独用相位编码 blip 进行傅里叶编码,类似于 EPI. 这净相位编码梯度面积在下一个 RF 重聚脉冲之前通过相位-回绕叶被完全回绕补偿,类似于 RARE(图 4.8.1). 因此,从相位编码梯度产生的净相位经过任两个相邻 RF 重聚脉冲之间间隔都是零. 这回绕的目的与 RARE 的一样,都是为满足 CPMG 条件. 对于 $180°$ 脉冲,由于层面轮廓不是理想的或 B_1 不均匀,有些自旋章动角不是 $180°$,于是产生受激回波磁化强度,当其被沿 z 轴储存时在这间隔不积累相位. 如果不用相位回绕叶,受激回波和自旋回波磁化强度在重聚脉冲间隔期间会积累不同量的相位,导致严重伪影并降低 SNR.

对于 3D 扫描,传统相位编码梯度也用在第二个相位编码(即层面)方向,该梯度对于所有 N_{rf} 重聚脉冲,可以用同样的傅里叶相位编码值. 然而,对于各个 RF 重聚脉冲,层面傅里叶编码用不同的值更优越,如图 4.8.2 所示. 对于各个 RF 重聚间隔,该梯度也要回绕.

在各个重聚 $180°$ 脉冲前后都用了破坏梯度,目的是对由于重聚脉冲不理想产生的 FID 进行散相. 破坏脉冲通常加在选层轴或频率编码轴,也可同时加在这两个轴上,以加大破坏效果. 在这回波列结束时加破坏梯度叶,是为了散相任何残留横向磁化强度.

如果被偏离共振自旋(如脂肪)积累的相位引起伪影很显著,GRASE 就得用脂肪抑制,比如在激发之前加谱选择饱和脉冲.

4.8.2　GRASE 相位编码次序

对于 2D 采集,有许多方式选择 K_y 位置和回波之间的对应关系. 这对比度是由填充中央 $\boldsymbol{K}$-空间行的回波的 TE 决定的. 这被称为有效回波时间,用 TE_{eff} 表示. 对于相位编码次序的确定典型地有三个目的:① 使偏离共振自旋在 $\boldsymbol{K}$-空间积累的相位不连续性最小;② 使 T_2 权重在 $\boldsymbol{K}$-空间不连续性最小;③ 产生希望的有效回波时间. 我们先考虑偏振相位积累,图 4.8.3 对于 SE-EPI、RARE 和 GRASE 的等色偏离共振自旋的相位积累进行了比较. 对于 SE-EPI 整个回波列相位是线性积累并在 RF 自旋回波重聚点是零,结果导致各梯度回波,除精确位于重聚时间的那个之外都有非零相位,在回波列尾端回波积累的相位比较

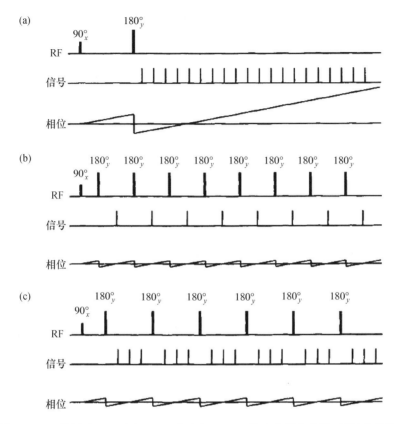

图 4.8.3 对于 (a) EPI、(b) RARE 和 (c) GRASE 偏离共振自旋随时间(水平轴)变化积累的相位[22]

为简便计,对于各个脉冲序列只显示 RF 脉冲,在信号行各个回波中心用一个竖号进行标记

大. 对于 RARE,这相位被 180°脉冲列重复聚焦,因此,在各个 RF 自旋回波的中心没有净相位积累. GRASE 介于 EPI 和 RARE 情况的中间,偏振相位在 180°脉冲之间中途周期性地被聚焦,但用梯度反向采集的回波期间偏振相位有演变,除在 180°脉冲聚焦点采集的回波外,其他回波即使在其中心,也有偏振相位. T_2 衰减比偏振相位积累稍微简单点,并且对于 EPI、RARE 和 GRASE 整个回波列都是单调变化. 类似于 RARE,自旋密度或 T_2 权重都可以通过适当的相位编码次序,以分别给出较短或较长的有效 TE 而达到. T_1 权重可通过缩短 TR、结合短的有效 TE 而达到. 对于 GRASE,通常对于各个 180°重聚脉冲采集奇数个梯度回波,因此,各个梯度回波组的中心回波没有净相位积累. 采集奇数

个梯度回波背后的驱动是,通过把中心回波置于 K-空间中央,以得到没有 T_2^* 权重的对比度.

1. 2D 线性相位编码次序

该方法有时称为顺序相位编码,实践中几乎没有用过,这里讨论只是衬托对其他类型的描述. 对于单射扫描,回波按其在回波列中的时间先后被顺序或线性安排到 K-空间. 此法在全 K_y 方案中,回波列中第一个回波被指定到最大相位编码值,以此类推;此法对于多射扫描,回波列内一定位置的回波集中在 K-空间一个组群[图 4.8.4(a)]. 具体说,在 K-空间中相位编码位置按下式给出:

$$K_y(s,r,g) = \left[-(N_{\text{shot}}N_{\text{rf}}N_{\text{gr}}-1)/2 + (s + rN_{\text{shot}}N_{\text{gr}} + gN_{\text{shot}})\right]\Delta K_y,$$

$$(4.8.1)$$

式中 ΔK_y 是相位编码步距. 假定相位编码次序由下而上,首先填负最大 K_y 值. 对于多射情况,这相位积累和 T_2 感应的幅度调制分别显示在图 4.8.4(b),(c) 中. 这 T_2 权重跨整个 K-空间,包含 N_{rf} 步单调降低. 如果由于 T_2^* 衰减的回波幅度变化没有忽略,在各步内对各个梯度回波将呈现额外的小量调制. 虽然从 T_2 衰减产生的 K-空间幅度权重比较缓慢,但在偏振相位积累中的周期性和不连续性会引起严重伪影. 这有效 TE 对于全 K-空间采集是全部回波列时间的一半.

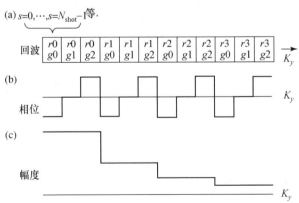

图 4.8.4 线性(顺序)2D GRASE 相位编码次序

(a) 回波数作为 K_y 的函数,各个方块从所有射(K_y 的 N_{shot} 值)填充一个回波;(b)偏振相位作为 K_y 的函数,这相位有 $N_{\text{rf}}=4$ 个带,带内 $N_{\text{gr}}=3$ 单调改变步;(c) T_2 感应的幅度调制作为 K_y 的函数,调制函数有 $N_{\text{rf}}=4$ 单调降低步,各步进一步被 T_2^* 衰减调制,为简单计,T_2^* 调制没有显示

2. 2D 标准相位编码次序

为了减轻偏振相位积累产生的伪影,GRASE 原始执行使用过如图 4.8.5 所示相位编码次序.在此法单射方案中,发生在 RF 重聚脉冲(即 $r0g0$、$r1g0$ 等) 后给定位置的梯度回波都分组在邻近 K_y 行,而邻近梯度回波被分组在 $\boldsymbol{K}$-空间 中邻近带.对于各个梯度回波带,关于 RF 脉冲用线性相位编码次序,即回波按 照 RF 脉冲序号增大的次序编组.对于多射情况,邻近 K_y 行在进展到下一个发射 RF 脉冲之前,用各个 RF 重聚脉冲的回波填充,类似于图 4.4.1 显示的交错情况, 也如图 4.8.5 所示.对于这种情况,在 $\boldsymbol{K}$-空间这相位编码位置由下式给出:

$$K_y(s,r,g) = \left[-(N_{\text{shot}}N_{\text{rf}}N_{\text{gr}}-1)/2 + (s+rN_{\text{shot}}+gN_{\text{shot}}N_{\text{rf}})\right]\Delta K_y.$$

$$(4.8.2)$$

这相位编码次序通常称为标准 GRASE 相位编码次序,因为用在最早的 GRASE 中[64,22].

这偏振相位是一串 N_{gr} 平台,平台高度作为 K_y 的函数线性变化.虽然这相 位积累问题比线性相位编码次序小得多,但相位不连续仍会引起伪影.这不连 续性和伪影可用回波列移动(后面讨论)来降低.

$\boldsymbol{K}$-空间中 T_2 权重有 N_{gr} 个不连续带,带内有 N_{rf} 个单调降低的平台.各平台 的宽度由 N_{shot} 决定(对于单射情况,各平台变为单 K_y 点).在 $\boldsymbol{K}$-空间 T_2 权重不连 续性也会引起伪影,另一个问题是对于标准 GRASE,相位编码次序这有效 TE 被 固定在全部回波列时间的一半.因为对于最佳时间效率,这回波列时间通常是 200 ms 或以上,这有效 TE 是 100 ms 或更长,限制这脉冲序列为 T_2 加权对比度.

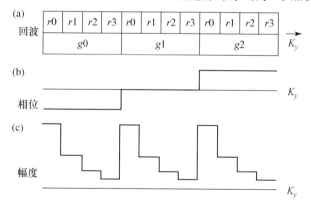

图 4.8.5 标准 2D GRASE 相位编码次序

(a)回波号作为 K_y 的函数;(b)偏振相位有 $N_{\text{gr}}=3$ 个带,带内相位不变;(c) T_2 权重有 $N_{\text{gr}}=3$ 个 带,带内有 $N_{\text{rf}}=4$ 个单调下降步

3. 2D K 带的相位编码次序

发展 K 带的（K-banded）相位编码次序（KbGRASE）是为了缓解标准 GRASE 相位编码次序的一些问题[65]. 在此方法中，K-空间被划分为带，各个带被指定到自旋回波列的一个连续部分. 图 4.8.6 显示了 $N_{rf}=12, N_{gr}=3$，K-空间被分成用 A、B 和 C 标记的三个带的例子，各 K-空间带依图 4.8.5 所示标准 GRASE 相位编码序，用 4 个相继 RF 重聚脉冲的回波数据进行填充. 此例中，给定短有效回波时间，以减小伴随标准 GRASE 的一些 T_2 权重不连续性而换取增大的偏振相位不连续. KbGRASE 的另一个好处是，通过改变指定到 K-空间中央的那个带而使有效回波时间可变，这带不必限制到相等的宽度. 对于 KbGRASE 部分 K_y 处理比对于标准 GRASE 稍微简单些，因为是作邻近 RF 重聚脉冲组和邻近 K-空间带之间的对应，这对于标准 GRASE 是不可能的. 例如在图 4.8.6 中，部分 K_y 采集可通过在回波列中简单省略 C 即可得到. 另一方

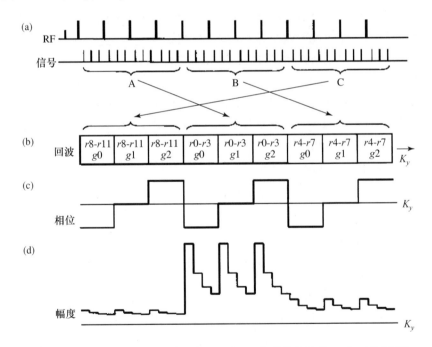

图 4.8.6　对于各个 K-空间带用标准 GRASE 相位编码序的 KbGRASE[65,22]

(a) $N_{gr}=3, N_{rf}=12$，读出列分为 A、B、C 三个带的脉冲序列；(b) 回波序号作为 K_y 的函数；(c) 相位调制有三个带，各带有三个单调上升步；(d) T_2 权重有三带，各带有三个子代，各子代有四个单调下降步

面,在图 4.8.5 例子中,如果这最后的 RF 重聚脉冲及其相关梯度回波被省略,则在 K_y 方向会有三个间隙(回波 $r3g0/r3g1$ 和 $r3g2$),使得部分傅里叶重建更困难.

例 4.4 一个 2D GRASE 脉冲序列用 $N_{gr}=3$,$N_{rf}=12$,$N_{shot}=3$. RF 重聚脉冲之间间隔是 8 ms. 用有三带的 K 带的相位编码序,这第一带被选择采样 K-空间中央如图 4.8.6 所示. 如果在各个带内用标准 GRASE 相位编码序,问这有效 TE 是什么? 采集多少相位编码行?

解答 各 K-空间带有 4 个 RF 脉冲. 这标准 GRASE 相位编码序置回波 $g1$(中心回波)在 K-空间中央,从第二和第三($r=1$ 和 $r=2$)RF 脉冲的 RF 自旋回波骑在 $K_y=0$ 行. 这有效回波时间近似是这两个 RF 脉冲的 RF 自旋回波时间的平均. 因此,$TE_{eff}=2.5 \times 8$ ms $= 20$ ms. 这相位编码行数是 $3 \times 12 \times 3 = 108$.

4. 模板交互相位编码(TIPE) GRASE

TIPE(template interactive phase encoding) GRASE 努力使回波幅度调制最大连续作为 K_y 的函数[66,22]. 没有相位编码的扫描叫模板扫描或参考扫描,用模板扫描决定被 T_2 和 T_2^* 调制的回波幅度. 然后选择相位编码次序,对于希望的回波时间给出幅度的连续性. 不幸的是,用此方法时偏振自旋等色族的相位作为 K_y 的函数急剧变化,产生显著的伪影. 虽然当共振偏移是零时,该方法与其他相位编码策略相比点扩散函数更窄,但在实践中此优点几乎从未实现过. 其他相位编码策略(KbGRASE 或标准 GRASE)工作得更好,尤其是磁化率急速变化的区域,比如窦、湾、空腔、界面处.

TIPE GRASE 用在基于 BOLD 对比度的 fMRI 中[67]. 对 T_2^* 效应的灵敏度比 GE-EPI 的略小,但比 SE-EPI 和 RARE 的要大[68]. 这 T_2^* 对比度可通过 T_2^* 预备[67]来增强,也可通过将更多 T_2^* 权重的回波安排在 K-空间中央来增强.

5. 2D 竖直 GRASE

上面讨论的所有 2D 相位编码次序的一个共同问题是,偏振相位积累和 T_2 衰减两者都影响 K_y 轴. 因为两个效应不能使其在 K-空间同时连续,于是一些残留的 K-空间不连续和伪影产生. 竖直(vertical)GRASE(vGRASE)通过置偏振相位积累沿 K_x 轴同时保留 T_2 衰减权重沿 K_y 轴,来缓解上述问题[69]. 这伪影被分散到两个方向,从而降低了总的伪影水平. 这脉冲序列显示在图 4.8.7

中,让振荡梯度在一个 K-空间轴上,一个恒定梯度在另一轴上.于是这 K-空间轨迹是一系列锯齿波,各个锯齿覆盖一个邻近 K_y 带.为了效率最大化,振荡梯度期间连续采样,数据方格化后再进行图像重建.该方法使用振荡的相位编码梯度和恒定的读出梯度,在多射 EPI 中也可以采用这种策略.

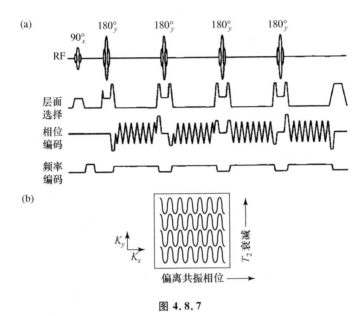

图 4.8.7

(a) 竖直 GRASE 脉冲序列用振荡梯度每 RF 重聚脉冲后采集多个梯度回波;(b) 对于多射扫描序列,其中一射的 K-空间轨迹,相位和幅度调制效应影响不同的 K-空间方向,降低了伪影[69]

6. 3D GRASE

如果在第二个相位编码方向(层面)傅里叶编码对于回波列中各个回波是一样的,置偏振相位积累和 T_2 衰减两者都沿 K_y 轴,这就与 2D 扫描[图 4.8.8 (a)]相同.对于 3D 扫描,这额外的自由度允许傅里叶编码次序分开偏振和 T_2 效应,比如置 T_2 衰减沿 K_z 轴,而保留相位积累仍沿 K_y 轴[图 4.8.8(b)],这方法叫 SORT[70].与在 vGRASE 中一样,由于 K-空间调制被分散到两个方向,从而降低了伪影水平.

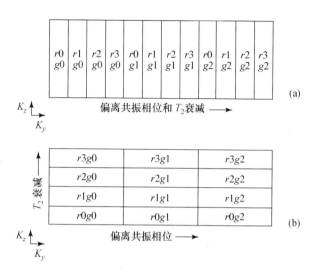

图 4.8.8 3D 多射 GRASE K-空间次序

（a）这第二个傅里叶编码步对于各个 RF 重聚脉冲是一样的；（b）这第二个傅里叶编码步对于各个 RF 重聚脉冲变化，以置 T_2 衰减沿 K_z 轴.各个方框包含指示的回波的数据[70]

4.8.3 回波时间移动

被偏振自旋积累的相位阶梯或不连续（例如图 4.8.5 中显示的标准 GRASE 相位编码序）已被证明会引起伪影.这种不连续性也出现在多射 EPI 扫描中，通过回波列移动（ETS）可以减小.ETS 也叫滑动窗读出，或回波时间移动[71,72].图 4.8.9(a)、(b)显示了用标准 2D GRASE 相位编码序（$N_{gr} = 3$）积累的相位.虽然在各个梯度回波期间相位线性积累，在交替回波时间反演对于每隔一个回波逆转了在 K_x 相位积累的方向.对于交替的梯度回波在 K-空间＋K_x 和－K_x 边沿这相位演变是连续的.然而，在所有其他 K_x 值这相位是不连续的.

因为这图像是被在 $K_x = 0$ 的行为支配的，这不连续性引起伪影.当对于 GRASE 使用 ETS 时，这双极读出梯度列对于各个 RF 重聚脉冲和各次发射延迟或提前稍微不同的量.因为在 $K_x = 0$ 相邻相位步之间的不连续是源于相邻梯度回波之间积累的相位差，对于所有发射和 RF 脉冲，分配这回波时间等同地覆盖回波间时间 T_{gr}，便消除了相位阶梯.例如，对于标准 GRASE 相位编码序，当频率编码波形对于各个发射和 RF 脉冲移动 $\Delta t(s,r)$ 时，就可以得到在 $K_x = 0$ 连续.$\Delta t(s,r)$ 满足下式：

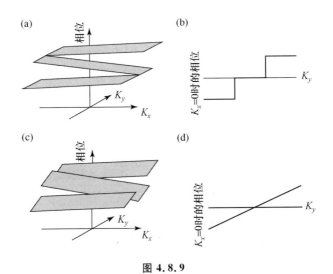

图 4.8.9

（a）（b）对于标准 GRASE 相位编码序，没有回波列移动的相位积累. 在 $K_x = 0$ 相位不连续，而在 K-空间交替的 $+K_x$ 和 $-K_x$ 边沿相位连续.（c）（d）有回波列移动的相位积累. 在 $K_x = 0$ 相位是线性的，而在 K_x 的所有其他值不连续

$$\Delta t(s, r) = (r N_{\text{shot}} + s) \frac{T_{\text{gr}}}{N_{\text{shot}} N_{\text{rf}}} - \frac{T_{\text{gr}}}{2}, \qquad (4.8.3)$$

式中 T_{gr} 是相邻梯度回波的间隔. 方程（4.8.3）中的移动是相对于无 ETS 的波形位置的，作为一个例子，对于多射扫描（$N_{\text{rf}} = 4, N_{\text{gr}} = 3$）的第一射（$s = 0$）显示在图 4.8.10 中. 对于第一个 RF 脉冲的频率编码，波形被移动 $-T_{\text{gr}}/2$；对于后面的 RF 脉冲的各个，波形移动额外的 $+T_{\text{gr}}/4$. 因此，对于此次发射的第三个 RF 脉冲，这波形不移动. 对于其他发射，频率编码波形相对于图中显示的波形移动 $T_{\text{gr}}/(N_{\text{rf}} N_{\text{shot}})$ 的整数倍. 对于标准相位编码序，这相位从一系列阶梯转换为（在 $K_x = 0$）K_y 的线性函数. 虽然在 $K_x = 0$ 连续，这相位在所有其他 K_x 值不连续[图 4.8.9（c），（d）]. 根据傅里叶移位定理，在 $K_x = 0$ 最低阶线性相位效应是偏振磁化强度在图像中 y 方向有一个位移（失配）. 高频信息伪影依然来自在 $K_x \neq 0$ 的不连续性.

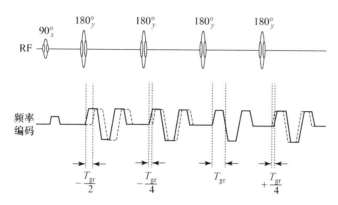

图 4.8.10   有回波列移动的频率编码波形 (多射扫描的第一射, $N_{rf}=4, N_{gr}=3$)

虚线表示没有回波列移动的波形. 对于各个 RF 脉冲频率编码, 波形相对于前面波形移动 T_{gr}/N_{rf},
如点线所示. 对于其他发射, 这波形相对于图中波形移动 $[T_{gr}/(N_{rf}N_{shot})]$ 的整数倍

对 ETS 的详细研究[73] 表明: 对于较小的共振频率位移, ETS 得益于转换
低频伪影进入失配. 然而, 随着偏振距离增大, 从 ETS 得益可能很小, 因为在
K_x 方向 K-空间边沿不连续性增大. 这 K-空间不连续性效应是有点对象依赖
的. 更多能量接近 K-空间 $+K_x$ 和 $-K_x$ 边沿, 导致较高的伪影. 在 K-空间边沿
不连续性可通过在各个梯度回波期间降低积累的总偏振相位而减小. 对于固定
的共振频率偏移, 这要求降低各个梯度回波读出时间. 如果 f_{cs} 和 T_{acq} 分别是共
振偏移和每个梯度回波读出时间, 用一个 ETS 和 T_{acq} 组合使 $2f_{cs}T_{acq} \ll 1$, 可给
出可忽略的偏振伪影[73]. 对于脂肪在 1.5 T, $f_{cs}=210$ Hz, 则要求 $T_{acq} \ll 2.4$ ms
在实践中, 对于 ETS 与 $T_{acq} \approx 1$ ms 结合, 可观察到伪影最小.

对于 3D 扫描, 可选择傅里叶编码次序, 给出沿 K_y 单调步增的相位演变.
在这种情况, ETS 只加在 K_y 方向 (即同样的回波移动被用于所有层面编码),
以转换步增相位进入 K_y 线性函数.

对于标准 GRASE 以外 (例如 KbGRASE) 的 2D 相位编码次序被用时, 甚
至对于 ETS 某些相位不连续依然存在, 并且从 ETS 得到的益处也变得不清楚.
ETS 的一个缺点是, 它增大了 RF 重聚脉冲之间最小间隔一个 T_{gr} 量, 并增大最
小有效回波时间 $T_{gr}/2$. 对 GRASE 的许多研究不用 ETS, 而是用脂肪饱和以最
小化偏振磁化强度效应.

4.8.4   相位校正

除了通过用相位编码次序机制努力降低 K-空间不连续引起的伪影外, 类似

于 EPI 用的相位校正技术几乎总要用于 GRASE，以进一步降低与双极读出梯度有关的伪影．不用相位编码采集的参考数据典型地用来消除线性和 B_0 涡流以及硬件群时延效应．对于两个梯度极性线性涡流和群时延作为 K_x 的函数，向不同方向移动回波位置．参考数据由没有相位编码的完全扫描组成，或者一个额外 RF 重聚脉冲和相关梯度回波（没有相位编码）置在回波列始端或尾端．参考数据处理涉及逆傅里叶变换各个回波，以产生一个投影．然后这投影的相位被沿读出方向各相位编码的回波的逆傅里叶变换的相位减掉．

除了与双极梯度有关 EPI 类型的相位误差之外，GRASE 还有在 RARE 中发现的类型（主自旋回波和受激回波因涡流等原因产生不同相干路径）的相位误差．这些相位误差不能用后处理方法进行校正，而必须通过改变读出预相位叶面积和重聚脉冲相位以进行预期校正．这 EPI 类和 RARE 类相位误差混合使得相位校正更困难，是阻碍 GRASE 被引进临床常规应用的主要原因．

前面已经提到，对于重聚脉冲的破坏梯度（spoilers 或 crushers），通常置于选层轴或频率编码轴．当它被置在选层轴时，从这 crushers 产生的涡流引起回波幅度移动，由于 T_2^* 和 T_2 衰减效应混淆，难以用参考数据进行度量．当这 crushers 置于频率编码轴，从 crushers 产生的涡流引起回波位置移动，这可以用参考数据进行测量[74]．

§4.9   高速 STEAM 序列

STEAM 序列也可以快速运行，称为 fast STEAM．把图 3.9.4 所示第三个 90° 脉冲（读脉冲）换成一串低倾倒角读脉冲[75,76]，$\alpha = 90°/n$，即序列修改为 $90°\text{-}TE/2\text{-}90°\text{-}TM\text{-}[\alpha\text{-}TE/2\text{-}STE]_n$，如图 4.9.1 所示，方框内序列表示重复执行 n 次（$n = 32 \sim 64$），每个 STE 对应不同的相位编码步，即对应图像数据中不同的傅里叶行．采集一幅数据矩阵为 64×128 的图像可在几百 ms 内完成．

STEAM 序列采集 RF 再聚焦的回波，而不是梯度回波．因此，STE 信号产生类 SE 的图像．这种类 SE 图像，对磁场不均匀性、磁化率、流动以及化学位移是不敏感的．与 RARE 不同，由于在 TM 期间 T_1 弛豫，高速 STEAM 是 T_1 加权的．高速 STEAM 用于心脏成像，其特性类似于门控 SE 像．来自流动血的信号被梯度散相完全消除．高速 STEAM 序列的另一个应用是处理扩散成像[77]．扩散加权是通过在 $TE/2$ 期间加强梯度并通过延长中间间隔 TM 来实现的．在正常人脑白质中各向异性的扩散被研究，而没有被运动伪影所困扰[78]．

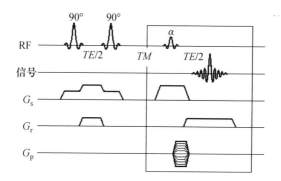

图 4.9.1　高速 STEAM 的时序

方框中序列重复执行,每个 STE 分别相位编码

开始的 3 个 RF 脉冲和扩散敏感梯度用于预备有扩散权重的磁化强度(第 6 章),后面的 RF 脉冲和快梯度回波用于空间编码,可以单射产生低分辨的人脑扩散图像.

参 考 文 献

［1］ Haase A，Frahm J，et al. J Magn Reson，1986,67：258.

［2］ Mansfield P. J Phys C,1977, 10：L55.

［3］ Mansfield P，Pykett IL. J Magn Reson，1978，29：355.

［4］ Feinberg DA，Crooks LE，Hoenninge JC，et al. Radiology，1986，161：527-532.

［5］ Mugler JP III，Brookeman JR. Rev Magn Reson Med，1988，3(1)：1.

［6］ Sodickson DK,et al. Simultaneous acquisition of spatial harmonics (SMASH)：Fast imaging with RF coil arrays. Magn Reson Med,1997,38：591-603.

［7］ Pruessmann KP，Weiger M，Scheidegger MB，et al. SENSE：Sensitivity encoding for fast MRI. MRM,1999,42：952-962.

［8］ MacFall JR，Pelc NJ，Vavrek RM. Magn Reson Imag,1988，6：143.

［9］ Ljunggren S. J Magn Reson,1983，54：338.

［10］ Twieg DB. Med Phys,1983，10：610.

［11］ Mansfield P,Grannell PK. J Phys C,1973，6：L422.

［12］ Feiner LF,Locher PR. Appl Phys,1980，22：257.

［13］ 曾谨言. 量子力学. 上册. 北京：科学出版社,1981.

［14］ Mansfield P，Grannell PK. Phys Rev,1975，12：3618.

［15］ Chapman B，Turner R，Ordidge RJ，et al. MRM,1987，5：246.

［16］ Turner R. J Phys D：Appl Phys,1986，19：L147-151.

[17] Burwen RS. Parallelable PWM amplifier. IEEE Transon Instrum & Meas,1989,36(4)：1001-1005.

[18] Jehenson P,Westphal M,Schiff N. J Magn Reson,1990, 90：264-278.

[19] Bartusekl K, Kubasek R,Fiala P. Meas Sci Technol,2010, 21：105601 (9pp).

[20] Pykett IL,Rzedzian RR. MRM,1987, 5：563.

[21] Ordidge RJ, Howseman A, Coxon R, et al. MRM,1989, 10：227.

[22] Bernstein MA,King KF, Zhou XJ. Handbook of Pulse Sequences. Elsevier Academic Press,2004.

[23] Stehling MK, Ordidge RJ, Coxon R,et al. Inversion-recovery echo planar imaging (IR-EPI) at 0.5-T. MRM,1990,13：514-517.

[24] Buonocore MH,Zhu DC. High spatial resolution EPI using an odd number of inter-leaves. MRM, 1998,41：1199-1205.

[25] Hu X, Le TH. MRM, 1996, 36：166-171.

[26] Chen NK, Wyrwicz AM. MRM, 2004, 51：1247-1253.

[27] Jesmanowicz A,Wong EC,Hyde JS. Phase correction for EPI using internal reference-lines. ISMRM,1993,3：1239.

[28] Zhou XJ, Maier JK. A new Nyquist ghost in oblique EPI. Proc ISMRM,1996, 386.

[29] Zhou X, Maier JK, Epstein EH. Reduction of Nyquist Ghost Artifacts in Oblique Echo Planar Images. US patent：5672969, September 30,1997.

[30] Du YE, Zhou XJ, Bernstein MA. Correction of concomitant magnetic field induced im-age artifacts in non-axial echo planar imaging. Magn Reson Med,2002,48：509-515.

[31] Xiang QS,Ye FQ. Correction forgeometric distortion and $N/2$ ghosting in EPI by phase labeling for additional coordinate encoding (PLACE). Magn Res Med, 2007, 57：731-741.

[32] Buonocore MH, Gao LS. Ghost artifact reduction for echo planar imaging using image phase correction. Magn Reson Med,1997, 38：89-100.

[33] Buonocore MH, Zhu DC. Image-based ghost correction for interleaved EPI. MRM, 2001,45：96-108.

[34] Hennel E. Image-based reduction of artifacts in multishot echo-planar imaging. JMR, 1998, 134：206-213.

[35] Zhou K, Zaitsev M, Bao SL. Reliable two-dimensional phase unwrapping method using region growing and local linear estimation. Magn Reson Med, 2009, 62(4)：1085-1090.

[36] 周堃. 磁共振回波平面成像序列伪影校正方法研究. 北京大学博士学位论文,2010.

[37] Jezzard P, Balaban RS. Correction for geometric distortion in echo-planar images from B_0 field variations. MRM,1995,34(1)：65-73.

[38] Weisskoff RM,Cohen MS,Rzedzian RR. Nonaxial whole-body instant imaging. MRM,

1993，29：796-803.

[39] Zhou XJ，Du YE，Bernstein MA，et al. Concomitant magnetic-field-induced artifacts in axial echo planar imaging. MRM，1998，39：596-605.

[40] Hutton C，Bork A，Josephs O，et al. Image distortion correction in fMRI：A quantitative evaluation. Neuroimage，2002，16(1)：217-240.

[41] Hennig J，Speck O，Koch MA，et al. Functional magnetic resonance imaging：A review of methodological aspects and clinical applications. J Magn Reson Imaging，2003，18 (1)：1-15.

[42] Reber PJ，Wong EC，Buxton RB，et al. Correction of off resonance-related distortion in echo-planar imaging using EPI-based field maps. MRM，1998，39(2)：328-330.

[43] Robson MD. Measurement of the point spread function in MRI using constant time imaging. MRM，1997，38(5)：733-740.

[44] Zeng HR，Constable RT. Image distortion correction in EPI：Comparison of field mapping with point spread function mapping. MRM，2002，48(1)：137-146.

[45] Zaitsev M，Hennig J，Speck O. Point spread function mapping with parallel imaging techniques and high acceleration factors：Fast，robust，and flexible method for echo-planar imaging distortion correction. MRM，2004，52(5)：1156-1166.

[46] Paul D，Zaitsev M，Harsan L，et al. Implementation and application of PSF-based EPI distortion correction to high field animal imaging. Int J Biomed Imaging，2009，946271.

[47] Huang H，Ceritoglu C，Li X，et al. Correction of B_0 susceptibility induced distortion in diffusion-weighted images using large-deformation diffeomorphic metric mapping. MRI，2008，26(9)：1294-1302.

[48] Li Y，Xu N，Fitzpatrick JM，et al. Geometric distortion correction for echo-planar images using nonrigid registration with spatially varying scale. Magn Reson Imaging，2008，26(10)：1388-1397.

[49] Holland D，Kuperman JM，Dale AM. Efficient correction of inhomogeneous static magnetic field-induced distortion in echo-planar imaging. Neuroimage，2010，50 (1)：175-183.

[50] Feinberg DA，Turner R，Jakab ED，et al. Echo-planar imaging with asymmetric gradient modulation and inner-volume excitation. Magn Reson Med，1990，13：162-169.

[51] Duerk JL，Simonetti OE. Theoretical aspects of motion sensitivity and compensation in echo-planar imaging. J Magn Reson Imaging，1991，1：643-650.

[52] Kerr AB，Pauly JM，Hu BS, et al. Real-time interactive MRI on a conventional scanner. MRM，1997，38：355-367.

[53] Song AW，Wong EC，Hyde JS. Echo-volume imaging. Magn Reson Med，1994，32：668-671.

[54] Ahn CB, Kim JH,Cho ZH. IEEE Trans Med Imag, 1986, MI-5: 2.

[55] Meyer CH, Hu BS,Nishimura DG,et al. Fast spiral coronary artery imaging. MRM, 1992,28: 202-213.

[56] Noll D, Cohen J, Meyer C,et al. Spiral K-space MR imaging of cortical activation. JM-RI, 1995,5: 49-57.

[57] Adalsteinsson E, Irarrazabal E,Topp S,et al. Volumetric spectroscopic imaging with spiral-based K-space trajectories. Magn Reson Med,1998,39: 889-898.

[58] Bornert P, Aldefeld B,Eggers H. Reversed spiral MR imaging. Magn Reson Med, 2000, 44: 479-484.

[59] Glover GH, Law CS. Spiral-in/out BOLD fMRI for increased SNR and reduced suscep-tibility artifacts. Magn Reson Med,2001, 46: 515-522.

[60] King KF. Spiral scanning with anisotropic field of view. Magn Reson Med,1998,39: 448-456.

[61] Hennig J, Nauerth A,Friedburg H. RARE imaging: A fast imaging method for clinical MR. MRM,1986,3: 823-833.

[62] Hennig J,Friedburg H. Magnetic Resonance Imaging,1988, 6: 391-395.

[63] Hennig J. J Magn Reson,1988, 78: 397.

[64] Oshio K,Feinberg DA. MRI,1991, 20: 344-349.

[65] Feinberg DA, Johnson G, Kiefer B. Increased flexibility in GRASE imaging by K-space-banded phase encoding. Magn Reson Med,1995,34: 149-155.

[66] Jovicich J,Norris DG. GRASE imaging at 3 tesla with template interactive phase enco-ding. MRM,1998,39: 970-979.

[67] Jovicich J,Norris DG. Functional MRI of the human brain with GRASE-based BOLD contrast. MRM,1999, 41: 871-876.

[68] Gao JH, Xiong J, Li J,et al. Fast spin echo characteristics of visual stimulation-induced signal changes in the human brain. J Magn Reson Imaging,1995, 5: 709-714.

[69] Oshio K. vGRASE: Separating phase and T_2 modulations in 2D. Magn Reson Med, 2000,44: 383-386.

[70] Mugler JE. Improved three-dimensional GRASE imaging with the SORT phase-enco-ding strategy. JMRI,1999, 9: 604-612.

[71] Feinberg DA,Oshio K. Gradient-echo shifting in fast MRI techniques (GRASE ima-ging) for correction of field inhomogeneity errors and chemical shift. Magn Reson Med, 1992, 97: 177-183.

[72] Feinberg DA, Oshio K. Phase errors in multi-shot echo planar imaging. Magn Reson Med,1994,32: 535-539.

[73] Mugler JP,Brookeman JR. Off-resonance image artifacts in interleaved-EPI and GRASE

pulse sequences. MRM,1996, 36: 306-313.

[74] Luk-Pat GT, Gold GE, Olcott EW,et al. High resolution three-dimensional in vivo imaging of atherosclerotic plaque. Magn Reson Med,1999,42: 762-771.

[75] Merboldt KD, Hanicke W, Bruhn H, et al. Diffusion imaging of the human brain invivousing a high-speed STEAM MRI. Magn Reson Med,1992, 23: 179-192.

[76] Yongbi MN, Ding S, Dunn JF. A modified sub-second fast-STEAM sequence incorporating bipolar gradients for in vivo diffusion imaging. MRM, 1996, 35: 911-916.

[77] Nolte U,Finsterbusch J,Frahm J. MRM,2000, 44: 731-736.

[78] Finsterbusch J, Frahm J. MRM, 2002, 47: 611-615.

第 5 章　自旋激发动力学与 RF 脉冲设计

脉冲 RF 磁场是激发磁化强度 M 产生 NMR 信号的动力能源. 给定选层 RF 脉冲和磁化强度矢量的初始取向, 层面轮廓可通过对 M_x、M_y、M_z 解 Bloch (布洛赫) 方程来决定. 然而, 这个问题的逆问题却是相当困难的. 给定所希望的层面轮廓和磁化强度初始条件, 应该加什么样的 RF 脉冲? 对于小角激发, 通过层面轮廓逆傅里叶变换可以确定激发脉冲的形状 (如 §2.5.3 用小角近似). 而对于大角度激发 ($>90°$), 由于布洛赫方程的非线性, 上述近似方法失效, 只能用迭代数值最佳化方法 (用最佳控制理论). 通常, 相对于弛豫时间 T_1、T_2 来说, RF 脉冲持续时间 T (简称时宽或长度) 一般都比较短. 因此, 研究激发时, 不考虑弛豫, 用不包括弛豫项的布洛赫方程的简化形式. 为了处理问题方便, 也经常使用旋转坐标系概念. 本章先建立自旋激发动力学理论作为基础, 然后逐一讨论各种 RF 脉冲的设计方法和技术.

§5.1　自旋激发动力学

5.1.1　旋转坐标系

考虑静磁场 $\boldsymbol{B}_0$ 中一组绕 $\boldsymbol{B}_0$ 进动同相位的自旋 (等色群), 其静磁化强度为 $\boldsymbol{M}$, 以拉莫尔频率 $\omega_0 = \gamma B_0$ 绕 z 轴进动, 在实验室坐标系 (lab) 有

$$\left(\frac{\mathrm{d}\boldsymbol{M}}{\mathrm{d}t}\right)_{\mathrm{lab}} = \boldsymbol{M} \times (\omega_0 \hat{\boldsymbol{z}}). \tag{5.1.1}$$

设绕 z 轴旋转的坐标系以角速度

$$\boldsymbol{\Omega} = -\omega_{\mathrm{ro}} \hat{\boldsymbol{z}} \tag{5.1.2}$$

旋转, 则有

$$\left(\frac{\mathrm{d}\boldsymbol{M}}{\mathrm{d}t}\right)_{\mathrm{rot}} = \left(\frac{\mathrm{d}\boldsymbol{M}}{\mathrm{d}t}\right)_{\mathrm{lab}} - \boldsymbol{\Omega} \times \boldsymbol{M} = (\omega_{\mathrm{ro}} - \omega_0)\boldsymbol{M} \times \hat{\boldsymbol{z}}, \tag{5.1.3}$$

式中 $\hat{\boldsymbol{z}}$ 是沿 z 轴的单位矢量. 如果我们选择旋转坐标系的角频率 ω_{ro} 等于拉莫尔频率 ω_0 (即 $\omega_{\mathrm{ro}} = \omega_0$), 则 $\left(\dfrac{\mathrm{d}\boldsymbol{M}}{\mathrm{d}t}\right)_{\mathrm{rot}} = 0$. 意味着 $\boldsymbol{M}$ 变为一个静止矢量. 这显然简化

了自旋运动的描述.

5.1.2 RF 磁场

为了产生横向 $M_\perp$, RF 磁场必须加在横平面上. 假定 $\boldsymbol{B}_1(t)$ 沿 x 轴, 频率为 ω_{rf} (也称载频). 在实验室系圆极化或者正交 $\boldsymbol{B}_1$ 场可以表示为

$$\boldsymbol{B}_1(t) = \hat{\boldsymbol{x}}_0 B_1(t)\cos\omega_{\mathrm{rf}}t - \hat{\boldsymbol{y}}_0 B_1(t)\sin\omega_{\mathrm{rf}}t. \tag{5.1.4}$$

因为实验室系用得很少, 我们这里用 $\hat{\boldsymbol{x}}_0$ 和 $\hat{\boldsymbol{y}}_0$ 表示实验室系 x 轴、y 轴上的单位矢量. 把此射频场变换到旋转坐标系, 有

$$\begin{bmatrix} B_{1x}(t) \\ B_{1y}(t) \\ B_{1z}(t) \end{bmatrix}_{\mathrm{rot}} = \begin{bmatrix} \cos\omega_{\mathrm{ro}}t & -\sin\omega_{\mathrm{ro}}t & 0 \\ \sin\omega_{\mathrm{ro}}t & \cos\omega_{\mathrm{ro}}t & 0 \\ 0 & 0 & 1 \end{bmatrix} \begin{bmatrix} B_1(t)\cos\omega_{\mathrm{rf}}t \\ -B_1(t)\sin\omega_{\mathrm{rf}} \\ 0 \end{bmatrix}. \tag{5.1.5}$$

如果我们置旋转坐标系的角频率 ω_{ro} 等于载频 ω_{rf}, 则上式简化为

$$\begin{bmatrix} B_{1x}(t) \\ B_{1y}(t) \\ B_{1z}(t) \end{bmatrix}_{\mathrm{rot}} = \begin{bmatrix} B_1(t) \\ 0 \\ 0 \end{bmatrix}. \tag{5.1.6}$$

显然, 旋转坐标系相当于对 RF 振荡的解调. 急速振荡的 RF 场变换成很简单的形式——时变包络 $B_1(t)$. 二维矢量 $\boldsymbol{B}_1(t)$ 也可用复数表示, 设 $\boldsymbol{B}_1(t)$ 角频率为 ω, 则

$$\boldsymbol{B}_1(t) = \boldsymbol{B}_{1x}(t) + \boldsymbol{B}_{1y}(t) = \hat{\boldsymbol{x}}B_1(t)\cos\omega t - \hat{\boldsymbol{y}}B_1(t)\sin\omega t. \tag{5.1.7}$$

用复数表示, $\boldsymbol{B}_1(t)$ 等价为复数量:

$$\boldsymbol{B}_1(t) = B_1(t)\cos\omega t - \mathrm{i}B_1(t)\sin\omega t = B_1(t)\mathrm{e}^{-\mathrm{i}\omega t}. \tag{5.1.8}$$

式 (5.1.8) 称为二维矢量 $\boldsymbol{B}_1(t)$ 的复数表象. 该表象很好用, 用简单乘法就可以把一矢量从实验室系变换到旋转坐标系:

$$\left[B_1(t)\mathrm{e}^{-\mathrm{i}\Delta\omega t} \right]_{\mathrm{rot}} = B_1(t)\mathrm{e}^{-\mathrm{i}\omega t}\,\mathrm{e}^{\mathrm{i}\omega_{\mathrm{ro}}t} = B_1(t)\mathrm{e}^{-\mathrm{i}(\omega-\omega_{\mathrm{ro}})t}. \tag{5.1.9}$$

5.1.3 布洛赫方程

我们已经知道布洛赫方程:

$$\frac{\mathrm{d}\boldsymbol{M}}{\mathrm{d}t} = \gamma(\boldsymbol{M} \times \boldsymbol{B}) - \frac{M_x\hat{\boldsymbol{x}} + M_y\hat{\boldsymbol{y}}}{T_2} - \frac{M_0 - M_z}{T_1}\hat{\boldsymbol{z}} + D\nabla^2\boldsymbol{M}. \tag{5.1.10}$$

如果静磁场 $\boldsymbol{B}_0$ 和式 (5.1.7) 表示的 RF 场 $\boldsymbol{B}_1(t)$ 作用于自旋系统, 则总场为

$$\boldsymbol{B} = \hat{\boldsymbol{x}}B_{1x}(t) - \hat{\boldsymbol{y}}B_{1y}(t) + \hat{\boldsymbol{z}}B_0. \tag{5.1.11}$$

在 RF 激发期间, B_1 场持续时间一般在 $200\ \mu\mathrm{s}\sim 5\ \mathrm{ms}$, 比 T_1、T_2 短得多, 因此可

以忽略弛豫和扩散. 则方程(5.1.10)可以简化为

$$\frac{\mathrm{d}\boldsymbol{M}}{\mathrm{d}t} = \gamma\boldsymbol{M} \times [\hat{\boldsymbol{x}}B_{1x}(t) - \hat{\boldsymbol{y}}B_{1y}(t) + \hat{\boldsymbol{z}}B_0]. \tag{5.1.12}$$

下面我们把方程(5.1.12)转换到旋转坐标系, 应用式(5.1.2), 得

$$\left(\frac{\mathrm{d}\boldsymbol{M}}{\mathrm{d}t}\right)_{\mathrm{rot}} = \left(\frac{\mathrm{d}\boldsymbol{M}}{\mathrm{d}t}\right)_{\mathrm{lab}} - \boldsymbol{\Omega} \times \boldsymbol{M} = \gamma\boldsymbol{M} \times \left[\hat{\boldsymbol{x}}B_{1x}(t) - \hat{\boldsymbol{y}}B_{1y}(t) + \hat{\boldsymbol{z}}B_0 + \frac{\boldsymbol{\Omega}}{\gamma}\right].$$

$$\tag{5.1.13}$$

这转换并未完成, 因为 $\boldsymbol{B}_1$ 场仍在实验室系中, 从式(5.1.5)可得旋转坐标系中的 $\boldsymbol{B}_1$ 场分量:

$$\begin{cases} B_{1x,\mathrm{rot}}(t) = B_1(t)(\cos\omega_{\mathrm{ro}}t\cos\omega_{\mathrm{rf}}t + \sin\omega_{\mathrm{ro}}t\sin\omega_{\mathrm{rf}}t) = B_1(t)\cos(\omega_{\mathrm{ro}} - \omega_{\mathrm{rf}})t, \\ B_{1y,\mathrm{rot}}(t) = B_1(t)(\sin\omega_{\mathrm{ro}}t\cos\omega_{\mathrm{rf}}t - \cos\omega_{\mathrm{ro}}t\sin\omega_{\mathrm{rf}}t) = B_1(t)\sin(\omega_{\mathrm{ro}} - \omega_{\mathrm{rf}})t, \\ B_{1z,\mathrm{rot}}(t) = 0. \end{cases}$$

$$\tag{5.1.14}$$

把式(5.1.14)代入式(5.1.13), 注意应用式(5.1.2), 得旋转坐标系中布洛赫方程:

$$\left(\frac{\mathrm{d}\boldsymbol{M}}{\mathrm{d}t}\right)_{\mathrm{rot}} = \gamma\boldsymbol{M} \times \left\{B_1(t)[\hat{\boldsymbol{x}}\cos(\omega_{\mathrm{rf}} - \omega_{\mathrm{ro}})t - \hat{\boldsymbol{y}}\sin(\omega_{\mathrm{rf}} - \omega_{\mathrm{ro}})t] + \hat{\boldsymbol{z}}\left[B_0 - \frac{\omega_{\mathrm{ro}}}{\gamma}\right]\right\}.$$

$$\tag{5.1.15}$$

上式花括号中磁场称为"有效场"$\boldsymbol{B}_{\mathrm{eff}}$:

$$\boldsymbol{B}_{\mathrm{eff}} = B_1(t)[\hat{\boldsymbol{x}}\cos(\omega_{\mathrm{rf}} - \omega_{\mathrm{ro}})t - \hat{\boldsymbol{y}}\sin(\omega_{\mathrm{rf}} - \omega_{\mathrm{ro}})t] + \hat{\boldsymbol{z}}\left(B_0 - \frac{\omega_{\mathrm{ro}}}{\gamma}\right). \tag{5.1.16}$$

在旋转坐标系中, 磁化强度 $\boldsymbol{M}$ 总是绕 $\boldsymbol{B}_{\mathrm{eff}}$ 进动. 特殊情况是, 精确共振时 $\omega_0 = \omega_{\mathrm{rf}} = \omega_{\mathrm{ro}}$, 有效场简化为 $\hat{\boldsymbol{x}}B_1(t)$, $\boldsymbol{M}$ 绕 $\boldsymbol{B}_1$ 场进动, 即章动, 此时似乎静磁场 $\boldsymbol{B}_0$ 不存在. 描述 RF 脉冲和自旋系统相互作用时, 有效场概念用得很频繁. 方程(5.1.15)做完叉乘运算后, 可以等价地表示为三个标量方程:

$$\left(\frac{\mathrm{d}M_x}{\mathrm{d}t}\right)_{\mathrm{rot}} = \gamma M_y\left(B_0 - \frac{\omega_{\mathrm{ro}}}{\gamma}\right) + \gamma M_z B_1(t)\sin(\omega_{\mathrm{rf}} - \omega_{\mathrm{ro}})t, \tag{5.1.17}$$

$$\left(\frac{\mathrm{d}M_y}{\mathrm{d}t}\right)_{\mathrm{rot}} = -\gamma M_x\left(B_0 - \frac{\omega_{\mathrm{ro}}}{\gamma}\right) + \gamma M_z B_1(t)\cos(\omega_{\mathrm{rf}} - \omega_{\mathrm{ro}})t, \tag{5.1.18}$$

$$\left(\frac{\mathrm{d}M_z}{\mathrm{d}t}\right)_{\mathrm{rot}} = -\gamma M_x B_1(t)\sin(\omega_{\mathrm{rf}} - \omega_{\mathrm{ro}})t - \gamma M_y B_1(t)\cos(\omega_{\mathrm{rf}} - \omega_{\mathrm{ro}})t. \tag{5.1.19}$$

定义磁化强度横向分量

$$M_\perp = M_x + \mathrm{i}M_y. \tag{5.1.20}$$

把式(5.1.18)两边乘以 i, 与式(5.1.17)相加, 得到

$$\left(\frac{\mathrm{d}M_\perp}{\mathrm{d}t}\right)_{\mathrm{rot}} = -\,\mathrm{i}\gamma M_\perp\left(B_0 - \frac{\omega_{\mathrm{ro}}}{\gamma}\right) + \mathrm{i}\gamma M_z B_1(t)\,\mathrm{e}^{-\mathrm{i}(\omega_{\mathrm{rf}}-\omega_{n})t}. \quad (5.1.21)$$

RF 激发脉冲之后求解横向磁化强度,式(5.1.21)是特别有用的. 先让我们考虑两种特殊情况:

(1) 令 $\omega_{\mathrm{rf}} = \omega_{\mathrm{ro}}$,则方程(5.1.15)变为

$$\left(\frac{\mathrm{d}\boldsymbol{M}}{\mathrm{d}t}\right)_{\mathrm{rot}} = \gamma\boldsymbol{M}\times\left[B_1(t)\hat{\boldsymbol{x}} + \hat{\boldsymbol{z}}\left(B_0 - \frac{\omega_{\mathrm{ro}}}{\gamma}\right)\right]. \quad (5.1.22)$$

这种参考系有时叫 RF 参考系或 $\boldsymbol{B}_1$ 参考系. 因在此参考系中 $\boldsymbol{B}_1$ 场是驻定的. 这里 $\boldsymbol{B}_1$ 场沿 x 轴,是因为我们所选初始条件 $t=0$,如式(5.1.7)所表示的. 普遍情况是 $B_1(t)\hat{\boldsymbol{x}}$ 项替换为 $(\hat{\boldsymbol{x}}\cos\alpha + \hat{\boldsymbol{y}}\sin\alpha)B_1$,$\alpha$ 是起始 $\boldsymbol{B}_1$ 矢量与 x 轴夹角. 方程(5.1.22)表明,在 $\omega_{\mathrm{ro}} = \omega_{\mathrm{rf}}$ 的旋转坐标系中,$\boldsymbol{B}_1$ 场被解调,并且主场被 $\omega_{\mathrm{rf}}/\gamma$ 减. 在共振点 $\omega_{\mathrm{rf}} = \omega_0 = \gamma B_0$,有效场 z 分量消失,磁化强度绕 $\boldsymbol{B}_1$ 场进动.

(2) 令旋转坐标系频率等于拉莫尔频率,即 $\omega_{\mathrm{ro}} = \omega_0$,则方程(5.1.15)化为

$$\left(\frac{\mathrm{d}\boldsymbol{M}}{\mathrm{d}t}\right)_{\mathrm{rot}} = \gamma\boldsymbol{M}\times\{B_1(t)[\hat{\boldsymbol{x}}\cos(\omega_{\mathrm{rf}}-\omega_0)t - \hat{\boldsymbol{y}}\sin(\omega_{\mathrm{rf}}-\omega_0)t]\}. \quad (5.1.23)$$

这参考系称为拉莫尔参考系或 $\boldsymbol{B}_0$ 参考系,因在此系中 $\boldsymbol{B}_0$ 消失. 如果我们保持 RF 场频率 ω_{rf} 固定,而扫描 $\boldsymbol{B}_0$ 场(即变化 ω_0),当 $\omega_0 = \omega_{\mathrm{ro}} = \omega_{\mathrm{rf}}$ 时也发生共振.

5.1.4 布洛赫方程的小倾倒角近似解

对于布洛赫方程,前面指出了两种特殊情况. 对于 RF 参考系情况 $\omega_{\mathrm{ro}} = \omega_{\mathrm{rf}}$,布洛赫方程(5.1.21)简化为

$$\frac{\mathrm{d}M_\perp}{\mathrm{d}t} = -\,\mathrm{i}M_\perp\,\Delta\omega + \mathrm{i}\gamma B_1(t)M_z(t), \quad (5.1.24)$$

式中

$$\Delta\omega = \gamma B_0 - \omega_{\mathrm{rf}}, \quad (5.1.25)$$

是角频率偏移量,简称频偏. 设 $t=0$ 时 $M_\perp = 0$ 作为初始条件,方程(5.1.24)的解为

$$M_\perp(t) = \mathrm{i}\gamma\mathrm{e}^{-\mathrm{i}\Delta\omega t}\int_0^t M_z(t')B_1(t')\mathrm{e}^{\mathrm{i}\Delta\omega t'}\,\mathrm{d}t'. \quad (5.1.26)$$

这复横向磁化强度 $M_\perp$ 正比于 RF 场和磁化强度 z 分量乘积的逆傅里叶变换. 对于实际计算,此式不太有用. 因为积分 RF 脉冲期间,$M_z(t)$ 也变化. 然而对于小倾倒角,

$$M_\perp(t) = \mathrm{i}\gamma M_0\mathrm{e}^{-\mathrm{i}\Delta\omega t}\int_0^t B_1(t')\mathrm{e}^{\mathrm{i}\Delta\omega t'}\,\mathrm{d}t', \quad (5.1.27)$$

或

$$|M_\perp(t)| = \sqrt{M_x^2 + M_y^2} \approx \pm \gamma M_0 \left| \int_0^t B_1(t') \mathrm{e}^{\mathrm{i}\Delta\omega t'} \mathrm{d}t' \right|. \qquad (5.1.28)$$

假如 RF 脉冲使 $\boldsymbol{M}$ 章动了 θ 角,则 $M_\perp = M_0\sin\theta$,$M_z = M_0\cos\theta$,于是

$$\sin\theta = \frac{M_\perp}{M_0} \approx \pm \gamma \left| \int_0^t B_1(t') \mathrm{e}^{\mathrm{i}\Delta\omega t'} \mathrm{d}t' \right|. \qquad (5.1.29)$$

θ 很小时,

$$\sin\theta(\Delta\omega) \approx \theta(\Delta\omega) \approx \pm \gamma \left| \int_0^t B_1(t') \mathrm{e}^{\mathrm{i}\Delta\omega t'} \mathrm{d}t' \right|. \qquad (5.1.30)$$

只有当精确共振(on-resonance)时,$\Delta\omega \equiv 0$,则

$$\theta = \gamma \int B_1(t) \mathrm{d}t \qquad (5.1.31)$$

才是严格成立的.第 1 章式(1.6.2)是矩形脉冲激发的特殊情况.

5.1.5　布洛赫方程的大倾倒角解

先介绍几个感兴趣的物理量:

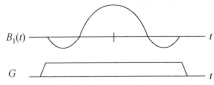

初始磁化强度:$\boldsymbol{M}_0 = (0, 0, M_0)$.

激发轮廓(profile),或自旋回波轮廓:$M_x + \mathrm{i}M_y$.

反向/饱和脉冲作用后磁化强度:M_z.

图 5.1.1　大倾倒角选择激发用的 RF 和梯度 初始横向磁化强度:$\boldsymbol{M}_0 = (0, M_0, 0)$.

给定一个大倾倒角选择脉冲和某个初始磁化强度 $\boldsymbol{M}_0 = (M_{0x}, M_{0y}, M_{0z})$,脉冲作用之后磁化强度是什么? M 被布洛赫方程支配,磁化强度的运动方程为

$$\frac{\mathrm{d}}{\mathrm{d}t} \begin{pmatrix} M_x \\ M_y \\ M_z \end{pmatrix} = \begin{pmatrix} 0 & \gamma Gx & -\gamma B_{1y} \\ -\gamma Gx & 0 & \gamma B_{1x} \\ \gamma B_{1y} & -\gamma B_{1x} & 0 \end{pmatrix} \begin{pmatrix} M_x \\ M_y \\ M_z \end{pmatrix}. \qquad (5.1.32\mathrm{a})$$

忽略 T_1、T_2 弛豫,并假定精确共振,γGx 是共振偏移量,这里设 G 沿 x 轴(图 5.1.1).我们可用自旋矩阵,把这方程写得更紧凑.

1. 一维 3×3 正交矩阵[SO(3)转动群]

三维空间独立的反对称矩阵可以取为 S_x、S_y、S_z:

$$S_x = \begin{pmatrix} 0 & 0 & 0 \\ 0 & 0 & -1 \\ 0 & 1 & 0 \end{pmatrix}, \quad S_y = \begin{pmatrix} 0 & 0 & 1 \\ 0 & 0 & 0 \\ -1 & 0 & 0 \end{pmatrix}, \quad S_z = \begin{pmatrix} 0 & -1 & 0 \\ 1 & 0 & 0 \\ 0 & 0 & 0 \end{pmatrix}. \qquad (5.1.33)$$

其构成的矩阵矢量:

$$\boldsymbol{S} = (S_x, S_y, S_z). \tag{5.1.34}$$

则方程(5.1.32a)可改写为

$$\frac{\mathrm{d}}{\mathrm{d}t}\begin{pmatrix} M_x \\ M_y \\ M_z \end{pmatrix} = \left[-\gamma B_{1x}\begin{pmatrix} 0 & 0 & 0 \\ 0 & 0 & -1 \\ 0 & 1 & 0 \end{pmatrix} -\gamma B_{1y}\begin{pmatrix} 0 & 0 & 1 \\ 0 & 0 & 0 \\ -1 & 0 & 0 \end{pmatrix} -\gamma Gx\begin{pmatrix} 0 & -1 & 0 \\ 1 & 0 & 0 \\ 0 & 0 & 0 \end{pmatrix} \right] \begin{pmatrix} M_x \\ M_y \\ M_z \end{pmatrix},$$

$$\tag{5.1.32b}$$

或写为

$$\frac{\mathrm{d}\boldsymbol{M}}{\mathrm{d}t} = \left[(-\gamma B_{1x}, -\gamma B_{1y}, -\gamma Gx) \cdot \boldsymbol{S} \right] \boldsymbol{M}. \tag{5.1.32c}$$

在以 ω_0 为角速度的旋转坐标系中定义 t 时刻章动旋转瞬时角速度

$$\omega_1 = -\gamma\sqrt{B_{1x}^2 + B_{1y}^2 + (Gx)^2}, \tag{5.1.35}$$

旋转轴单位向量

$$\boldsymbol{n} = \frac{\gamma}{|\omega_1|}(B_{1x}, B_{1y}, Gx). \tag{5.1.36}$$

如图 5.1.2 所示,我们假定 G 恒定,B_{1x},B_{1y} 是随时间变化的,ω_1,$\boldsymbol{n}$ 也是时变的.($-\gamma$)因为质子进动是左手螺旋性的,而自旋矩阵是右手性的,则

$$\gamma\boldsymbol{B} = \gamma(B_{1x}, B_{1y}, Gx) = -\omega_1\boldsymbol{n}. \tag{5.1.37}$$

磁化强度以 ω_1 绕 $\boldsymbol{n}$ 旋转,则

$$\frac{\mathrm{d}\boldsymbol{M}}{\mathrm{d}t} = \omega_1(\boldsymbol{n} \cdot \boldsymbol{S})\boldsymbol{M} \tag{5.1.32d}$$

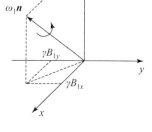

图 5.1.2 在以 ω_0 为角速度的旋转坐标系中章动旋转瞬时角速度方向

的形式解将是

$$\boldsymbol{M}(\tau) = R\boldsymbol{M}(0), \tag{5.1.38}$$

这里 R 是 3×3 正交矩阵.如何求得 R 不明显(后面我们看几个特殊情况),经指数映射得到

$$R = \mathrm{e}^{\int_{-\infty}^{t}\omega_1(\tau)[\boldsymbol{n}(\tau)\cdot\boldsymbol{S}]\mathrm{d}\tau}$$

注意,一般说这还不是一个解,因为 $\mathrm{e}^{A+B} \neq \mathrm{e}^A \cdot \mathrm{e}^B$.除非 A、B 对易($AB=BA$).一种情况是 $\boldsymbol{n}$ 恒定,上式可写为

$$R = \mathrm{e}^{(\boldsymbol{n}\cdot\boldsymbol{S})\int_{-\infty}^{t}\omega_1(\tau)\mathrm{d}\tau}. \tag{5.1.39}$$

于是可用分段恒定近似.RF 脉冲由短矩形段构成,如图 5.1.3 所示,各段产生

一个倾倒角 $\gamma B_1(t_i)\Delta t$,这里 Δt 是各矩形段的宽度.产生的旋转是

$$R_i = \mathrm{e}^{(n_i \cdot s)\omega_{1i}\Delta t}. \tag{5.1.40}$$

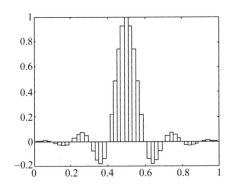

图 5.1.3   复杂形状 B_1 脉冲波形由等宽度短矩形脉冲合成

作为 3×3 正交矩阵,是可以解的.这总的旋转则是

$$R = R_n R_{n-1} \cdots R_2 R_1. \tag{5.1.41}$$

例如:令 $\boldsymbol{n}=(1,0,0)$,绕 x 轴旋转 θ 角,则有

$$R = \mathrm{e}^{S_x\theta} = I + (S_x\theta) + \frac{1}{2}(S_x\theta)^2 + \frac{1}{6}(S_x\theta)^3 + \cdots,$$

一些冗长计算后,得

$$R = \begin{pmatrix} 1 & 0 & 0 \\ 0 & \cos\theta & -\sin\theta \\ 0 & \sin\theta & \cos\theta \end{pmatrix}.$$

通解:对于任意 $\boldsymbol{n}, \theta$,

$$R = \mathrm{e}^{(n \cdot S)\theta} = I\cos\theta + (n^{\mathrm{T}}n)(1-\cos\theta) + (\boldsymbol{n} \cdot \boldsymbol{S})\sin\theta, \tag{5.1.42}$$

式中上标 T 代表转置.这就是磁化强度旋转 3×3 正交矩阵的 SO(3)表象.一般来说,照这样做太笨拙!我们可用群论中 SU(2)群与 SO(3)群的同态关系,用较简单的表象来表述自旋转动.

2. 2×2 酉矩阵[SU(2)转动群]

我们也可以用 2×2 酉矩阵表示旋转.

$$\sigma_x = \begin{pmatrix} 0 & 1 \\ 1 & 0 \end{pmatrix}, \quad \sigma_y = \begin{pmatrix} 0 & -\mathrm{i} \\ \mathrm{i} & 0 \end{pmatrix}, \quad \sigma_z = \begin{pmatrix} 1 & 0 \\ 0 & -1 \end{pmatrix}. \tag{5.1.43}$$

这是著名的泡利矩阵.这三个泡利矩阵是三个独立的零迹厄米(Hermitian)矩阵.令

$$\boldsymbol{\sigma} = (\sigma_x, \sigma_y, \sigma_z) \tag{5.1.44}$$

是矩阵矢量,任意一个二阶零迹厄米矩阵 h,可看成是以上三个泡利矩阵的线性叠加,

$$h = (\boldsymbol{n} \cdot \boldsymbol{\sigma}) = n_x \sigma_x + n_y \sigma_y + n_z \sigma_z = \begin{pmatrix} n_z & n_x - \mathrm{i}n_y \\ n_x + \mathrm{i}n_y & -n_z \end{pmatrix}.$$

与布洛赫方程相应的微分方程是

$$\dot{\psi} = \frac{\mathrm{i}\omega_1}{2}(\boldsymbol{n} \cdot \boldsymbol{\sigma})\psi. \tag{5.1.45}$$

这里 $\boldsymbol{n}$ 和 ω_1 与前面定义相同:

$$\omega_1 = -\gamma\sqrt{B_{1x}^2 + B_{1y}^2 + (Gx)^2}, \quad \boldsymbol{n} = \frac{\gamma}{|\omega_1|}(B_{1x}, B_{1y}, Gx).$$

ψ 是一个与磁化强度有关的(描写磁化强度经历的旋转)自旋态. 对于 $\boldsymbol{n}$ 和 ω_1, 是恒定(分段恒定脉冲的一个样本)的情况. 定义

$$\theta = \omega_1 \Delta t, \tag{5.1.46}$$

方程(5.1.45)的解是

$$\psi_{i+1} = Q\psi_i. \tag{5.1.47}$$

式中 Q 由群论可知为

$$Q = \mathrm{e}^{\mathrm{i}\frac{\theta}{2}(\boldsymbol{n} \cdot \boldsymbol{\sigma})} = I\cos\frac{\theta}{2} - \mathrm{i}(\boldsymbol{n} \cdot \boldsymbol{\sigma})\sin\frac{\theta}{2}; \tag{5.1.48a}$$

$$Q = \underbrace{\begin{pmatrix} 1 & 0 \\ 0 & 1 \end{pmatrix}}_{I}\cos\frac{\theta}{2} + \underbrace{\begin{pmatrix} 0 & 1 \\ 1 & 0 \end{pmatrix}}_{\sigma_x}\left(-\mathrm{i}n_x\sin\frac{\theta}{2}\right) + \underbrace{\begin{pmatrix} 0 & -\mathrm{i} \\ \mathrm{i} & 0 \end{pmatrix}}_{\sigma_y}\left(-\mathrm{i}n_y\sin\frac{\theta}{2}\right)$$

$$+ \underbrace{\begin{pmatrix} 1 & 0 \\ 0 & -1 \end{pmatrix}}_{\sigma_z}\left(-\mathrm{i}n_z\sin\frac{\theta}{2}\right)$$

$$= \begin{pmatrix} \cos\frac{\theta}{2} - \mathrm{i}n_z\sin\frac{\theta}{2} & -\mathrm{i}(n_x - \mathrm{i}n_y)\sin\frac{\theta}{2} \\ -\mathrm{i}(n_x + \mathrm{i}n_y)\sin\frac{\theta}{2} & \cos\frac{\theta}{2} + \mathrm{i}n_z\sin\frac{\theta}{2} \end{pmatrix}. \tag{5.1.48b}$$

定义

$$\begin{cases} \alpha = \cos\frac{\theta}{2} - \mathrm{i}n_z\sin\frac{\theta}{2}, \\ \beta = -\mathrm{i}(n_x + \mathrm{i}n_y)\sin\frac{\theta}{2}, \end{cases} \tag{5.1.49}$$

则

$$Q = \begin{bmatrix} \alpha & -\beta^* \\ \beta & \alpha^* \end{bmatrix}. \tag{5.1.48c}$$

α 和 β 是 Cayley-Klein 参数，$*$ 表共轭. 两个复数决定旋转! 如果一个 θ 角 RF 硬脉冲加在与 x 轴成 ϕ 角的轴上，则对于质子磁化强度来说，旋转矩阵就是

$$Q = \begin{bmatrix} \cos\dfrac{\theta}{2} & \mathrm{i}e^{-\mathrm{i}\phi}\sin\dfrac{\theta}{2} \\ \mathrm{i}e^{\mathrm{i}\phi}\sin\dfrac{\theta}{2} & \cos\dfrac{\theta}{2} \end{bmatrix}. \tag{5.1.48d}$$

对于方程(5.1.48c)，一个额外的约束是

$$\alpha\alpha^* + \beta\beta^* = 1. \tag{5.1.50}$$

因此，只有三个自由参数. 对于我们的 RF 脉冲，这总旋转是

$$Q = Q_n Q_{n-1} \cdots Q_2 Q_1, \tag{5.1.51}$$

是 2×2 酉矩阵的乘积，是旋转的 SU(2)表象. 然而，甚至可以更简单，令

$$Q_n = \begin{bmatrix} a_n & -b_n^* \\ b_n & a_n^* \end{bmatrix} \tag{5.1.52}$$

是这增量旋转之一，并且

$$\begin{pmatrix} \alpha_n & -\beta_n^* \\ \beta_n & \alpha_n^* \end{pmatrix} = \prod_{j=1}^{n} \begin{pmatrix} a_j & -b_j^* \\ b_j & a_j^* \end{pmatrix}, \tag{5.1.53a}$$

或

$$\begin{pmatrix} \alpha_n & -\beta_n^* \\ \beta_n & \alpha_n^* \end{pmatrix} = \begin{pmatrix} a_n & -b_n^* \\ b_n & a_n^* \end{pmatrix} \cdots \underbrace{\begin{pmatrix} a_j & -b_j^* \\ b_j & a_j^* \end{pmatrix}}_{\begin{pmatrix} \alpha_j & -\beta_j^* \\ \beta_j & \alpha_j^* \end{pmatrix} = Q_j} \cdots \begin{pmatrix} a_1 & -b_1^* \\ b_1 & a_1^* \end{pmatrix}. \tag{5.1.53b}$$

由于自旋矩阵的对称性，矩阵乘积有相当的冗余性，可以用更简单的表象. 从 Q_j 结构看，四个元素有两个是冗余的. 同样的信息可用旋转矩阵中的一列来代表，不妨选第一列 $(\alpha_j, \beta_j)^{\mathrm{T}}$. 这射频脉冲的效应可通过传播这矢量来计算，

$$\begin{pmatrix} \alpha_j \\ \beta_j \end{pmatrix} = \begin{bmatrix} a_j & -b_j^* \\ b_j & a_j^* \end{bmatrix} \begin{pmatrix} \alpha_{j-1} \\ \beta_{j-1} \end{pmatrix}. \tag{5.1.54}$$

α, β 通过 2×2 矩阵-矢量乘积来传播(propagate). 矢量 $(\alpha_j, \beta_j)^{\mathrm{T}}$ 是一个与磁化强度有密切关系的自旋态：

$$\psi_j = \begin{pmatrix} \alpha_j \\ \beta_j \end{pmatrix}. \tag{5.1.55}$$

这就是射频脉冲的态-空间描述. 因为起始状态是无旋转($\theta=0$)的, 因此起始条件可通过把 $\theta=0$ 代入式(5.1.49)而求得:

$$\psi_0 = \begin{bmatrix} \cos\dfrac{\theta}{2} - \mathrm{i} n_z \sin\dfrac{\theta}{2} \\ -\mathrm{i}(n_x + \mathrm{i} n_y)\sin\dfrac{\theta}{2} \end{bmatrix}_{\theta=0} = \begin{pmatrix} 1 \\ 0 \end{pmatrix} = \begin{pmatrix} \alpha_0 \\ \beta_0 \end{pmatrix}. \tag{5.1.56}$$

注意: 这旋量旋转都是半角! 一个 2π 旋转给出

$$\psi(2\pi) = \begin{bmatrix} \cos\dfrac{2\pi}{2} - \mathrm{i} n_z \sin\dfrac{2\pi}{2} \\ -\mathrm{i}(n_x + \mathrm{i} n_y)\sin\dfrac{2\pi}{2} \end{bmatrix} = \begin{pmatrix} -1 \\ 0 \end{pmatrix}. \tag{5.1.57}$$

绕任意 $\boldsymbol{n}$ 旋转 2π, 这自旋态改变符号. 一个 4π 旋转给出

$$\psi(4\pi) = \begin{pmatrix} \cos 2\pi - \mathrm{i} n_z \sin 2\pi \\ -\mathrm{i}(n_x + \mathrm{i} n_y)\sin 2\pi \end{pmatrix} = \begin{pmatrix} 1 \\ 0 \end{pmatrix}. \tag{5.1.58}$$

因此 $720°$ 是 1 旋转, 等于无旋转.

对于 RF 脉冲设计的意义: 大部分脉冲在 $0\sim\pi$ 之间, 那么 $\cos\dfrac{\theta}{2}$ 从 1 走到 0; $\sin\dfrac{\theta}{2}$ 从 0 走到 1, 很明确, 没有相位解卷绕问题, 非常方便. 每一个二阶酉矩阵 u 都对应一个三维实空间中的转动 R_u. 对于任意

$$u = \begin{bmatrix} \alpha & -\beta^* \\ \beta & \alpha^* \end{bmatrix} \in \mathrm{SU}(2),$$

对应一个 $R_u \in \mathrm{SO}(3)$,

$$R_u = \begin{bmatrix} \dfrac{1}{2}(\alpha^2 + \alpha^{*2} - \beta^2 - \beta^{*2}) & -\dfrac{\mathrm{i}}{2}(\alpha^2 - \alpha^{*2} + \beta^2 - \beta^{*2}) & -(\alpha\beta + \alpha^*\beta^*) \\ \dfrac{\mathrm{i}}{2}(\alpha^2 - \alpha^{*2} - \beta^2 + \beta^{*2}) & \dfrac{1}{2}(\alpha^2 + \alpha^{*2} + \beta^2 + \beta^{*2}) & \mathrm{i}(\alpha^*\beta^* - \alpha\beta) \\ (\alpha^*\beta + \alpha\beta^*) & \mathrm{i}(\alpha^*\beta - \alpha\beta^*) & (\alpha\alpha^* - \beta\beta^*) \end{bmatrix}.$$

这种对应可以叫作同态映射, 即满映射. 且保持群的乘法规律不变. 例如取 $\alpha = \mathrm{e}^{-\mathrm{i}\phi/2}$, $\beta=0$, 则

$$U_1(\phi) = \begin{bmatrix} \mathrm{e}^{-\mathrm{i}\phi/2} & 0 \\ 0 & \mathrm{e}^{\mathrm{i}\phi/2} \end{bmatrix} \rightarrow R_u(\phi) = \begin{bmatrix} \cos\phi & -\sin\phi & 0 \\ \sin\phi & \cos\phi & 0 \\ 0 & 0 & 1 \end{bmatrix}.$$

若取 $\alpha = \cos\dfrac{\theta}{2}$, $\beta = \sin\dfrac{\theta}{2}$, 则

$$U_2(\theta) = \begin{pmatrix} \cos\dfrac{\theta}{2} & -\sin\dfrac{\theta}{2} \\ \sin\dfrac{\theta}{2} & \cos\dfrac{\theta}{2} \end{pmatrix} \rightarrow R_u(\theta) = \begin{pmatrix} \cos\theta & 0 & -\sin\theta \\ 0 & 1 & 0 \\ \sin\theta & 0 & \cos\theta \end{pmatrix}.$$

两个复参数 (α,β) 完全决定你需要知道的旋转的所有事情. 注意: 取决于半角, 旋转 $2\pi \neq$ 旋转 4π. 对于 $0 < \theta < \pi$, 简化了脉冲设计.

3. 用 SU(2) 计算磁化强度

磁化强度到自旋域 (domains): 已知

$$\omega = -\gamma\sqrt{B_{1x}^2 + B_{1y}^2 + (Gx)^2}, \boldsymbol{n} = \frac{\gamma}{|\boldsymbol{\omega}|}(B_{1x}, B_{1y}, Gx), \theta = \omega\Delta t. \text{ 则由 }(\boldsymbol{n},\theta)\text{ 决定}$$

(α,β).

自旋域到磁化强度: 对于一个给定的自旋态 $\psi = (\alpha,\beta)^{\mathrm{T}}$, 上标 T 表示转置. 这磁化强度分量是

$$M_x = \psi^* \sigma_x \psi, \quad M_y = \psi^* \sigma_y \psi, \quad M_z = \psi^* \sigma_z \psi. \tag{5.1.59}$$

式中 $\sigma_x = \begin{pmatrix} 0 & 1 \\ 1 & 0 \end{pmatrix}, \sigma_y = \begin{pmatrix} 0 & -i \\ i & 0 \end{pmatrix}, \sigma_z = \begin{pmatrix} 1 & 0 \\ 0 & -1 \end{pmatrix}$, 而

$$\psi = Q\psi_0 = \begin{pmatrix} \alpha & -\beta^* \\ \beta & \alpha^* \end{pmatrix} \begin{pmatrix} \alpha_0 \\ \beta_0 \end{pmatrix}. \tag{5.1.60}$$

如果磁化强度起始沿 $+z$ 轴, $\theta = 0$, 并且

$$\psi_0 = \begin{pmatrix} \cos\dfrac{\theta}{2} - in_z\sin\dfrac{\theta}{2} \\ -i(n_x + in_y)\sin\dfrac{\theta}{2} \end{pmatrix} = \begin{pmatrix} 1 \\ 0 \end{pmatrix},$$

则

$$\psi = \begin{pmatrix} \alpha & -\beta^* \\ \beta & \alpha^* \end{pmatrix} \begin{pmatrix} 1 \\ 0 \end{pmatrix} = \begin{pmatrix} \alpha \\ \beta \end{pmatrix}. \tag{5.1.61}$$

那么我们可计算

$$M_x = (\alpha^* \; \beta^*) \begin{pmatrix} 0 & 1 \\ 1 & 0 \end{pmatrix} \begin{pmatrix} \alpha \\ \beta \end{pmatrix} = (\alpha^* \; \beta^*) \begin{pmatrix} \beta \\ \alpha \end{pmatrix} = \alpha^* \beta + \beta^* \alpha, \tag{5.1.62}$$

$$M_y = (\alpha^* \; \beta^*) \begin{pmatrix} 0 & -i \\ i & 0 \end{pmatrix} \begin{pmatrix} \alpha \\ \beta \end{pmatrix} = (\alpha^* \; \beta^*) \begin{pmatrix} -i\beta \\ i\alpha \end{pmatrix} = -i\alpha^* \beta + i\alpha\beta^*, \tag{5.1.63}$$

$$M_z = (\alpha^* \; \beta^*) \begin{pmatrix} 1 & 0 \\ 0 & -1 \end{pmatrix} \begin{pmatrix} \alpha \\ \beta \end{pmatrix} = (\alpha^* \; \beta^*) \begin{pmatrix} \alpha \\ -\beta \end{pmatrix} = \alpha\alpha^* - \beta\beta^*. \tag{5.1.64a}$$

由于 $\alpha\alpha^* + \beta\beta^* = 1$, 因此

$$M_z = (1 - \beta\beta^*) - \beta\beta^* = 1 - 2\beta\beta^*. \tag{5.1.64b}$$

通常我们习惯用 $M_{xy} = M_x + iM_y$,代入上面 M_x 和 iM_y,则

$$M_{xy} = (\alpha^*\beta + \beta^*\alpha) + i(-i\alpha^*\beta + i\alpha\beta^*)$$
$$= \alpha^*\beta + \beta^*\alpha + \alpha^*\beta - \alpha\beta^* = 2\alpha^*\beta. \tag{5.1.65a}$$

我们也可以直接得到这一结果,根据定义

$$\sigma_{xy} = \sigma_x + i\sigma_y = \begin{pmatrix} 0 & 1 \\ 1 & 0 \end{pmatrix} + i\begin{pmatrix} 0 & -i \\ i & 0 \end{pmatrix} = \begin{pmatrix} 0 & 1 \\ 1 & 0 \end{pmatrix} + \begin{pmatrix} 0 & 1 \\ -1 & 0 \end{pmatrix} = 2\begin{pmatrix} 0 & 1 \\ 0 & 0 \end{pmatrix} \tag{5.1.66}$$

是升算符,则

$$M_{xy} = \psi^* \sigma_{xy} \psi = (\alpha^* \ \beta^*)\begin{pmatrix} 0 & 2 \\ 0 & 0 \end{pmatrix}\begin{pmatrix} \alpha \\ \beta \end{pmatrix} = (\alpha^* \ \beta^*)\begin{pmatrix} 2\beta \\ 0 \end{pmatrix} = 2\alpha^*\beta. \tag{5.1.65b}$$

对于任意初始磁化强度 $\boldsymbol{M}^-$,我们可以计算各种项 M_{xy}、M_{xy}^*、M_z. 脉冲作用后 $\boldsymbol{M}^+$ 可表示为

$$\begin{pmatrix} M_{xy}^+ \\ M_{xy}^{+*} \\ M_z^+ \end{pmatrix} = \begin{pmatrix} (\alpha^*)^2 & -\beta^2 & 2\alpha^*\beta \\ -(\beta^*)^2 & \alpha^2 & 2\alpha\beta^* \\ -\alpha^*\beta^* & -\alpha\beta & \alpha\alpha^* - \beta\beta^* \end{pmatrix}\begin{pmatrix} M_{xy}^- \\ M_{xy}^{-*} \\ M_z^- \end{pmatrix}. \tag{5.1.67}$$

几个重要的特殊情况:

(1) 设 $\boldsymbol{M}^- = (0, 0, M_0)$,则激发轮廓(profile):$M_{xy}^+ = 2\alpha^*\beta M_0$;反向饱和轮廓:$M_z^+ = (\alpha\alpha^* - \beta\beta^*)M_0$.

(2) 设 $\boldsymbol{M}^- = (M_{xy}, M_{xy}^*, 0)$,则自旋回波轮廓:$M_{xy}^+ = (\alpha^*)^2 M_{xy}^- - \beta^2 M_{xy}^{-*}$.

(3) 如果起始磁化强度沿 $+y$ 轴(跟 $90°$ 脉冲之后),$M_{xy}^- = iM_0$,则 $M_{xy}^+ = i[(\alpha^*)^2 + \beta^2]M_0$.

对单位矩阵,这两项是有用的.

5.1.6　RF 脉冲度量参数[1]

描写射频脉冲的参数有 RF 包络 $B_1(t)$、脉冲时宽 T 和频带宽度 Δf. $B_1(t)$ 用 μT 度量,RF 包络是时间的慢变函数,每毫秒间最多有几个穿越零点,它是正弦载波的调制包络. 载频典型的是拉莫尔频率加上由所希望的层面位置所需的频偏 Δf.

RF 脉冲宽度典型的用 ms 度量. RF 带宽 Δf 由频率包络的半高全宽度(FWHM)度量,单位是 Hz 或 kHz. RF 脉冲带宽不同于接收带宽,也不同于由

层面位置决定的频偏 Δf. 无量纲的时间-带宽乘积 $T\Delta f$ 是脉冲选择性的度量,并由脉冲形状度量.

描写 RF 脉冲的另一个参量是被一个脉冲产生的章动角 θ,用弧度或度来度量,如 90°脉冲或 $\pi/2$ 脉冲. 这角度可用 RF 包络下的面积计算出来:

$$\theta = \gamma \int_{-T/2}^{T/2} B_1(t)\,\mathrm{d}t. \tag{5.1.68}$$

RF 脉冲可以用于激发纵向磁化强度产生横向分量,即产生 MRI 信号. 比如在 x 轴加 90°脉冲,可产生 $M_y = M_0$. 激发角 θ 可为任意值,于是

$$\begin{cases} M_\perp = M_0\sin\theta, \\ M_z = M_0\cos\theta. \end{cases} \tag{5.1.69}$$

$B_1(t)$ 是一个 RF 场调制包络,时宽 200 μs~5 ms,比 T_1、T_2 短得多. 对质子 MRI,RF 脉冲期间 T_1、T_2 弛豫可以忽略. RF 脉冲可在横平面上沿任意轴施加,设沿与 x 轴成 α 角的轴施加一个脉冲,则

$$\begin{cases} M_x = M_0\sin\theta\cos\alpha, \\ M_y = M_0\sin\theta\sin\alpha, \\ M_z = M_0\cos\theta. \end{cases} \tag{5.1.70}$$

180° RF 脉冲可以使 M_0 反向到 $-z$ 轴上,结果 $M_z = -M_0$. 180° RF 脉冲也可以把横平面上磁化强度反转 180°到其镜像位置,产生自旋回波,这种脉冲叫重聚脉冲. 应当指出,同是 180°脉冲,因功能不同,脉冲具有不同的性质. 通常说,重聚要求线性相位 180°脉冲,反向则不需要线性相位,用最小相位 180°脉冲可达到最高效率. SE 序列中 90°激发脉冲也要求线性相位,以产生自旋回波. 而饱和脉冲则要求最大相位 90°脉冲,M_0 倒在横平面上后,不希望它产生信号,相位分散越大,其残余信号越小,越容易用破坏梯度进一步散相. 总之,RF 脉冲基本功能是激发、倒向和重聚焦,对 RF 脉冲相位有不同的要求.

前述自旋激发动力学为 RF 脉冲设计奠定了理论基础并提供了数学工具.

§5.2 SLR 脉冲设计[2]

给定选层 RF 脉冲和磁化强度矢量初始取向,这层面轮廓通过求解布洛赫方程得到 M_x、M_y 和 M_z 来决定. 对于大激发角,由于布洛赫方程的非线性,需要通过迭代数字最佳化方法来决定 RF 脉冲形状. 但迭代法耗时并且灵活性低,不便于对脉冲参数作折中.

SLR(Shinnaf-Le Roux)算法[3~6]允许对此逆问题直接求解,不需要迭代.

SLR 算法用了两个关键概念,二维旋转表象 SU(2) 群和硬脉冲近似. 这正是 §5.1 所奠定的概念和基础.

三维空间旋转可用两个不同的表象来描写. 第一个表象是用 3×3 正交旋转矩阵和 3×1 维矢量. 这 3×3 旋转矩阵集被说成是特殊的正交 3D 群或 SO(3) 群. 这第二个表象是用 2×2 酉矩阵和 2×1 复矢量(称为旋量)[7]. 这旋转 2×2 酉矩阵集被说成是特殊酉 2D 群或 SU(2) 群. SO(3) 和 SU(2) 两个表象描写磁化强度矢量经历的宏观旋转是同样有效的. 为了数字简化,在 SLR 算法中用 SU(2) 表象描写旋转.

SLR 算法的第二个关键概念是硬脉冲近似,如图 5.1.3 所示. 一个任意形状软脉冲 $B_1(t)$ 可用一系列宽度为 Δt 的短硬脉冲来近似. 硬脉冲数目越大,Δt 越小时,这近似就越精确. 当旋转用 SU(2) 描写、硬脉冲近似时,关于磁化强度的任何软脉冲效应可通过具有复系数的两个多项式进行数学描述. 从 RF 脉冲到两个多项式的变换过程称为 SLR 正变换. 重要的是 SLR 逆变换是可计算的. 给定相应于所希望磁化强度的两个复多项式,这逆变换就产生 RF 脉冲.

在数字信号处理(DSP)中,这些多项式就是滤波器,有成熟的强有力的设计工具. 在 SLR 算法中,逆 SLR 变换和有限冲击响应(FIR)滤波器一起用来直接设计 RF 脉冲. 下面介绍 SLR 脉冲设计.

5.2.1 硬脉冲近似和正 SLR 变换

SLR 算法之关键一步是硬脉冲近似. 用此近似,态空间描述可简化为两个复多项式. 把 RF 脉冲映射进两个复多项式,就称为正 SLR 变换.

在激发脉冲期间,磁化强度绕 RF 场和当地梯度场的矢量和(即有效场)旋转. 硬脉冲近似的基本思想是: 如果角很小,这旋转可模型为两个顺序旋转. 第一个是在当地梯度场作用下的自由进动,角度 ψ 为 $-\gamma G x \Delta t$. 第二个是绕外加 RF 场矢量的旋转,角度 θ_j 为 $-\gamma B_{1,j} \Delta t$. 第 j 个硬脉冲产生的章动旋转矩阵为

$$Q_{j,\text{章动}} = \begin{bmatrix} \cos\dfrac{\theta_j}{2} & \mathrm{i} e^{-\mathrm{i}\phi_j} \sin\dfrac{\theta_j}{2} \\ \mathrm{i} e^{\mathrm{i}\phi_j} \sin\dfrac{\theta_j}{2} & \cos\dfrac{\theta_j}{2} \end{bmatrix}, \tag{5.2.1}$$

式中

$$\begin{cases} \theta_j = \gamma |B_{1,j}| \Delta t, \\ \phi_j = \arg(B_{1,j}), \end{cases} \tag{5.2.2}$$

式中 arg 指第 j 个 RF 脉冲 B_1 场的幅角或相位. 绕伴随第 j 个硬脉冲的梯度场

的自旋自由进动矩阵为

$$Q_{j,\text{进动}} = \begin{bmatrix} e^{i\psi/2} & 0 \\ 0 & e^{-i\psi/2} \end{bmatrix} = \begin{bmatrix} z^{1/2} & 0 \\ 0 & z^{-1/2} \end{bmatrix}, \tag{5.2.3}$$

式中

$$\psi = \gamma \boldsymbol{G} \cdot \boldsymbol{r} \Delta t, \quad z = e^{i\psi}. \tag{5.2.4}$$

如果两个顺序自旋矩阵的乘积用 Q_j 表示,则

$$Q_j = \begin{bmatrix} C_j & -S_j^* \\ S_j & C_j^* \end{bmatrix} \begin{bmatrix} z^{1/2} & 0 \\ 0 & z^{-1/2} \end{bmatrix}, \tag{5.2.5}$$

式中

$$\begin{cases} C_j = \cos(\gamma |B_{1,j}| \Delta t/2) = \cos(\theta_j/2), \\ S_j = i e^{i\angle B_{1,j}} \sin(\gamma |B_{1,j}| \Delta t/2) = i e^{i\phi_j} \sin(\theta_j/2), \\ z = e^{i\gamma Gx\Delta t}. \end{cases} \tag{5.2.6}$$

这里假设自由进动在章动之前,根据式(5.1.54)和式(5.2.6),Cayley-Klein 参数的态空间递推公式变为

$$\begin{bmatrix} \alpha_j \\ \beta_j \end{bmatrix} = z^{1/2} \begin{bmatrix} C_j & -S_j^* \\ S_j & C_j^* \end{bmatrix} \begin{pmatrix} 1 & 0 \\ 0 & z^{-1} \end{pmatrix} \begin{pmatrix} \alpha_{j-1} \\ \beta_{j-1} \end{pmatrix}. \tag{5.2.7}$$

定义

$$\begin{cases} A_j = z^{-j/2} \alpha_j, \\ B_j = z^{-j/2} \beta_j, \end{cases} \tag{5.2.8}$$

则式(5.2.7)写为

$$\begin{bmatrix} A_j \\ B_j \end{bmatrix} = \begin{bmatrix} C_j & -S_j^* \\ S_j & C_j^* \end{bmatrix} \begin{pmatrix} 1 & 0 \\ 0 & z^{-1} \end{pmatrix} \begin{pmatrix} A_{j-1} \\ B_{j-1} \end{pmatrix} = \begin{bmatrix} C_j & -S_j^* z^{-1} \\ S_j & C_j^* z^{-1} \end{bmatrix} \begin{pmatrix} A_{j-1} \\ B_{j-1} \end{pmatrix}. \tag{5.2.9}$$

则前两个自旋态分别为

$$\begin{bmatrix} A_1 \\ B_1 \end{bmatrix} = \begin{bmatrix} C_1 \\ S_1 \end{bmatrix}, \quad \begin{bmatrix} A_2 \\ B_2 \end{bmatrix} = \begin{bmatrix} C_2 C_1 - S_2^* S_1 z^{-1} \\ S_2 C_1 + C_2 S_1 z^{-1} \end{bmatrix}. \tag{5.2.10}$$

第三个自旋态为

$$\begin{bmatrix} A_3 \\ B_3 \end{bmatrix} = \begin{bmatrix} C_3 & -S_3^* z^{-1} \\ S_3 & C_3^* z^{-1} \end{bmatrix} \begin{bmatrix} A_2 \\ B_2 \end{bmatrix} = \begin{bmatrix} \overbrace{C_3 C_2 C_1}^{A_{3,0}} - \overbrace{(C_3 S_2^* S_1 - S_3^* S_2 C_1)z^{-1}}^{A_{3,1}} - \overbrace{S_3^* C_2 S_1 z^{-2}}^{A_{3,2}} \\ \underbrace{S_3 C_2 C_1}_{B_{3,0}} + \underbrace{(C_3 S_2 C_1 - S_3 S_2^* C_1)z^{-1}}_{B_{3,1}} + \underbrace{C_3 C_2 S_1 z^{-2}}_{B_{3,2}^*} \end{bmatrix}.$$

$$\tag{5.2.11}$$

Cayley-Klein 参数在第 n 步是 z^{-1} 的 $(n-1)$ 阶多项式. 整个 RF 脉冲被交错的 N 段自由进动和硬脉冲近似后, 自旋态是

$$\psi_N = \begin{bmatrix} A_N(z) \\ B_N(z) \end{bmatrix}. \tag{5.2.12}$$

这样, 一个选择性激发脉冲产生的旋转的表达, 从 N 个 3×3 矩阵乘积简化为两个 $(N-1)$ 阶多项式. 方程 (5.2.9) 递推公式及方程 (5.2.10)、(5.2.11) 给出的系数就把 RF 脉冲 $B_1(t)$ 映射进两个复多项式 $A_N(z)$ 和 $B_N(z)$. 这种映射叫作正 SLR 变换. 在小倾倒角情况 SLR 变换简化到熟悉的 z-变换. 注意到方程 (5.2.10)、(5.2.11) 多项式 A_N 中的常数项是余弦项之积:

$$A_{N,0} = C_N C_{N-1} C_{N-2} \cdots C_2 C_1. \tag{5.2.13}$$

A_N 中所有其他项至少包含一个正弦因子 S_j. S_j 正比于 $\sin(\theta_j/2)$, 因此正比于 θ_j (因 $\theta_j \ll 1$ rad), 对于小倾倒角, 所有这些项与常数项相比皆可忽略. 由于 $C_j = \cos(\theta_j/2) \approx 1$, 因此有

$$A_N(z) \approx A_{N,0} = C_N C_{N-1} C_{N-2} \cdots C_2 C_1 \approx 1. \tag{5.2.14}$$

由方程 (5.2.8) 有

$$\begin{cases} A_N(z) = z^{-N/2} \alpha, \\ B_N(z) = -z^{-N/2} \beta. \end{cases} \tag{5.2.15}$$

注意上式中 α, β 是由 α_N, β_N 省略下脚标的结果. 根据式 (5.1.50) 和 $|z|=1$, 多项式 A_N 和 B_N 满足归一化约束条件:

$$|A_N(z)|^2 + |B_N(z)|^2 = 1. \tag{5.2.16}$$

至此我们证明了从 RF 脉冲到方程 (5.2.12) 两个多项式的 SLR 变换. 从方程 (5.2.15) 求出 α 和 β, 就可利用方程 (5.1.62)~(5.1.67) 诸式求最后的磁化强度.

当解释方程 (5.1.62)~(5.1.67) 时, 方程 (5.2.14) 提供了进一步的理解. 例如小倾倒角激发脉冲满足 $|\alpha| \approx 1$, 因为所有硬脉冲小倾倒角的余弦都近似为 1, 而正弦近似为零. 因为小角响应近似正比于脉冲的傅里叶变换, 我们可推论 $|\alpha\beta^*| \approx |\beta^*| = |\beta|$, 也必正比于 $B_1(t)$ 傅里叶变换的模式 (5.1.65).

5.2.2 逆 SLR 变换

给定两个相关多项式 $A_n(z)$ 和 $B_n(z)$, SLR 变换可逆转计算产生这多项式的 RF 脉冲. 这称为逆 SLR 变换. 这样, 就把 RF 脉冲设计简化到多项式设计.

通过对递推公式 (5.2.9) 求逆, 可求得逆 SLR 变换. 对式 (5.2.9) 两边求增量旋转矩阵的逆矩阵, 得

$$\begin{bmatrix} A_{j-1} \\ B_{j-1} \end{bmatrix} = \begin{bmatrix} C_j & S_j^* \\ -S_j z & C_j z \end{bmatrix} \begin{bmatrix} A_j \\ B_j \end{bmatrix} = \begin{bmatrix} C_j A_j + S_j^* B_j \\ z(-S_j A_j + C_j B_j) \end{bmatrix}. \quad (5.2.17)$$

在往后递推的任意一级我们知道 $A_j(z)$ 和 $B_j(z)$ 的系数. 因为 $A_{j-1}(z)$ 和 $B_{j-1}(z)$ 是降阶多项式,乘后在 $A_{j-1}(z)$ 中的最高阶将是 $z^{-(j-1)}$,而 $B_{j-1}(z)$ 中的最低阶项将出现 z 的正一次幂项,必须抹掉:

$$\begin{cases} C_j A_{j,j-1} + S_j^* B_{j,j-1} = 0, \\ -S_j A_{j,0} + C_j B_{j,0} = 0. \end{cases} \quad (5.2.18)$$

这两个方程是等价的. $A_{j,0}$ 和 $B_{j,0}$ 是多项式 $A_j(z)$ 和 $B_j(z)$ 中的最低阶项(即常数项),由式(5.2.18)可推出

$$A_{j,j-1} A_{j,0}^* + B_{j,j-1} B_{j,0}^* = 0.$$

这里我们选择式(5.2.18)的第二式来确定 RF. 这最低阶项的比是

$$\frac{B_{j,0}}{A_{j,0}} = \frac{S_j}{C_j} = \frac{\mathrm{i} e^{\mathrm{i}\varphi_j} \sin(\theta_j/2)}{\cos(\theta_j/2)}. \quad (5.2.19)$$

这里 θ_j 是第 j 段 RF 脉冲产生的章动角,φ_j 是第 j 段 RF 相位. 这章动角是

$$\theta_j = 2\arctan\left|\frac{B_{j,0}}{A_{j,0}}\right|, \quad (5.2.20)$$

这 RF 相位是

$$\varphi_j = \arg\left(\frac{-\mathrm{i} B_{j,0}}{A_{j,0}}\right), \quad (5.2.21)$$

这 RF 波形是

$$B_{1,j} = \frac{1}{\gamma \Delta t} \theta_j e^{\mathrm{i}\varphi_j}. \quad (5.2.22)$$

这 RF 与往后递推式(5.2.17)一起,就构成了逆 SLR 变换. 通过逆向递推,全部硬脉冲近似可从多项式 A 和 B 恢复出来. 因此,在 RF 脉冲和两个多项式 $A_N(z)$ 和 $B_N(z)$ 之间有唯一的可逆变换

$$B_1(t) \overset{\text{SLR}}{\Longleftrightarrow} (A_N(z), B_N(z)). \quad (5.2.23)$$

这变换关系使 RF 脉冲设计等价于两个复多项式的设计.

5.2.3   多项式设计和 SLR 脉冲

为了设计多项式 $A_n(z)$ 和 $B_n(z)$,

$$\begin{cases} A_n(z) = \sum_{j=0}^{n-1} a_j z^{-j}, \\ B_n(z) = \sum_{j=0}^{n-1} b_j z^{-j}, \end{cases} \quad z^{-1} = e^{-\mathrm{i}\gamma G x \Delta t}, \quad (5.2.24)$$

有许多方法可以采用. 一个方法是首先把感兴趣的磁化强度分量近似于一个多项式,然后按照层面轮廓类型分解它,以解出 $A_n(z)$ 和 $B_n(z)$. 这里采用的方法是利用这一事实: $B_n(\mathrm{e}^{\mathrm{i}\gamma G_x \Delta t})$ 正比于位置 x 处章动角一半的正弦 $[\,|B_n|=|\beta|=\sin(\theta/2)\,]$. $B_n(z)$ 被设计成最佳近似这理想的层面轮廓, $A_n(z)$ 被计算与 $B_n(z)$ 一致,但受到一个限制,即最终 RF 脉冲有最小能量. 一旦 $A_n(z)$ 和 $B_n(z)$ 被决定, RF 脉冲可通过逆 SLR 变换求出来.

比如设计一个绕 x 轴的 $\pi/2$ 脉冲,在此情况下在 $\mathrm{e}^{\mathrm{i}\gamma G_x \Delta t}$ 赋值的理想的 $B_I(z)$ 多项式是

$$B_I(\mathrm{e}^{\mathrm{i}\gamma G_x \Delta t}) = \mathrm{i}(n_x + \mathrm{i} n_y)\sin\frac{\theta}{2} = \mathrm{i}\sin\frac{\theta}{2}.$$

因为 $\boldsymbol{n}=(1,0,0)^{\mathrm{T}}$,层面内就是 $B_I(\mathrm{e}^{\mathrm{i}\gamma G_x \Delta t})=\mathrm{i}\sin\dfrac{\pi}{4}=\mathrm{i}\sqrt{2}/2\approx 0.707$,而层面外 $B_I(\mathrm{e}^{\mathrm{i}\gamma G_x \Delta t})=\mathrm{i}\sin 0=0$. 这理想层面轮廓不可能用有限长 RF 脉冲实现. 给定这理想的 $B_I(z)$,我们希望找到一个多项式近似.

一个实际的轮廓是具有有限宽过渡带和纹波. 用 Parks-McClellan(PMC)算法(也叫 Remez 交换算法)设计线性相位有限冲击响应(finite impulse response,FIR)数字滤波器. 这算法要求层面内、外边缘指标和带内、带外相对纹波的指标. 这些可用脉冲设计折中关系(trade-off)准确计算. 这理想多项式 $B_I(z)$ 和多项式近似都在单位圆 $z=\mathrm{e}^{\mathrm{i}\gamma G_x \Delta t}$ 上赋值. 给定 $B_n(z)$,由式(5.2.16)得

$$|A_n(z)| = \sqrt{1 - B_n(z)B_n^*(z)}, \tag{5.2.25}$$

也是沿单位圆 $z=\mathrm{e}^{\mathrm{i}\gamma G_x \Delta t}$ 赋值. 一个额外约束是要求 $A_n(z)$ 的选择具有唯一性. 一个可能性是选择 $A_n(z)$ 是最小相位多项式,最小相位 $A_n(z)$ 导致最小能量 RF 脉冲[6]. 最小相位多项式是一个解析信号,因此最小相位 $A_n(z)$ 很容易求. 解析信号有一特性: 其对数幅度和相位是希尔伯特变换对

$$A_n(z) = |A_n(z)|\exp[\mathrm{i}\wp(\lg|A_n(z)|)], \tag{5.2.26}$$

这里 $\wp\{\cdot\}$ 是希尔伯特变换算符. PMC 算法给出 $B_n(z)$ 的多项式系数. $B_n(z)$ 在单位圆上赋值,可用 DFT 做. 为降低后面计算中的混叠误差, DFT 阶应该显著大于 n. 一旦 $B_n(z)$ 被计算出来,用式(5.2.25)可求出 $|A_n(z)|$,代入式(5.2.26)可产生沿单位圆赋值的最小相位多项式 $A_n(z)$. 这多项式系数可通过逆 DFT 求出来.

通过考察 $A_n(z)$ 中 a_0 项,可看出最小相位 $A_n(z)$ 对应于最小 RF 功率. 从正递推公式(5.2.15)和(5.2.16)可知 a_0 为

$$a_0 = C_n C_{n-1}\cdots C_2 C_1, \tag{5.2.27}$$

是全部增量 RF 旋转的半角余弦之积. 这些步增旋转角都很小. 用小角近似 $\cos(\theta/2) = 1 - \frac{1}{2!}\left(\frac{\theta}{2}\right)^2 = 1 - \theta^2/8$, 这乘积 (5.2.27) 可写为

$$a_0 = \left(1 - \frac{\theta_n^2}{8}\right)\left(1 - \frac{\theta_{n-1}^2}{8}\right)\cdots\left(1 - \frac{\theta_2^2}{8}\right)\left(1 - \frac{\theta_1^2}{8}\right),$$

式中 $\theta_j = \gamma|B_{1,j}|\Delta t$, 乘开后头二项为

$$a_0 = 1 - \frac{1}{8}\sum_{j=0}^{n}\theta_j^2 = 1 - \frac{1}{8}(\gamma\Delta t)^2\sum_{j=0}^{n}|B_{1,j}|^2. \tag{5.2.28}$$

这第二项正比于脉冲的平均 RF 功率. 因此, 有最小 RF 功率的脉冲有最大的 a_0, 而且有最大 a_0 的多项式是最小相位多项式.

由 $A_n(z)$ 和 $B_n(z)$ 的逆 SLR 变换计算的 RF 波形显示在图 5.2.1(a) 中. 其层面轮廓显示在图 5.2.1(b) 中. 注意层面内、外纹波是恒定幅度的. 这层面是重聚得很好的.

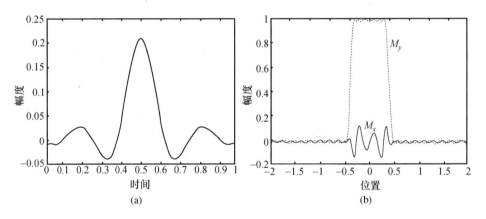

图 5.2.1

(a) 由多项式 $A_n(z)$ 和 $B_n(z)$ 的逆 SLR 变换计算的 SLR $\pi/2$ RF 脉冲波形; (b) 由脉冲波形 (a) 激发的层面轮廓

5.2.4 脉冲设计参数关系

SLR 算法把 RF 脉冲设计简化为单多项式 $B_n(z)$ 的设计. PMC 算法产生最小化最大纹波的切比雪夫 (Chebyshev) 意义上的一个最佳多项式. 作为输入要求规定截止带和通带的边缘, 给出相对纹波幅度. 脉冲设计就是平衡纹波、过渡带宽度、脉冲长度、层面厚度和 RF 功率之间相互矛盾的指标要求.

SLR 算法的效率允许 RF 脉冲被迭代设计. 128 点 $\pi/2$ 脉冲的计算在工作站 Sun 3/50 上大约花 10 秒钟. 层面轮廓参数可迭代优化, 以达到满意的设计.

另一方法是利用最佳有限冲击响应(FIR)滤波器的特性. 对各种滤波器设计参数都已导出了经验关系式, 修改这些关系式可用来预期可得到的 RF 脉冲的性能. 一旦希望的轮廓被确定, 相应的 RF 脉冲很容易快速计算出来.

PMC 算法产生线性相位 FIR 滤波器(可上网搜索"filter design, Remez, and Parks-McClellan"). 一个线性相位 $\pi/2$ 脉冲可被梯度反向聚焦, 并且线性相位 π 脉冲可用作产生自旋回波的重聚脉冲. 最佳最小相位滤波器也可以设计, 在某些方面有更好的性能. 当相位不重要时比如选择性反向, 这些基于最小相位滤波器的脉冲将产生更好的层面轮廓. 最大相位滤波器也有用场, 比如选择性饱和.

1. 改写这 FIR 滤波器参数关系

对 FIR 滤波器设计参数的折中取舍, 对于不同形式 RF 脉冲设计是不同的, 必须针对各种情况重新进行改写. 特别是 RF 脉冲中取样数没有最终的意义, 而 RF 脉冲的时间带宽乘积(TB)却是很重要的参数, 因为与要求的 RF 功率有关.

图 5.2.2 显示了一个 FIR 滤波器性能关键参数. 这参数 δ_1 是通带纹波参数, δ_2 是阻带纹波幅度, F_p 是通带边沿, F_s 是阻带边沿. 通带幅度是 1, 所有频率归一化到奈奎斯特频率. 因此, F_p 和 F_s 都是无量纲的. 对于最佳 FIR 滤波器, 这些参数间经验关系, 比如由 PMC 算法设计的, 由下式给出:

$$D_\infty(\delta_1, \delta_2) = (N-1)\Delta F + f(\delta_1, \delta_2)(\Delta F)^2. \qquad (5.2.29)$$

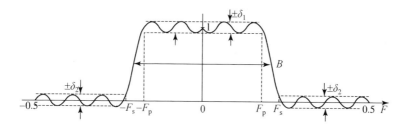

图 5.2.2　FIR 数字滤波器参数定义

通带内幅度归一化到 1, 通带纹波幅度为 δ_1, 阻带纹波幅度为 δ_2, 带宽为 B, 通带边沿为 F_p, 阻带边沿为 F_s

参数 $\Delta F = |F_p - F_s|$, 这 $D_\infty(\delta_1, \delta_2)$ 项是经验导出的滤波器性能度量. 包含 $f(\delta_1, \delta_2)$ 因子的项对几乎任何实际的 RF 脉冲都可忽略掉. 取样间隔是 Δt, 因此脉冲长度 $T = (N-1)\Delta t$. 滤波器半高宽近似是阻带和通带宽度的平均:

$$B = \frac{2F_s + 2F_p}{2\Delta t}.$$

如果我们定义相对过渡带宽为

$$W = \frac{F_p - F_s}{F_p + F_s},$$

则式(5.2.29)可简化为

$$D_\infty(\delta_1, \delta_2) = T \cdot BW. \tag{5.2.30}$$

这是关键的设计方程. 依据它,层厚、过渡带宽、脉冲长度和纹波幅度都可解析折中取舍. 用此表达式可准确计算 PMC 算法所要求的输入,以产生具有特定性能的 RF 脉冲. 函数 D_∞ 是对于最佳 FIR 滤波器由经验导出的性能度量. 对于线性相位 FIR 滤波器由下式给出[19]:

$$D_{\infty,l}(\delta_1, \delta_2) = [a_1 L_1^2 + a_2 L_1 + a_3]L_2 + [a_4 L_1^2 + a_5 L_1 + a_6], \tag{5.2.31}$$

式中 $L_1 = \lg\delta_1$, $L_2 = \lg\delta_2$, 其系数

$$a_1 = 5.309 \times 10^{-3} \qquad a_4 = -2.66 \times 10^{-3}$$
$$a_2 = 7.114 \times 10^{-2} \qquad a_5 = -5.941 \times 10^{-1}$$
$$a_3 = -4.761 \times 10^{-1} \qquad a_6 = 4.278 \times 10^{-1}$$

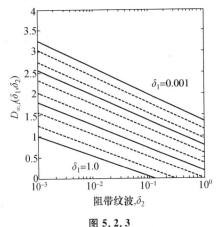

图 5.2.3

$D_{\infty,l}$是层外纹波 δ_2 的函数,各曲线对应不同的层内纹波值 δ_1

图 5.2.3 是线性相位 $D_{\infty,l}(\delta_1, \delta_2)$ 的曲线图.

最小相位 FIR 滤波器也可以设计,如果长度为 N,纹波幅度为 δ_1、δ_2,那么 PMC 算法首先用来设计长度为 $2N-1$,纹波为 $2\delta_1$ 和 $\frac{\delta_2^2}{2}$ 的线性相位滤波器. 如果这线性相位滤波器的频率响应被偏置为恒正,这结果就是最小相位滤波器幅度响应的平方. 将其开平方,就是最小相位滤波器的幅度响应. 其长度为 N,纹波幅度是 δ_1 和 δ_2.

最佳最小相位滤波器的 $D_{\infty,m}$ 是借助 $D_{\infty,l}$ 表达的:

$$D_{\infty,m}(\delta_1, \delta_2) = \frac{1}{2}D_{\infty,l}\left(2\delta_1, \frac{\delta_2^2}{2}\right). \tag{5.2.32}$$

对我们关心的大部分滤波器,$D_{\infty,l}$ 和 $D_{\infty,m}$ 大约差 $10\% \sim 30\%$. 这意味着,最小相位滤波器有比线性相位滤波器窄 $10\% \sim 30\%$ 的过渡带. 如对于相同的过渡带

宽度,最小相位滤波器纹波幅度可小 4 倍,甚至 4 倍多.

方程(5.2.30)描述了 $B_n(z)$ 多项式设计参数之间的关系.不幸的是,这 $B_n(z)$ 多项式参数和层面轮廓参数间的关系一般是非线性的,其影响主要是纹波幅度.我们定义有效纹波幅度 δ_1^e 和 δ_2^e 作为感兴趣磁化强度实际产生的相对于轮廓最大值的纹波.例如,对于 $\pi/2$ 脉冲 δ_1^e 和 δ_2^e 是层面内、外 M_{xy} 相对于 M_0 的纹波.δ_1 和 δ_2 是在 PMC 算法中规定的纹波,其产生的层面轮廓具有有效纹波幅度 δ_1^e 和 δ_2^e.如果规定的多项式纹波和有效层面轮廓纹波之间的关系已知,我们就可以计算规定的纹波幅度(δ_1 和 δ_2).为了得到我们想要的有效纹波幅度,下面将对五种不同类型的脉冲导出这些关系:小倾倒角、$\pi/2$ 激发脉冲、反向脉冲、带破坏梯度(crusher)的自旋回波脉冲以及饱和脉冲.

2. 不同类型脉冲的有效纹波系数和多项式纹波系数的关系[2]

(1) 小倾倒角脉冲

起始磁化强度沿 z 轴 $M_z=M_0$,感兴趣的是横向磁化强度 $M_\perp$.在小倾倒角范围,RF 脉冲正比于 $B_n(z)$ 多项式.$M_\perp$ 层面轮廓正比于脉冲的傅里叶变换.对 $B_n(z)$ 规定的纹波幅度和 $M_\perp$ 层面轮廓的有效纹波幅度是同样的:$\delta_1=\delta_1^e$,$\delta_2=\delta_2^e$.

(2) 反向脉冲

由式(5.1.64b)和(5.2.30),$M_z^+(x)=[1-2|\beta(x)|^2]M_0=M_0[1-2|B_N(z)|^2]_{z=e^{i\gamma Gx\Delta t}}$.通带内 $B_N(z)$ 被定标到小于 1,如图 5.2.4 所示.当 $B_N(z)$ 最小时,M_z 纹波最大.

$M_z^+=[1-2(1-2\delta_1)^2]M_0=[1-2(1-4\delta_1+4\delta_1^2)]M_0\approx(-1+8\delta_1)M_0$,因此层内有效纹波 $\delta_1^e=8\delta_1$,于是 $\delta_1=\delta_1^e/8$.而多项式 $B_N(z)$ 的阻带纹波 δ_2 在 M_z^+ 轮廓的层外产生有效纹波 $\delta_2^e=2\delta_2^2$,于是相应于这有效纹波的多项式纹波为 $\delta_2=\sqrt{\delta_2^e/2}$.类似的关系式,对于其他类型脉冲都可以导出.为了查阅方便,这些关系总结在表 5.2.1 中.

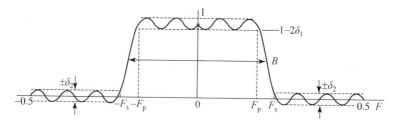

图 5.2.4　多项式 $B_N(z)$ 被标定小于 1

表 5.2.1   各种 SLR 脉冲参数关系

脉冲类型	δ_1	δ_2
小倾倒角	δ_1^∞	δ_2^∞
$\pi/2$	$\sqrt{\delta_1^\infty/2}$	$\delta_2^\infty/\sqrt{2}$
反向	$\delta_1^\infty/8$	$\sqrt{\delta_2^\infty/2}$
带破坏梯度的自旋回波	$\delta_1^\infty/4$	$\sqrt{\delta_2^\infty}$
饱和	$\delta_1^\infty/2$	$\sqrt{\delta_2^\infty}$

5.2.5   设计考虑和实例

首先利用式(5.2.30)解析折中选取一组参数值. 要脉冲的选择性好, 就要求过渡带 W 小一些, 可通过增大时间-带宽乘积 $T \cdot B$ 来实现, 或者减小 D_∞. 增大纹波尤其是增大阻带纹波, 可以有效地减小 D_∞. 另外, 若所有其他参数相同, 最小和最大相位 RF 脉冲比线性相位脉冲有较小的 D_∞. 例如, 对于一个激发脉冲, $T \cdot B = 8$, $\delta_1 = 1.0\%$, $\delta_2 = 0.7\%$, 则对于线性相位脉冲 $D_\infty = 2.037$, 而对于最小相位脉冲 $D_\infty = 1.628$. 因此, 最小相位脉冲的过渡带比线性相位的要窄 20%, 它适合于 3D 体激发或反向.

对于 3D 梯度回波最小化 TE 很重要, 最小相位脉冲是极好的选择. 最小相位脉冲的缺点是, 其相散是频率偏置的非线性函数, 不能用梯度叶反向完全聚相. 然而对于 3D 采集, 这不是严重问题, 因为层面轮廓的相散是跨越整个 3D 厚层块(slab)分布的, 而体元内散相是被编码的层面厚度决定的. 实际上, 体元内相散引起的信号损失不超过 1%. 下面介绍一些设计案例.

1. 线性相位 $\pi/2$ 脉冲

通常这激发层面要通过选层梯度反向来聚焦, 用线性相位 $B_n(z)$ 多项式来保证. 2D 成像都需要跨层面散相重聚焦. 块选择 3D 成像一般不需要重聚.

要产生 0.5 cm 层厚, 脉冲长度 4.0 ms, 若最大梯度是 1 Gs/cm, 脉冲带宽 $B = \Gamma G \Delta x = (4.26\ \text{kHz/Gs}) \times (1\ \text{Gs/cm}) \times (0.5\ \text{cm}) = 2.13\ \text{kHz}$, 时间带宽乘积 $TB = (4\ \text{ms})(2.13\ \text{kHz}) = 8.52$. 为了方便, 我们取 $TB = 8$, 将产生 0.47 cm 厚的层面, 或用 0.94 Gs/cm 梯度仍产生 0.5 cm 厚层面.

剩下的设计参数是层面内、外纹波幅度和过渡带宽度. 选择其中两个而定第三个. 我们选两个纹波幅度, 然后用式(5.2.31)定 $D_{\infty,t}$, 再用式(5.2.30)定 W, 或者选择过渡带宽度 W 由式(5.2.30)解出 D_∞, 再用式(5.2.31)定两个纹波 δ_1, δ_2.

还必须决定多少个样本用于 RF 脉冲. 样本少计算快, 每样本产生的倾倒角也大,这会导致偏离硬脉冲近似. 为保证硬脉冲近似的误差小于层面轮廓的偏差,要求细的采样. 不足够的采样通常导致层面外不相等的纹波. 解方程 (5.2.30) 得相对过渡带宽度 $W = \dfrac{D_\infty}{TB}$. 令层内、外纹波都是 1%,根据表 5.2.1,$\delta_1 = \sqrt{\delta_1^c/2} = 7.1\%$,$\delta_2 = \delta_2^c/\sqrt{2} = 0.71\%$. 代入式 (5.2.31) 得

$$D_{\infty,l} = 1.44,$$

则相对过渡带宽度:

$$W = \frac{1.44}{8} = 0.18.$$

这 PMC 算法要求阻带和通带相对于采样频率的位置. 如果 RF 脉冲在 4 ms 时有 65 个样本,则采样频率是 16 kHz,层厚是 2 kHz,因此它从 ± 1 kHz 延伸,这过渡带 $BW = (2\ \text{kHz}) \times 0.18 = 0.36$ kHz,因此通带边沿在 $(1 - 0.36/2) \times 1$ kHz $= 0.82$ kHz,阻带边沿在 $(1 + 0.36/2)$ kHz $= 1.18$ kHz,对采样频率归一化后得 $F_p = 0.82/16 = 0.05125$,$F_s = 1.18/16 = 0.07375$. 对 PMC 算法的输入还有层内、外纹波的权重. 层内纹波是 $1/\delta_1$ 加权的,层外纹波是 $1/\delta_2$ 加权的. 图 5.2.1 中 RF 脉冲就是用的上述指标. 这 RF 脉冲的性能显示在图 5.2.5

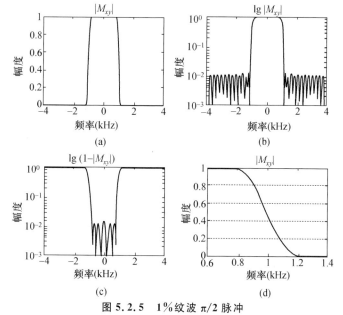

(a) (b) (c) (d)

图 5.2.5 1% 纹波 $\pi/2$ 脉冲

(a) 层面轮廓 $|M_{xy}|$;(b) 其对数表示 $\lg|M_{xy}|$,显示层外纹波接近 1% 的设计值;(c) 是 $\lg(1-|M_{xy}|)$,显示层内纹波也接近 1% 的设计值;(d) 显示过渡带近似是指定的 360 Hz,并且半高点靠近预定的 1 kHz

中. 图 5.2.5(a)是层面轮廓绝对值. 图 5.2.5(b)是同一曲线图,但以对数标度,层外纹波接近 1% 的设计值. 图 5.2.5(c)是 $\lg(1-|M_{xy}|)$,表明层内纹波也接近 1% 设计值,虽然稍有超越. 图 5.2.5(d)表明过渡带宽是近似希望的 360 Hz,半幅高度接近到预定的 1 kHz,稍有超过.

图 5.2.6(a)、(b)比较了 SLR 脉冲和汉明窗 sinc 脉冲. 虽然 RF 包络很类似,但层面轮廓有几个差别:SLR 脉冲层内、外纹波是均匀的;而汉明窗 sinc 层内纹波很小,层外有一显著的副叶,其幅度为 5%. 汉明窗 sinc 脉冲的层面轮廓过渡带比 SLR 脉冲的宽 5%. 显然,多层面成像时 SLR 脉冲更优越. 因无副叶,轮廓边沿更锐,可降低层面干涉.

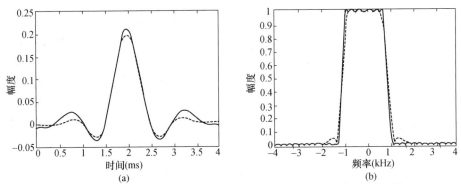

图 5.2.6　1% 纹波 SLR 脉冲(实线)与汉明窗 sinc 脉冲(虚线)的比较

(a) 脉冲波形;(b) 层面轮廓

上例是直接选择层内、外纹波,由此确定过渡带. 其实,纹波幅度和过渡带宽度之间也可以折中选择. 过渡带的稍微增大可使纹波幅度有较大的降低. 图 5.2.7 是两个 SLR 脉冲分别有 5% 和 0.2% 的层内、外纹波幅度. 过渡带宽度增大 2.5 倍,其纹波幅度降低 25 倍.

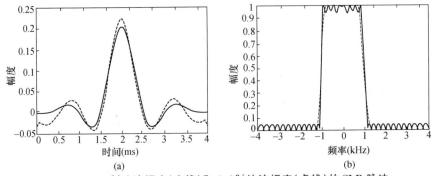

图 5.2.7　5% 纹波幅度(实线)和 0.2% 纹波幅度(虚线)的 SLR 脉冲

(a) 脉冲波形;(b) 层面轮廓

2. 最小相位 $\pi/2$ 脉冲

最小相位脉冲不仅降低流动散相伪影, 而且层面轮廓也有改进. 最小相位脉冲要求最大相位滤波器. 因为滤波器相位是相对于第一个取样, 而脉冲产生的相位是相对于其最后的取样. 最大相位滤波器是最小相位滤波器之逆.

最小相位脉冲与线性相位脉冲相比, 有类似的 $|B_n(z)|$ 轮廓(在单位圆上赋值), 本质上有相同的 $A_n(z)$ 多项式, 从方程(5.2.28)看, 有相同的积分 RF 功率. 然而, 最小相位滤波器的较高性能可用于改进层面轮廓参数的任意组合. 仍用上例, 设 $\delta_1^c = \delta_2^c = 1\%$, 则用式(5.2.32)算得的最小相位 $D_{\infty,m} = 1.26$, 比线性相位的 $D_{\infty,l} = 1.44$ 小. 这可用于减小过渡带宽度 W 的 15% 到 300 Hz(比线性相位小 60 Hz). RF 包络波形和层面轮廓显示在图 5.2.8(a)和(b)中. 只有选层梯度面积的 0.16 倍被聚焦. 作为比较, 线性相位脉冲要求重聚梯度面积是选层梯度的 0.5 倍. 如果选择 $D_{\infty,m}$ 和 $D_{\infty,l}$ 一样大, 则可以得到较小的纹波幅度, 层外纹波可减小 2 倍, 层内纹波可减小 5 倍.

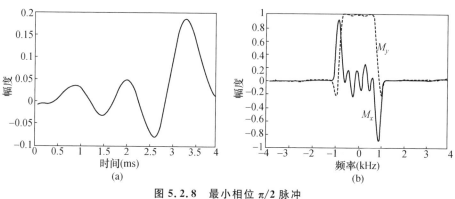

图 5.2.8 最小相位 $\pi/2$ 脉冲

(a) 脉冲波形; (b) 层面轮廓

3. $180°$ 反向脉冲和 $180°$ 重聚脉冲

设计方法与上面相同, 只是产生所希望的有效纹波的多项式纹波有差别. 由表 5.2.1, $180°$ 反向脉冲的多项式纹波 $\delta_1 = \delta_1^c/8$, $\delta_2 = \sqrt{\delta_2^c/2}$, 由 δ_1、δ_2 可计算 D_∞.

仍用前面的数据为例, 层厚 $B = 2$ kHz, 脉冲长 4 ms, 时间-带宽积为 8, 层内、外纹波为 1%, 设计 $180°$ 反向脉冲, 可以用线性相位, 也可用最小相位脉冲.

对于线性相位情况, $D_{\infty,l}(\delta_1 = 0.00125, \delta_2 = 0.071) = 2$, 由 $D_\infty = TBW$, 可算相对过渡带 $W = \dfrac{D_{\infty,l}}{TB} = \dfrac{2}{8} = 0.25$, 过渡带宽度 $WB = 2$ kHz$\times 0.25 = 500$ Hz, 阻带起点 $F_sB = 1.25$ kHz, 过渡带从 750 Hz 到 1250 Hz. 设计中用采样点数 128,

以保证硬脉冲近似被满足.最后得到脉冲和层面轮廓显示在图 5.2.9 中.层内、外纹波约为 0.8%,比设计预定的略小.

对于最小相位情况 $D_{\infty,m}=1.36$,显著小于线性情况的 $D_{\infty,l}=2$.过渡带宽度减小到 340 Hz,是线性相位情况的 0.68 倍.纹波幅度几乎精确地等于 1% 设计值.最小相位脉冲及其层面轮廓如图 5.2.9 中虚线所示.π 脉冲设计也许是 SLR 算法最重要的应用.对于这种大角度,傅里叶方法是失效的.最佳化方法能设计出好的 π 脉冲,但要求相当多的时间和计算.而 SLR 算法使 π 脉冲设计迅速,可在线运行,并且可解析预期可得到的层面轮廓.

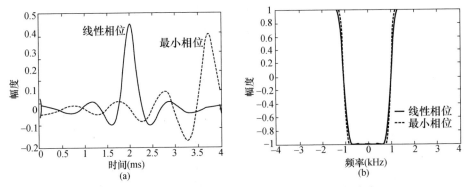

图 5.2.9　设计的具有 1% 层内、外纹波的 SLR 反向脉冲

(a) 脉冲波形,实线是线性相位,虚线是最小相位;(b) 由(a) SLR 反向脉冲产生的 M_z 层面轮廓

还应当指出,180°线性相位脉冲用作自旋回波脉冲时,由于过渡带 FID 的影响,如果两边不加破坏梯度时,实际产生的 $M_\perp$ 层面轮廓如图 5.2.10(a)所示;若两边带有破坏梯度时,则如图 5.2.10(b)所示.

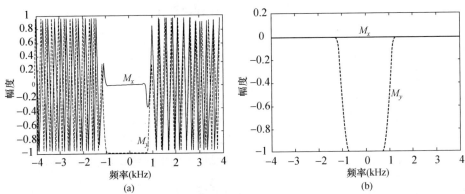

图 5.2.10　由线性相位 180°脉冲[图 5.2.9(a)实线]产生的自旋回波轮廓

(a) 两边不带破坏梯度;(b) 两边带破坏梯度

4. 饱和脉冲

理想的饱和脉冲对于被饱和的自旋不留下任何 M_z,实际上饱和脉冲的有效性主要决定于跨人体的 RF 场均匀性. 在 1.5 T MRI 系统中,由人体感应的 B_1 变化在 10% 量级. 饱和脉冲层内纹波应该小于它. 层外纹波由于 M_z 纹波对多项式纹波的平方依赖($\delta_2^c = \delta_2^2$),很容易做得很小.

仍用前面的例子 $T = 4$ ms,$B = 2$ kHz,$TB = 8$. 由于层面不必聚相,也就不需要线性相位脉冲. 反正这激发的 $M_\perp$ 要被紧跟着的散相梯度抑制,因此激发脉冲留给层面以尽可能大的相位是有利的. 这是用最大相位脉冲实现的,它基于最小相位多项式 $B_n(z)$. 如果规定层内纹波为 1%,层外纹波为 0.1%,计算的 $D_{\infty,m} \approx 1.36$,$W = D_{\infty,t}/(TB) = 1.36/8 = 0.17$,过渡带宽度为 340 Hz. 最后的脉冲和层面轮廓对数曲线显示在图 5.2.11 中.

用 SLR 算法设计 RF 脉冲,除速度快,层面参数可先折中平衡,层面轮廓可解析预期. 使 RF 脉冲设计可集成在脉冲序列设计中.

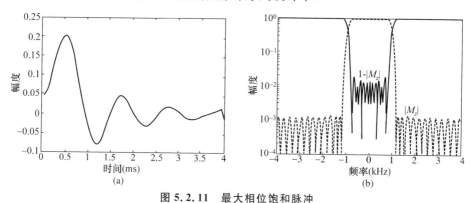

图 5.2.11　最大相位饱和脉冲

(a) 脉冲波形;(b) 由(a)饱和脉冲产生的对数幅度层面轮廓

§5.3　复 合 脉 冲

为 NMR 谱实验发展了许多复合脉冲[8],这超出了我们讨论的范围. 这里主要讨论 MR 成像中经常使用的和非均匀场 NMR 中可能用到的复合脉冲. 复合脉冲由一串简单 RF 脉冲或子脉冲组成,目的是改善激发、重聚、反向或饱和功能. 复合脉冲可取代谱选择脉冲而执行频率选择. 因为成像物体内 B_0 和 B_1 不是理想均匀的(尤其在超高场),复合脉冲可设计得对 B_0 和 B_1 不均匀性最不敏感. 组成复合脉冲的子脉冲可以是硬脉冲,也可以是软脉冲,并且倾倒角、相位以及子脉冲间距均可调,以达到所希望的效应.

5.3.1　二项式型复合脉冲[1,9]

这种脉冲由一组子脉冲组成,各子脉冲激发的倾倒角对应二项式展开系数:

$$(a+b)^n = q_{n,0}a^n + q_{n,1}a^{n-1}b + \cdots + q_{n,m}a^{n-m}b^m + \cdots + q_{n,n-1}ab^{n-1} + q_{n,n}b^n,$$
$$(5.3.1)$$

二项式系数

$$q_{n,m} = \binom{n}{m} = \frac{n!}{(n-m)!m!}.$$
$$(5.3.2)$$

注意 $q_{n,m} = q_{n,n-m}$ $(m=0,1,2,\cdots,n)$. 这种复合脉冲的目的是改进频率选择性,例如只激发水而不激发脂肪. 它只激发共振附近的自旋,其化学位移频率响应:

$$S_n(f) = \cos^n(\pi f \tau),$$
$$(5.3.3)$$

式中 f 是频率,τ 是相邻子脉冲中心之间的时间间隔,n 是一个整数. 图 5.3.1 显示了 $n=1\sim4$ 的四种情况,在 $\frac{1}{2\tau}$ 奇整数倍频率上 $S_n(f)=0$. 用小角近似,由 $S_n(f)$ 的傅里叶变换可给出其 RF 脉冲包络:

$$\mathrm{FT}[S_n(f)] \propto \sum_{k=0}^{n} q_{n,k} \delta\left(t - \frac{n\tau}{2} + k\tau\right).$$
$$(5.3.4)$$

注意,$\cos(\pi f \tau)$ 的傅里叶变换是 $\frac{1}{2}\left[\delta\left(t-\frac{\tau}{2}\right) + \delta\left(t+\frac{\tau}{2}\right)\right]$. 可通过卷积定理递推出式(5.3.4). 这 δ 函数幅度对应到二项式系数,如图 5.3.1(e)~(h)所示.

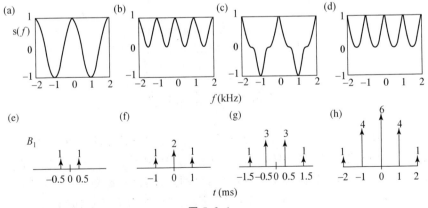

图 5.3.1

(a)~(d)是 $S_1(f)$~$S_4(f)$(水平单位是 kHz),对应 $\tau=1$ ms. (e)~(h)是它们相应的傅里叶变换(水平轴单位是 ms),箭头代表 δ 函数,数值表明其相对幅度

二项式脉冲的效应可更直观地显示,考虑在旋转坐标系中在精确共振($f=0$)的一个自旋等色群和稍微偏共振$[f=1/(2\tau)]$的一个自旋等色群(图 5.3.2 和 5.3.3),假定弛豫时间 T_1,$T_2 \gg \tau$,弛豫效应可忽略.若 RF 脉冲是 δ 函数,

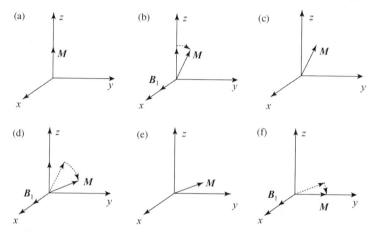

图 5.3.2 在旋转坐标系中精确共振(on-resonance)自旋在(121)脉冲作用下磁化强度矢量的状态变化过程

T_1、T_2 弛豫效应忽略.(a) M 沿 z 轴;(b) 第一个子脉冲把 M 章动 $\pi/8$;(c) 子脉冲间隔没有进动发生,因自旋在精确共振;(d) 第二个子脉冲把 M 章动 $\pi/4$;(e) 子脉冲间隔没有进动发生;(f) 第三个子脉冲把 M 章动 $\pi/8$,使 M 沿 y 轴

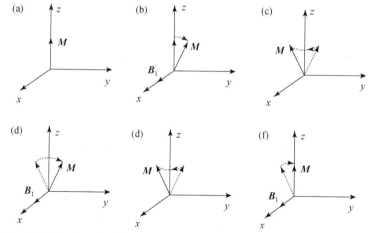

图 5.3.3 在旋转坐标系中偏离共振(off-resonance)频率 $f=1/(2\tau)$ 的自旋在(121)脉冲作用下磁化强度矢量的状态变化过程

T_1、T_2 弛豫忽略.(a) M 沿 z 轴;(b) 第一个子脉冲把 M 章动 $\pi/8$;(c) M 进动 π 角;(d) 第二个子脉冲把 M 章动 $\pi/4$;(e) M 再次进动 π 角;(f) 第三个子脉冲把 M 章动 $\pi/8$,使 M 回到沿 z 轴

它引起的章动是瞬时的并且在脉冲期间没有进动. 位于精确共振的等色群在子脉冲间隔也不进动, 最后一个子脉冲作用完后, 净章动角是子脉冲章动角之和. 图 5.3.2 中积累的章动角是 $\pi/2$. 对于偏离共振的自旋等色群, 在各子脉冲间隔期间进动角为 $\psi=2\pi f\tau=2\pi[1/(2\tau)]\tau=\pi$. 各相继子脉冲引起的章动方向相反, 最后净章动角为 0(图 5.3.3). 如果选择偏离共振频率 $f=1/(2\tau)$ 等于脂肪化学位移(相对于水)频率, 则脂肪经历零净激发而水可完全激发.

实践中, δ 函数 RF 脉冲可用有限宽度矩形硬脉冲代替, 其面积由二项式系数确定. 二项式脉冲通常用二项式系数表示, 如 (11)、(121)、(1331)、(14641) 等. 对于 90° 激发的复合脉冲, 所有子脉冲章动角总和为 $\pi/2$. 相邻子脉冲中心间距为 τ, 如图 5.3.4 显示了具有同幅、不同宽度子脉冲的几个例子. 这样设计对最大 B_1 要求容易满足. 如发射机功率允许, 也可用同宽、不同幅度的子脉冲.

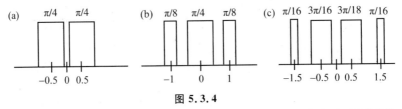

图 5.3.4

用来代表 (a)(11),(b)(121),(c)(1331) 脉冲, 间隔 $\tau=1$ ms 的矩形(硬)脉冲. 水平轴单位是 ms, 脉冲上面给出的是章动角

二项式脉冲也可以用来只激发偏离共振的自旋. 例如活体定域谱测量中水信号的抑制、MR 成像中压脂肪. 成像中偏离共振激发的一个普遍应用是磁化强度转移. 偏离共振激发, 同共振激发的频谱一样, 只是移动 $f=1/(2\tau)$, 以致频谱零点被置在 $f=0$. 因为频域一个位移等价于时域的线性相位斜升, 于是这 RF 脉冲需要乘以函数 $e^{-i2\pi tf}=e^{-i\pi t/\tau}$. 对于间隔 $t=k\tau$ 的 δ 函数脉冲, $e^{-i\pi t/\tau}=e^{-i\pi k}=(-1)^k$. 这就是说, 每隔一个子脉冲, 要变符号. 这样偏离共振激发复合脉冲, 其子脉冲是正负交替的, 表示为 $(1\bar{1})$、$(1\bar{2}1)$、$(1\bar{3}3\bar{1})$、$(1\bar{4}6\bar{4}1)$ 等, 如图 5.3.5 所示. 其频率响应为 $S_n(f)=\sin^n(\pi f\tau)$, 其傅里叶变换:

$$\mathrm{FT}[\sin^n(\pi f\tau)]\propto \sum_{k=0}^{n}(-1)^k q_{n,k}\delta\left(t-\frac{n\tau}{2}+k\tau\right). \qquad (5.3.5)$$

注意: 二项式脉冲几乎总是利用第一个零点抑制偏共振信号或者用第一个最大来激发偏离共振信号. 对于给定的频偏, 如果用高阶零点来抑制偏离共振信号或用高阶最大来激发偏离共振信号, 将导致较短的 τ 从而要求较高的 B_1. 对于临床全身 MRI 系统, 用高阶零点或高阶最大所要求的 B_1, 要么发射机功率

达不到,要么 RF 功率沉积(SAR)超标.用第一个零点有利的另一个考虑是频偏越大,由于布洛赫方程非线性对共振响应的傅里叶近似越不准确,于是方程(5.3.3)随 f 增大精确度变低.

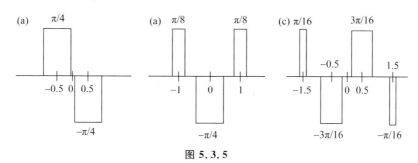

图 5.3.5

用来代表(a)$(1\bar{1})$,(b)$(1\bar{2}1)$,(c)$(1\bar{3}3\bar{1})$脉冲,间隔 $\tau=1$ ms 的矩形(硬)脉冲.水平轴单位是 ms,脉冲顶处给出的是章动角

化学位移谱选择性(CHESS)抑制脉冲依靠 90° 脉冲和破坏梯度以饱和掉给定频偏的自旋.而复合脉冲依靠子脉冲间隔期的进动引起信号对消.这使二项式脉冲对 B_1 不均匀性不太敏感,而空间选择性脉冲则不然.另外,只要在给定空间位置的倾倒角遵守二项式规则,偏共振自旋将不被激发,与当地 B_1 场强度无关.同时,复合脉冲也降低了对 B_0 不均匀的敏感度.

5.3.2 其他定型复合脉冲设计理论

RF 场不均匀时,比如用表面线圈进行激发,简单脉冲达不到理想翻转效果,因此发展了几种复合脉冲,如窄带复合脉冲、宽带复合脉冲和通带(或矩形)复合脉冲[10,11].窄带复合脉冲仅仅激发射频场强度的一个窄区间内的磁化强度,可用于活体定域谱或定域成像.宽带复合脉冲可以激发射频场强度的一个较宽区间内的磁化强度,对 B_1 不均匀性不敏感,对频偏 f 也有几乎同样的激发,是应用最为广泛的复合脉冲.通带复合脉冲对磁化强度的激发带宽介于窄带和宽带两者之间,但更近于矩形,多用于激发和反向.下面,先对窄带复合脉冲的设计进行详细的推导,然后再推导宽带和通带复合脉冲.在讨论复合脉冲时,定义 θ_ϕ 为这样的脉冲,它使磁化强度绕横平面上一个任意轴"$I_x\cos\phi+I_y\sin\phi$"(与 x 轴成 ϕ 角)方向逆时针转动 θ 角.

1. 窄带复合脉冲

考虑一个窄带复合脉冲由四个任意相位 180° 脉冲跟随一个 0° 相位 θ 脉冲(即绕旋转坐标系 x 轴章动 θ 角)组成:

$$180^\circ_{\phi_1} \, 180^\circ_{\phi_2} \, 180^\circ_{\phi_3} \, 180^\circ_{\phi_4} \, \theta_{0^\circ}. \tag{5.3.6}$$

式(5.3.6)中给出的角度是"标称章动角",与脉冲宽度例如 τ_{180°、τ_θ 有关. 而 τ_{180°、τ_θ 通过假定跨整个样品 RF 场强度 B_1 有均匀、已知的值而确定. 借助于这些标称章动角,加到一个单自旋 I(在精确共振,$f=0$)上的式(5.3.6)序列的传播子由下式给出:

$$U^{\text{nom}} = \exp\left(-\frac{\mathrm{i}\pi\theta}{180^\circ}I_x\right)\exp(-\mathrm{i}\pi I_{\phi_4})\exp(-\mathrm{i}\pi I_{\phi_3})\exp(-\mathrm{i}\pi I_{\phi_2})\exp(-\mathrm{i}\pi I_{\phi_1}), \tag{5.3.7}$$

式中 ϕ_j 代表在旋转坐标系中与 x 轴成的角度. 如果 RF 场 B_1 是均匀的,加一个简单的 θ 角 RF 脉冲,就可以把磁化强度章动 θ 角. 如果 RF 场 B_1 不均匀,则需要用式(5.3.6)或(5.3.7)指示的复合脉冲代替简单 θ 脉冲. 或者说,在主磁场和射频场均匀的情况下,此复合脉冲等价于沿 x 轴的 θ 脉冲. 注意,上面复合脉冲中 $\phi_1 \sim \phi_4$ 的值尚未确定. 下面将证明式(5.3.7)可改写为如下形式:

$$U = \exp\left(-\mathrm{i}\frac{\pi\theta}{180^\circ}I_x\right)\exp\left[\frac{2\mathrm{i}\pi(\phi_1-\phi_2+\phi_3-\phi_4)}{180^\circ}I_z\right]. \tag{5.3.8}$$

证明:记 $\exp(-\mathrm{i}\alpha I_\phi)$ 为绕 I_ϕ 方向转动 α 角的转动矩阵. 根据群论中的三维空间转动的理论,

$$\exp(-\mathrm{i}\alpha I_\phi) = \exp[-\mathrm{i}\alpha(I_x\cos\phi + I_y\sin\phi)],$$

其中

$$I_x = \begin{bmatrix} 0 & 0 & 0 \\ 0 & 0 & -\mathrm{i} \\ 0 & \mathrm{i} & 0 \end{bmatrix}, \quad I_y = \begin{bmatrix} 0 & 0 & \mathrm{i} \\ 0 & 0 & 0 \\ -\mathrm{i} & 0 & 0 \end{bmatrix}, \quad I_z = \begin{bmatrix} 0 & -\mathrm{i} & 0 \\ \mathrm{i} & 0 & 0 \\ 0 & 0 & 0 \end{bmatrix}.$$

所以有

$$\exp(-\mathrm{i}\alpha I_\phi) = \exp\left\{\alpha\begin{bmatrix} 0 & 0 & \sin\phi \\ 0 & 0 & -\cos\phi \\ -\sin\phi & \cos\phi & 0 \end{bmatrix}\right\}.$$

根据泰勒展开

$$\mathrm{e}^x = 1 + x + \frac{x^2}{2!} + \cdots, \quad \sin x = x - \frac{x^3}{3!} + \frac{x^5}{5!} - \cdots,$$
$$\cos x = 1 - \frac{x^2}{2!} + \frac{x^4}{4!} - \cdots,$$

并利用群论中转动理论,上式可化为

$$\exp(-\mathrm{i}\alpha I_\phi) = E + \begin{bmatrix} 0 & 0 & \sin\phi \\ 0 & 0 & -\cos\phi \\ -\sin\phi & \cos\phi & 0 \end{bmatrix}\sin\alpha$$

$$+ \begin{pmatrix} -\sin^2\phi & \sin\phi\cos\phi & 0 \\ \sin\phi\cos\phi & -\cos^2\phi & 0 \\ 0 & 0 & -1 \end{pmatrix} (1-\cos\alpha), \qquad (5.3.9)$$

式中 E 为单位矩阵. 当 $\alpha=\pi$ 时, 上式化为

$$\exp(-\mathrm{i}\alpha I_\phi)\big|_{\alpha=\pi} = E + 2\begin{pmatrix} -\sin^2\phi & \sin\phi\cos\phi & 0 \\ \sin\phi\cos\phi & -\cos^2\phi & 0 \\ 0 & 0 & -1 \end{pmatrix}$$

$$= \begin{pmatrix} \cos2\phi & \sin2\phi & 0 \\ \sin2\phi & -\cos2\phi & 0 \\ 0 & 0 & -1 \end{pmatrix}.$$

利用矩阵乘法, 不难导出

$$\exp(-\mathrm{i}\pi I_{\phi_4})\exp(-\mathrm{i}\pi I_{\phi_3})\exp(-\mathrm{i}\pi I_{\phi_2})\exp(-\mathrm{i}\pi I_{\phi_1})$$

$$= \begin{pmatrix} \cos2(\phi_4-\phi_3+\phi_2-\phi_1) & -\sin2(\phi_4-\phi_3+\phi_2-\phi_1) & 0 \\ \sin2(\phi_4-\phi_3+\phi_2-\phi_1) & \cos2(\phi_4-\phi_3+\phi_2-\phi_1) & 0 \\ 0 & 0 & 1 \end{pmatrix}$$

$$= \exp\left[\frac{-\mathrm{i}\pi 2(\phi_4-\phi_3+\phi_2-\phi_1)}{180°}I_z\right].$$

这就证明了式(5.3.8)与式(5.3.7)等价, 证毕.

上式说明, 让 $\boldsymbol{M}$ 依次绕横平面上 ϕ_1 轴转 π 角, 绕 ϕ_2 轴转 π 角, 绕 ϕ_3 轴转 π 角, 最后绕 ϕ_4 轴转 π 角, 等价于让 $\boldsymbol{M}$ 绕 z 轴转动 $2(-\phi_1+\phi_2-\phi_3+\phi_4)$ 角度. 式 (5.3.8)说明, 先让 $\boldsymbol{M}$ 绕 z 轴转 $2(-\phi_1+\phi_2-\phi_3+\phi_4)$ 角, 再绕 x 轴转动 θ 角度. 我们的目的是导出的复合脉冲像简单脉冲一样, 不产生这些多余的相移. 因此, 这脉冲相位 $\phi_1\sim\phi_4$ 应该这样选择, 使 $2(-\phi_1+\phi_2-\phi_3+\phi_4)=0$, 即令

$$-\phi_1+\phi_2-\phi_3+\phi_4 = 0. \qquad (5.3.10)$$

实践中, 不存在跨整个样品体积绝对均匀的 RF 场. 其章动频率将是连续分布的, $\omega_1=\gamma B_1$. 例如, 在活体的表面线圈实验中, 当脉冲宽度确定后, 在样品的某些部分中实际场强值可能与标称场强值 $B_1^{\mathrm{nom}}=-\omega_1^{\mathrm{nom}}/\gamma$ 差很多. 在射频场强度 $B_1 \neq B_1^{\mathrm{nom}}$ 处, 令 $\beta=\omega_1\tau_{180°}$ ($\tau_{180°}$ 为射频场强度为 B_1^{nom} 处 $180°$ 脉冲的持续时间). 这样, 此处的复合脉冲转动矩阵为

$$U(\beta) = \exp\left(-\frac{\mathrm{i}\beta\theta}{180°}I_x\right)\exp(-\mathrm{i}\beta I_{\phi_4})\exp(-\mathrm{i}\beta I_{\phi_3})\exp(-\mathrm{i}\beta I_{\phi_2})\exp(-\mathrm{i}\beta I_{\phi_1}).$$

$$(5.3.11)$$

为了使此复合脉冲有窄带激发的功能, 第一种考虑是对于小 β 值, 即 β 比 π 小得

多时,$U(\beta) \approx 1$,这里 1 是单位算子或单位矩阵,意味着这些自旋近似不受脉冲影响.根据平均哈密顿理论[12],方程(5.3.11)中的传播子 $U(\beta)$ 可作 Magnus 展开[12]:

$$U(\beta) = \exp(-\mathrm{i}\beta \boldsymbol{n} \cdot \boldsymbol{I}) = \exp[-\mathrm{i}\beta^{(0)} \boldsymbol{n}^{(0)} \cdot \boldsymbol{I} - \mathrm{i}\beta^{(1)} \boldsymbol{n}^{(1)} \cdot \boldsymbol{I} - \mathrm{i}\beta^{(2)} \boldsymbol{n}^{(2)} \cdot \boldsymbol{I} - \cdots],$$
$$(5.3.12)$$

式中单位矢量 $\boldsymbol{n}^{(0)}$、$\boldsymbol{n}^{(1)}$ 和 $\boldsymbol{n}^{(2)}$ 等分别描写零阶、一阶、二阶等平均旋转的旋转轴.由文献[3,4]给出了零阶平均旋转 $\beta^{(0)} \boldsymbol{n}^{(0)} \cdot \boldsymbol{I}$,一阶平均旋转 $\beta^{(1)} \boldsymbol{n}^{(1)} \cdot \boldsymbol{I}$ 等的一般表达式如下:

$$\beta^{(0)} \boldsymbol{n}^{(0)} \cdot \boldsymbol{I} = \beta \Big(I_{\phi_n} + \sum_{k=1}^{n-1} I_{\phi_k} \Big), \tag{5.3.13a}$$

$$\beta^{(1)} \boldsymbol{n}^{(1)} \cdot \boldsymbol{I} = -\mathrm{i}\beta^2 \Big\{ \sum_{k=1}^{n-1} [I_{\phi_n}, I_{\phi_k}] + \sum_{k=1}^{n-2} \sum_{j=k+1}^{n-1} [I_{\phi_j}, I_{\phi_k}] \Big\}. \tag{5.3.14a}$$

式(5.3.14a)中方括号为泊松括号.对于小 β 值,式(5.3.12)中只零阶和一阶平均旋转项是显著的,高阶项的贡献可以忽略.根据式(5.3.11),(5.3.13a)和(5.3.14a)中 n 应取 5,并且 $I_{\phi_n} = \dfrac{\theta}{180°} I_x$,于是得

$$
\begin{aligned}
\beta^{(0)} \boldsymbol{n}^{(0)} \cdot \boldsymbol{I} &= \beta \Big(I_{\phi_n} + \sum_{k=1}^{n-1} I_{\phi_k} \Big) = \beta \Big\{ \frac{\theta}{180°} I_x + \sum_{k=1}^{4} (I_x \cos\phi_k + I_y \sin\phi_k) \Big\} \\
&= \beta \Big\{ \Big(\frac{\theta}{180°} + \cos\phi_4 + \cos\phi_3 + \cos\phi_2 + \cos\phi_1 \Big) I_x \\
&\quad + (\sin\phi_4 + \sin\phi_3 + \sin\phi_2 + \sin\phi_1) I_y \Big\},
\end{aligned}
\tag{5.3.13b}
$$

$$
\begin{aligned}
\beta^{(1)} \boldsymbol{n}^{(1)} \cdot \boldsymbol{I} &= -\mathrm{i}\beta^2 \Big\{ \sum_{k=1}^{n-1} [I_{\phi_n}, I_{\phi_k}] + \sum_{k=1}^{n-2} \sum_{j=k+1}^{n-1} [I_{\phi_j}, I_{\phi_k}] \Big\} \\
&= -\mathrm{i}\beta^2 \Big\{ \Big[\frac{\theta}{180°} I_x, I_x \cos\phi_1 + I_y \sin\phi_1 \Big] + \Big[\frac{\theta}{180°} I_x, I_x \cos\phi_2 + I_y \sin\phi_2 \Big] \\
&\quad + \Big[\frac{\theta}{180°} I_x, I_x \cos\phi_3 + I_y \sin\phi_3 \Big] + \Big[\frac{\theta}{180°} I_x, I_x \cos\phi_4 + I_y \sin\phi_4 \Big] \\
&\quad + [I_x \cos\phi_2 + I_y \sin\phi_2, I_x \cos\phi_1 + I_y \sin\phi_1] \\
&\quad + [I_x \cos\phi_3 + I_y \sin\phi_3, I_x \cos\phi_1 + I_y \sin\phi_1] \\
&\quad + [I_x \cos\phi_3 + I_y \sin\phi_3, I_x \cos\phi_2 + I_y \sin\phi_2] \\
&\quad + [I_x \cos\phi_4 + I_y \sin\phi_4, I_x \cos\phi_1 + I_y \sin\phi_1] \\
&\quad + [I_x \cos\phi_4 + I_y \sin\phi_4, I_x \cos\phi_2 + I_y \sin\phi_2] \\
&\quad + [I_x \cos\phi_4 + I_y \sin\phi_4, I_x \cos\phi_3 + I_y \sin\phi_3] \Big\}.
\end{aligned}
$$

由对易关系 $[I_x, I_x] = [I_y, I_y] = [I_z, I_z] = 0$;$[I_x, I_y] = \mathrm{i}I_z$,上式化为

$$\beta^{(1)} \boldsymbol{n}^{(1)} \cdot \boldsymbol{I} = -\mathrm{i}\beta^2 \Big\{ \frac{\theta}{180°}(\sin\phi_1 + \sin\phi_2 + \sin\phi_3 + \sin\phi_4) + \sin(\phi_1 - \phi_2) + \sin(\phi_1 - \phi_3)$$

$$+ \sin(\phi_1 - \phi_4) + \sin(\phi_2 - \phi_3) + \sin(\phi_2 - \phi_4) + \sin(\phi_3 - \phi_4) \Big\} [I_x, I_y]$$

$$= \beta^2 I_z \Big\{ \frac{\theta}{180°}(\sin\phi_1 + \sin\phi_2 + \sin\phi_3 + \sin\phi_4) + \sin(\phi_1 - \phi_2) + \sin(\phi_1 - \phi_3)$$

$$+ \sin(\phi_1 - \phi_4) + \sin(\phi_2 - \phi_3) + \sin(\phi_2 - \phi_4) + \sin(\phi_3 - \phi_4) \Big\}. \quad (5.3.14\mathrm{b})$$

如果恰当地选择 $\phi_1, \phi_2, \phi_3, \phi_4$,使 $\beta^{(0)} \boldsymbol{n}^{(0)} \cdot \boldsymbol{I} = \beta^{(1)} \boldsymbol{n}^{(1)} \cdot \boldsymbol{I} = 0$,则

$$U(\beta) \approx \exp\{-\mathrm{i}\beta^{(0)} \boldsymbol{n}^{(0)} \cdot \boldsymbol{I} - \mathrm{i}\beta^{(1)} \boldsymbol{n}^{(1)} \cdot \boldsymbol{I}\} \approx 1.$$

如果假定 $\beta^{(0)} \boldsymbol{n}^{(0)} \cdot \boldsymbol{I} = 0$,显然 $\sin\phi_4 + \sin\phi_3 + \sin\phi_2 + \sin\phi_1 = 0$,方程(5.3.14b)中这一阶平均旋转简化为

$$\beta^{(1)} \boldsymbol{n}^{(1)} \cdot \boldsymbol{I} = \beta^2 I_z \{ \sin(\phi_1 - \phi_2) + \sin(\phi_1 - \phi_3) + \sin(\phi_1 - \phi_4)$$

$$+ \sin(\phi_2 - \phi_3) + \sin(\phi_2 - \phi_4) + \sin(\phi_3 - \phi_4) \}. \quad (5.3.14\mathrm{c})$$

很容易看出,如果选择 $\phi_1 = \phi_4$,$\phi_2 = \phi_3$,此项就等于零.虽然这不是唯一的方式,但它保持不想要的相移 $2(-\phi_1 + \phi_2 - \phi_3 + \phi_4) = 0$.由此条件,方程(5.3.13b)中零阶旋转变为

$$\beta^{(0)} \boldsymbol{n}^{(0)} \cdot \boldsymbol{I} = 2\beta I_x \Big(\cos\phi_1 + \cos\phi_2 + \frac{\theta}{360°} \Big) + 2\beta I_y (\sin\phi_1 + \sin\phi_2) \overset{\text{令}}{=} 0.$$

$$(5.3.15)$$

很容易解出

$$\phi_2 = -\phi_1, \quad \phi_1 = \arccos(-\theta/720°). \quad (5.3.16)$$

这样,这种窄带复合脉冲形式化为

$$180°_{\phi_1} 180°_{\phi_2} 180°_{\phi_3} 180°_{\phi_4} \theta_{0°}° = 180°_{\phi_1} 180°_{\phi_2} 180°_{\phi_2} 180°_{\phi_1} \theta_{0°}° = 180°_{\phi_1} 360°_{\phi_2} 180°_{\phi_1} \theta_{0°}°.$$

$$(5.3.17)$$

用以上方法求得的窄带复合脉冲称为 $NB_1(\theta)$ 型窄带脉冲.典型的 $90°$ 和 $180°$ NB_1 型脉冲有

$$NB_1(90°) = 180°_{97.2°} 360°_{262.8°} 180°_{97.2°} 90°_{0°},$$

$$NB_1(180°) = 180°_{104.5°} 360°_{255.5°} 180°_{104.5°} 180°_{0°}.$$

回到式(5.3.11),获得窄带复合脉冲的另一种考虑是使 $U\Big(\beta = \dfrac{\pi}{2}\Big) = 1$.即对于 $0 \sim \pi/2$ 之间的所有 β 值,都满足 $U(\beta) = 1$.这样的脉冲将有更好的窄带特性.下面我们将证明如果选取参数

$$\phi_1 = \phi_4 = 90°, \quad \phi_2 = \phi_3 = 270° - \theta/4, \tag{5.3.18}$$

即可以满足 $2(-\phi_1+\phi_2-\phi_3+\phi_4)=0$,也可以满足 $U\left(\beta=\dfrac{\pi}{2}\right)=1$.

证明：将 $\alpha=\pi/2$ 代入式(5.3.9),得

$$\exp\left(-\mathrm{i}\,\frac{\pi}{2}I_\phi\right)=\begin{pmatrix} \cos^2\phi & \sin\phi\cos\phi & \sin\phi \\ \sin\phi\cos\phi & \sin^2\phi & -\cos\phi \\ -\sin\phi & \cos\phi & 0 \end{pmatrix}.$$

将 $\phi_1=\phi_4=90°,\phi_2=\phi_3=270°-\theta/4$ 代入 $U\left(\beta=\dfrac{\pi}{2}\right)$,利用矩阵乘法,不难得到

$$U\left(\beta=\frac{\pi}{2}\right)=\exp\left(-\frac{\mathrm{i}\pi\theta}{360°}I_x\right)\exp\left(-\mathrm{i}\,\frac{\pi}{2}I_{\phi_4}\right)\exp\left(-\mathrm{i}\,\frac{\pi}{2}I_{\phi_3}\right)$$

$$\cdot\exp\left(-\mathrm{i}\,\frac{\pi}{2}I_{\phi_2}\right)\exp\left(-\mathrm{i}\,\frac{\pi}{2}I_{\phi_1}\right)$$

$$=\begin{pmatrix} 1 & 0 & 0 \\ 0 & -\cos\frac{\pi\theta}{360°}\cos2\phi_3+\sin\frac{\pi\theta}{360°}\sin2\phi_3 & \cos\frac{\pi\theta}{360°}\sin2\phi_3+\sin\frac{\pi\theta}{360°}\cos2\phi_3 \\ 0 & -\sin\frac{\pi\theta}{360°}\cos2\phi_3-\cos\frac{\pi\theta}{360°}\sin2\phi_3 & \sin\frac{\pi\theta}{360°}\sin2\phi_3-\cos\frac{\pi\theta}{360°}\cos2\phi_3 \end{pmatrix}.$$

注意到 $\phi_2=\phi_3=270°-\theta/4,2\phi_3=180°-\theta/2,\cos2\phi_3=-\cos(\theta/2),\sin2\phi_3=\sin(\theta/2)$,代入上式,得

$$U\left(\beta=\frac{\pi}{2}\right)=\begin{bmatrix} 1 & 0 & 0 \\ 0 & \cos^2(\theta/2)+\sin^2(\theta/2) & 0 \\ 0 & 0 & \cos^2(\theta/2)+\sin^2(\theta/2) \end{bmatrix}=\begin{bmatrix} 1 & 0 & 0 \\ 0 & 1 & 0 \\ 0 & 0 & 1 \end{bmatrix}=E,$$

证毕.

称此种复合脉冲为 $NB_2(\theta)$ 型复合脉冲.根据式(5.3.17)和式(5.3.18),任意章动角的 $NB_2(\theta)$ 型复合脉冲都可以立即写出来.NB_2 型 90° 和 180° 窄带复合脉冲写出如下：

$$NB_2(90°)=180°_{90°}360°_{247.5°}180°_{90°}90°_{0°},$$

$$NB_2(180°)=180°_{90°}360°_{225°}180°_{90°}180°_{0°}.$$

模拟计算的窄带复合脉冲的性能显示在图 5.3.6 中。

2. 宽带复合脉冲

宽带复合脉冲能够激发或反向很宽 RF 场范围的磁化强度,在高分辨 NMR 实验中广泛用于补偿 B_1 场不均匀带来的有害效应.设计宽带复合脉冲同样可以使用 $180°_{\phi_1}180°_{\phi_2}180°_{\phi_3}180°_{\phi_4}\theta_{0°}$ 形式.类似于窄带复合脉冲,这种宽带复合

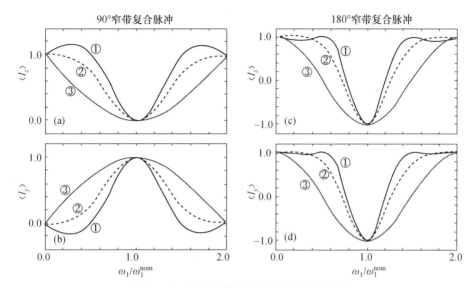

图 5.3.6　模拟计算的窄带复合脉冲的性能

(a,b) 为 90°窄带复合脉冲的激发性能作为归一化 B_1 场 $\omega_1/\omega_1^{\text{nom}}$ 的函数. 其中① 为 $NB_2(90°)$ 脉冲产生的;② 为 $NB_1(90°)$ 脉冲产生的;③ 为简单 90 脉冲产生的. 当应用这些脉冲到起始态 $\sigma(0)=I_z$ 时,(b) 显示吸收型磁化强度 $\langle I_y \rangle$ 的期望值,(a) 显示纵向磁化强度 $\langle I_z \rangle$ 被抽空的期望值.(c,d) 为 180°窄带复合脉冲的反向性能作为归一化 B_1 场 $\omega_1/\omega_1^{\text{nom}}$ 的函数,其中① 为 $NB_2(180°)$ 脉冲产生的;② 为 $NB_1(180°)$ 脉冲产生的;③ 为简单 180°脉冲产生的.(c) 显示起始纵向磁化强度 $\sigma(0)=I_z$ 的反向轮廓;(d) 显示起始横向磁化强度 $\sigma(0)=I_y$ 被反转到$-y$ 方向时的层面轮廓

脉冲等价于一个绕 x 轴的 θ 脉冲,其前面有一个 $2(-\phi_1+\phi_2-\phi_3+\phi_4)$ 相移. 为了消除这不想要的相移,也要求满足式(5.3.10)的条件 $-\phi_1+\phi_2-\phi_3+\phi_4=0$. 同样定义 $\beta=\omega_1\tau_{180°}$,设 $\delta=\beta-\pi$,传播子矩阵为

$$U(\beta) = \exp\left[-\frac{\mathrm{i}(\delta+\pi)\theta}{180°}I_x\right]\exp\left[-\mathrm{i}(\delta+\pi)I_{\phi_4}\right]$$
$$\cdot \exp\left[-\mathrm{i}(\delta+\pi)I_{\phi_3}\right]\exp\left[-\mathrm{i}(\delta+\pi)I_{\phi_2}\right]\exp\left[-\mathrm{i}(\delta+\pi)I_{\phi_1}\right].$$

可把这传播子矩阵分离为两部分:

$$U(\beta) = U^{\text{nom}}\widetilde{U}(\delta), \qquad\qquad (5.3.19)$$

其中 U^{nom} 由式(5.3.7)给出. 这里,如果假定 $2(-\phi_1+\phi_2-\phi_3+\phi_4)=0$,这传播子 $\widetilde{U}(\delta)$ 取下面的简单形式:

$$\widetilde{U}(\delta) = \exp\left(-\frac{\mathrm{i}\delta\theta}{180°}I_x\right)\exp\left(-\mathrm{i}\delta I_{\phi'_4}\right)\exp\left(-\mathrm{i}\delta I_{\phi'_3}\right)\exp\left(-\mathrm{i}\delta I_{\phi'_2}\right)\exp\left(-\mathrm{i}\delta I_{\phi'_1}\right),$$

$$(5.3.20)$$

这里 $\delta = \beta - \pi = (\omega_1 - \omega_1^{\text{nom}})\tau_{180°}$, 这关联坐标系相位[11]由下式给出:

$$\phi_j' = -(-1)^j \phi_j - \sum_{k=1}^{j-1} (-1)^k 2\phi_k. \qquad (5.3.21)$$

为了达到宽带行为, 这关联坐标系相位值 $\phi_1', \phi_2', \phi_3', \phi_4'$ 必须这样选择: 对于小 δ 值, $\tilde{U}(\delta) \approx 1$. 即对于同样范围的 δ, 传播子 $U(\beta) \approx U^{\text{nom}}$, 于是产生相位无畸变 θ 角宽带复合脉冲. 由于 $\tilde{U}(\delta)$ 的表达式与讨论窄带脉冲时 $U(\beta)$ 有相同形式, 所以由前面的讨论结果可知, 当 $\phi_1' = \phi_4', \phi_2' = \phi_3'$ 且 $\phi_1' = \arccos(-\theta/720°)$, $\phi_2' = -\phi_1'$ 时, 对于较小的 δ, $\tilde{U}(\delta) = 1$. 根据式(5.3.21), 解得这种条件对应于

$$\phi_1 = \phi_4 = \arccos(-\theta/720°), \quad \phi_2 = \phi_3 = 3\phi_1. \qquad (5.3.22)$$

因此这种宽带复合脉冲形式为 $180°_{\phi_1} 360°_{\phi_2} 180°_{\phi_1} \theta°_0$, 称为 BB_1 型复合脉冲. 几个典型角度的 BB_1 型复合脉冲为

$$BB_1(45°) = 180°_{93.6°} 360°_{280.7°} 180°_{93.6°} 45°_{0°},$$
$$BB_1(90°) = 180°_{97.2°} 360°_{291.5°} 180°_{97.2°} 90°_{0°},$$
$$BB_1(135°) = 180°_{100.8°} 360°_{302.4°} 180°_{100.8°} 135°_{0°},$$
$$BB_1(180°) = 180°_{104.5°} 360°_{313.4°} 180°_{104.5°} 180°_{0°}.$$

另一种考虑是, 如果选择关联坐标系相位值 $\phi_1', \phi_2', \phi_3', \phi_4'$ 使 $\tilde{U}\left(\delta = \dfrac{\pi}{2}\right) = 1$, 即假定对于 $\pi/2 \sim \pi$ 之间的所有 β 值, 传播子 $U(\beta) \approx U^{\text{nom}}$. 此脉冲有更宽的带宽特性. 用和上面类似的方法, 利用讨论窄带脉冲得到的结果式(5.3.18), 可得关联坐标系相位 $\phi_1' = \phi_4' = 90°, \phi_2' = \phi_3' = 270° - \theta/4$. 这对应的 $180°$ 脉冲的相位是

$$\phi_1 = \phi_4 = 90°, \quad \phi_2 = \phi_3 = 270° + \theta/4. \qquad (5.3.23)$$

注意, 不想要的相移 $2(-\phi_1 + \phi_2 - \phi_3 + \phi_4)$ 仍然是零. 于是这种宽带 θ 复合脉冲可用来代替绕 x 轴的简单 θ 脉冲, 其形式为

$$BB_2(\theta): 180°_{90°} 360°_{\phi_2} 180°_{90°} \theta°_0, \quad \phi_2 = 270° + \theta/4. \qquad (5.3.24)$$

称为 BB_2 型复合脉冲. BB_2 型宽带复合 $90°$ 和 $180°$ 脉冲可表示如下:

$$BB_2(90°) = 180°_{90°} 360°_{292.5°} 180°_{90°} 90°_{0°},$$
$$BB_2(180°) = 180°_{90°} 360°_{315°} 180°_{90°} 180°_{0°}.$$

模拟计算的 $90°$ 和 $180°$ 宽带复合脉冲的性能显示在图 5.3.7 中.

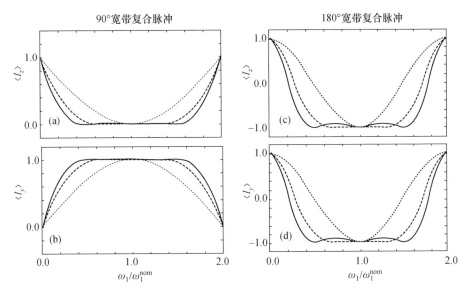

图 5.3.7 模拟计算的宽带复合脉冲的性能作为归一化 B_1 场 ω_1/ω_1^{nom} 的函数[10]
(a,b) 为 90°宽带复合脉冲的,其中实线为 $BB_2(90°)$ 脉冲产生的,断续线为 $BB_1(90°)$ 脉冲产生的,点虚线为简单 90°脉冲产生的. 当应用这些脉冲到起始态 $\sigma(0)=I_z$ 时,(b) 显示吸收型磁化强度 $\langle I_y \rangle$ 的期望值;(a) 显示纵向磁化强度 $\langle I_z \rangle$ 被抽空的期望值.(c,d) 为 180°宽带复合脉冲的,其中实线为 $BB_2(180°)$ 脉冲产生的,断续线为 $BB_1(180°)$ 脉冲产生的,点虚线为简单 180°脉冲产生的.(c) 显示起始纵向磁化强度 $\sigma(0)=I_z$ 的反向轮廓;(d) 显示起始横向磁化强度 $\sigma(0)=I_y$ 被反转到 $-y$ 方向时的层面轮廓

§5.4 绝热脉冲设计

在 MRI 中对成像物体磁化强度的激发要求均匀. 激发均匀度主要由 RF 场的空间均匀度支配. 而 RF 场 B_1 均匀度并不总是保证的. 例如用表面线圈发射矩形脉冲进入均匀水模,B_1 场幅度可以变化几倍. 即使鸟笼线圈,当成像物体体积占线圈体积的比例过大时,均匀度变化也不可忽略. 传统情况章动角

$$\theta = \gamma \int_0^T B_1(t)\,\mathrm{d}t. \qquad (5.4.1)$$

当 $B_1(\boldsymbol{r})$ 场不均匀或 B_0 不均匀,或两者都不均匀时便导致 $\theta(\boldsymbol{r})$ 角随空间位置变化. $M_\perp(\boldsymbol{r}) \propto \sin[\theta(\boldsymbol{r})]$,因而信号随空间变化. 如何克服这类问题,绝热脉冲应运而生. 即使 B_1 场不均匀,B_0 场不均匀,绝热脉冲仍可以驱动磁化强度 $\boldsymbol{M}$ 达到均匀的激发、重聚或倒向. 绝热脉冲不服从式(5.4.1). 绝热脉冲章动角依赖于

脉冲期间 B_1 场的幅度和频率(或相位)是如何变化的,即调制方式.通过适当地操纵调制函数,自旋经历不同的 B_1 场或 B_0 场,能被激发相同的章动角,只要 B_1 调制包络的幅度超过一个阈值就行.与非绝热脉冲类似,绝热脉冲也分为三类:激发、重聚和反向,其调制波形彼此不同.激发一般是指 90°绝热激发(叫绝热半通过 AHP),180°反向脉冲叫绝热全通过(AFP)(对应二能级系统粒子数反转).180°重聚脉冲也叫绝热平面旋转.

5.4.1　绝热激发原理和绝热条件

考虑一 RF 脉冲,其幅度 $A(t)$ 随时间变化,其载频 $\omega_{rf}(t)$ 也随时间变化:

$$B_1(t) = A(t)e^{-i\omega_{rf}(t)t}. \tag{5.4.2}$$

在以载频旋转的坐标系中,$B_x(t) = A(t)$,即 B_1 场起始沿 x 轴,即初始相位 $\phi_0 = 0$.有效磁场的 z 分量是

$$B_z = \frac{1}{\gamma}\left[\omega_0 - \omega_{rf}(t)\right] = B_0 - \frac{\omega_{rf}(t)}{\gamma}, \tag{5.4.3}$$

有效磁场为

$$\boldsymbol{B}_{eff}(t) = \boldsymbol{B}_x(t) + \boldsymbol{B}_z(t) = \hat{x}B_x(t) + \hat{z}B_z(t), \tag{5.4.4}$$

$\hat{x}$、$\hat{z}$ 是单位矢量,有效场幅度和相位分别为

$$|\boldsymbol{B}_{eff}| = \sqrt{\left[B_x(t)\right]^2 + \left[B_z(t)\right]^2}, \tag{5.4.5}$$

$$\alpha = \arctan\frac{B_x(t)}{B_z(t)}. \tag{5.4.6}$$

有效场如图 5.4.1 所示.只有在精确共振时有效场才与 B_1 场重合.正如式

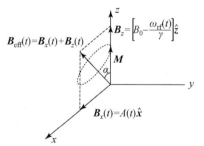

图 5.4.1　在旋转坐标系中 M 绕有效场进动

(5.1.16)和式(5.1.22)所描述,在 RF 旋转坐标系中,磁化强度矢量绕有效场进动.

绝热通过原理:

在 M 绕有效场 $\boldsymbol{B}_{eff}$ 进动一个周期时间内有效场的方向变化不太大时,M 跟随 $\boldsymbol{B}_{eff}$ 的方向.这有二层含义:当绝热条件满足时,若起始时 M 与 $\boldsymbol{B}_{eff}$ 共线(同向平行或反向平行),则在脉冲过程中始终维持共线;若起始时 M 与 $\boldsymbol{B}_{eff}$ 垂直,则 M 将保持在与 $\boldsymbol{B}_{eff}$ 垂直的一个平面上绕 $\boldsymbol{B}_{eff}$ 进动.一般情况下,M 可分解为 $M_{//}$(与 $\boldsymbol{B}_{eff}$ 平行或反平行)和 $M_{\perp}$(与 $\boldsymbol{B}_{eff}$ 垂直)两个分量.若 $\boldsymbol{B}_{eff}$ 从 $+z$ 轴逐渐转到 $-z$ 轴,起始时 M 沿 z 轴,随 $\boldsymbol{B}_{eff}$ 偏离 z 轴,M 分解为两个分量 $M_{//}$ 和 $M_{\perp}$,

$M_{/\!/}$ 随 $\boldsymbol{B}_{\text{eff}}$ 转向 $-z$ 轴，$M_{\perp}$ 边绕 $\boldsymbol{B}_{\text{eff}}$ 进动，边跟随 $\boldsymbol{B}_{\text{eff}}$ 方向，最后也转到 $-z$ 轴. 这就是 $180°$ 绝热反向，绝热条件要求 $\boldsymbol{B}_{\text{eff}}$ 转速足够慢，$M_{\perp}$ 小，$M_{/\!/}$ 大. 这意味着进动圆锥的锥角很小，如图 $5.4.2$(a)～(e)所示. 绝热条件数学描述：

$$\left|\,\dot{\alpha}\,\right| = \left|\,\frac{\mathrm{d}\alpha}{\mathrm{d}t}\,\right| \ll \gamma\,\left|\,\boldsymbol{B}_{\text{eff}}\,\right| = \omega_{\text{eff}}, \tag{5.4.7}$$

$\dot{\alpha}$ 是 B_{eff} 本身转动速度，ω_{eff} 是 $M_{\perp}$ 绕 $\boldsymbol{B}_{\text{eff}}$ 进动速度. 定义绝热度因子

$$\eta \equiv \frac{\gamma\,\left|\,\boldsymbol{B}_{\text{eff}}\,\right|}{\left|\,\dot{\alpha}\,\right|}. \tag{5.4.8}$$

为满足绝热条件，η 应比 1 大得多. B_{eff} 从 z 轴转到 $-z$ 轴足够慢时，可带动 $\boldsymbol{M}$ 从 z 转到 $-z$. 此为绝热全通过(通过 $z=0$ 面). 但 B_{eff} 转动又不能太慢，相对于弛豫时间 T_1、T_2 来说，脉冲长度 $T \ll T_1$、T_2，$\boldsymbol{M}$ 转动期间弛豫效应可忽略. 从此意义上，又叫"绝热快通过". 一般 RF 硬脉冲宽度为 $10\ \mu\text{s}$ 左右，长则几十微秒，T_2 在几十毫秒，绝热脉冲宽度一般在几个毫秒量级.

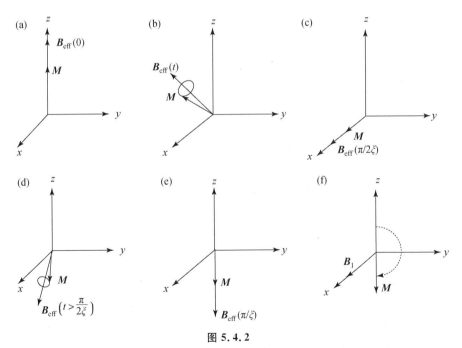

图 5.4.2

(a～e) 显示绝热脉冲反向过程；(f) 显示非绝热脉冲反向过程，显示 M 的轨迹. (a) 绝热反向脉冲开始时 M 沿 z 轴；(b) 绝热脉冲前一半期间，M 紧绕有效场进动(圆锥角很小)；(c) 在绝热脉冲中点 M 沿 x 轴；(d) 绝热脉冲后一半期间 M 紧绕有效场进动(圆锥角很小)；(e) 绝热脉冲结束时 M 沿 $-z$ 轴

5.4.2   绝热反向 180°脉冲设计

当 B_1 场或 B_0 场不均匀时,绝热脉冲也能使热平衡磁化强度 $\boldsymbol{M}$ 均匀反向,从 z 到 $-z$ 轴.这绝热脉冲服从绝热通过原理[式(5.4.7)].这就需要同时调制 RF 脉冲的幅度和频率,以使 $\boldsymbol{B}_{\text{eff}}$ 按照绝热原理从 z 变到 $-z$ 轴.这样,绝热脉冲既是调频(FM)的也是调幅(AM)的.依赖于调制函数的选择,绝热反向脉冲可取许多不同的形式.在旋转坐标系中,频率调制总是从一个大正值(共振点之上)开始,逐渐降到 0(共振点),到一个大负值(共振点之下)结束.恰相反,幅度调制函数从 0 值开始,逐渐增大到其最大值,然后降低,在脉冲结束时降为零.调制函数可以是 sin/cos 或 tan/sec 或 tanh/sech.怎样评价调制函数的质量?在给定 B_1 幅度和脉冲宽度条件下看哪一个更满足绝热条件,即绝热度大小.应用最普遍的调制函数是双曲正割(hyperbolic secant,HS1)脉冲[13]:

$$B_1 = B_1^{\max}\left[\,\text{sech}(\beta t)\,\right]^{1+\mathrm{i}\mu}, \tag{5.4.9}$$

式中 μ 是无量纲实常数,双曲正割函数定义是 $\text{sech}x=2/(\mathrm{e}^x+\mathrm{e}^{-x})$.方程(5.4.9)也可以写成另一种形式:

$$B_1(t) = B_1^{\max}\text{sech}(\beta t)\,\mathrm{e}^{\mathrm{i}\phi(t)}. \tag{5.4.10}$$

RF 场 B_1 的幅度是

$$B_1(t) = B_1^{\max}\text{sech}(\beta t). \tag{5.4.11}$$

与式(5.4.9)比较,可知其相位为

$$\phi(t) = \mu\ln\left[\,\text{sech}(\beta t)\,\right]. \tag{5.4.12}$$

这种脉冲幅度和相位都是时间的函数,或者说是调幅调相的.调相也可以等价为调频,式(5.4.12)两边对时间微商,注意 $(\text{sech}x)' = -\tanh x \cdot \text{sech}x$,得

$$\Delta\omega = \frac{\mathrm{d}\phi(t)}{\mathrm{d}t} = -\mu\beta\tanh(\beta t). \tag{5.4.13}$$

$\omega_{\text{rf}}(t)$ 是随时间变化的载频,双曲正切函数的定义是 $\tanh x = \dfrac{\mathrm{e}^x-\mathrm{e}^{-x}}{\mathrm{e}^x+\mathrm{e}^{-x}}$.按照方程(5.4.11)和(5.4.13),双曲正割脉冲使用 sech/tanh 调制函数.随时间变量 t 从 $-\infty$ 扫描到 $+\infty$,这幅度调制函数从 0 到最大(在 $t=0$ 时),然后回到 0;同时频率调制函数从最大值 $\mu\beta$ 到 0,翻转其极性最后达到其最小值 $-\mu\beta$(即负最大).这种特性满足前面讨论的对绝热脉冲的要求.

为便于与其他绝热脉冲比较,我们用一个单变量 A(频率调制幅度)代替 $\mu\beta$,即令

$$A = +\mu\beta, \tag{5.4.14}$$

并设脉冲宽度为 T，把时间归一化，β 处理为一个无量纲的截断因子，典型地置 $\mathrm{sech}(\beta)=0.01$.

这样这 HS1 脉冲可写为

$$B_1(t) = B_1^{\max} \mathrm{sech}\Big[\beta\Big(\frac{2t}{T}-1\Big)\Big], \tag{5.4.15}$$

$$\omega_{\mathrm{rf}}(t) = \omega_0 + A\tanh\Big[\beta\Big(\frac{2t}{T}-1\Big)\Big]. \tag{5.4.16}$$

在以 ω_{rf} 旋转的参考系（称为 PM 系，即相位调制参考系）中，RF 场 B_1 幅度变化如图 5.4.3 所示[14]．利用 $\omega_1(t)=\gamma B_1(t)$，即用角频率表示幅度，式(5.4.15)可写为

$$\omega_1(t) = \omega_1^{\max} \mathrm{sech}\Big[\beta\Big(\frac{2t}{T}-1\Big)\Big]. \tag{5.4.17}$$

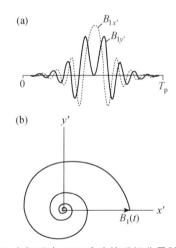

图 5.4.3   在 PM 坐标系中 HS1 脉冲的磁场分量随时间的变化规律

(a) B_1 实、虚部的时间依赖；(b) 在 PM 系横平面看 B_1 的变化，自原点出发螺旋放开，再螺旋缩回到原点

由式(5.4.16)有效场 z 分量可写为

$$\overrightarrow{\Delta\omega}(t) = \big[\omega_0 - \omega_{\mathrm{rf}}(t)\big]\hat{z}$$

$$= -A\tanh\big[\beta(2t/T-1)\big]\hat{z}. \tag{5.4.18}$$

为了书写简便，引入无量纲时间 $\tau=\dfrac{2t}{T}-1$，$\dfrac{\mathrm{d}}{\mathrm{d}t}=\dfrac{2}{T}\dfrac{\mathrm{d}}{\mathrm{d}\tau}$，这样式(5.4.17)和式(5.4.18)可写为

$$\begin{cases} \omega_1(t) = \omega_1^{\max}\mathrm{sech}(\beta\tau), \\ \Delta\omega(t) = -A\tanh(\beta\tau). \end{cases} \tag{5.4.19}$$

这调制函数波形如图 5.4.4 所示. 在脉冲中心点 $(\beta\tau=0)$, RF 场 B_1 幅度取最大值; 在脉冲起点和终点, RF 场 B_1 幅度接近于零, 按双曲正割函数规律变化. 而 RF 场频率则按双曲正切的规律进行调制. 在脉冲中心点 $(\beta\tau=0)$, RF 场载频频偏为零(即 $\omega_{\mathrm{rf}}=\omega_0$), 在脉冲起点频偏为正最大 $\mu\beta$(即 $\omega_{\mathrm{rf}}=\omega_0+\mu\beta$), 在脉冲终点频偏为负最大 $-\mu\beta$(即 $\omega_{\mathrm{rf}}=\omega_0-\mu\beta$). 这样调制容易满足绝热条件. 对于这种反向 π 绝热脉冲来说, 其有效激发矢量在 xz 平面上的轨迹是一个半椭圆, 如图 5.4.5 所示. 由式(5.4.6)有

$$\alpha = \arctan \frac{\omega_1(t)}{\Delta\omega(t)} = \arctan \frac{\omega_1^{\max}\mathrm{sech}\beta\tau}{-A\tanh\beta\tau}. \tag{5.4.20}$$

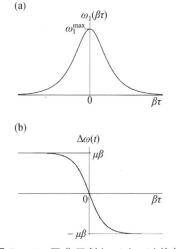

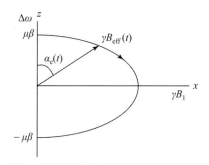

图 5.4.4　双曲正割(sech/tanh)绝热脉冲的调制函数波形

(a) 幅度调制函数波形; (b) 频率调制函数波形

图 5.4.5　π 反向扫描矢量的尖端轨迹的参数曲线

是图 5.4.4 中两个调制波形作为时间的函数的二维平面轨迹

绝热条件是 $|\boldsymbol{\omega}_{\mathrm{eff}}(t)| \gg |\dot{\alpha}|$. 而

$$|\boldsymbol{\omega}_{\mathrm{eff}}| = \sqrt{(\omega_1^{\max}\mathrm{sech}\beta\tau)^2 + (A\tanh\beta\tau)^2}, \tag{5.4.21}$$

利用双曲函数恒等变换公式

$$(\arctan x)' = \frac{1}{1+x^2}, \quad (\mathrm{sech}\,x)' = -\tanh x\,\mathrm{sech}\,x,$$

$$(\tanh x)' = \mathrm{sech}^2 x, \quad \tanh^2 x + \mathrm{sech}^2 x = 1,$$

不难求得

$$\dot{\alpha} = \frac{\mathrm{d}\alpha}{\mathrm{d}t} = \frac{2}{T}\frac{\mathrm{d}}{\mathrm{d}\tau}\left[\arctan\frac{\omega_1^{\max}\mathrm{sech}(\beta\tau)}{-A\tanh(\beta\tau)}\right]$$

$$= \frac{\pm 2\beta A \omega_1^{\max}}{T} \frac{\mathrm{sech}\beta\tau}{(A\tanh\beta\tau)^2 + (\omega_1^{\max}\mathrm{sech}\beta\tau)^2}. \tag{5.4.22}$$

将上面两式代入式(5.4.8),绝热度

$$\eta = \left| \frac{\omega_{\mathrm{eff}}}{\dot{\alpha}} \right| = \frac{T}{2\beta A \omega_1^{\max}} \frac{[(\omega_1^{\max}\mathrm{sech}\beta\tau)^2 + (A\tanh\beta\tau)^2]^{3/2}}{\mathrm{sech}\beta\tau}. \tag{5.4.23}$$

设计绝热脉冲,核心是必须满足绝热条件.从式(5.4.23)看,在脉冲起始点和终点,$\mathrm{sech}\beta\tau$ 很小,$\tanh\beta\tau$ 较大,绝热条件很容易满足.而在脉冲中点,$\tau=0$ 时,$\tanh 0 = 0, \mathrm{sech} 0 = 1$,则式(5.4.23)化为

$$\eta \approx \frac{T(\omega_1^{\max})^2}{2\beta A}. \tag{5.4.24}$$

整个脉冲过程中,绝热度不是常数,脉冲中点绝热度最小.要保证式(5.4.23)中 $\eta \gg 1$ 不太容易.若保证$\eta|_{t=0} \geqslant 2$,其他时间就没有问题.频带

$$\Delta f = \frac{2\mu\beta}{2\pi} = \frac{\mu\beta}{\pi} = \frac{A}{\pi}, \tag{5.4.25}$$

代入式(5.4.23),得

$$\eta = \frac{T\mu\gamma^2 (B_1^{\max})^2}{2\pi^2 (\Delta f)^2}, \tag{5.4.24a}$$

如果要求 $\eta \gg 1$,则要求

$$B_1^{\max} \gg \frac{\pi\Delta f}{\gamma} \sqrt{\frac{2}{\mu T}}. \tag{5.4.26}$$

$B_1^{\max}$ 是 RF 场最大幅度;Δf 是 RF 场调制带宽,由 $\mu\beta$ 决定.β 不可太小,β 越大,$\mathrm{sech}\beta$ 越接近零,由调制带宽和 β 确定 μ 值.由 Δf、μ 及脉冲宽度 T 决定 RF 最大幅度.$B_1^{\max}$ 由发射机功率和线圈灵敏度决定,还应注意 RF 功率沉积.相互矛盾的指标要折中选取.设计绝热脉冲要求对这三个参数 $B_1^{\max}$、β、μ 合理选择,以满足绝热条件.最大 μ 值应保证 RF 幅度和 RF 功率最小,脉冲宽度 T 由序列 TR 和 TE 限定.当 β 太小时,双曲正割函数不足够的衰减将使 RF 脉冲边沿处由于截断而引起不连续,在此情况下,在脉冲始末端有效场方向偏离所要求的方向,引起信号损失.

例题 5.1 双曲正割 180° 绝热脉冲参数:$T=8$ ms,时间带宽乘积 $T\Delta f=10$,$\beta=800$ rad/s,$\mu=4.9$,其调制函数为 sech/tanh 函数,如图 5.4.4 所示.问 $B_1^{\max}$ 至少取多大才能满足绝热条件?

解答 $\Delta f = \frac{(T\Delta f)}{T} = \frac{10}{8 \text{ ms}} = 1250$ Hz.

则不等式(5.4.26)右边

$$\frac{\pi \Delta f}{\gamma} \sqrt{\frac{2}{\mu T}} = \frac{\pi \times 1250}{26.752 \times 10^7} \sqrt{\frac{2}{4.9 \times 8 \times 10^{-3}}} \mu T = 105 \ \mu T.$$

前已述及,在脉冲中点满足绝热条件十分困难,但根据不等式(5.4.26),$B_1^{\max}$ 至少应大于 210 μT,才能保证全程满足绝热条件.

5.4.3　绝热章动物理机制

绝热脉冲可以感应理想的 180°反向,尽管 RF 场空间变化.这叫"对 B_1 不均匀性不敏感".因为绝热全通过期间 M 绕有效场 B_{eff} 以小锥角进动,B_{eff} 把 M 从 z 轴带到 $-z$ 轴方向,脉冲结束时 M 停在 $-z$ 轴方向,通过横平面时 $B_{eff} = B_1^{\max}$,M 与 B_1 同向,沿 x' 轴.而非绝热通过时 M 与 B_1 垂直,B_{eff} 沿 x' 轴,M 沿 y' 轴.

为什么说绝热通过时 M 与 B_{eff} 成小锥角绕其进动呢? 为说明此物理机制,需引进 ω_{eff} 参考系,如图 5.4.6(a)所示.ω_{eff} 参考系坐标轴是 x''、y''、z'',ω_{eff} 绕 y' 轴转动,α 角增大.在 ω_{rf} 参考系看 M 绕 ω_{eff} 进动.而在 ω_{eff} 参考系看角速度 $\dfrac{d\alpha}{dt}$ 沿 y'' 轴,$\dot{\alpha}$ 看作一个假想的场分量沿 y'' 轴,$\dot{\alpha}$ 是其瞬时场幅度.于是在 ω_{eff} 参考系观察,ω_{eff} 和 $\dot{\alpha}$ 合成一个等效磁场 $E(t)$,如图 5.4.6(b)所示.M 绕 E 进动,在满足绝热条件 $\omega_{eff} \gg \dot{\alpha}$ 时,E 与 ω_{eff} 夹角 ε 很小,在整个绝热通过过程中,$\dot{\alpha}$ 不恒定,ε 从 0 增大到某一个小角度,然后再变为 0.因此在 ω_{rf} 参考系看,M 以小锥角绕 ω_{eff} 进动从 z 轴转到 $-z$ 轴.M 绕 ω_{eff} 进动角的偏差不超过 2ε.当绝热条件满足时,ε 很小.于是,在 ω_{rf} 参考系中 M 的运动是紧随 $\omega_{eff}(t)$ 的轨迹的.

同样,对于起始垂直于 ω_{eff} 的 M 分量,M 与 $\omega_{eff}(t)$ 之间夹角维持在 $90° \pm \varepsilon$ 之内.当绝热条件满足时,M 保持近似垂直于 $\omega_{eff}(t)$.在重聚绝热 180°脉冲设计时就利用这一原理.

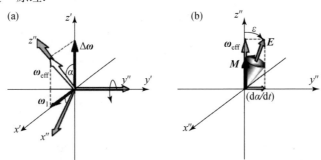

图 5.4.6　显示两个旋转参考系(ω_{rf} 系 $x'y'z'$ 和 ω_{eff} 系 $x''y''z''$)中有效场及其分量的矢量图[14]

（a）ω_{rf} 参考系和 ω_{eff} 参考系之间的关系;(b)磁场分量和 M 在 ω_{eff} 参考系中的演进

5.4.4 90°绝热激发脉冲

90°绝热激发脉冲把 M 转到横平面时脉冲停止,这也叫绝热半通过 (AHP).绝热 90°脉冲的幅度调制和频率调制可用正弦函数和余弦函数,例如:

$$B_1(t) = B_{10}\sin\xi t, \tag{5.4.27}$$

$$\omega_{\rm rf}(t) = \omega_0 - \gamma B_{z0}\cos\xi t. \tag{5.4.28}$$

这里 ξ 是调制频率,B_{10} 和 B_{z0} 是与时间无关的磁场幅度值.其有效场扫描轨迹是四分之一圆,如图 5.4.7 所示.这有效磁场的瞬时值和方向分别是

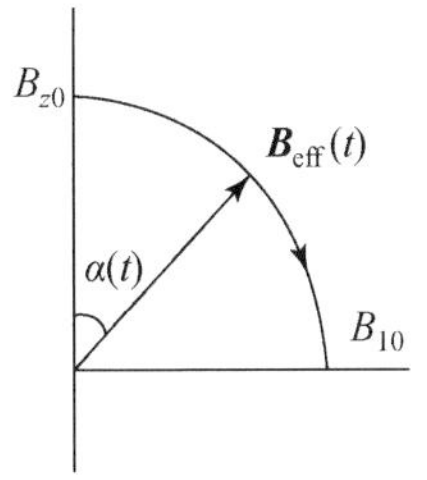

$$|\boldsymbol{B}_{\rm eff}| = \sqrt{(B_{10}\sin\xi t)^2 + (B_{z0}\cos\xi t)^2}, \tag{5.4.29}$$

$$\alpha = \arctan\frac{B_{10}\sin\xi t}{B_{z0}\cos\xi t}. \tag{5.4.30}$$

图 5.4.7 90°绝热激发脉冲正弦/余弦调制函数的有效场的扫描轨迹是四分之一圆

脉冲开始时,$\alpha \approx 0$,有效场与热平衡磁化强度一致沿 z 轴[图 5.4.8(a)].如果选择足够慢的调制频率 ξ 和一个强有效场,使满足绝热条件,则绝热通过原理使 M 在 RF 脉冲期间跟随 $\boldsymbol{B}_{\rm eff}$[图 5.4.8(b)].当 $t = \pi/(2\xi)$ 时 $\boldsymbol{B}_{\rm eff}$ 从 z 轴转到 x 轴[图 5.4.8(c)],M 也转到 x 轴.如果在此点 RF 脉冲终止,那就达到了 90°绝热激发.对绝热激发脉冲来说,在脉冲期间任一时刻章动角 θ 都可用 α 瞬时值近似.

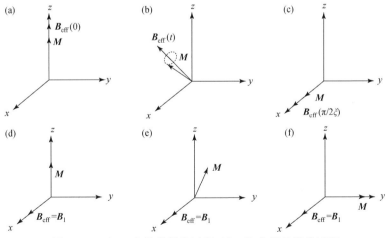

图 5.4.8 (a~c) 绝热激发过程;(d~f) 非绝热激发过程

(a) 绝热脉冲开始,$\boldsymbol{B}_{\rm eff}$ 和 M 沿 z 轴;(b) 绝热脉冲期间,M 以小圆锥绕 $\boldsymbol{B}_{\rm eff}$ 进动;(c) 绝热脉冲结束,M 和 $\boldsymbol{B}_{\rm eff}$ 一致均沿 x 轴;(d) 非绝热脉冲开始,$\boldsymbol{B}_{\rm eff}$ 沿 x 轴,M 沿 z 轴;(e) 非绝热脉冲期间,$M \perp \boldsymbol{B}_{\rm eff}$ 且绕其进动;(f) 非绝热脉冲结束,M 沿 y 轴

绝热激发和非绝热激发的比较：

（1）绝热激发要求 $\boldsymbol{B}_1$ 幅度和频率（或相位）都进行调制；非绝热激发一般不要求频率调制，如 sinc 脉冲只是调幅.

（2）绝热激发不服从式（5.4.1），即 $\theta = \gamma \int_0^T B_1(t)\mathrm{d}t$. 因此 $\boldsymbol{B}_1$ 场不均匀时，绝热脉冲有可能达到均匀激发.

（3）在绝热脉冲临结束时，$\boldsymbol{M}$ 与外加 $\boldsymbol{B}_1$ 场同方向；而非绝热激发时，最终 $\boldsymbol{M} \perp \boldsymbol{B}_1$［图 5.4.8(d)~(f)］.

（4）为满足绝热条件，绝热脉冲 B_{10} 幅度相当大，宽度也相当长.

（5）对于传统脉冲（仅 AM）在脉冲期间任一时间点，近似等量 RF 能量传递到带宽内每一个等色自旋群；而对于绝热脉冲，等量的 RF 能量加到所有等色群，但这能量在时间上按顺序分布到频带上.

例题 5.2　假如极化磁场 B_0 不均匀，欲均匀激发感兴趣范围内最大偏差为 $B_{z0} = B_{z,\max} - B_0^{\mathrm{nom}} = |B_{z,\min} - B_0^{\mathrm{nom}}|$ 的自旋，如果绝热脉冲采用式（5.4.27）幅度调制函数、式（5.4.28）频率调制函数，调制角频率 $\xi = 800$ rad/s，并取 RF 场最大幅值 $B_{10} = B_{z0}$，试求绝热脉冲 RF 场的调制带宽.

解答　如果取 $B_{10} = B_{z0}$，由式（5.4.29）则有 $|\boldsymbol{B}_{\mathrm{eff}}| = \sqrt{(B_{10}\sin\xi t)^2 + (B_{z0}\cos\xi t)^2} = B_{10}$. 由式（5.4.30），$\alpha = \arctan(\tan\xi t) = \xi t$，$\dfrac{\mathrm{d}\alpha}{\mathrm{d}t} = \xi$，绝热条件为 $|\gamma \boldsymbol{B}_{\mathrm{eff}}| \gg |\dot{\alpha}| = \xi$，即 $\gamma B_{10} = \omega_{10} \gg \xi$. 若取 $\xi = 800$ rad/s，$\gamma B_{10} = 10\xi$，则 $B_{10} = \dfrac{10 \times 800}{267.52}$ $\mu\mathrm{T} = 5.98$ $\mu\mathrm{T}$，$\Delta\omega = \gamma B_{z0} = \gamma B_{10} = 8000$ rad/s，即调制带宽 $\Delta f = \dfrac{4000}{2\pi}\mathrm{Hz} = 1272$ Hz.

5.4.5　绝热旋转 180°重聚脉冲

非均匀 RF 场的绝热 180°重聚脉冲可把横平面上磁化强度矢量绕横平面上一个轴旋转 180°，使产生自旋回波. 这与前述绝热全通过、绝热半通过一样，也要满足绝热条件，遵守绝热通过原理. 然而，绝热全通过脉冲不能担当重聚产生自旋回波的任务. 因此，必须重新设计. 绝热通过原理有三层含义：

（1）如果 $\boldsymbol{M}$ 平行于有效场 $\boldsymbol{B}_{\mathrm{eff}}$，那么它将跟踪有效场的方向. 此特性被利用来设计绝热反向和绝热激发脉冲.

（2）如果磁化强度矢量与有效场反平行，那么随有效场方向变化，它们保持反平行.

（3）如果 $\boldsymbol{M}$ 垂直于有效场，那么它将绕有效场进动并保持与有效场垂直.

任何磁化强度矢量都可分解为平行(或反平行)和垂直于有效场的两个分量,可按上述特征进行分析.绝热重聚 180°脉冲主要利用了上述第三条原理.为了感应横向磁化强度的绝热重聚,RF 脉冲的幅度和频率必须按绝热条件进行调制.维持绝热条件通常要求长脉冲和高 B_1 幅度.只要 B_1 幅度超过一个阈值,最后得到的磁化强度矢量与 B_1 场变化无关,导致空间磁化强度均匀重聚.因此,绝热重聚脉冲又称为 B_1-无关重聚(B_1-independent refocusing,BIREF)脉冲[15].

1. 平面旋转

绝热重聚脉冲的初始条件是:磁化强度在横平面上,并且有散相,等色群矢量方向有一个分布范围.设计绝热重聚脉冲的挑战是对所有横向等色自旋矢量都感应 180°旋转,以致它们在后面的时间是会聚的.这样的旋转叫"平面旋转".绝热重聚脉冲可用于绝热反向(从 z 到 $-z$);但反向脉冲不能用于重聚.下面先考虑最简单的绝热重聚脉冲,称为 BIREF-1[15].设 RF 场的幅度调制和频率调制分别为

$$B_1(t) = \begin{cases} B_{10}\sin\xi t & (0 \leqslant \xi t \leqslant \pi/2), \\ -B_{10}\sin\xi t & (\pi/2 \leqslant \xi t \leqslant \pi), \end{cases} \tag{5.4.31}$$

$$\omega_{rf}(t) = \omega_0 - \gamma B_{z0}\,|\cos\xi t| \quad (0 \leqslant \xi t \leqslant \pi). \tag{5.4.32}$$

式中 ξ 是相对于脉宽 T 的调制角频率,$\xi = \pi/T$,ω_0 是自旋系统拉莫尔频率,B_z 是由频率调制产生的沿 z 轴等效磁场.这脉冲 RF 磁场幅度调制函数和频率调制函数随时间的变化如图 5.4.9(a)所示.有效场扫描轨迹如图 5.4.9(b)所示.有效场的 z 分量为

$$\frac{\Delta\omega}{\gamma} = \frac{\omega_0 - \omega_{rf}}{\gamma} = B_{z0}\,|\cos\xi t|. \tag{5.4.33}$$

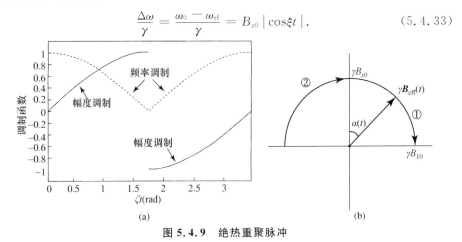

图 5.4.9 绝热重聚脉冲

(a) 其调制函数 $B_1(t)$ 和 $\Delta\omega(t)$,实线代表幅度调制(AM),虚线代表频率调制(FM),在旋转参考系,纵轴调制函数归一化到 1;(b) 扫描图,$\gamma\boldsymbol{B}_{eff}$ 从 z 轴扫到 x 轴后,迅速反向到 $-x$ 轴,再从 $-x$ 轴扫回到 z 轴

有效场的幅度和方向分别为

$$|\boldsymbol{B}_{\text{eff}}| = \sqrt{(B_{10}\sin\xi t)^2 + (B_{z0}\cos\xi t)^2}, \tag{5.4.34}$$

$$\alpha = (-1)^n \arctan\left(\frac{B_{10}\sin\xi t}{B_{z0}|\cos\xi t|}\right), \quad n = \begin{cases} 0 & (0 \leqslant \xi t \leqslant \pi/2), \\ 1 & (\pi/2 \leqslant \xi t \leqslant \pi). \end{cases} \tag{5.4.35}$$

有效场开始时沿 z 轴, $\alpha=0$, 脉冲前半, $\boldsymbol{B}_{\text{eff}}$ 从 z 轴转到 $+x$ 轴; $\boldsymbol{B}_{\text{eff}}$ 立即反向到 $-x$ 轴, 最后 $\boldsymbol{B}_{\text{eff}}$ 转 $90°$ 回到 z 轴.

不失一般性, 考虑一个自旋系统, 其磁化强度是部分激发的, 除有 $M_\perp$ 分量外, 还有剩余 M_z 分量. 经一定时间 τ 后, $M_\perp$ 相位分散开(扇形), x 轴绝热重聚脉冲能把横向磁化强度绕 y 轴转 $180°$, 使各自旋等色矢量进入聚相, 经 τ 时间后形成回波, 而 M_z 则反向到 $-z$ 轴, 与 $\boldsymbol{B}_1$ 场不均匀无关.

2. 绝热脉冲有效场 $\boldsymbol{B}_{\text{eff}}$ 对与其共线的 $\boldsymbol{M}$ 分量的作用

脉冲开始 ($t=0$) 时, $\boldsymbol{B}_{\text{eff}}$ 和 $\boldsymbol{M}$ 均沿 z 轴, 如我们选择足够慢的调制频率和足够强的有效场以满足绝热条件, 则绝热通过原理支配 $\boldsymbol{M}$ 跟踪有效场 $\boldsymbol{B}_{\text{eff}}$ 的方向(小锥角内). 当 $t=\pi/(2\xi)$ 时, $\boldsymbol{M}$ 跟 $\boldsymbol{B}_{\text{eff}}$ 到 x 轴, 如图 5.4.10 所示, 此时 $\boldsymbol{B}_{\text{eff}}$ 瞬间反向到 $-x$ 轴, 留下 $\boldsymbol{M}$ 仍在 $+x$ 轴, 与 $\boldsymbol{B}_{\text{eff}}$ 反平行. 脉冲后半, 按照绝热通过原理, $\boldsymbol{M}$ 与 $\boldsymbol{B}_{\text{eff}}$ 保持反平行, 当 $\boldsymbol{B}_{\text{eff}}$ 重新转到 $+z$ 轴时, $\boldsymbol{M}$ 则指向 $-z$ 轴.

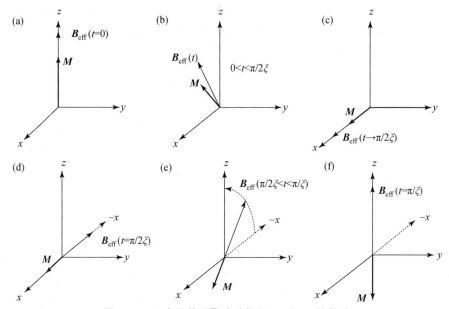

图 5.4.10　在绝热重聚脉冲期间 $\boldsymbol{B}_{\text{eff}}$ 和 $\boldsymbol{M}$ 的轨迹

脉冲前半 $\boldsymbol{M}$ 与有效场平行或接近平行(a~c), 在脉冲后半 $\boldsymbol{M}$ 与有效场反平行或接近反平行(d~f)

3. 绝热脉冲有效场 $\boldsymbol{B}_{\mathrm{eff}}$ 对与其垂直的 $\boldsymbol{M}$ 分量的作用

横向磁化强度不是单矢量,而是包含一组等色矢量群 $\boldsymbol{M}_{\perp}(\varphi)$,因为有不同的散相角. 设 $\boldsymbol{m}_{j}$ 是 $\boldsymbol{M}_{\perp}(\varphi)$ 群内任一等色矢量,在 RF 脉冲开始时,$\boldsymbol{m}_{j}$ 垂直于有效场 $\boldsymbol{B}_{\mathrm{eff}}$ 且绕 $\boldsymbol{B}_{\mathrm{eff}}$ 在横平面内进动. $\boldsymbol{m}_{j}$ 初始位置在图 5.4.11(a) 中显示为 $\boldsymbol{m}_{j}(0)$ 作为参考. 如果 $\boldsymbol{B}_{\mathrm{eff}}$ 改变其方向同时满足绝热条件,则绝热通过原理指示 $\boldsymbol{m}_{j}$ 将保持与 $\boldsymbol{B}_{\mathrm{eff}}$ 垂直,并以 $\boldsymbol{B}_{\mathrm{eff}}$ 为法线方向的平面内进动[图 5.4.11(b)]. 在脉冲前半结束时(即 $\boldsymbol{B}_{\mathrm{eff}}$ 指在 x 轴方向),$\boldsymbol{m}_{j}$ 在 yz 平面内顺时针进动[图 5.4.11(c)](对着 $+x$ 轴看),脉冲前半 $\boldsymbol{m}_{j}$ 积累的相角为

$$\phi_{+} = \gamma \int_{0}^{\pi/2\xi} \left| \boldsymbol{B}_{\mathrm{eff}}(t) \right| \mathrm{d}t. \tag{5.4.36}$$

当 $\boldsymbol{B}_{\mathrm{eff}}$ 迅速改变方向到 $-x$ 轴时(远离绝热条件)$\boldsymbol{m}_{j}$ 仍与 $\boldsymbol{B}_{\mathrm{eff}}$ 垂直,但开始逆时针进动[图 5.4.11(d)]. 脉冲后半 $\boldsymbol{B}_{\mathrm{eff}}$ 转回 $+z$ 轴时,进动平面回到横平面,但已经变为初始面的反面. 为区分正、反面,在图 5.4.11(e)、(f) 中用阴影圆面表示原来面的反面. 脉冲后半积累的相角是

$$\phi_{-} = \gamma \int_{\pi/2\xi}^{\pi/\xi} \left| \boldsymbol{B}_{\mathrm{eff}}(t) \right| \mathrm{d}t. \tag{5.4.37}$$

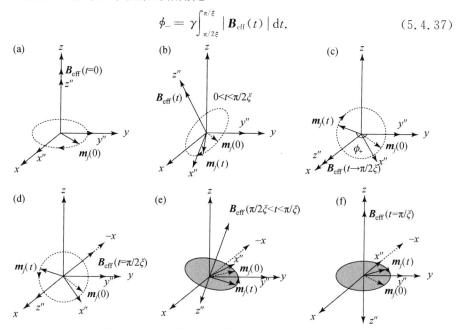

图 5.4.11 绝热重聚脉冲期间 $\boldsymbol{B}_{\mathrm{eff}}$ 和 $\boldsymbol{m}_{j}$ 的轨迹

(a~c) 指在脉冲前半 $\boldsymbol{m}_{j}$ 绕有效场 $\boldsymbol{B}_{\mathrm{eff}}(t)$ 顺时针进动,(c) 中 ϕ_{+} 代表积累的相位. (a) 中 xy 平面到 (c) 中的 yz 平面. (c~d) $\boldsymbol{B}_{1}$ 突然反向,(d~f) 随 $\boldsymbol{B}_{\mathrm{eff}}$ 回 z 轴,进动平面翻转,$\boldsymbol{m}_{j}$ 逆时针进动,对消 ϕ_{+},$\boldsymbol{m}_{j}$ 绕 y 轴转了 $180°$

在脉冲前半积累的相角正好被后半积累的相角精确对消. 净效应是 m_j 绕 y 轴旋转了 $180°$. m_j 是任意等色矢量, 可知横平面上所有等色矢量在此脉冲作用后都绕 y 轴转了 $180°$. 经过一个 τ 时间后, 就会产生一个回波信号.

5.4.6　偏离共振效应

至此我们只考虑了精确共振 (on-resonance) 自旋. 对于偏离共振 (off-resonance) 自旋, 实际的频率调制函数应该为

$$\omega_{\mathrm{rf}}(t) = \omega_{\mathrm{c}} - AF_2(t), \tag{5.4.38}$$

式中 ω_{c} 是载频中心频率, 比如层面中心频率; $F_2(t)$ 代表频率调制函数. 那么, 频率偏置为

$$\Omega = \omega_0 - \omega_{\mathrm{c}}. \tag{5.4.39}$$

代入式 (5.4.38) 得

$$\omega_{\mathrm{rf}}(t) = \omega_0 - \Omega - AF_2(t). \tag{5.4.40}$$

有效场 z 分量

$$\overrightarrow{\Delta\omega}(t) = (\omega_0 - \omega_{\mathrm{rf}})\hat{z}$$
$$= [\Omega + AF_2(t)]\hat{z}. \tag{5.4.41}$$

偏离共振情况下, 假如 AM 函数表示为

$$\boldsymbol{B}_1(t) = \hat{\boldsymbol{x}} B_{10} F_1(t) \quad 或 \quad \boldsymbol{\omega}_1(t) = \hat{\boldsymbol{x}} \omega_{10} F_1(t), \tag{5.4.42}$$

则有效场幅度和方向分别为

$$\omega_{\mathrm{eff}} = \sqrt{[\Delta\omega(t)]^2 + [\omega_1(t)]^2} = \sqrt{[\Omega + AF_2(t)]^2 + [\omega_{10}F_1(t)]^2}, \tag{5.4.43}$$

$$\alpha(t) = \arctan\frac{\omega_1(t)}{\Delta\omega(t)} = \arctan\frac{\omega_{10}F_1(t)}{\Omega + AF_2(t)}. \tag{5.4.44}$$

在这种情况下, 当 $t = T/2$ 时, 有效场并不到 x 轴, 而是有一个角度 ψ, 如图 5.4.12(a) 所示. 这时, 磁化强度 $\boldsymbol{M}$ 分布在与有效场成 ψ 角的圆锥内. 当 $t = T$ 时, $\boldsymbol{M}$ 分布在与有效场成 2ψ 角的圆锥内, 如图 5.4.12(b) 所示.

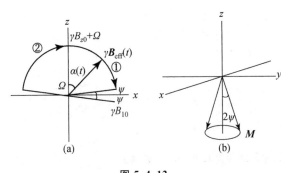

图 5.4.12

共振偏置存在时, (a) 有效场 $\boldsymbol{B}_{\mathrm{eff}}$ 扫描轨迹;
(b) 终态磁化强度 $\boldsymbol{M}$ 分布

对于绝热半通过, 只有单等色自旋群准确旋转 $90°$. 其他等色群的净旋转依赖于共振偏

离的符号和幅度,以及 $\boldsymbol{\omega}_1$ 的幅度.对于 AHP 最小化这样的偏离,依赖激发的唯一途径是增大脉冲结束时 $\boldsymbol{\omega}_1$ 的幅度.同时增大频率调制幅度 A,这样可以减小 ψ.

对于绝热反向(AFP)也一样,$\boldsymbol{\omega}_{\mathrm{eff}}$ 扫描角范围只有当 $A\gg|\Omega|$,才对所有等色群都接近 $180°$.否则总扫描角 $<180°$.对于正、负共振偏置 $\Omega_{\pm}$,图 5.4.13 示意出 $\boldsymbol{\omega}_{\mathrm{eff}}(\mathrm{t})$ 的轨迹以及共振时间 $t_{\Omega_{\pm}}$,都分别依赖于 $\Omega_{\pm}$.

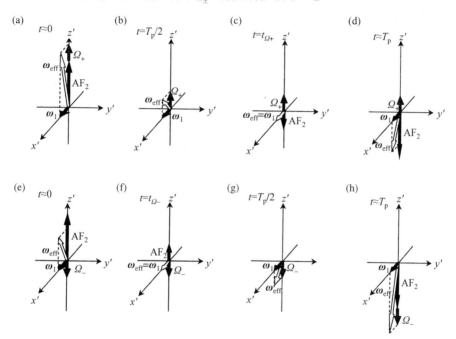

图 5.4.13 在绝热全通过(AFP)期间被一等色自旋群(a~d)正偏离和(e~h)负偏离看到的 $\boldsymbol{\omega}_{\mathrm{eff}}$ 轨迹的时间依赖

注意,模 $|\boldsymbol{\omega}_{\mathrm{eff}}|$ 上、下不对称,各等色自旋($\Omega_{\pm}$ 偏离)在不同的时间($t_{\Omega_+}\neq t_{\Omega_-}$)达到共振

在脉冲起始($t=0$)时,如果 $\boldsymbol{\omega}_1$ 很小,$\Delta\omega\gg\omega_1$,$\boldsymbol{\omega}_{\mathrm{eff}}|_{t=0}\approx\Delta\omega(0)\hat{z}=[\Omega+AF_2(0)]\hat{z}$,意味着有效场 $\boldsymbol{\omega}_{\mathrm{eff}}$ 近似沿 z 轴;在脉冲终止($t=T$)时,如果 $\boldsymbol{\omega}_1$ 很小,$\Delta\omega\gg\omega_1$,$\boldsymbol{\omega}_{\mathrm{eff}}|_{t=T}\approx-\Delta\omega(T)\hat{z}=[\Omega-AF_2(T)]\hat{z}$,由于 $A\gg|\Omega|$,有效场 $\boldsymbol{\omega}_{\mathrm{eff}}$ 近似沿 $-z$ 轴.其实,在正常情况下,在频率扫描边界之内,$|\Omega|$ 仅稍小于 A,对于全频率范围($\pm A$)内达到均匀反向的办法,是使用好的 AM 函数 $\boldsymbol{\omega}_1(t)$.其在起始($t=0$)点和终点($t=T$)平滑地接近于 0.双曲正割函数具有这样的特点.

为了揭示双曲正割函数调制的优点,对于 AFP 恒幅线性调频(chirp)和双曲正割函数调幅、双曲正切函数调频（HS1 脉冲）以及通过数值解布洛赫方程得到的 $M_z(t)$ 显示在图 5.4.14 中,以进行比较. 对三种不同的等色群显示 $M_z(t)$,它们在不同时间 (t_Ω) 达到共振,t_Ω 由条件 $AF_2(t)=\Omega$ 决定. 在线性调频 [图 5.4.14(a)~(c)] 中因 $\boldsymbol{\omega}_1$ 恒定,$M_z(t)$ 振荡产生于 $\boldsymbol{M}$ 和 $\boldsymbol{\omega}_{\text{eff}}$ 之间没有准直（$t=0$,T 时 $\boldsymbol{\omega}_{\text{eff}}$ 不与 z 轴共线）,在 Ω 接近起始频率 $AF_2(0)$ 时振荡更显著. 而 HS1 脉冲 [图 5.4.14(d)~(f)] 能达到更均匀反向,对所有等色群它允许 $\boldsymbol{\omega}_{\text{eff}}$ 在扫描起始点和终止点近似与 z 共线.

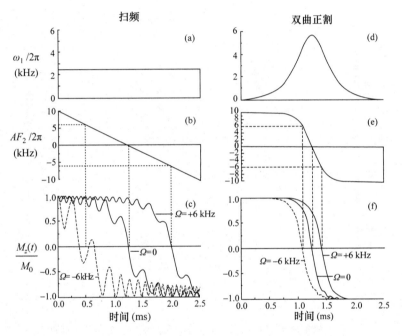

图 5.4.14　线性调频脉冲和双曲正割脉冲的 AM 函数和 FM 函数,以及这两种反向脉冲对纵向磁化强度 (M_z) 进行绝热反向作用结果的比较

Conolly 等人把双曲正割型绝热反向 π 脉冲与 sinc 型反向 π 脉冲进行了比较[16],在 RF 脉冲峰功率相同 [图 5.4.15(a)]、标称带宽相同条件下,双曲正割的层面轮廓比 sinc 的层面轮廓要陡峭得多,如图 5.4.15(b) 所示. 双曲正割的层面轮廓好,也要付出代价. 其代价是 RF 功率沉积（specific absorption rate,SAR）比较大. 经过计算[16],其功率沉积之比为

$$\frac{SAR_{\text{sech}}}{SAR_{\text{sinc}}} = \frac{2\mu}{\pi}.\qquad(5.4.45)$$

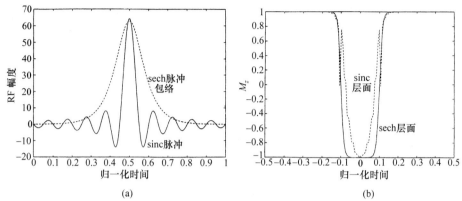

图 5.4.15 $\mu=4$ 的 sech π 脉冲和同样标称带宽 sinc π 脉冲的比较

(a) RF 包络;(b) 模拟计算的反向层面轮廓

对于绝热重聚,当共振偏离 Ω 存在时,式(5.4.31)和(5.4.32)描写的脉冲(可称为 BIREF-1)[15]已经失效.因为它对偏离共振效应的响应不对称.当 $t=\pi/2\xi$,在脉冲中点,有效磁场 $\boldsymbol{B}_{\mathrm{eff}}$ 不能准直到 x 轴,$\boldsymbol{B}_1$ 从 x 轴瞬间反向到 $-x$ 轴时,有效场 $\boldsymbol{B}_{\mathrm{eff}}$ 并不反转 $180°$,如图 5.4.12(a)所示.为此,Ugurbil 提出了脉冲 BIREF-2a[15],把 BIREF-1 的调幅和调频函数对调,变为

$$B_1(t) = B_{10} \left| \cos\xi t \right| \quad (0 \leqslant \xi t \leqslant \pi), \tag{5.4.46}$$

$$\omega_{\mathrm{rf}}(t) = \begin{cases} \omega_0 - \gamma B_{z0}\sin\xi t & (0 \leqslant \xi t \leqslant \pi/2), \\ \omega_0 + \gamma B_{z0}\sin\xi t & (\pi/2 \leqslant \xi t \leqslant \pi). \end{cases} \tag{5.4.47}$$

这说明,在脉冲中点反向 $\boldsymbol{B}_{\mathrm{eff}}$ 有两种办法:反向 $\boldsymbol{B}_1$ 或者反向 $\overrightarrow{\Delta\omega}$.但与 BIREF-1 不同,BIREF-2a 脉冲可反转 x 轴磁化强度,使 yz 平面绕 y 轴转 $180°$.对于共振自旋能达到和 BIREF-1 类似的性能,但对于偏离共振的自旋性能更差.是因为起始磁化强度的 x 分量经历了反向,而 y 分量经历了平面旋转.在偏离共振效应($\Omega\neq0$)存在的情况下,其扫描轨迹如图 5.4.16(a)所示.这 $\boldsymbol{B}_{\mathrm{eff}}$ 的差别导致不相等的相角,$\phi_+\neq\phi_-$.后果是磁化强度不能完全聚相.

如果在 BIREF-2a 后面紧跟着加一个新脉冲,形成一个复合脉冲如下:

$$B_1(t) = \begin{cases} B_{10}\left|\cos\xi t\right| & (0 \leqslant \xi t \leqslant \pi), \\ -B_{10}\cos\xi t & (\pi \leqslant \xi t \leqslant 2\pi). \end{cases} \tag{5.4.48}$$

$$\omega_{\mathrm{rf}}(t) = \begin{cases} \omega_0 - \Omega - \gamma B_z\sin\xi t & (0 \leqslant \xi t \leqslant \pi/2), \\ \omega_0 - \Omega + \gamma B_z\sin\xi t & (\pi/2 \leqslant \xi t \leqslant 3\pi/2), \\ \omega_0 - \Omega - \gamma B_z\sin\xi t & (3\pi/2 \leqslant \xi t \leqslant 2\pi). \end{cases} \tag{5.4.49}$$

这被 Ugurbil 称为 BIREF-2b[15],其扫描轨迹图如图 5.4.16(b)所示.显然,BIREF-2b

的宽度是 BIREF-2a 的两倍. BIREF-2b 仍然是一个 180°平面旋转脉冲,其后半($\pi \leqslant \xi t \leqslant 2\pi$)[图 5.4.16(b)中轨迹③④段]帮助聚焦 ϕ_+ 和 ϕ_- 之间的相散差. 因此,BIREF-2b 对于不太大偏离共振范围($B_z < B_{10}$)作为 180°重聚脉冲是可以工作的. 事实上,如果改换 sech/tanh 作为调制函数,BIREF-2b 可充当"层面选择性"重聚脉冲.

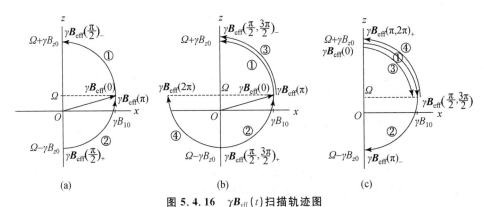

图 5.4.16　$\gamma \boldsymbol{B}_{\text{eff}}(t)$ 扫描轨迹图

(a) BIREF-2a;(b) BIREF-2b;(c) BIREF-3

BIREF-3 脉冲[15]由两部分组成,相应的方程如下:

$$B_1(t) = \begin{cases} B_{10} \sin \xi t & (0 \leqslant \xi t \leqslant \pi), \\ B_{10} \, | \sin \xi t | & (\pi \leqslant \xi t \leqslant 2\pi). \end{cases} \tag{5.4.50}$$

$$\omega_{\text{rf}}(t) = \begin{cases} \omega_0 - \Omega - \gamma B_z \cos \xi t & (0 \leqslant \xi t \leqslant \pi), \\ \omega_0 - \Omega - \gamma B_z \, | \cos \xi t | & (\pi \leqslant \xi t \leqslant 2\pi). \end{cases} \tag{5.4.51}$$

其扫描轨迹参数图如图 5.4.16(c) 所示,扫描顺序先是 ①、②,然后有效场瞬间反向沿 z 轴,后半期扫描 ③、④. 如果共振偏离 $\Omega = 0$ 时,在 BIREF-3 前半期,横向磁化强度积累一个相移 $\phi_+ = \gamma \int_0^{T/2} | \boldsymbol{B}_{\text{eff}}(t) | \, dt$,而后半期回绕这相位恢复横向磁化强度矢量到其适当的位置,以致后面能形成回波. 然而共振偏离 $\Omega \neq 0$ 时,后半期积累的相移不能补偿前半期积累的相移. 因此在共振偏离 $\Omega \neq 0$ 的情况下,FIREF-3 不能用作 180°重聚脉冲. 在成像实验中,作为非选择性重聚脉冲($\Omega = 0$),把 FIREF-3 用作 180°重聚脉冲是值得推荐的.

为便于说明绝热重聚脉冲的原理,我们大部分使用了 sin 和 cos 作为调制函数. 然而,就满足绝热条件来说,sin 和 cos 作为调制函数并不一定是最佳的. 大部分情况,双曲函数 sech/tanh 要优越得多. 关于参数选择,调制频率 ξ、最小 B_{10} 幅度和频率调制幅度(γB_z 或 $\mu \beta$)是三个基本参数. ξ 直接与脉冲宽度 T 有关. 对于 BIREF-1 和 BIREF-2a 脉冲,$\xi = \pi / T$. 而对于 BIREF-2b 和 BIREF-3 来说,$\xi = 2\pi / T$.

为了最小化偏离共振效应、流动效应和弛豫效应,希望 ξ 大.然而,过大的 ξ 则容易违反绝热条件.于是,典型的 ξ 选为满足绝热条件的最大值. B_{10} 的选择受到发射机功率和最大功率沉积(SAR)的限制,SAR $\propto B_{10}^2$.频率调制幅度 γB_z 或 $A(=\mu\beta)$ 必须大于共振偏离 Ω , μ 值不小于3.基本依据是重聚效率要足够高($>95\%$).

§5.5　复合绝热脉冲

5.5.1　任意章动角绝热平面旋转

前面讨论绝热脉冲有绝热全通过(AFP: $M_z \rightarrow -M_z$)、绝热半通过(AHP: $M_z \rightarrow M_\perp$)和产生自旋回波的 $180°$ 平面旋转绝热脉冲.角度限定在 $90°$ 或 $90°$ 的倍数,其功能仍然有限.绝热脉冲能否产生非 $90°$ 章动角? 能否从 M 的任意一个初态绝热章动到任意一个终态? 而不管 B_1 是否均匀,都有均匀的章动角? 答案是肯定的.这就是全用途绝热脉冲,这类脉冲叫 B_1 -不敏感旋转(B_1 -insensitive rotation, BIR)脉冲[14,15,17~19].既能激发 M_z 到横平面,也能把 $M_\perp$ 返回到纵轴.这种脉冲由多个绝热段组成,段与段接合处相位不连续,调整这相位可产生非 $90°$ 章动角.

设某个绝热旋转脉冲的调制波形如图 5.5.1 所示.其数学表达式如下:

$$B_1(t) = B_{10}\cos\xi t \quad (0 \leqslant \xi t \leqslant 2\pi), \tag{5.5.1}$$

$$\omega_c - \omega_{rf}(t) = \begin{cases} -\gamma B_{z0}\sin\xi t & (0 \leqslant \xi t \leqslant \pi/2), \\ \gamma B_{z0}\sin\xi t & (\pi/2 \leqslant \xi t \leqslant 3\pi/2), \\ -\gamma B_{z0}\sin\xi t & (3\pi/2 \leqslant \xi t \leqslant 2\pi). \end{cases} \tag{5.5.2}$$

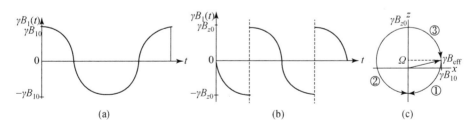

图 5.5.1　绝热旋转脉冲调制波形及 $\gamma B_{eff}(t)$ 扫描轨迹

(a) AM 波形;(b) FM 波形;(c) 扫描轨迹参数图

对于起始沿 $+x$ 轴的自旋 M ,与 B_{eff} 平行,在绝热脉冲作用期间 M 的运动如图 5.5.2 所示.脉冲结束时 M 又回到 $+x$ 轴,说明平行分量完全跟踪 B_{eff} ,似乎跟没作用一样.

再假设自旋 M 起始时沿 z 轴,与有效场 B_{eff} 垂直.在此绝热脉冲作用下 ω_{eff}

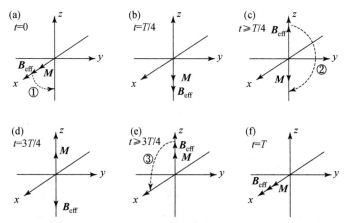

图 5.5.2　起始与 B_{eff} 平行的 M 分量完全跟踪 B_{eff}

和 M 的运动如图 5.5.3 所示. 在 ω_{eff} 参考系观察,脉冲前四分之一时间 M 绕 x'' 轴旋转,进动角为 $+\psi_{\text{eff}}$;中间一半时间 M 绕 $-x''$ 旋转,进动角为 $-2\psi_{\text{eff}}$;最后四分之一时间 M 再绕 x'' 轴旋转进动角为 $+\psi_{\text{eff}}$. 因此对整个脉冲系统来说,净进动角 ψ 是零(即 $\psi_{\text{tot}} = 0$). 此现象等价于在 ω_{eff} 参考系中的一个"旋转回波"[20]. 因此,这绝热脉冲对与它垂直分量的作用似乎与不作用一样.

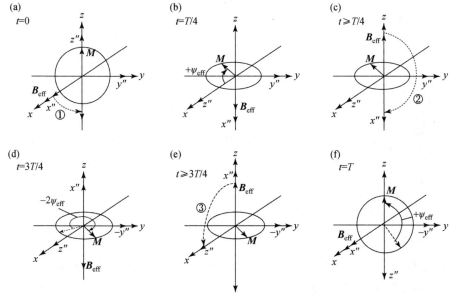

图 5.5.3　起始与 B_{eff} 垂直的 M 分量完全回到初始态

关键思想是,在执行第三步扫描之前对 RF 场加一个相移 θ.把图 5.5.3 (d)、(e)、(f)代之为图 5.5.4 中(a)、(b)、(c),执行第三步扫描后,M 便绕$+x$ 轴旋转 θ,这样就得到了章动角 $\theta.\theta$ 可以任意取,而且是精确的.任何角度都是可能的,譬如 30°激发、90°激发、180°重聚等等都可以.所有角度的功率都是一样的.更好的改进是把 θ 相移一分为二,分别在 $t=T/4$ 和 $t=3T/4$ 时执行 $\theta/2$ 相移.具体执行步骤如图 5.5.5 所示.

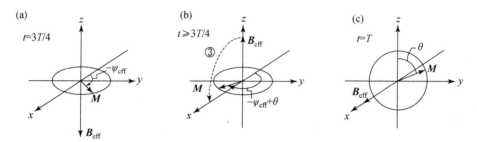

图 5.5.4   在 $t=3T/4$ 时对 RF 场加相移角 θ

(a) 图 5.5.3(d)状态;(b) 在图 5.5.3(e)状态即 $t=3T/4$ 时,对 RF 加相移角 θ;(c)脉冲结束 $t=T$ 时,自旋 M 绕$+x$ 轴旋转了 θ 角

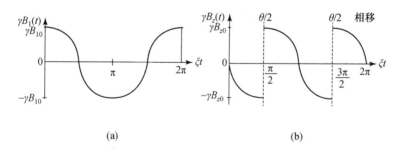

图 5.5.5   任意 θ 角度绝热旋转脉冲 BIR-4 的调制波形和相移

在 $t=T/4$ 时对 RF 额外加一个相移 $\theta/2$,在 $t=3T/4$ 时对 RF 额外加一个相移 $\theta/2$

这类脉冲被称为 BIR-4 绝热旋转脉冲,其前一半被称为 BIR-1.应该说明,BIR-1 对于精确共振可以做到任意角度绝热旋转,但在共振偏离情况下是无效的.而 BIR-4 绝热旋转脉冲对于共振偏离($\Omega\neq0$)有很好的补偿.

对于 BIR 脉冲,更普遍的表示如图 5.5.6 所示.其中把在 $t=T/4$ 和 $t=3T/4$ 时间点 B_1 的反向作为 180°相移被吸收到相移 $\Delta\phi$ 中.这种复合脉冲由两个基本单元组成:绝热半通过(AHP)[图 5.5.6(a)]和时间反演的 AHP[图 5.5.6(b)].这

第一代平面旋转脉冲被称为 BIR-1[图 5.5.6(c)]，它不能补偿共振偏置（$\Omega \neq 0$）．第二代平面旋转脉冲叫 BIR-4，对 $|\Omega| < A$ 的共振偏置有很好的补偿．

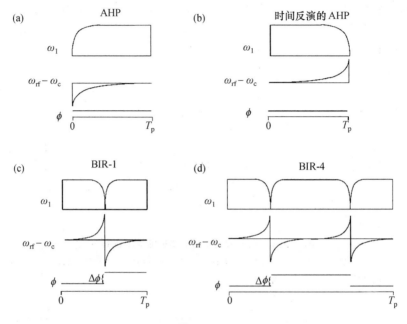

图 5.5.6

（a）绝热半通过脉冲的 AM、FM 和相位（ϕ）函数；（b）时间反演绝热半通过的 AM、FM 和相位（ϕ）函数；（c）BIR-1 绝热平面旋转脉冲的 AM、FM 和相位（ϕ）函数；（d）BIR-4 绝热平面旋转脉冲的 AM、FM 和相位（ϕ）函数．ω_c 是载波中心角频率

5.5.2　BIR 脉冲的矢量描述

　　虽然 BIR-1 不补偿共振偏置，为简单起见，对于 $\Omega = 0$ 情况，我们以 BIR-1 的矢量描述开始．长度为 T 的 90° BIR-1 脉冲期间 $\boldsymbol{\omega}_{\text{eff}}$ 和 $\boldsymbol{M}$ 在 ω_{rf} 坐标系中的运动显示在图 5.5.7(a～d)中．BIR-1 起始时 $t = 0$，频率为 ω_{rf}，幅度为 $\omega_1 = \gamma B_1$ 的 RF 场加在共振[$\Delta\omega(0) = 0$]点上，于是初始 $\boldsymbol{\omega}_{\text{eff}}$ 位于横平面上[即 $\alpha(0) = 90°$]，与热平衡磁化强度 $\boldsymbol{M}_0$ 垂直．因满足绝热条件，$\boldsymbol{\omega}_{\text{eff}}$ 和 $\boldsymbol{M}$ 在脉冲期间将保持在 90°$-\varepsilon$ 和 90°$+\varepsilon$ 之间．为简化问题，我们假设绝热度很高[$\omega_{\text{eff}}(t) \gg |\mathrm{d}\alpha/\mathrm{d}t|$]，以致 ε 可置为零．

　　在此分析中 ω_1 的初始相位任意选定沿 x' 轴[图 5.5.7(a)]．在 BIR-1 的前半程，$\boldsymbol{\omega}_{\text{eff}}$ 从 x' 轴扫描到 z'，同时 $\boldsymbol{M}$ 绕 $\boldsymbol{\omega}_{\text{eff}}$ 旋转[图 5.5.7(a)～(b)]，在 $t = T/2$ 时，从布洛赫方程的解可得到 $\boldsymbol{M}$ 的取向．

$$\frac{\mathrm{d}\boldsymbol{M}}{\mathrm{d}t} = \boldsymbol{M} \times \boldsymbol{\omega}_{\text{eff}} = \boldsymbol{M} \times \frac{\mathrm{d}\psi}{\mathrm{d}t}\hat{\boldsymbol{\omega}}_{\text{eff}}, \tag{5.5.3}$$

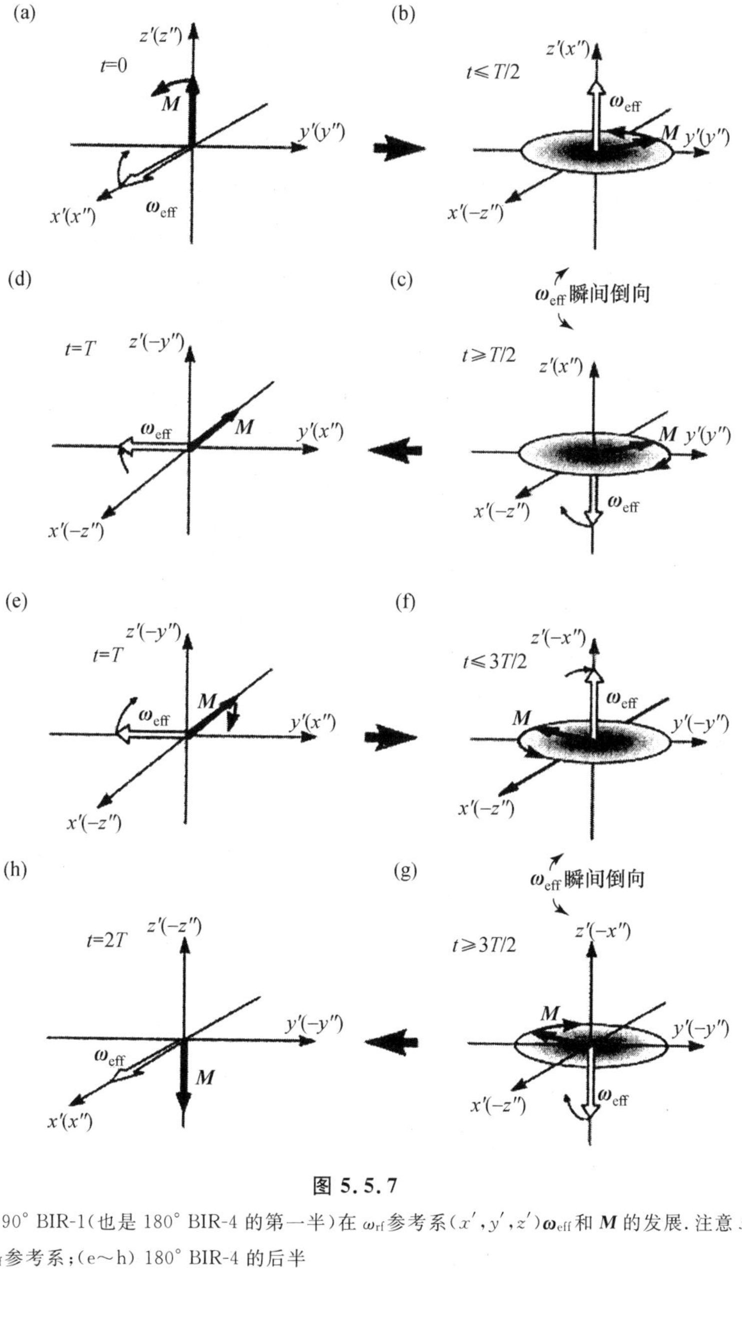

(a)

$z'(z'')$

$t=0$

$\boldsymbol{M}$

$y'(y'')$

$x'(x'')$

$\boldsymbol{\omega}_{\text{eff}}$

(b)

$z'(x'')$

$t \leqslant T/2$

$\boldsymbol{\omega}_{\text{eff}}$

$\boldsymbol{M}$ $y'(y'')$

$x'(-z'')$

(c)

$\boldsymbol{\omega}_{\text{eff}}$ 瞬间倒向

$z'(x'')$

$t \geqslant T/2$

$\boldsymbol{M}$ $y'(y'')$

$x'(-z'')$

$\boldsymbol{\omega}_{\text{eff}}$

(d)

$t=T$

$z'(-y'')$

$\boldsymbol{\omega}_{\text{eff}}$

$\boldsymbol{M}$ $y'(x'')$

$x'(-z'')$

(e)

$z'(-y'')$

$t=T$

$\boldsymbol{\omega}_{\text{eff}}$

$\boldsymbol{M}$

$y'(x'')$

$x'(-z'')$

(f)

$z'(-x'')$

$t \leqslant 3T/2$

$\boldsymbol{\omega}_{\text{eff}}$

$\boldsymbol{M}$

$y'(-y'')$

$x'(-z'')$

(g)

$\boldsymbol{\omega}_{\text{eff}}$ 瞬间倒向

$z'(-x'')$

$t \geqslant 3T/2$

$\boldsymbol{M}$

$y'(-y'')$

$x'(-z'')$

$\boldsymbol{\omega}_{\text{eff}}$

(h)

$t=2T$

$z'(-z'')$

$y'(-y'')$

$\boldsymbol{\omega}_{\text{eff}}$

$\boldsymbol{M}$

$x'(x'')$

图 5.5.7

(a~d) 90° BIR-1(也是 180° BIR-4 的第一半)在 ω_{rf} 参考系$(x', y', z')\boldsymbol{\omega}_{\text{eff}}$和 $\boldsymbol{M}$ 的发展. 注意 x''、y''、z'' 是 ω_{eff} 参考系;(e~h) 180° BIR-4 的后半

式中 $\dfrac{\mathrm{d}\psi}{\mathrm{d}t}$ 是 $\boldsymbol{M}$ 绕 $\boldsymbol{\omega}_{\mathrm{eff}}$ 进动角的变化率, 而 $\hat{\boldsymbol{\omega}}_{\mathrm{eff}}$ 是 $\boldsymbol{\omega}_{\mathrm{eff}}$ 方向上的单位矢量. 倘若满足绝热条件, 在 BIR-1 第一段, 在 $t=T/2$ 时, $\boldsymbol{M}$ 在 $x'y'$ 平面内, 绕 $\boldsymbol{\omega}_{\mathrm{eff}}$ 进动积累的相角为

$$\psi(T/2) = \int_0^{T/2} \omega_{\mathrm{eff}}(t)\mathrm{d}t. \tag{5.5.4}$$

到此时间点($t=T/2$), 一个时间反演的 AHP[图 5.5.6(b), (c)]完成. 此时 $\boldsymbol{\omega}_{\mathrm{eff}}$ 取向通过调制频率从 ω_z 跳到 $-\omega_z$ 而瞬间反向[图 5.5.6(c), 图 5.5.7(b), (c)]. 这 BIR-1 的第二半是一个正常的 AHP[图 5.5.6(a)], 调制函数 AM, FM 是前一半的镜像[图 5.5.6(c)]. 为了产生希望的章动角 θ, 脉冲第二半 ω_1 的相位相对于第一半要移动 $\Delta\phi=180°+\theta$[图 5.5.6(c), 这里取 $\theta=90°$]. 因此, 90° BIR-1 脉冲的第二半期间 ω_{eff} 从 $-z'$ 轴扫到 $-y'$ 轴[图 5.5.7(c), (d)].

在 ω_{eff} 参考系, 脉冲前一半 $\boldsymbol{M}$ 绕 x'' 轴旋转, 后一半 $\boldsymbol{M}$ 绕 $-x''$ 旋转. 因此对整个脉冲系统来说, 净演化角 ψ 是零(即 $\psi_{\mathrm{tot}}=0$). 此现象等价于在 ω_{eff} 参考系中的一个"旋转回波"[20]. 只要满足绝热条件, θ 取任意角都会产生这样的旋转回波.

BIR-1 第一段和第二段之间 ω_1 的相移 $\Delta\phi$ 决定了章动角和 ω_{eff} 参考系相对于 ω_{rf} 参考系的最终取向. 在 90° BIR-1 中[图 5.5.7(a)～(d)], ω_{eff} 参考系相对于 ω_{rf} 参考系的变换等价于绕 y' 轴旋转 $-90°$, 再绕 x' 轴旋转 $-90°$. 在 ω_{rf} 参考系 $\boldsymbol{M}$ 的净旋转等价于绕 x' 轴旋转 $-90°$, 跟着绕 z' 旋转 90°(相移). 通过置 $\Delta\phi=180°+\theta$, BIR-1 可以产生任意章动角. 在这种情况, $\boldsymbol{M}$ 的净旋转等价于一个绕 x' 轴的 $-\theta$ 旋转, 跟着一个绕 z' 轴的 θ 相移. 虽然图 5.5.7 只显示了 $\boldsymbol{M}$ 起始沿 z' 轴的矢量运动, 若 $\boldsymbol{M}$ 有其他起始取向执行一个类似的矢量分析, 可描述这脉冲的平面旋转特性.

存在共振偏离 $\Omega(=\omega_0-\omega_c\neq0)$ 时, BIR-1 的性能将退化, 原因之一是在 ω_{eff} 参考系中旋转回波实现不了, 因为 $\boldsymbol{M}$ 绕 $\boldsymbol{\omega}_{\mathrm{eff}}$ 的净发展依赖于 Ω,

$$\psi_{\mathrm{tot}} = -\int_0^{T/2} \sqrt{[\omega_1(t)]^2 + [\Omega - AF_2(t)]^2}\,\mathrm{d}t$$

$$+ \int_{T/2}^T \sqrt{[\omega_1(t)]^2 + [\Omega - AF_2(t)]^2}\,\mathrm{d}t \neq 0. \tag{5.5.5}$$

因两段积分不相等, 不能对消. 为解决此问题, 发展了 BIR-4[图 5.5.6(d), 图 5.5.7], 是两个 BIR-1 级联而成的.

5.5.3 BIR-4 脉冲

BIR-4 脉冲使用得最为频繁. 与 BIR-1 不同[图 5.5.6(c)], BIR-4 调制函数

相对于脉冲中心是对称的[图 5.5.6(d)],BIR-4 由两个 BIR-1 接起来构成. 一个 180° BIR-4 的矢量运动的完整描绘显示在图 5.5.7 中. 它感应的平面旋转比其他 BIR 脉冲更准确,并且所需 RF 功率更少. 使用双曲正切 AM 和正切 FM 调制函数的 BIR-4 脉冲数学表达式如下:

$$
\text{AM:} \ \boldsymbol{B}_1(t) = \begin{cases} \hat{\boldsymbol{x}} B_{10} \tanh[\lambda(1-2t/T)] & (0 \leqslant t < T/2), \\ \hat{\boldsymbol{y}} B_{10} \tanh[\lambda(2t/T-1)] & (T/2 \leqslant t < T), \\ \hat{\boldsymbol{y}} B_{10} \tanh[\lambda(3-2t/T)] & (T \leqslant t < 3T/2), \\ \hat{\boldsymbol{x}} B_{10} \tanh[\lambda(2t/T-3)] & (3T/2 \leqslant t \leqslant 2T). \end{cases} \tag{5.5.6}
$$

$$
\text{FM:} \ \omega_{\text{rf}}(t) = \begin{cases} \omega_0 - \Omega - \omega_z \dfrac{\tan(2\beta t/T)}{\tan\beta} & (0 \leqslant t < T/2), \\ \omega_0 - \Omega - \omega_z \dfrac{\tan[\beta(2t/T-2)]}{\tan\beta} & (T/2 \leqslant t < T), \\ \omega_0 - \Omega - \omega_z \dfrac{\tan[\beta(2t/T-2)]}{\tan\beta} & (T \leqslant t < 3T/2), \\ \omega_0 - \Omega - \omega_z \dfrac{\tan[\beta(2t/T-4)]}{\tan\beta} & (3T/2 \leqslant t \leqslant 2T). \end{cases} \tag{5.5.7}
$$

式中 ω_0 是拉莫尔频率;β 和 λ 是无量纲常数,决定脉冲满足绝热条件的程度. 例如,一个 $\lambda = 10, \beta = 10, T = 5$ ms 的 BIR-4 脉冲,对于表面线圈绝热激发可以产生能接受的结果. BIR-4 是两个 BIR-1 相接的复合脉冲. 这脉冲的频率调制也经常转换为相位调制,以便于执行:

$$
\phi(t) = \begin{cases} \displaystyle\int_0^t [\omega_0 - \omega_{\text{rf}}(t')] \mathrm{d}t' & (0 \leqslant t < T/2), \\ \displaystyle\int_0^t [\omega_0 - \omega_{\text{rf}}(t')] \mathrm{d}t' + \Delta\phi_1 & (T/2 \leqslant t \leqslant 3T/2), \\ \displaystyle\int_0^t [\omega_0 - \omega_{\text{rf}}(t')] \mathrm{d}t' + \Delta\phi_2 & (3T/2 \leqslant t \leqslant 2T). \end{cases} \tag{5.5.8}
$$

式中 $\Delta\phi_1$ 和 $\Delta\phi_2$ 分别是在 $t = T/2$ 和 $t = 3T/2$ 时的相位偏置. 典型情况为维持脉冲对称性 $\Delta\phi_1$ 置到 $-\Delta\phi_2$. 相位偏置值非常重要,因为它直接决定 BIR-4 脉冲的章动角. 为实现一个章动角 θ,相位偏置应选为

$$
\begin{cases} \Delta\phi_1 = \pi + \theta/2, \\ \Delta\phi_2 = -\pi - \theta/2. \end{cases} \tag{5.5.9}
$$

对于 θ 的旋转轴,由 BIR-4 的 ω_1 的起始相位决定(图 5.5.7 例中是 x' 轴). 如果要章动 180°,可选 ω_1 的起始相位沿 x' 轴. 用 BIR-4,只要 ω_0 包含在频率扫描 $\omega_{\text{rf}}(t)$ 范围内,ϕ_{tot} 总是零.

5.5.4　绝热脉冲的应用

当用表面线圈发射 RF 功率激发所希望的体积时,经常用绝热激发脉冲.在现代临床 MRI 扫描器上虽然普遍使用体线圈激发,然而研究应用中有时要用到表面线圈激发.即使用体线圈发射(例如鸟笼形线圈),绝热脉冲也可以降低对 B_1 场不均匀的敏感性.

绝热脉冲的缺点是增大了 SAR.另外,由于成像梯度引起很大共振偏离,对于空间选择性好的绝热激发脉冲难以设计.因此,绝热激发脉冲经常用于三维体积成像.在非均匀场 NMR/MRI 中,绝热脉冲是必须用的.

§5.6　二维 RF 脉冲,二维空间选择激发

一维 RF 脉冲和一维梯度相结合可以选择激发一个层面,即一维空间选择激发.可以推论二维(2D)RF 脉冲和二维梯度结合,可选择激发一个方柱或圆柱[21,22]或任意截面的柱体积[23,24].类似的,三维(3D)RF 脉冲[25]是同时在三个方向进行空间选择激发,可激发一个任意大小、任意形状的体积.本节介绍 2D 脉冲.

2D RF 脉冲普遍用于激发,也可用于饱和、反向和重聚[22,26].2D RF 脉冲要求 2D 梯度与之配合.在 RF 脉冲期间,这种 2D 梯度波形类似于 EPI 或 spiral 的读出梯度.小角度 2D RF 激发脉冲的设计通常借助于 RF 激发 k-空间分析[27]来完成.SLR 方法也可用来设计 2D RF 脉冲.

5.6.1　RF 激发 k-空间①

小角 2D 或 3D 激发脉冲可借助于 RF 激发 k-空间来设计和分析.直到 $90°$ 激发角,这方法都是有效的.为产生 2D 脉冲,至少两个梯度之一必须振荡以致把 2D k-空间渡越一遍.渡越 2D k-空间期间所加的 B_1 场的 2D 傅里叶变换给出横向磁化强度的空间轮廓.对于空间选择梯度波形的设计,考虑类似于单射 2D MRI 数据采集(如 EPI,spiral)时的读出梯度波形.前已述及,激发脉冲和恒定梯度相结合产生小角度横向磁化强度,推广这小角近似可导出 RF 激发 k-空间.由式(5.1.27)有

---

① 本书中 RF"激发 k-空间"的"k"一律用小写,而数据"采集 K-空间"的"K"一律用大写,以示区别.

$$M_\perp = i\gamma M_0 e^{-i\Delta\omega t} \int_0^t B_1(t') e^{i\Delta\omega t'} dt', \qquad (5.6.1)$$

这横向磁化强度积累的相位 $\Delta\phi$ 也包括偏离共振(f_{off})效应的贡献,梯度感应场、化学位移(f_{cs})、磁化率变化和 $\boldsymbol{B}_0$ 场不均匀都会引起共振偏离. 这净相位积累是

$$\Delta\phi(t) = 2\pi f_{off} t + \gamma \boldsymbol{r} \cdot \int_0^t \boldsymbol{G}(t') dt', \qquad (5.6.2)$$

式中 $\boldsymbol{r}$ 是离开梯度中心的位移,矢量 $\boldsymbol{G}$ 代表 2D 外加梯度. 不失一般性,我们写 $\boldsymbol{G} = (G_x, G_y)$,虽然任意两个垂直的梯度轴都可以用. 这梯度波形下的面积定义 RF 激发 $\boldsymbol{k}$-空间矢量:

$$\boldsymbol{k}(t) = \Gamma \int_T^t \boldsymbol{G}(t') dt' = -\Gamma \int_t^T \boldsymbol{G}(t') dt', \qquad (5.6.3)$$

式中 $\Gamma = \gamma/(2\pi)$,从 RF 脉冲末端(T)开始积分,即从右到左. 现在忽略偏离共振效应,把式(5.6.2)和(5.6.3)代入式(5.6.1),得

$$M_\perp(\boldsymbol{r}, T) \approx i\gamma M_0 e^{-i2\pi \boldsymbol{k}(T) \cdot \boldsymbol{r}} \int_0^T B_1(t) e^{i2\pi \boldsymbol{k}(t) \cdot \boldsymbol{r}} dt. \qquad (5.6.4)$$

注意,在激发相位中,$\boldsymbol{k}$-空间位置是脉冲期间梯度剩余部分的积分,它导致 $\boldsymbol{k}$-空间轨迹结束在原点. 因为在 $t = T$ 脉冲结束时要回到 $\boldsymbol{k}$-空间中心,故积分号外指数因子等于 1. spiral 轨迹是从外围到 $\boldsymbol{k}$-空间中心,也满足这一条件,不需要专门聚相叶. 如果这脉冲不是自聚相的,如 2D 回波平面脉冲,我们就选择 T 在专用聚相叶的末端,以保证各个子脉冲峰值位于 $\boldsymbol{k}$-空间中心,如图 5.6.3、图5.6.6 所示. 于是式(5.6.4)简化为

$$M_{xy}(x, y) = i\gamma M_0 \int_0^T B_1(t) e^{-i\gamma \int_t^T [xG_x(t') + yG_y(t')] dt'} dt, \qquad (5.6.5)$$

式中 $\boldsymbol{B}_1(t) = \hat{\boldsymbol{x}} B_{1,x} + \hat{\boldsymbol{y}} B_{1,y}$,这 $M_{xy}(x, y)$ 是时变 RF 脉冲 $B_1(t)$ 和梯度场 $G(t)$ 的函数. 通过时变梯度场 $G(t)$ 定义激发 $\boldsymbol{k}$-空间轨迹. 这复杂的 rf 脉冲 $B_1(t)$ 和它激发的横向磁化强度 M_{xy} 之间是一个简单的二维傅里叶变换关系. 把上式改写,可以得到横向磁化强度矢量与激发 $\boldsymbol{k}$-空间的关系:

$$M_{xy}(x, y) = i\gamma M_0 \int_0^T B_1(t) e^{i2\pi [xk_x(t) + yk_y(t)]} dt. \qquad (5.6.6)$$

由上述可知,小激发角重聚脉冲产生的激发角是 RF 加权 $\boldsymbol{k}$-空间轨迹的傅里叶变换:

$$\theta(\boldsymbol{r}) = \gamma \int_0^T B_1^*(t) e^{-i2\pi \boldsymbol{r} \cdot \boldsymbol{k}_r(t)} dt. \qquad (5.6.7)$$

而重聚脉冲具有厄米对称性,即

$$B_1(t) = B_1^*(-t). \tag{5.6.8}$$

当大角度激发的时候,射频脉冲可以等效地分解为 M 个小角度脉冲共同作用的结果[28]. 在这 M 个小激发脉冲的作用下,可以得到与一个大角度激发射频脉冲相同的激发效果. 假设第 j 个小射频脉冲在 T_{j-1} 时开始作用,并在 T_j 结束,那么该第 j 个脉冲激发的第 j 角度设为

$$\theta_j(r) = \gamma \int_{T_{j-1}}^{T_j} B_1^*(t) \mathrm{e}^{-\mathrm{i}2\pi r \cdot k_{r,j}(t)} \mathrm{d}t, \tag{5.6.9}$$

其中

$$k_{r,j}(t) = -\Gamma \int_t^{T_j} G_r(t') \mathrm{d}t'. \tag{5.6.10}$$

那么,在这 M 个小激发脉冲的级联作用下,可得

$$\theta(r) = \sum_{j=1}^M \theta_j(r) = \sum_{j=1}^M \gamma \int_{T_{j-1}}^{T_j} B_1^*(t) \mathrm{e}^{-\mathrm{i}2\pi r \cdot k_{r,j}(t)} \mathrm{d}t = \gamma \int_0^T B_1^*(t) \mathrm{e}^{-\mathrm{i}2\pi r \cdot k_r(t)} \mathrm{d}t. \tag{5.6.11}$$

由此可见,M 个射频脉冲级联作用下激发的角度是 RF 加权 k-空间轨迹的傅里叶变换. 当激发角度很小时,有

$$M_{xy}(T) = M_0 \sin\theta \approx M_0 \theta. \tag{5.6.12}$$

上式就变成了前面所述小激发角射频脉冲的情况,可见前面所说的小激发角射频的作用只是上式的一个特例;当硬脉冲激发的时候,则只有零空间频率域 ($k = 0$) 且 B_1 为常数,这样就可得到 $\theta(x,y,z) = \gamma \int_0^T B_1(t) \mathrm{d}t = \gamma B_1 T$;对于层面选择脉冲,$G(t) = G_z, k_z(t) = -\gamma G_z(T-t)$,导致 $\theta(z) = \gamma \int_0^T B_1(t) \mathrm{e}^{\mathrm{i}2\pi z \cdot k_z(t)} \mathrm{d}t$. 可见,沿 z 方向选择激发角 θ 是 $B_1(t)$ 的傅里叶变换,当 B_1 是简单 sinc 脉冲时,被选层面内的章动角都等于层面中心的章动角. 于是有

$$\theta(0) = \gamma \int_0^T B_1(t) \mathrm{e}^{\mathrm{i}2\pi 0 \cdot k_z(t)} \mathrm{d}t = \gamma \int_0^T B_1(t) \mathrm{d}t.$$

5.6.2   RF 激发 k-空间中采样速度、采样密度和采样函数

恰像 2D 图像采集,需要用信号数据填充信号接收 K-空间,这 2D RF 脉冲设计则需要用 RF 数据来填充 RF 激发 k-空间. 为了更好地了解 (x,y) 与 (k_x, k_y) 之间的傅里叶变换关系,需要把式(5.6.11)中积分变量 $\mathrm{d}t$ 改变为 $\mathrm{d}k$,

$$\theta(r) = \gamma \int_{k_r} B_1(k_r(t)) \mathrm{e}^{\mathrm{i}2\pi r \cdot k_r(t)} \frac{\mathrm{d}t}{\mathrm{d}k_r(t)} \mathrm{d}k_r = \gamma \int_{k_r} \frac{B_1(k_r(t))}{\dot{k}_r(t)} \mathrm{e}^{\mathrm{i}2\pi r \cdot k_r(t)} \mathrm{d}k_r. \tag{5.6.13}$$

其中

$$\dot{k}_r(t) = -\Gamma G_r(t), \tag{5.6.14}$$

$\dot{k}_r$ 表示沿 $\boldsymbol{k}$-空间轨迹采样路径的时间导数，它代表采样速度. 注意，在接收 $\boldsymbol{K}$-空间，说采样是控制 ADC 采 NMR 信号；而在 RF 激发 $\boldsymbol{k}$-空间，说采样是说控制 RF 门采 RF 功率. 对于不均匀的激发 $\boldsymbol{k}$-空间采样轨迹，还需要引入采样密度函数 $\rho(k_r)$[29]，则式(5.6.13)改写为

$$\theta(r) = \gamma \int_{k_r} \left[\frac{B_1(k_r)}{\dot{k}_r} \rho(k_r) \right] \mathrm{e}^{\mathrm{i}2\pi r \cdot k_r} \, \mathrm{d}k_r. \tag{5.6.15}$$

事实上，这时变梯度在 $\boldsymbol{k}$-空间只能以离散采样函数（均匀或不均匀）扫描. 因此，再改写式(5.6.15)以反映采样函数 $S(k_r)$ 的影响：

$$\theta'(r) = \int_{k_r} \left[\gamma \frac{B_1(k_r)}{\dot{k}_r} \rho(k_r) \right] [S(k_r)] \mathrm{e}^{\mathrm{i}2\pi r \cdot k_r} \, \mathrm{d}k_r = \int_{k_r} [\Theta(k_r)][S(k_r)] \mathrm{e}^{\mathrm{i}2\pi r \cdot k_r} \, \mathrm{d}k_r$$

$$= \left[\int_{k_r} \Theta(k_r) \mathrm{e}^{\mathrm{i}2\pi r \cdot k_r} \, \mathrm{d}k_r \right] * \left[\int_{k_r} S(k_r) \mathrm{e}^{\mathrm{i}2\pi r \cdot k_r} \, \mathrm{d}k_r \right] = \theta(r) * PSF_s(r). \tag{5.6.16}$$

由此可知，实际的激发轮廓 $\theta'(r)$ 是理想激发轮廓 $\theta(r)$ 与采样点扩散函数 $PSF_s(r)$ 的卷积. 点扩散函数为

$$PSF_s(r) = \int_{k_r} S(k_r) \mathrm{e}^{\mathrm{i}2\pi r \cdot k_r} \, \mathrm{d}k_r, \tag{5.6.17}$$

$$\theta(r) = \int_{k_r} \Theta(k_r) \mathrm{e}^{\mathrm{i}2\pi r \cdot k_r} \, \mathrm{d}k_r. \tag{5.6.18}$$

由于

$$\Theta(k_r) = \gamma \frac{B_1(k_r)}{\dot{k}_r} \rho(k_r) = \frac{B_1(k_r(t))}{-2\pi G_r(t)} \rho(k_r) = \int_r \theta(r) \mathrm{e}^{-\mathrm{i}2\pi r \cdot k_r} \, \mathrm{d}r,$$

$$\tag{5.6.19}$$

$\Theta(k_r)$ 可称为空间频率权重函数，是希望的激发轮廓 $\theta(r)$ 的傅里叶变换. 为了产生激发轮廓 $\theta(r)$，应该加的射频场 $B_1(t)$ 根据式(5.6.19)应该用下式计算：

$$B_1(t) = \frac{-2\pi G_r(t)}{\rho(k_r)} \int_r \theta(x, y) \mathrm{e}^{-\mathrm{i}2\pi r \cdot k_r} \, \mathrm{d}r. \tag{5.6.20}$$

$B_1(t)$ 正比于因子 $|G_r(t)|$ 的物理意义是：为了产生均匀的 $\boldsymbol{k}$-空间权重，当 $\boldsymbol{k}$-空间渡越比较慢时，这 B_1 场幅度必须降低；另外，$|G_r(t)|$ 值等于零处，$B_1(t)$ 的幅度也应该是零.

5.6.3　离散 k-空间分析

实际上，RF 脉冲由一系列恒定幅度为 $B_1(m) = B_{1,x}(m) + \mathrm{i}B_{1,y}(m)$，$(m =$

$1,2,\cdots,M$),宽度为 Δt 的硬脉冲组成.方程(5.6.18)和(5.6.19)描写的傅里叶变换对改写成离散形式为

$$\theta(x_n, y_n) = \sum_{m=1}^{M} \left[\gamma B_1(m) \Delta t \rho(k_{x,m}, k_{y,m}) \right] \mathrm{e}^{\mathrm{i}2\pi(x_n k_{x,m} + y_n k_{y,m})}$$

$$= \sum_{m=1}^{M} \Theta(k_{x,m}, k_{y,m}) \mathrm{e}^{\mathrm{i}2\pi(x_n k_{x,m} + y_n k_{y,m})}, \qquad (5.6.21)$$

其中

$$k_{x,y}(m) = -\sum_{s=m}^{M} \left[\Gamma G_{x,y}(s) \Delta t \right], \qquad (5.6.22)$$

$$\Theta(k_{x,m}, k_{y,m}) = \gamma B_1(m) \Delta t \rho(k_{x,m}, k_{y,m}) = \frac{1}{N} \sum_{n=1}^{N} \theta(x_n, \dot{y}_n) \mathrm{e}^{-\mathrm{i}2\pi(x_n k_{x,m} + y_n k_{y,m})}.$$

$$(5.6.23)$$

这目标激发轮廓 $\theta(x_n, y_n)$ 为分辨率为 $\Delta x = FOE/N$ 的 $N \times N$ 矩阵,其中 FOE (field of excitation)为激发野,对应于采集成像的 FOV(field of view). N_{ROI} 为感兴趣区(ROI)中的离散点总数.这里所希望的激发角度可以高达 $90°$,而 ROI 外面的区域受到的激发应该最小.激发野可以为任意区域、任意大小和任意形状,图 5.6.1 显示了目标激发轮廓为星形的一个感兴趣区和它的傅里叶变换对 $\Theta(k_{x,m}, k_{y,m})$.采用不同的梯度和射频脉冲的组合,可以得到不同的 k-空间轨迹.下面分别介绍构成回波平面(echo-planar)、径向投影和平面螺线(spiral) k-空间轨迹的梯度和 RF 的设计计算以及一些相关的考虑.

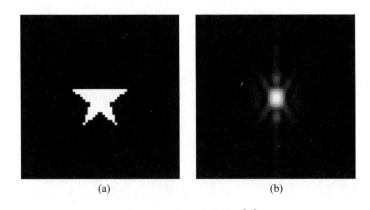

(a)   (b)

图 5.6.1　傅里叶变换对[23]

(a) 为理想的激发轮廓 $\theta(x_n, y_n)$,(b) 为 k-空间表象 $\Theta(k_{x,m}, k_{y,m})$

5.6.4 产生回波平面型轨迹的梯度、RF 脉冲波形计算

恰像 EPI 读出那样，2D RF 脉冲用回波平面轨迹，如图 5.6.3(a) 所示，在快方向使用一个振荡的空间选择梯度，在慢方向使用单极性 blip 脉冲. 这振荡梯度波形通常由交变极性的梯形叶组成，这波形产生 k-空间的来回快速渡越. 在第二个正交轴加 blip 脉冲，目的是在慢方向渡越 k-空间. 这 blip 脉冲在快梯度波形穿越零点时施加，此时外加 B_1 场幅度要小到可忽略不计 [图 5.6.3(b)]. 因为在这种情况快脉冲是对称的，在快方向这重聚相叶的面积等于一个梯度叶面积的一半. 在慢方向重聚相叶的面积等于所有小脉冲总面积的一半.

在快方向，梯度与 k-空间的关系为

$$\Delta k_x = \frac{1}{FOE} = \Gamma G_{x,\max}\Delta t. \tag{5.6.24}$$

于是

$$G_{x,\max} = \frac{1}{\Gamma \cdot FOE \cdot \Delta t}. \tag{5.6.25}$$

为了保持相同的 Δk，这梯度脉冲平顶部分越短，所需要的梯度强度越大，斜升到顶或斜降到 0 所花时间越长. 图 5.6.2(a) 显示了用不同 Δt 扫描同样 k-空间一行的两个梯度，图 5.6.2(b) 显示扫描一个 k-空间行所花时间 $T_{k行}$ 随 Δt 的变化的规律. 扫描 k-空间一行的时间 $T_{k行}$ 是平顶时间与斜升、斜降时间之和：

$$T_{k行} = N\Delta t + 2\frac{G_{x,\max}}{SR} = N\Delta t + \frac{2}{SR \cdot \Gamma \cdot FOE \cdot \Delta t}, \tag{5.6.26}$$

式中 SR 是梯度上升或下降速率. 因此，需要选择 RF 采样宽度 Δt，以使扫描 k-空间一行的时间最短. 当然，也要考虑模数转换板是否能达到这样的速率. 总之，脉冲总长度为

$$T = T_{k行} \cdot N = N^2\Delta t + \frac{2N}{SR \cdot \Gamma \cdot FOE \cdot \Delta t}. \tag{5.6.27}$$

在脉冲末端，这梯度带这 k-空间轨迹回到其原点. 因此，这激发轮廓是重新聚焦的，类似于常规选层梯度的聚相副叶等于选层梯度面积的一半一样. 回波平面轨迹均匀采样 k-空间，采样密度是恒定不变的，即 $\rho(k_r)$ 是常量. 目标激发轮廓 $\theta(x_n,y_n)$ 的离散傅里叶变换可用来产生权重 RF 脉冲. 这一套 RF 波形加在直线轨迹段，并赋以 RF 交替行的相位反向，以配合渡越 k_x 行时的交替反向. 为了达到最大精度和效率，RF 脉冲只加在梯度幅度处在平顶的那些点上. 回波

平面 k-空间轨迹及相应的 RF、梯度脉冲波形的例子显示在图 5.6.3 中. 图中所用目标激发轮廓为 16×16 矩阵. 由于激发的柱体积截面形状比较复杂, B_1 场波形必须有两个分量 (B_{1x}, B_{1y}).

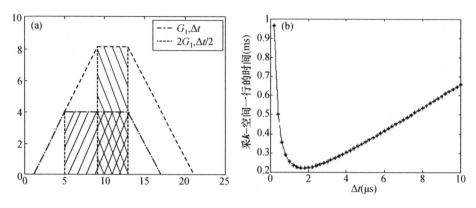

图 5.6.2

(a) 扫描通过相同 k-空间行(阴影面积)的两个梯度之间的比较. 这第一个梯度强度是第二个的 2 倍,而平顶宽度则是第二个的 $1/2$; (b) 当 $FOE = 8$ cm, $N = 64$, 梯度切换速度(slew rate) $SR = (3 \text{ T/m})/\text{ms}$ 时,扫描 k-空间一行所花时间 $T_{k\text{行}}$ 与采样 RF 宽度 Δt 的关系曲线

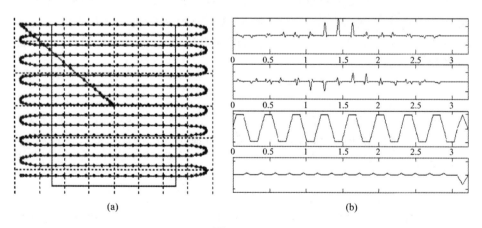

图 5.6.3

(a) 类似于 echo-planar 采集 K-空间轨迹的激发 k-空间轨迹; (b) 时域空间相应的梯度与射频波形,上面两行为射频 $(B_{1x,y})$, 下面两行为梯度 $(G_{x,y})$

为了缩短脉冲长度 T, 在激发 k-空间也可以用交错技术. 如果交错 N 次,脉冲长度可缩短到 N 分之一,同时各个交错 k-空间行间距增大 N 倍,反过来,减

小 y 方向激发野到 FOE/N,或者在 FOE 内沿 y 方向激发所希望体积轮廓的 N 个拷贝. 如图 5.6.4 所示,k-空间轨迹有 $N=4$ 次交错(a),其相应的 RF/梯度脉冲如图 5.6.4(b)所示,各次交错的梯度都一样,只是梯度聚相部分要回绕,以使各 k-空间子轨迹回到其原点.

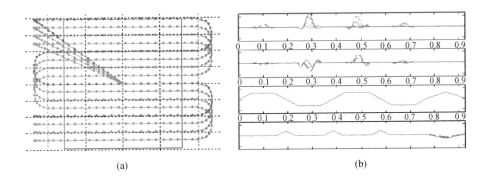

(a) (b)

图 5.6.4

(a) 4 次交错回波平面 k-空间轨迹;(b) 相应的 RF 脉冲 $B_{1r,y}$(上两排)和梯度 $G_{r,y}$(下两排)

不在希望位置的激发轮廓是混叠,把各次交错激发加起来,可以使所有混叠对消而正好得到理想的目标激发轮廓,如图 5.6.5 所示.

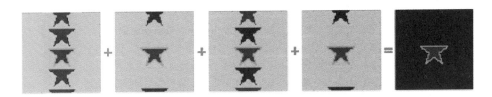

图 5.6.5

显示的是 4 次交错回波平面轨迹激发结果有混叠,各次混叠的相位有差别.4 次激发结果相加正好对消全部的混叠,最后得到的激发轮廓就是目标轮廓[23]

其实,对于简单截面柱体积比如方柱或圆柱体积[图 5.6.6(a)]的激发,B_1 场波形可以只用一个分量 $B_1^{[1]}$. 对于典型的 2D 回波平面 RF 脉冲,图 5.6.6(b)显示了这梯度和 RF 波形. 交变极性的 12 个梯形叶提供在快方向穿越 RF k-空间,11 个同极性 blip 脉冲提供在慢方向渡越 RF k-空间. 振荡梯度波形和 blip 脉冲确定 RF k-空间轨迹,(b)中虚线右边梯度叶提供重聚相.

　　另外,一维 RF 脉冲也可分析为快脉冲和慢脉冲.其中周期长者我们称为慢脉冲,用 $A_{\text{slow}}(t)$ 表示其 RF 幅度,是跨 2D RF 脉冲整个长度的一个调制包络,如图 5.6.6(b)所示.这慢脉冲是对称的,故 2D 脉冲峰顶的 RF 波形接近其中心点.如果用最小相位脉冲的话,2D 脉冲峰顶将向右移.这较短周期的脉冲,我们称为快脉冲,幅度用 $A_{\text{fast}}(t)$ 表示,加在各个梯度叶下,重复多次.快脉冲和慢脉冲的形状可以独立选择,可以是 sinc、SLR、高斯或任何其他形状.图 5.6.6(b)中慢包络脉冲是 sinc 型,而快脉冲是高斯型.

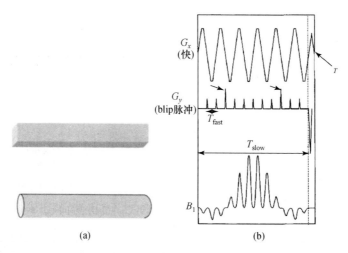

图 5.6.6　简单二维选择激发 RF 脉冲和梯度波形

(a) 激发方柱体积和圆柱体积的二维轮廓分别为方形和圆形;(b) 对于 2D 回波平面脉冲的梯度和 RF 波形.位于包络脉冲穿越零点处两个 blip 脉冲面积是其他 blip 脉冲的两倍.方程(5.6.3)中的 T 定义在聚相叶末端

　　假定快和慢脉冲分别有时间带宽乘积 $T_{\text{slow}}\Delta f_{\text{slow}}$ 和 $T_{\text{fast}}\Delta f_{\text{fast}}$,$T_{\text{slow}}$ 就是 RF 脉冲的总宽度(不包括聚相叶),而 T_{fast} 就是单个快梯度叶的宽度,如图 5.6.6(b)所示.沿 blip 方向轮廓厚度(方截面边长或圆柱直径)由下式给出[1,30]:

$$\Delta y = \frac{T_{\text{slow}}\Delta f_{\text{slow}}}{k_{\text{blip}}}, \tag{5.6.28}$$

式中 k_{blip} 是 RF $\boldsymbol{k}$-空间沿 blip 方向总范围.类似地,沿快梯度方向轮廓厚度是

$$\Delta x = \frac{T_{\text{fast}}\Delta f_{\text{fast}}}{k_{\text{fast}}}. \tag{5.6.29}$$

因为 RF $\boldsymbol{k}$-空间在 blip 方向是离散填充的,导致在该方向轮廓有周期性复制

(replicate).这希望的轮廓和第一个复制之间的距离等于 k-空间行距的倒数:

$$\Delta y_{\mathrm{rep}} = \frac{N_{\mathrm{blip}}}{k_{\mathrm{blip}}}, \tag{5.6.30}$$

式中 N_{blip} 是 blip 脉冲数.通常快梯度叶数为 N 时,有关系 $N_{\mathrm{blip}} = N - 1$.

要减小 blip 方向的厚度 Δy 就必须增大 k_{blip},若通过增大 N_{blip} 来实现增大 k_{blip},就必然增大 RF 脉冲宽度;或者增大各个 blip 脉冲的面积,其缺点是缩小了复制距离 Δy_{rep}.然而,有时增大选择的某些 blip 脉冲的面积而没有实质性惩罚.如图 5.6.6(b) 所示,在慢脉冲穿越零(B_1 幅度 $=0$)时,blip 脉冲面积是其他的两倍[30,31].这可以看作跳过的 k-空间行依然存在,只是这 RF 权重是零.

5.6.5 产生 spiral 轨迹的梯度、RF 脉冲波形计算

采集 k-空间 spiral 形轨迹是由内向外扩展,而 RF 激发 k-空间 spiral 形轨迹与前者恰恰相反,是由外向内结束于原点.脉冲结束时不需要再加聚相梯度.对于恒定角速度 spiral 轨迹,圈数 $N_c = N_r/2$(N_r 是直径上采样点数):

$$k_x(t) = \frac{k_{\max}}{2}\left(1 - \frac{t}{T}\right)\cos\left(\frac{2\pi N_c t}{T}\right), \tag{5.6.31a}$$

$$k_y(t) = \frac{k_{\max}}{2}\left(1 - \frac{t}{T}\right)\sin\left(\frac{2\pi N_c t}{T}\right), \tag{5.6.31b}$$

式中

$$\frac{k_{\max}}{2} = N_c \cdot \Delta k_r = N_c \cdot \frac{1}{FOE}. \tag{5.6.32}$$

相应的梯度是

$$G_x(t) = \frac{\dot{k}_x(t)}{\Gamma} = -\frac{k_{\max}}{2\Gamma T}\left[2\pi N_c\left(1 - \frac{t}{T}\right)\sin\left(\frac{2\pi N_c t}{T}\right) + \cos\left(\frac{2\pi N_c t}{T}\right)\right], \tag{5.6.33a}$$

$$G_y(t) = \frac{\dot{k}_y(t)}{\Gamma} = \frac{k_{\max}}{2\Gamma T}\left[2\pi N_c\left(1 - \frac{t}{T}\right)\cos\left(\frac{2\pi N_c t}{T}\right) - \sin\left(\frac{2\pi N_c t}{T}\right)\right]. \tag{5.6.33b}$$

在脉冲开始时要求的梯度最大,由式(5.6.32)和(5.6.33)可导出

$$G_{\max} = \frac{k_{\max}}{2\Gamma T}2\pi N_c = \frac{2\pi N_c^2}{\Gamma \cdot FOE \cdot T}. \tag{5.6.34}$$

跟径向轨迹相同,spiral 轨迹也是在径向和方位角方向采样.对于 spiral 轨迹的各个圆,$2N_p$ 个方位角被采样,每圆采样时间 $T_{k\text{-圆}}$ 为

$$T_{k\text{圆}} = 2N_p\Delta t. \tag{5.6.35}$$

若用最小 N_p(方程 $N_p = N_r \cdot \pi/2$),这脉冲总长度为

$$T = T_{k\text{圆}} \cdot N_c = 2N_c N_p \Delta t = \frac{\pi}{2}N_r^2 \Delta t. \tag{5.6.36}$$

式中 $N_r = 2N_c$,方程(5.6.34)可进一步简化为

$$G_{\max} = \frac{2\pi N_c^2}{\Gamma \cdot FOE \cdot T} = \frac{1}{\Gamma \cdot FOE \cdot \Delta t}. \tag{5.6.37}$$

与回波平面轨迹的式(5.6.25)是一样的. 从梯度[式(5.6.33)]导出的 spiral 梯度切换率(slew rate)为

$$S_x(t) = \dot{G}_x(t) = -\frac{k_{\max}}{2\Gamma T}\frac{2\pi N_c}{T}\left[2\pi N_c\left(1 - \frac{t}{T}\right)\cos\left(\frac{2\pi N_c t}{T}\right) - 2\sin\left(\frac{2\pi N_c t}{T}\right)\right], \tag{5.6.38a}$$

$$S_y(t) = \dot{G}_y(t) = -\frac{k_{\max}}{2\Gamma T}\frac{2\pi N_c}{T}\left[2\pi N_c\left(1 - \frac{t}{T}\right)\sin\left(\frac{2\pi N_c t}{T}\right) + 2\cos\left(\frac{2\pi N_c t}{T}\right)\right]. \tag{5.6.38b}$$

在脉冲开始时要求的最大切换率

$$S_{\max} = \frac{k_{\max}}{2\Gamma T}\frac{2\pi N_c}{T}2\pi N_c = \frac{2}{\Gamma \cdot FOE \cdot N_r \cdot \Delta t^2}. \tag{5.6.39}$$

不进行 2D FT 和方格化,用类似于 Hardy 的方法[29]构建 RF 脉冲. 对于推广的 spiral 轨迹,用 ROI 内所有点 $(x_{n_{\mathrm{ROI}}}, y_{n_{\mathrm{ROI}}})$ 的点 delta 函数的 FT 的叠加来计算 RF 脉冲:

$$B_1(m) = S\sum_{n_{\mathrm{ROI}}=1}^{N_{\mathrm{ROI}}} e^{-\mathrm{i}2\pi[x_{n_{\mathrm{ROI}}}k_x(m)+y_{n_{\mathrm{ROI}}}k_y(m)]}\frac{1}{\rho(k(m))}, \quad n_{\mathrm{ROI}} = 1,2,\cdots,N_{\mathrm{ROI}}. \tag{5.6.40}$$

这比例因子 S 决定所希望的章动角. RF 脉冲被相应 $\boldsymbol{k}$-空间位置取样密度 $\rho(k(t))$ 的倒数来补偿. 取样密度倒数为[29]

$$\frac{1}{\rho(k(t))} = \frac{\bar{\omega}T(1 - t/T)}{\sqrt{[\bar{\omega}T(1 - t/T)]^2 + 1}}. \tag{5.6.41}$$

这函数大部分时间恒定,直到脉冲结束时到达 $\boldsymbol{k}$-空间原点,在原点附近它迅速降低到 0. spiral $\boldsymbol{k}$-空间轨迹及其相应的 RF/梯度脉冲的例子显示在图 5.6.7 中,图中所用目标激发轮廓 $\theta(x_n, y_n)$ 是 16×16 矩阵.

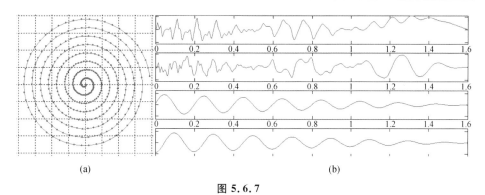

(a)   (b)

图 5.6.7

（a）spiral k-空间轨迹；（b）相应的 RF 脉冲（上两排 $B_{1,ry}$）和梯度（下两排 G_{ry}）

5.6.6 产生径向轨迹的梯度、RF 脉冲波形计算

径向轨迹是经典 k-空间轨迹，是典型的非均匀 k-空间采样. 与 k-空间平行直线扫描不同，被扫描的 k-行是通过 k-空间中心的直线，如图 5.6.8 所示，并按一定角度旋转，为覆盖全 k-平面，旋转总角度达 $180°$. 梯度绝对幅度 G_{abs} 恒定不变，与 Δk_r 的关系为

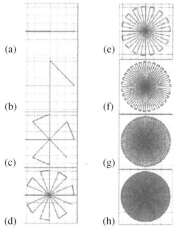

$$\Delta k_r = \frac{1}{FOE} = \Gamma G_{abs} \Delta t, \quad (5.6.42)$$

$$G_{abs} = \frac{1}{\Gamma \cdot FOE \cdot \Delta t}. \quad (5.6.43)$$

与回波平面轨迹的式（5.6.25）及 spiral 轨迹的式（5.6.37）是一样的. 但这相对相位不同，且与 k-行旋转角 $n\pi/N_p$ 有关，这里 $n=\{1,2,\cdots,N_p\}$. N_p 是被采样的总旋转的 k-行数. 而角向间隔

$$\Delta k_\theta = \pi/N_p. \quad (5.6.44)$$

图 5.6.8 径向轨迹

$N_p=$（a）1；（b）2；（c）4；（d）8；（e）16；

（f）32；（g）64；（h）100

各个梯度幅度是旋转角的三角函数：

$$G_x = G_{abs}\cos(n\Delta k_\theta), \quad (5.6.45a)$$

$$G_y = G_{abs}\sin(n\Delta k_\theta). \quad (5.6.45b)$$

对于各个旋转 k-行，这时间 $T_{k\text{-行}}$ 是平顶部分与斜升、斜降部分之和：

$$T_{k\text{-行}} = (N_r + 2N_{ramp})\Delta t, \quad (5.6.46)$$

N_r 是每个沿径向 k-行的采样数，梯度平顶部分前后斜升时间 $N_{ramp}\Delta t$ 依赖于切

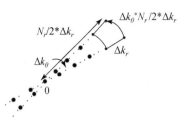

图 5.6.9　在径向轨迹中显示最外圆采样单元的示意图

换速度 SR. 这斜升部分很复杂,这里不讨论. 使激发野不产生混叠的最小 N_p,必须使 k-平面最外圆相邻采样点之间的距离等于 Δk_r,如图 5.6.9 所示.

$$\frac{\pi}{N_p} \cdot \frac{N_r}{2} \Delta k_r = \Delta k_r. \quad (5.6.47)$$

所以,最小 N_p 是

$$N_p = \frac{\pi}{2} \cdot N_r. \quad (5.6.48)$$

RF 脉冲是对 k-空间轨迹加权的,采样密度补偿项为

$$\frac{1}{\rho(k(t))} = \frac{k_r(t)}{k_{max}}, \quad (5.6.49)$$

这函数从 k-空间边缘到它的中心是线性减小的.

　　二维 RF 脉冲(圆柱或方柱激发)多用于导航[32,33]、有限视野成像[34]、曲面成像[35]、fMRI 磁化率伪影降低[36]、流动速度成像[37]、灌注区域 mapping[38] 等. 任意形状体元激发多用于定域谱[24],以适合脏器形状,克服单体元(PRESS)谱的部分体积效应;与 PROPELLER 结合[39,40],有效抑制运动伪影;分段激发[41,42]或与多线圈并行发射结合,可以缩短 RF 脉冲长度[43].

§5.7　空间-频谱 RF 脉冲设计

　　Meyer 首次提出了空间-频谱(spatial-spectral,SPSP)RF 脉冲概念[44]. 这种脉冲激发磁化强度既有层面定位,又有一定谱含量[45~47]. 一个 SPSP 脉冲可以激发一层面内试样(例如水),而保留其他试样(例如脂肪)不受影响. 比较普遍的应用是,用一个 SPSP 脉冲来代替谱选择预饱和脉冲与一个激发脉冲的组合. 除激发外还可以用于其他场合,比如饱和[47,48]. SPSP 脉冲有几个优点:第一,通常比所代替的两脉冲组合要短;第二,或许更重要,SPSP 脉冲比传统脂肪饱和脉冲更能容忍 B_1 不均匀性. 由于脂肪不被激发,也就无需担心其纵向磁化强度的 T_1 弛豫增长.

5.7.1　SPSP 脉冲

　　空间一维和频谱一维可以组成混合的二维 RF 脉冲,称为"空间-频谱"或"频谱-空间"(SPSP)脉冲. SPSP 脉冲有很多变种,但都是由在一个宽 RF 包络

下的多个层面选择 RF 子脉冲组成,如图 5.7.1所示[1]. 这些章动角为 $\{\alpha_i\}$ ($i=1,2,\cdots,N$)子脉冲与振荡的双极层面选择梯度波形一起协同作用确定空间选择性,而 RF 包络支配这谱含量. 这空间 RF 子脉冲可加在某些或所有梯度叶下.

1. RF **k**-空间

像 2D 射频 **k**-空间是设计二空间维 RF 脉冲的有用工具一样,我们也可以借助于由空间维和频谱维组成的二维 RF **k**-空间概念来设计 SPSP 脉冲. 对于小角 RF 激发,这磁化强度响应可用 RF 包络的傅里叶变换来近似. 振荡的层面选择梯度如图 5.7.2 所示,k_z 沿层面选择方向 z,围绕 $k_z=0$ 振荡;而采样 k_f 是这激发 **k**-空间的频谱轴. 像标准 **k**-空间那样,空间轴 k_z 定义为梯度 $G_z(t)$ 下的面积,只是这积分从右向左进行:

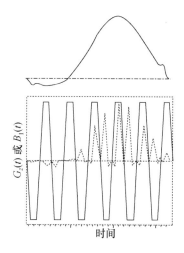

图 5.7.1 一个典型的空间-频谱脉冲
上面显示的是谱的 RF 包络 $A(t)$,下面显示的是振荡梯度波形(实线)和 RF 子脉冲波形 $B_1(t)$(虚线). 注意谱包络如何调制这空间子脉冲的幅度

$$k_z = \Gamma \int_{T_{\text{end}}}^{t} G_z(t')\mathrm{d}t'. \tag{5.7.1}$$

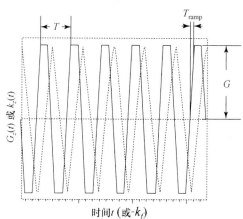

时间t(或$-k_f$)

图 5.7.2

建造空间-频谱脉冲的振荡梯度(实线),周期为 T,梯度叶幅度为 G,升降时间为 T_{ramp}. 纵轴代表梯度幅度,横轴代表时间. 空间-频谱 **k**-空间轨迹(虚线)由梯度波形产生,水平轴是 k_f,竖轴是 k_z. 各梯度叶平台中心对应 $k_z=0$. 最后的层面聚相叶未显示

通常选择 T_{end} 是层面聚相叶的末端,以保证 SPSP 脉冲的各梯度平台的中心对应到 $k_z=0$. 这二维 SPSP $\boldsymbol{k}$-空间的频谱轴可按类似于空间维的方式来定义. 从方程(5.7.1)我们知道,从空间位移 z 积累的相位是 $\phi=2\pi k_z z$,而在时间间隔 t 有频偏 f 的磁化强度积累的相位是 $\phi=2\pi f t$. 按习惯我们置 $k_f(t=T_{\text{end}})=0$,因此我们定义:

$$k_f = T_{\text{end}} - t. \tag{5.7.2}$$

方程(5.7.2)意味着,渡越 SPSP $\boldsymbol{k}$-空间的频谱维就是简单地等待. 因此,在时间上分散开 RF 子脉冲就可以保证它们是沿 k_f 轴分布的. 而振荡梯度设计有两种情况,分别叫"真零设计"和"反零设计".

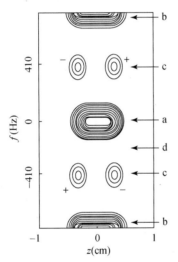

图 5.7.3　对于有梯度振荡周期 $T=2.38$ ms 的 SPSP 脉冲通过数值解布洛赫方程得到的磁化强度响应 $|M_\perp|$ 随空间和频率坐标变化的轮廓线

这主层面选择峰(a)定位在 $f=0$,层面厚 7 mm. 这主叶的复制(b)定位在频率 $\pm 2/T=\pm 840$ Hz. 主复制间半途在 $f=\pm 1/T=\pm 420$ Hz 处,是反对称二级峰(c),图中注十和一说明 M_y 响应的符号. 对于真零 SPSP 脉冲,脂肪被置在频率谷处(d). 此例中,谷底在 $f=-210$ Hz 处,这适合于在 1.5 T 抑制脂肪

2. 真零和反零设计

设计 SPSP 脉冲的过程以选择振荡梯度波形开始,由此按照方程(5.7.1)和(5.7.2)确定 $\boldsymbol{k}$-空间轨迹,如图 5.7.2 所示. 除非被生理约束(比如外周神经痉挛)限制,我们一般选择具有最大幅度 $\pm h$ 的梯形梯度叶并用最短上升时间 r. 这样可使 k_z 范围最大,从而产生最薄层面,因为 $\Delta z \propto 1/k_{z,\max}$. 当然,为了得到较厚的层面,梯度幅度和上升时间可按比例缩小. 最佳结果一般是通过充分利用最大梯度性能反复设计 SPSP 脉冲来达到的.

振荡梯度的一个重要参数是其周期 T,是由 SPSP 设计类型和被激发及被抑制化学试样的频率间隔共同确定的. 用图 5.7.3 来说明,对 SPSP 脉冲的磁化强度响应有一个主峰在 $f=0$(共振点),还有一些周期性复制[44]. 假定空间子脉冲加在正、负梯度叶下,这复制的频率间隔是 $2/T$,于是这主峰出现在:

$$f_{\text{main}} = 0, \pm\frac{2}{T}, \frac{4}{T}, \frac{6}{T}, \cdots. \tag{5.7.3}$$

空间 RF 子脉冲的相位循环技术[45~47]可用来移动这些值,甚至抑制 $f=0$ 的峰[47]. 在主复制之间半途处是二级峰(图 5.7.3). 二级峰的频偏与振荡梯度周期相关,在

$$f_{\text{scnd}} = \pm \frac{1}{T}, \frac{3}{T}, \frac{5}{T}, \cdots. \tag{5.7.4}$$

这二级峰比主峰矮. 在各个二级峰频率位置有两个峰具有相反的极性, 即 z 取负值时这磁化强度响应的极性也近似反号:

$$M_y(-z, f_{\text{scnd}}) \approx -M_y(z, f_{\text{scnd}}) \tag{5.7.5}$$

如果像图 5.7.1 中上面频谱包络是关于其中心对称的, 如 sinc 或线性相位 SLR脉冲, 方程 (5.7.5) 中的近似式就变成一个等式. 注意, 只要 B_1 场沿旋转坐标系的 x 轴施加, 另一个对称关系也总是成立 (图 5.7.3):

$$M_y(z, f) = M_y(-z, -f). \tag{5.7.6}$$

一般周期 T 如此选择: 如果水在共振, 脂肪的拉莫尔频率落在 $f = 0$ 和最近二级峰之间半途的谷底. 这种设计有时称为真零 SPSP 脉冲. 从图 5.7.3 (箭头 d) 看, 频率分隔 f_{cs} 与周期 T 有如下关系:

$$f_{\text{cs}} = \frac{1}{2T} \quad (\text{真零}). \tag{5.7.7}$$

例题 5.3 水质子共振在近似比脂肪高的化学位移频率 $f_{\text{cs}} = 140 \times B_0$, 问在 3 T 产生真零 SPSP 脉冲的振荡梯度的周期 T 和各梯形叶的时宽各是多少?

解答 在 3 T 水和脂肪之间化学位移近似为 $f_{\text{cs}} \approx 420$ Hz, 根据式 (5.7.7) 我们有

$$T = \frac{1}{2f_{\text{cs}}} = \frac{1}{2 \times 420 \text{ Hz}} = 1.19 \text{ ms}; \text{各梯形叶时宽近似为 } T/2 = 595 \text{ } \mu s.$$

有时真零设计要求的梯度叶太窄, 不能提供产生所需层面轮廓的空间子脉冲所要求的时间-带宽乘积. 这种情况下可用反零 (opposed-null) 设计. 对于反零设计, 振荡梯度周期选择是脂肪-水化学位移对应到最靠近的二级峰. 从方程 (5.7.4) 知, 这二级峰频率在

$$f_{\text{cs}} = 1/T \quad (\text{反零}). \tag{5.7.8}$$

在二级峰 [方程 (5.7.5)] M_y 关于 z 反对称, 意味着脂肪层面沿 z 均匀分布, 导致层面内 M_y 对消没有净信号.

比较方程 (5.7.7) 和 (5.7.8) 可知, 在反零设计中这梯度振荡周期 T 是在真零设计中的两倍. 可见, 对于有较低梯度性能的 MRI 系统, 由于硬件或生理约束, 或在更高场强水脂频率分隔更大的情况, 反零 SPSP 脉冲是有用的. 反零 SPSP 脉冲的主要缺点是容易遭受部分体积伪影. 根据方程 (5.7.5), 有效的脂肪抑制依靠跨层面信号对消 (图 5.7.3). 如果沿层面厚度脂肪不是均匀分布, 则对消就不彻底. 最后, 反零设计也不能用作 SPSP 饱和脉冲, 因为纵向

磁化强度不像横向,不论对于主峰还是二级峰都是 z 的偶函数.这是因为在关系式 $M_z = \sqrt{M_0^2 - M_x^2 - M_y^2}$ 中,M_y 以平方身份出现,意味着方程(5.7.5)描写的符号变化对纵向磁化强度没有影响[47].

3. 谱包络和空间核及梯度驻留因子

振荡梯度确定 k-空间轨迹在层面选择方向的行迹,各个 RF 子脉冲决定 k-空间轨迹在频谱选择方向的行迹.在位置 z 第 i 个章动角 $\alpha_i(z)$ 正比于第 i 个选择性子脉冲的 B_1 的傅里叶变换.负梯度叶期间子脉冲相对于正梯度叶期间子脉冲是时间反演的,因为在负叶期间 k_z 轨迹是时间反演的.子脉冲形状决定层面轮廓,所有子脉冲的幅度包络轮廓决定谱宽.对于谱 RF 包络和空间 RF 核的选择是完成 SPSP 脉冲设计的首要步骤,由此可确定这峰的形状.这 SPSP 脉冲的 $B_1(t)$ 作为时间的函数可表示为

$$B_1(t) = C(\theta) \left| G_z(t) \right| A_{\mathrm{spec}}(t) A_{\mathrm{spat}}(k_z(t)), \tag{5.7.9}$$

式中 $C(\theta)$ 是归一化因子,假如章动角是 θ,$C(\theta)$ 可用下式表示:

$$C(\theta) = \frac{\theta}{\gamma \int_{\text{SPSP脉冲}} \left| G_z(t) \right| A_{\mathrm{spec}}(t) A_{\mathrm{spat}}(t) \mathrm{d}t}, \tag{5.7.10}$$

式中 $\left| G_z(t) \right|$ 是绝对值,正比于 $k_z(t)$ 的时间导数,它补偿渡越 k-空间的变化率,

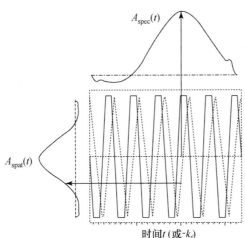

有时称 $\left| G_z(t) \right|$ 为驻留因子.典型的谱调制包络 $A_{\mathrm{spec}}(t)$ 被选择为软 RF 脉冲,比如 sinc、线性相位或最小相位 SLR 脉冲.用 SLR 脉冲允许设计者折中截止带纹波和谱轮廓.作为替代,空间子脉冲幅度可用一组离散数字确定,而不是从连续波形 $A_{\mathrm{spec}}(t)$ 导出.例如,一个有限冲击响应(FIR)滤波器比如二项式系数滤波器可以用[47]. RF 包络 $A_{\mathrm{spec}}(t)$ 的谱选择性决定这 SPSP 脉冲的主峰(及其复制)的响应随频率有多么快的降落.这准确的谱响应通过用数字方法解布洛赫方程得到.一般子脉冲间隔为 $\tau(\mathrm{s})$ 时,这谱响应将是周期性的,周期为 $1/\tau(\mathrm{Hz})$.

图 5.7.4 空间-频谱脉冲的产生

曲线显示的是梯度波形(实线)、k-空间轨迹(虚线)、谱 RF 包络 $A_{\mathrm{spec}}(t)$(顶)和空间 RF 核 $A_{\mathrm{spat}}(t)$(左侧).在任一时间点,空间-频谱脉冲的值按式(5.7.9)产生.注意 $A_{\mathrm{spat}}(t)$ 在 $k_z(t)$ 赋值

一个有效的脉冲,比如最小相位 SLR 脉冲,可提供足够分离的频率岛,同时保持 SPSP 脉冲总长度最小. 图 5.7.4 用图示说明了由式(5.7.9)描写的产生 SPSP 脉冲的步骤. 注意这空间 RF 脉冲核是如何在 $k_z(t)$ 赋值,其在时间 t 是周期性的,以致这同一个核是重复使用的,以按照式(5.7.9)产生空间子脉冲. 这空间核经常被选为 sinc 或线性相位 SLR 脉冲. 这空间层面厚度可从空间子脉冲的无量纲时间-带宽乘积和 $\boldsymbol{k}$-空间的空间维范围来计算:

$$\Delta z = \frac{T_{\text{spat}} \Delta f_{\text{spat}}}{k_{z,\max}}. \tag{5.7.11}$$

这 SPSP 脉冲设计者关于空间子脉冲有两个额外的问题:第一,在正、负梯度叶期间都应该加空间子脉冲吗? 在正负梯度叶都加,可以保证 SPSP $\boldsymbol{k}$-空间填充紧凑,但需要极好的梯度保真度. 空间子脉冲只加在正叶,可以回避梯度保真度要求的许多问题,但是却加倍了 RF $\boldsymbol{k}$-空间的数据间距. 换句话说,k_f 样本间距离在 SPSP $\boldsymbol{k}$-空间加倍,从而减半了这谱视野. 这是不希望的效应,为了补偿此问题,周期 T 可减半,但是最小层面厚度进一步增加. 第二,在梯度升降斜坡期间可以加空间子脉冲吗? 在梯度斜坡加 RF 的优点是利用了最大梯度面积,可达到最大 k_z 范围,从而减小了 SPSP 脉冲的最小层面厚度.

例题 5.4 一个 SPSP 脉冲用梯形振荡梯度,周期 $T = 2.38$ ms. 最大幅度 $G = 20$ mT/m,从 0 到 G 斜升时间 $T_{\text{ramp}} = 100$ μs. 这空间 RF 子脉冲的无量纲时间-带宽乘积 $T_{\text{spat}} \Delta f_{\text{spat}} = 4.0$. (1) 如果只在这梯度平台加 RF;(2) 在梯度平台和斜坡都加 RF,分别求层面厚度.

解答 从图 5.7.2 各梯形叶宽度 $T/2 = 1.19$ ms,知梯度平台宽度为 $1.19 - 2T_{\text{ramp}} = 0.99$ ms.

(1) 从公式(5.7.1)和(5.7.11),如果只在梯度平台加 RF,这层面厚度为

$$\Delta z = \frac{4.0}{\Gamma \cdot 0.99 \text{ ms} \times 20 \text{ mT/m}} = 4.75 \text{ mm}.$$

(2) 如果在梯度平台和斜坡都加 RF,$\boldsymbol{k}$-空间最大范围增大,于是层面厚度相应减小:

$$\Delta z = \frac{4.0}{\Gamma \cdot (0.99 \text{ ms} + 0.1 \text{ ms}) \times 20 \text{ mT/m}} = 4.31 \text{ mm}.$$

最后,我们注意到,式(5.7.9)给出的 SPSP 脉冲所产生的层面中心位于梯度同心点 $z = 0$. 为了把层面从同心点偏移开一个距离 δz,根据傅里叶位移定理,这脉冲可按下式调整:

$$B_1(t, \delta z) = e^{i2\pi k_z(t)\delta z} B_1(t, 0). \tag{5.7.12}$$

注意由式(5.7.12)可确定频偏为

$$\frac{\mathrm{d}}{\mathrm{d}t}(2\pi k_z(t)\delta z) = \gamma G_z \delta z. \tag{5.7.13}$$

与梯度幅度成正比,因此频偏叶随时间变化. 方程(5.7.12)中指数因子可通过相位调制或者频率调制来实现,取决于在特定扫描器上用何种方法或更方便些.

4. 一些实际考虑

SPSP 脉冲的一个缺点是其各个 RF 子脉冲没有空间选择性,因为太短,时间-带宽乘积很小. 因此,空间轮廓倾向于有较宽的过渡带,或有较大的层面厚度(5~10 mm),或两者都有. 为了部分地解决此缺陷,SPSP 脉冲用较高的 RF 占空比,即在尽可能多的脉冲期间加 RF. 如前面提到,在正、负梯度叶都加空间 RF 子脉冲. 然而,这增大了对系统不完善(B_0 不均匀和梯度涡流)的敏感度. 如果梯度涡流没有精确补偿,这实际 k-空间轨迹将偏离理论预期,SPSP 脉冲也就不能给出预期性能.

为了进一步增大 RF 占空比,RF 通常加在整个梯度叶,包括斜坡,暗含在式(5.7.9)中. 在梯度升降期间加 RF,不仅要求极好的涡流补偿,也要求 RF 和梯度准确同步. 梯度升降期间加 RF,使偏置的 SPSP 脉冲对 RF 和梯度子系统群时延之间极小的失配很敏感. 因此需要校准.

另一个问题是,在正、负叶都加 RF,造成梯度一阶矩对两个极性都不为零,因此,运动的自旋在 RF 子脉冲之间积累相位,这相位在正负叶之间振荡,这结果(类似于 EPI)是伪影在谱方向从中心峰转运能量(图 5.7.3). 运动的自旋比静止自旋有较低的水信号. 只在一个梯度极性加空间子脉冲,可以消除此问题,但代价正如前面提到的[49]谱视野减半.

当主磁场 B_0 越低,用 SPSP 脉冲进行谱激发就越困难. 主要是频率间隔变小导致额外长的脉冲,连带 TE 也很长. 对于升降很慢的梯度[例如<20 T/(m·s)],SPSP 脉冲可能不适用,因为需要延长的脉冲.

5.7.2　二维空间一维谱 RF 脉冲设计[50]

二维空间一维谱 RF 脉冲如图 5.7.5 所示,由一串子脉冲并发正负 z 梯度组成,在相位编码(PE)方向 blip 脉冲插在子脉冲之间. 这种脉冲在两个空间维有选择性. 在 z 方向的选择性上文已讨论过,这里主要讨论沿 PE 方向的选择性. 在激发 k-空间用奈奎斯特定理分析可知,激发轮廓沿 PE 方向(y)也是周期性复制的,在两个邻近激发轮廓之间的激发轮廓宽度和距离分别叫作通带宽度

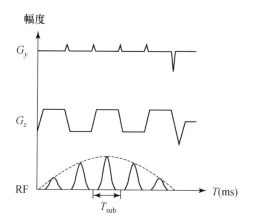

图 5.7.5 回波平面型 2D 空间-1D 谱 RF 脉冲

子脉冲幅度是被汉明窗 sinc 型包络调制的,并加在正、负 z 梯度期间,blip 梯度
沿 y 方向在各子脉冲结束时施加

(W_p)和激发野(FOE).两个激发轮廓之间未激发的区域称作阻带宽度(W_s).设
激发的磁化强度幅度为 M_0,过渡带宽度(W_t)定义为通带$(>90\% \ M_0)$和阻带
$(<10\% \ M_0)$之间的区域.FOE 和通带宽度可表示为

$$FOE = W_\mathrm{p} + W_\mathrm{s} + 2W_\mathrm{t} = \frac{1}{\Delta k_y} = \frac{1}{A_\mathrm{blip}}, \tag{5.7.14}$$

$$W_\mathrm{p} \propto \frac{T \cdot BW}{(n-1)\Delta k_y} = \frac{T \cdot BW}{n-1} FOE, \tag{5.7.15}$$

式中 A_blip 是沿 PE 方向 blip 梯度的总面积;n 是子脉冲个数;$T \cdot BW$ 是调制包
络波形的时间-带宽乘积;Δk_y 是激发 $\boldsymbol{k}$-空间中 k_y 行的间距,等于 ΓA_blip.沿 PE
方向脂肪移动距离可表示为

$$\Delta S = \Delta f \cdot T_\mathrm{sub} \cdot FOE, \tag{5.7.16}$$

Δf 是脂肪的频偏,T_sub 是子脉冲宽度.

用 2D 空间-1D 频谱 RF 脉冲于水脂成像背后的思想是,利用化学位移灵敏
度进行缩小视野水脂分离成像.一维是定义水脂分离层面,一维是在 PE 方向水
脂错开一个距离,如方程(5.7.16)所预期.一个频率差导致一个位置差:

$$f - f_0 = \frac{\Delta k_y}{T_\mathrm{sub}}(y - y_0) = \frac{\Gamma A_\mathrm{blip}}{T_\mathrm{sub}}(y - y_0) = \frac{1}{T_\mathrm{sub}} \frac{y - y_0}{FOE}, \tag{5.7.17}$$

式中 f_0 是中心频率,y_0 是在 FOE 的中心位置.当 $A_\mathrm{blip} = 0$ 时,脉冲就退化为
§5.7.1 讨论的常规 SPSP 脉冲,整个层面是均匀水像或均匀脂肪像.适当选择

A_{blip} 值,在 PE 方向水脂分离开,就可以造成缩小视野的水脂成像,有可能缩短 RF 脉冲长度.

图 5.7.6(a)显示了一个模拟的 2D 空间-1D 谱 RF 脉冲激发轮廓在 PE 方向的共振频率依赖.图中亮、暗带分别代表被这 RF 脉冲激发(亮区)和未激发(黑区)的磁化强度位置.这亮带的斜率反比于 T_{sub},如方程(5.7.17)给出的.激发带(FOE)间距由 blip 梯度大小决定.图 5.7.6(a)中沿频率轴(Δf)这零位置代表水信号(在共振点),440 Hz 位置代表在 3 T 的脂肪信号.图 5.7.6(b)显示了脂肪通带(虚线)和水通带(实线)的分离距离.脂肪轮廓被移动距离 $\Delta S > W_p + 2W_t$,其实只要 $\Delta S \geqslant W_p + 2W_t$,水和脂肪通带就没有重叠.假定水在共振点只要物体尺寸(S_o)小于通带 W_p,仅 FOV_1 内的水被激发.然而如果 S_o 大于 W_p,物体的某些部分将呈现黑区,因为在阻带 W_s 内脂肪和水都不激发,如 FOV_2 所示.因此,成像视野可以缩小尺寸,以缩短扫描时间.

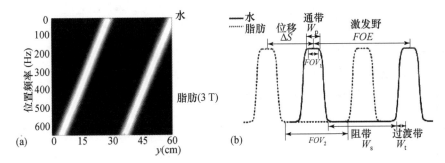

图 5.7.6

(a) 自旋激发轮廓沿相位编码方向(水平轴)的位移,因为 2D 空间-1D 谱 RF 脉冲激发自旋随偏离共振量(竖直轴)而变.注意水在 0 Hz,脂肪在 440 Hz(@3 T);(b)脂肪(虚线)和水(实线)激发轮廓沿 PE 维的分离,使降低视野水成像同时抑制脂肪成为可能

在脂肪轮廓移动 $\Delta S = 0.5FOE$ 的特定情况下,加速因子可达到一个最大值 $W_s/(W_p + 2W_t)$.结合方程(5.7.15)和(5.7.16),可导出在 3 T 时子脉冲宽度为 $1/(2\Delta f) = [1/(2 \times 440)]ms = 1.136$ ms.对于降低 FOV 成像,这加速因子可用方程(5.7.14)和(5.7.15)估计:

$$R_{rFOV} = \frac{W_s}{W_p + 2W_t} = \frac{FOE - (W_p + 2W_t)}{W_p + 2W_t} = \frac{FOE}{W_p + 2W_t} - 1.$$

$$(5.7.18)$$

为了得到 R_{rFOV}(reduced FOV)=2,用 $T \cdot BW = 2$ 的包络,这比值 $FOE/(W_p + 2W_t) \geqslant 3$ 是需要的,指示至少需要 9 个子脉冲,总宽度为 (9×1.136)ms

$=10.224$ ms.

§5.8 具有多项式-相位响应(PPR)的宽带 RF 脉冲[51]

设计 RF 脉冲最普遍使用的方法是 SLR 变换,它逆变换一个 RF 脉冲为两个 FIR 滤波器. 对于线性相位脉冲,RF 功率主要集中在中央主叶内,在 RF 脉冲大部分时间 B_1 幅度很低,表明 RF 功率利用效率很低. 克服的方法是在 RF 脉冲频率响应上覆盖二阶相位[52]. 使 RF 幅度中央叶分散开在较长时间段上,B_1 效率就会提高. 非线性相位脉冲的缺点是不能聚焦线性梯度相位,因此不能用作一般的激发和重聚. 适合的应用是磁化强度反向和饱和,比如谱成像所需要的外体积抑制或 3D 成像. 这种脉冲在两个域包络都近似是矩形. 频域矩形代表好的激发轮廓,时域矩形展示沿脉冲长度功率均匀分布,遵守 Parseval 定理. 实际上就最小化 B_{1max} 来说,二阶相位脉冲几乎最佳,但还不是最佳. 这意味着从纯二阶相位偏离有可能进一步降低 B_{1max}.

相位响应可模型为一个有限阶多项式. 穷尽式搜索是系统地组合二阶和单偶数阶相位,通过变化两个相位项的量进行迭代计算,其好处是能安全找到全局最优组合,但比较费时间. 直接搜索算法对于梯度速降方法是更可取的,因为这代价函数不够平滑,其梯度不能解析计算.

5.8.1 设计方法

一个 RF 脉冲可被 SLR 逆变换为两个 FIR 滤波器,即多项式 A 和 B. B 多项式可用 Remez 交换算法[53~55]来设计,随后 A 多项式用 Hilbert 变换[2]产生. 将希望的复响应函数规定如下:

$$D(\omega) = R(\omega)e^{i\phi(\omega)}, \qquad (5.8.1)$$

式中 $R(\omega)$ 是幅度,$\phi(\omega)$ 是相位响应,$\omega \in [-\pi, \pi]$ 是归一化偏置频率[53]. 这相位函数表示为

$$\phi(\omega) = \sum_{\lambda \in \Lambda} k_\lambda \omega^\lambda, \qquad (5.8.2)$$

式中 Λ 是所考虑的多项式相位的阶次,k_λ 表示相应的系数. 对其模响应,这目标轮廓是一个低通滤波器:

$$R(\omega) = \begin{cases} 0 & |\omega| \geqslant \omega_s, \\ \sin(\theta/2) & |\omega| \leqslant \omega_p, \end{cases} \qquad (5.8.3)$$

式中 θ 是所希望的章动角. 这通带频率 ω_p 和阻带频率 ω_s 之和等于带宽:

$$BW = \omega_{\mathrm{p}} + \omega_{\mathrm{s}}. \tag{5.8.4}$$

则相对过渡带宽度为

$$FTW = \frac{\omega_{\mathrm{s}} - \omega_{\mathrm{p}}}{BW}. \tag{5.8.5}$$

这拟合误差与这些参数相关,对于等纹波 FIR 滤波器导出关系式[2]:

$$D_{\infty} = n \cdot BW \cdot FTW = f(\delta_1, \delta_2), \tag{5.8.6}$$

式中 n 是采样数(即归一化时间);δ_1,δ_2 分别是在通带和阻带的误差幅度. 关系式(5.8.6)是对于线性相位滤波器导出的,这里多项式-相位脉冲假设也近似成立. 对于给定误差指标,用式(5.8.6)来计算 $n \cdot BW \cdot FTW$,其有效性可通过核对实际得到的纹波幅度来验证. 文献[51]中已证明:

$$BW \propto \frac{1}{nB_{1\max}}. \tag{5.8.7}$$

一个 RF 脉冲典型地由章动角、时间-带宽乘积(nBW)和相对过渡带宽度决定. 次约束是可接受的响应函数误差 $\delta(=\delta_1 = \delta_2)$ 和足够的取样点数 n,为了满足 SLR 方法所要求的硬脉冲近似. 这最佳化问题是,对于给定一组参数寻找产生最小 $B_{1\max}$ 的相位多项式.

探索这相位多项式的第一步是以高到 10 阶的单项式相位设计 RF 脉冲并研究其 $B_{1\max}$ 行为,接着是通过穷尽式搜索逼近最小 $B_{1\max}$. 然后用二阶相位系统地与一个偶数高阶相位组合,高到 10 阶,一次只结合一个,即 $\Lambda = \{2,4\}$;$\Lambda = \{2,6\}$;$\Lambda = \{2,8\}$;$\Lambda = \{2,10\}$. 最终最小 $B_{1\max}$ 解被识别. 还可以使用直接搜索法,以找到多于两个相位项的最佳组合.

5.8.2　结果

具有单项式相位函数的 RF 脉冲描写在图 5.8.1 中. 奇数阶相位函数(左)导致纯的幅度调制脉冲,而偶数阶导致频率调制脉冲. 从图中可看出,二阶相位的确能分散 RF 功率在更宽脉冲面积上. 二阶与较高偶数阶相位函数组合进一步使能量分布更均匀,从而进一步降低 $B_{1\max}$. 奇数阶相位函数对于降低 $B_{1\max}$ 是无能为力的. 二阶与单高偶阶相位的系统组合($\Lambda = \{2,4\}$;$\Lambda = \{2,6\}$;$\Lambda = \{2,8\}$;$\Lambda = \{2,10\}$)的结果列在表 5.8.1 中,为了比较,表中也给出了线性相位和直接搜索得到的二阶和多偶阶相位组合的结果. 从表中可看出,2 阶和 8 阶相位函数组合的结果最好. 用直接搜索方法最佳化更多高阶多项式-相位项组合,可进一步降低 $B_{1\max}$(见表 5.8.1).

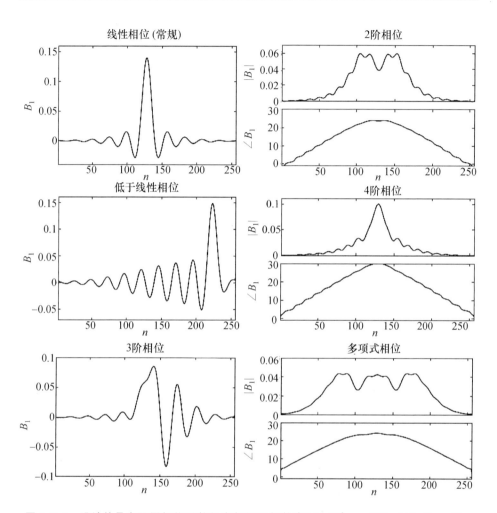

图 5.8.1　设计的具有不同相位函数但有相同目标轮廓($\theta=90°, n \cdot BW=130, D_\infty=20$,
导致 $n=256, BW=0.508, FTW=0.154$)的各种脉冲

左边是具有单奇数阶相位函数的 RF 脉冲,是纯幅度调制的.右边偶数阶相位函数产生复杂的 FIR 滤波器系数,是相位调制的脉冲.这多项式-相位脉冲结合偶数阶高达 $10(\Lambda=\{2,4,6,8,10\})$)[51]

表 5.8.1　相对于线性相位设计（$n \cdot BW = 130, D_{\infty} = 20$；

与图 5.8.1 中的相同），$B_{1\max}$ 不同程度的降低

最佳化方式	相位	$B_{1\max}$ [a]	相对线性度（%）	脉冲长度 T(ms) [b]	带宽 BW(kHz) [b]
无	线性	0.1402	100	6.7	3.1
经验式	2 阶	0.0594	42.4	2.8	7.3
穷尽式搜索	2 阶＋4 阶	0.0527	37.6	2.5	8.2
	2 阶＋6 阶	0.0485	34.6	2.3	8.9
	2 阶＋8 阶	0.0468	33.4	2.2	9.2
	2 阶＋10 阶	0.0484	34.5	2.3	8.9
直接搜索	多阶组合	0.0436	31.3	2.1	9.9

[a] $B_{1\max}$ 由归一化单位给出；

[b] 脉冲长度 T 和带宽 BW 是对于最大 RF 场强 $B_{1\max} = 20~\mu\text{T}$ 得到的.

　　由时间-带宽乘积，根据方程（5.8.6）导出相对过渡宽度 $FTW = D_{\infty}/(n \cdot BW)$.X 得到的 RF 脉冲比例到 $B_{1\max} = 20~\mu\text{T}$，导致不同的脉冲宽度 T 和带宽 BW.对于具有相同参数指标的多项式-相位脉冲和 2 阶相位脉冲以及线性相位脉冲的形状和激发轮廓显示在图 5.8.2 中.多项式-相位调制的性质很有趣，当这 2 阶相位项上增加高阶项时，这高阶项似乎专为衰减接近过渡带的相位调制.

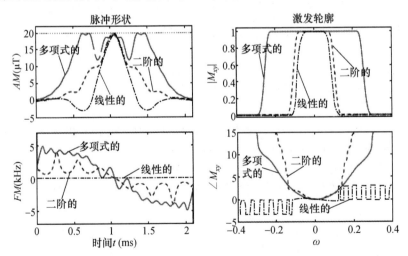

图 5.8.2　具有相同 $B_{1\max}$（20 μT）和宽度（$T = 2.1$ ms）但不同相位函数的 RF 脉冲

这带宽对于线性相位脉冲是 3.1 kHz,对于 2 阶相位脉冲增至 3.8 kHz,对于多项式-相位脉冲增至 9.9 kHz[51]

多项式-相位响应(PPR)脉冲相对于线性相位和 2 阶相位脉冲来说,其突出优点是脉冲窄,带宽大,过渡带陡峭,饱和选择性好(图 5.8.2),是理想的饱和脉冲.特别适合于谱成像(SI)中外体积抑制(参看《核磁共振成像——生理参数测量原理和医学应用》§5.4.4 节).最大宽度 3 和 5 ms 被选择,其抑制轮廓在水-油模体及在人脑中被测量(图 5.8.3).可以看出,当用多项式-相位响应脉冲,相对于线性相位和 2 阶相位,选择性增强后,化学位移移位显著降低.

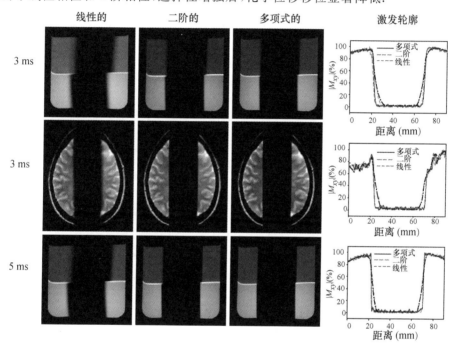

图 5.8.3 对于最大脉冲宽度 3 和 5 ms 脉冲的抑制轮廓比较

轮廓是用水-油模体和人脑测量的.为了总是激发相同层面厚度,这梯度强度根据带宽按比例变化.由于高带宽和梯度强度,这化学位移移位显著降低.注意,在 3 T 扫描器,B_1 不均匀普遍存在,导致轮廓蜕化,尤其对于线性相位脉冲下.右手边显示的是模体下部水的横截面[51]

参 考 文 献

[1] Bernstein MA,King KF,Zhou XJ. Handbook of Pulse Sequences. Elsevier Academic Press,2004.

[2] Pauly J,Le Roux P,Nishimura D,et al. Parameter relations for the Shinnar-Le Roux selective excitation pulse design algorithm. IEEE Trans Med Imag,1991,10(1): 53-65.

[3] Shinnar M, Eleff S, Subramanian H, et al. The synthesis of pulse sequences yielding arbitrary magnetization vectors. MRM, 1989, 12: 74-80.

[4] Shinnar M, Bolinger L, Leigh JS. The use of finite impulse response filters in pulse design. MRM, 1989, 12: 81-87; The synthesis of soft pulses with a specified frequency response. MRM, 1989, 12: 88-92.

[5] Shinnar M, Leigh JS. The application of spinors to pulse synthesis and analysis. MRM, 1989, 12: 93-98.

[6] Le Roux P. Exact synthesis of radio frequency waveforms. 7th SMRM, 1988, 1049; Simplified RF synthesis, 8th SMRM, Works in Progress, 1989, 1168.

[7] 韩其智, 孙洪洲. 群论. 北京: 北京大学出版社, 1987: 101-140.

[8] Levitt MH. Composite pulses. Prog NMR Spectrosc, 1986, 18: 61-122.

[9] Hore PJ. A new method for water suppression in the proton NMR spectra of aqueous solusions. JMR, 1982, 54: 539-542.

[10] Wimperis S. Broadband, narrowband, and passband: Composite pulses for use in advanced NMR experiments. JMR, Series A, 1994, 109: 221-231.

[11] Wimperis S. Broadband and narrowband composite excitation sequences. JMR, 1990, 86: 46-59.

[12] Tycko R. Broadband population inversion. Phys Rev Lett, 1983, 51: 775.

[13] Baum J, Tycko R, Pines A. Broadband and adiabatic inversion of a two-level system by phase-modulated pulses. Phys Rev A, 1985, 32(6): 3435-3447.

[14] Garwood M, DelaBarre L. The return of the frequency sweep: Designing adiabatic pulses for contemporary NMR. JMR, 2001, 153: 155-177.

[15] Ugurbil K, Garwood M, Rath AR, et al. Amplitude- and frequency/phase-modulated refocusing pulses that induce plane rotations even in the presence of inhomogeneous B_1 fields. JMR, 1988, 78: 472-497.

[16] Conolly S, Nishimura D, Macovski A. A selective adiabatic spin-echo pulse. JMR, 1989, 83: 324-334.

[17] Garwood M, Ke Y. Systemetric pulses to induce artitrary flip angles with compensation for RF inhomogeneity and resonance offsets. JMR, 1991, 94: 511-525.

[18] Ugurbil K, Garwood M, Bendall MR. Amplitude- and frequency modulated pulses to achieve 90° plane rotations with inhomogeneous B_1 fields. JMR, 1987, 72: 177-185.

[19] Bendall MR, Ugurbil K, Garwood M, et al. Adiabatic refocusing pulses which compensates for variable RF power and off-resonance effects. MRM, 1987, 4: 493-499.

[20] Solomon I. Rotary spin echoes. PRL, 1959, 2: 301-305.

[21] Bottomley PA, Hardy CJ. Two-dimensional spatially selective spin inversion and spin-

echo refocusing with a single nuclear magnetic resonance pulse. J Appl Phys, 1987,62 (10): 4284-4290.

[22] Bottomley PA, Hardy CJ. Progress in efficient three-dimensional spatially localized in vivo ^{31}P NMR spectroscopy using multidimensional spatially selective (e)pulses. JMR, 1987, 74(3): 550-556.

[23] Qin Q. 2D arbitrary shape selective excitation for MR T_2 and MR spectroscopy measurements. Yale University, Dissertation for PhD, 2006.

[24] Qin Q, Gore JC, Does MD, et al. 2D arbitrary shape selective excitation summed spectroscopy (ASSESS). MRM, 2007, 58: 19-26.

[25] Stenger VA, Boada EE, Noll DC. Multishot 3D slice-select tailored RF pulses for MRI. MRM, 2002, 48: 157-168.

[26] Pauly J, Speilman D, Macovski A. Echo-planar spin echo and inversion pulses. MRM, 1993, 29: 776-782.

[27] Pauly J, Nishimura D, Macovski A. A K-space analysis of small-tip-angle excitation. JMR, 1989, 81(1): 43-56.

[28] Pauly J, Nishimura D, Macovski A. A linear class of large-tip-angle selective excitation pulses. JMR, 1989, 82(3): 571-587.

[29] Hardy CJ, Cline HE, Bottomley PA. Correcting for nonuniform K-space sampling in 2-dimensional NMR selective excitation. JMR, 1990, 87: 639-645.

[30] Alley MT, Pauly JM, Sommer G, et al. Angiographic imaging with 2D RF pulses. MRM, 1997, 37: 260-267.

[31] Rieseberg S, Frahm J, Finsterbusch J. Two-dimensional spatially selective RF excitation pulses in echo planar imaging. MRM, 2002, 47: 1186-1193.

[32] Liu YL, Riederer SJ, Rossman PJ, et al. A monitoring, feedback, and triggering system for reproducible breath-hold MR imaging. MRM, 1993, 30: 507-511.

[33] Nehrke K, Bornert P, Groen J, et al. On the performance and accuracy of 2D navigator pulses. MRI, 1999, 17: 1173-1181.

[34] Rieseberg S, Frahm J, Finsterbusch F. Two-dimensional spatially-selective RF excitation pulses in echo-planar imaging. Magn Reson Med, 2002, 47: 1186-1193.

[35] Bornert P, Schaffter T. Curved slice imaging. Magn Reson Med, 1996, 36: 932-939.

[36] Stenger VA, Boada FE, Noll DC. Three-dimensional tailored RF pulses for the reduction of susceptibility artifacts in T_2^*-weighted functional MRI. Magn Reson Med, 2000, 44: 525-531.

[37] Pat GTL, Pauly JM, Hu BS, et al. One-shot spatially resolved velocity imaging. MRM, 1998, 40: 603-613.

[38] Davies NP, Jezzard P. Selective arterial spin labeling (SASL): Perfusion territory map-

ping of selected feeding arteries tagged using two-dimensional radio frequency pulses. Magn Reson Med, 2003, 49: 1133-1142.

[39] Busch MG, Finsterbusch J. Spatially 2D-selective RF excitations using the PROPELLER trajectory: Basic principles and application to MR spectroscopy of irregularly shaped single voxel. MRM,2011, 66: 1218-1225.

[40] Busch MG, Finsterbusch J. Eliminating side excitations in PROPELLER-based 2D-selective RF excitations. MRM,2012,68(5): 1383-1389.

[41] Weber-Fahr W, Busch MG, Finsterbusch J. Short-echo-time magnetic resonance spectroscopy of single voxel with arbitrary shape in the living human brain using segmented two-dimensional selective radio frequency excitations based on a blipped-planar trajectory. MRI, 2009, 27: 664-671.

[42] Finsterbusch J, Busch MG. Segmented 2D-selective RF excitations with weighted averaging and flip angle adaptation for MR spectroscopy of irregularly shaped voxel. MRM, 2011, 66: 333-340.

[43] Snyder J, Haas M, Hennig J, et al. Selective excitation of two-dimensional arbitrarily shaped voxels with parallel excitation in spectroscopy. MRM,2012, 67: 300-309.

[44] Meyer CH, Pauly JM, Makovski A, et al. Simultaneous spatial and spectral selective excitation. MRM, 1990,15: 287-304.

[45] Block W, Pauly J, Kerr A, et al. Consistent fat suppression with compensated spectral-spatial pulses. MRM,1997, 38: 198-206.

[46] Schick E. Simultaneous highly selective MR water and fat imaging using a simple new type of spectral-spatial excitation. MRM,1998,40: 194-202.

[47] Zur Y. Design of improved spectral-spatial pulses for routine clinical use. MRM,2000, 43: 410-420.

[48] Xu D, Hinks RS, King KF. Reducing localized signal fluctuation in fMRI using spectral-spatial fat saturation. MRM,2012, 69(3): 825-831.

[49] Fredrickson JO, Meyer C, Pelc NJ. Flow effects in spectral spatial excitation. Proceedings of the 5th Meeting of the ISMRM,Vancouver, 1997, 113.

[50] Yuan J, Madore B, Panych LP. Spatially varying fat-water excitation using short 2D RF pulses. MRM,2010, 63: 1092-1097.

[51] Schulte RF, Henning A, Tsao J, et al. Design of broadband RF pulses with polynomial phase response. J Magn Reson, 2007, 186: 167-175.

[52] Tran TKC, Vigneron B, Sailasuta N, et al. Very selective suppression pulses for clinical MRSI studies of brain and prostate cancer. MRM,2000, 43: 23-33.

[53] Schulte RF,Tsao J,Boesiger P,et al. Equi-ripple design of quadratic-phase RF pulses. JMR,2004, 66(1): 111-122.

［54］ Karam LJ，McClellan JH. Complex Chebyshev approximation for FIR filter design.
IEEE T Circuits-II,1995，42 (3)：207-216.

［55］ Karam LJ，McClellan JH. Chebyshev digital FIR filter design. Signal Process,1999，76
(1)：17-36.

［56］ Shinnar M，Bolinger L,Leigh JS. The synthesis of soft pulses with a pecified frequency
response. MRM，1989,12：88-92.

第 6 章　扩散磁共振成像

测量分子扩散(diffusion[①])可用于早期估价脑血管故障,比如阻塞即中风(stroke).扩散直接反映分子可游动性(mobility).分子可游动性也直接影响 T_1 和 T_2 弛豫时间,但是扩散只是指分子的平移运动,而 T_1 和 T_2 则反映涉及旋转和交换的分子相互作用.另外,T_1 和 T_2 是受实验条件(比如 B_0 强度)影响的 MR 参数.与此相反,扩散完全是在 MR 领域之外定义的,故不依赖 MR 环境.至今 MRI 是唯一能在活体中直接测量分子位移扩散的技术.而且,扩散磁共振成像(dMRI)能反映分子 μm 量级的运动.

§6.1　扩散对磁共振信号的影响

6.1.1　扩散现象的物理描述[1]

分子平移扩散产生于微观分子随机热运动,即布朗运动.在经典物理学中为描述扩散现象已经建立了几个定律.

1. 费克(Fick)第一定律

$$j_n = -D\nabla n, \qquad\qquad (6.1.1)$$

在扩散物质浓度不太大的情况下,扩散分子流 j_n(单位时间通过单位面积的分子数量)与分子浓度 n 的梯度成正比;D 是比例常数,称为扩散系数;负号表示从浓度高处指向低处.扩散是三种运输过程[1](黏滞、热传导、扩散)之一.

2. 费克第二定律

实际应用中,往往取式(6.1.1)的散度,并与连续性方程 $\nabla \cdot j_n + \dfrac{\partial n}{\partial t} = 0$ 结合起来得到如下扩散方程:

---

① Diffusion 一词早在 20 世纪 10 年代就被中国物理学者翻译为"扩散",扩散是物理学中三大输运过程之一.而到 20 世纪 90 年代却被国内医学界误译为"弥散".中文词"扩散"意指过程,而"弥散"意指状态,是泾渭分明的两个词.考查 diffusion 测量、diffusion MRI 所依据的原理、方程,都来自物理学中几百年前建立的定律和理论.因此,本书正译 diffusion 为扩散而不是弥散,并建议 MRI 业界同行尽可能用正译.

$$\frac{\partial n}{\partial t} = -\mathbf{\nabla} \cdot \boldsymbol{j}_n = \mathbf{\nabla} \cdot (D\mathbf{\nabla}n) = D\mathbf{\nabla}^2 n, \qquad (6.1.2)$$

此称为费克第二定律. 对一维情况一个常用到的解为

$$n(x,t) = \frac{N}{2\sqrt{\pi Dt}} \mathrm{e}^{-\frac{x^2}{4Dt}}. \qquad (6.1.3)$$

可见, 这是高斯分布. 对一维模型, 当 $t \to 0$ 时, 式(6.1.3)中 $n(x,t)$ 除 $x=0$ 处之外都等于 0, 这说明在 $t=0$ 时, 扩散物完全集中在 $x=0$ 平面上, 单位面积上数量为 N. 而 $n(x,t)$ 则表示经过 t 时间后扩散物的分布. 典型实验是用一盒子, 中间用半透膜分隔开, 一边装一种物质(气体或液体), 用物理或化学方法在不同时间测物质的浓度可定出扩散系数. 对于空间均匀恒定扩散率, 在无边界介质中, 粒子满足初始条件 $n(\boldsymbol{r},0) = \delta(\boldsymbol{r}-\boldsymbol{r}_0)$ 时, 扩散方程(6.1.2)的解, 即 t 时刻 $\boldsymbol{r}$ 处粒子浓度为

$$n(\boldsymbol{r},t) = \left(\frac{1}{\sqrt{4\pi Dt}}\right)^3 \exp\left[\frac{-(\boldsymbol{r}-\boldsymbol{r}_0)\cdot(\boldsymbol{r}-\boldsymbol{r}_0)}{4Dt}\right]. \qquad (6.1.3a)$$

用放射性示踪剂或荧光示踪剂法可测定扩散系数 D. 随时间推移, 示踪剂微观位移可分辨到 mm 水平, 用红外谱或瑞利散射可分辨到 μm 范围. 示踪剂法对生物系统比如动物脑用得很成功. 用 MRI 监测粒子示踪剂的扩散过程以测量扩散系数是可行的, 但不适合于活人.

3. 爱因斯坦方程

测量扩散率的另一种方法就是监测扩散过程本身, 也就是粒子系综(ensemble of particles)的随机运动. 在这种随机扩散运动中, 分子经过时间 t 所移动的平均距离为零, 即各方向上位移概率相等, 但是位移的方差(variance)不为零. 爱因斯坦发现, 在非均衡浓度的细胞实验中测量得到的扩散系数 D 与条件概率分布的方差 $\overline{x^2}$ 满足如下关系:

一维自由扩散: $\qquad\qquad\qquad \overline{x^2} = 2Dt, \qquad (6.1.4a)$

三维自由扩散: $\qquad\qquad\qquad \overline{r^2} = 6Dt. \qquad (6.1.4b)$

这就是著名的爱因斯坦方程. 它揭示了分子位移的方差与扩散时间 t 成正比, 式中比例常数 D 就是扩散系数. D 是一个水分子在单位时间内随机扩散运动平均距离范围的一个度量. 它描述了分子的游动性(mobility)特征.

爱因斯坦方程与费克定律等价, 然而用在 MRI 场合更方便. 这方程告诉我们: 分子从原点开始的扩散位移 r 随时间 t 的平方根而增大(见图 6.1.1). 以水为例, 水在 25℃ 的扩散系数 $D=2.2\times10^{-3}$ mm^2/s. 这意味着水分子在 100 ms 时间位移的标准偏差是 20 μm, 换句话说, 32% 的分子将经历大于 20 μm 的位

移,5％的水分子有 40 μm 或以上的位移. 应该说明,在 MRI 领域,费克定律也经常用.

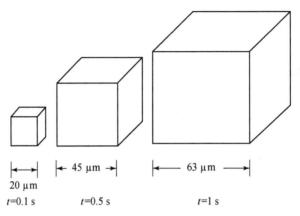

图 6.1.1　分子布朗运动扩散

虽然净平均位移为 0,如分子数很大,这扩散体将随扩散时间而增大. 在任一给定方向,扩散距离正比于时间的平方根. 对水($D=2.2\times10^{-3}$ mm²/s@25℃)来说,0.1 秒后扩散距离为 20 μm,0.5 秒为 45 μm,1 秒为 63 μm

6.1.2　在平衡态、稳态条件下如何观察扩散

在平衡态(浓度均匀)和稳态(不随时间变化)条件下,看不到宏观扩散演变. 必须想出一些办法,使扩散发生并能观察. 经典方法是在介质中引入示踪剂,示踪剂要尽可能与研究的分子式样类似,按费克定律监测介质中示踪剂的浓度. 示踪剂可用化学或放射示踪技术进行测量. 用示踪剂可测出 mm 尺度的微观位移. 但不幸,这种技术不能应用于活人. 在 MRI 中,如何产生扩散? 水分子中质子有磁矩,我们知道,在非均匀磁场中,磁矩将受到一个力的作用:

$$\boldsymbol{F} = -\nabla W = -\nabla(-\boldsymbol{\mu}\cdot\boldsymbol{B}) = \boldsymbol{\mu}\cdot\nabla\boldsymbol{B}, \tag{6.1.5}$$

式中 W 是核磁矩在外场中的位能. 在 MRI 中,$\boldsymbol{B}=B_z\boldsymbol{e}_z$,故上式的一个分量可写为

$$F_x = \mu\frac{\partial B_z}{\partial x}\cos\alpha. \tag{6.1.5a}$$

由于磁极化作用,$\boldsymbol{\mu}$ 和 B_z 之间夹角 $\alpha\neq90°$,F_x 沿 x 方向. 此力的方向总是沿梯度方向,且与梯度强度成正比. 在此力作用下,$\boldsymbol{\mu}$ 发生扩散运动. 为了表述方便,可称此力为扩散力. 总之,只要施加梯度磁场,就会产生可观察的扩散运动,而且可以通过控制梯度的方向来控制扩散的方向,通过控制扩散梯度的强弱来控

制扩散的强弱. 实验已证明这一规律.

6.1.3 扩散对 MR 信号的影响

在均匀外磁场中, 组织水的质子磁矩只受力矩而不受力, 因而不会发生扩散. 如果施加梯度磁场, 则样品内任一点磁场为 $B_z = B_0 + \boldsymbol{G} \cdot \boldsymbol{r}$, 拉莫尔进动频率分布为 $\omega = \omega_0 + \gamma \boldsymbol{G} \cdot \boldsymbol{r}$. 共振时, 梯度 $\boldsymbol{G}$ 的存在使任意位置 $\boldsymbol{r}$ 处的自旋磁化强度在时间间隔 δ 内积累一个相移角:

$$\phi = \int_0^\delta \omega \, dt = \phi_0 + \gamma \int_0^\delta \boldsymbol{G} \cdot \boldsymbol{r} \, dt, \tag{6.1.6}$$

ϕ_0 是在 $\boldsymbol{r} = 0$ 处自旋的相位. 在以 ω_0 旋转的旋转坐标系中, ϕ_0 可取为零, 于是上式可简化为

$$\phi = \gamma \int_0^\delta \boldsymbol{G} \cdot \boldsymbol{r} \, dt. \tag{6.1.6a}$$

在梯度场存在时, 运动自旋相对于静止自旋, 其横向磁化强度有一相移, 这相移产生于沿磁场梯度方向运动自旋所看到的磁场变化. 作为一级近似, 假定 $\boldsymbol{r} = \boldsymbol{v}t$ 代入上式, 则有

$$\phi = \gamma \int_0^t \boldsymbol{v}(t) \cdot \boldsymbol{G}t \, dt. \tag{6.1.7}$$

如果 $\boldsymbol{v} = 0$(无运动)或 $\boldsymbol{G} = 0$(无梯度)或 $\boldsymbol{v} \perp \boldsymbol{G}$, 则均无此相散. 于是自旋运动效应简化为简单的相移, 它不影响信号 $M_\perp$ 的强度, 而是影响其相位. 这额外的相移是不能被 $180°$ RF 脉冲恢复的. 因此, 使再聚焦不完全、不充分, 于是扩散使回波峰值降低.

当我们考虑一个实际体元时, 那里自旋沿不同方向以不同速度移动, 这情况变得更复杂. 扩散水分子带着自旋随机位移代表了这种情况, 这时相移变成分布式(distributed), 并相互破坏性地干涉, 产生不充分的再聚焦信号(即信号幅度损失). 为简化起见, 我们先讨论一维自由扩散的 MR 效应.

设在 SE 实验中沿 x 轴加两个脉冲梯度, 其强度为 G, 宽度为 δ, 间距为 Δ, 如图 6.1.2 所示. 这第一个梯度脉冲对自旋横向磁化强度引进一个相移 ϕ_1, 它依赖于自旋位置(自旋标记):

$$\phi_1 = \gamma \int_0^\delta G x_1 \, dt = \gamma G \delta x_1, \tag{6.1.8}$$

这里 x_1 是自旋位置, 假定在短 δ 梯度脉冲期间不变. $180°$ 脉冲后, 被变为 $-\phi_1$. 类似地, 第二个梯度脉冲将产生一个相移 ϕ_2:

$$\phi_2 = \gamma \int_\Delta^{\Delta+\delta} G x_2 \, dt = \gamma G \delta x_2, \tag{6.1.9}$$

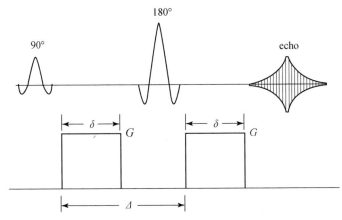

图 6.1.2 测量扩散的自旋回波序列

两个等同的梯度脉冲配置在 180° RF 脉冲的两边,其时间间隔为 Δ,脉冲幅度为 G,宽度为 δ

这里 x_2 是第二梯度脉冲期间自旋位置. 这净散相为

$$\delta(\phi) = \phi_2 - \phi_1 = \gamma G \delta (x_2 - x_1). \tag{6.1.10}$$

对静止自旋来说 $x_2 = x_1$,$\delta(\phi) = 0$,双梯度脉冲不产生净相散. 对"运动"自旋来说,有一净相散. 它会影响横向磁化强度. 而横向磁化强度是由核磁矩的矢量和度量的,各个磁矩有不同的运动历史.

$$\frac{M}{M_0} = \frac{1}{N} \sum_{j=1}^{N} \exp[i\delta(\phi_j)]. \tag{6.1.11}$$

一旦净相移分布知道,这和可以求出来. 假定在一均匀介质中自由扩散,在位置 x_1 找到一个自旋的概率是一个常数. 如果 $P(x_2 \mid x_1, \Delta)$ 是找到一个自旋起始在位置 x_1 和 $x_1 + dx_1$ 之间,时间 Δ 后在 x_2 和 $x_2 + dx_2$ 之间的条件概率,那么这横向磁化强度的衰减为

$$\frac{M}{M_0} = \int_{-\infty}^{\infty} \int_{-\infty}^{\infty} \exp[i\gamma G\delta(x_2 - x_1)] P(x_2 \mid x_1, \Delta) dx_1 dx_2. \tag{6.1.12}$$

对一维自由扩散,这条件概率由下式给出:

$$P(x_2 \mid x_1, \Delta) = \frac{1}{\sqrt{4\pi D\Delta}} \exp\left[\frac{-(x_2 - x_1)^2}{4D\Delta}\right], \tag{6.1.13}$$

式中 D 是扩散系数,显然这是一个高斯分布. 把式(6.1.13)代入式(6.1.12),得

$$\frac{M}{M_0} = \exp[-D(\gamma G\delta)^2 \Delta], \tag{6.1.14}$$

或

$$\ln \frac{M}{M_0} = -D(\gamma G\delta)^2 \Delta. \tag{6.1.15}$$

信号衰减与扩散系数相关,这为用 NMR 测量扩散提供了理论依据.

根据式(6.1.14)或式(6.1.15),通过改变 G 或 δ 测量信号强度的对数随 $(G\delta)^2$ 变化的斜率,可以估计扩散系数(或扩散距离).如果 δ 足够窄($\delta \ll \Delta$),则 Δ 相当于爱因斯坦方程的扩散时间,而 δ 起标记作用,可认为是标记时间.以上仅是一个简化的方法,用以说明扩散的 MR 效应.扩散测量还涉及若干复杂问题,必须解 Bloch-Torrey 方程,见下节.

§6.2 自旋回波扩散磁共振成像序列

6.2.1 支配磁化强度 M 扩散输运的 Bloch-Torrey 方程

对布洛赫方程(1.5.5)加一个修正项,就可得到描写扩散 MR 的方程[2]:

$$\frac{\mathrm{d}M}{\mathrm{d}t} = \gamma M \times B - \frac{M_x i + M_y j}{T_2} - \frac{M_z - M_0}{T_1}k + \nabla \cdot (\underline{D} \cdot \nabla M). \tag{6.2.1}$$

不失一般性,这里把扩散写成张量 $\underline{D}$. 在各向异性介质中,需要用扩散张量(diffusion tensor,DT)来描写扩散.在各向同性介质中,扩散张量就简化为标量扩散系数.在 MRI 情况下,自旋受到沿 z 轴的外加静磁场和一个线性梯度场的作用:

$$B(r,t) = (0,0,B_0 + r \cdot G(t)). \tag{6.2.2}$$

这里 r 是位移矢量,梯度可以是时间的函数,

$$G(t) = (G_x(t), G_y(t), G_z(t)). \tag{6.2.3}$$

在 90° RF 脉冲作用后,横向磁化强度用复数 $m(r,t)$ 表示:

$$m(r,t) = M_x(r,t) + \mathrm{i}M_y(r,t). \tag{6.2.4}$$

于是这输运方程(6.2.1)可改写为

$$\frac{\partial m}{\partial t} = -\mathrm{i}\omega_0 m - \frac{m}{T_2} - \mathrm{i}\gamma r \cdot G(t)m + \nabla \cdot (\underline{D} \cdot \nabla m), \tag{6.2.5}$$

这里 $\omega_0 = \gamma B_0$,是拉莫尔频率.为了消除拉莫尔进动对信号的调制效应以及横向弛豫引起的信号衰减效应,以便讨论净扩散效应,作如下代换:

$$m(r,t) = \Psi(r,t)\exp[-(\mathrm{i}\omega_0 + 1/T_2)t]. \tag{6.2.6}$$

于是得到 Abragam[3] 形式的扩散方程:

$$\frac{\partial \Psi}{\partial t} = -\mathrm{i}\gamma r \cdot G(t)\Psi + \nabla \cdot (\underline{D} \cdot \nabla \Psi). \tag{6.2.7}$$

假定梯度 G 在整个样品中是均匀的,函数 Ψ 与 T_2 无关,它描写 $M_\perp$ 在以 ω_0 绕

z 轴进动的旋转坐标系中的行为. 为了解这输运方程(6.2.7),先考虑无扩散项的行为. 这简化的方程的解为

$$\Psi(\boldsymbol{r},t) = A\exp[-\mathrm{i}2\pi\boldsymbol{r}\cdot\boldsymbol{K}(t)], \tag{6.2.8}$$

这里

$$\boldsymbol{K}(t) = \Gamma\int_0^t \boldsymbol{G}(t')\mathrm{d}t', \tag{6.2.9}$$

式中 $\Gamma = \gamma/2\pi$, γ 是磁旋比. 现在考虑扩散项,扩散会引起回波幅度下降,即式(6.2.8)中的 A 应是时间的函数,因此式(6.2.8)应改写为

$$\Psi(\boldsymbol{r},t) = A(t)\exp[-\mathrm{i}2\pi\boldsymbol{r}\cdot\boldsymbol{K}(t)]. \tag{6.2.8a}$$

为了得到输运方程(6.2.7)的解,把式(6.2.8a)代入式(6.2.7),于是得到

$$\frac{\partial A(t)}{\partial t}\mathrm{e}^{-\mathrm{i}2\pi\boldsymbol{r}\cdot\boldsymbol{K}(t)} = A(t)\,\nabla\cdot[\underline{\boldsymbol{D}}\cdot\nabla\mathrm{e}^{-\mathrm{i}2\pi\boldsymbol{r}\cdot\boldsymbol{K}(t)}]$$

$$= A(t)\,\nabla\cdot[\underline{\boldsymbol{D}}\cdot(-\mathrm{i}2\pi)\boldsymbol{K}(t)\mathrm{e}^{-\mathrm{i}2\pi\boldsymbol{r}\cdot\boldsymbol{K}(t)}]$$

$$= -4\pi^2 A(t)\mathrm{e}^{-\mathrm{i}2\pi\boldsymbol{r}\cdot\boldsymbol{K}(t)}\boldsymbol{K}(t)\cdot\underline{\boldsymbol{D}}\cdot\boldsymbol{K}(t). \tag{6.2.10}$$

把指数因子消去,并把 $A(t)$ 换为 $M(t)$,方程(6.2.10)可改写为

$$\frac{\mathrm{d}M}{\mathrm{d}t} = -4\pi^2 M(t)\boldsymbol{K}(t)\cdot\underline{\boldsymbol{D}}\cdot\boldsymbol{K}(t). \tag{6.2.11}$$

对于各向异性介质,均匀扩散率,方程(6.2.11)的形式解为

$$M(t) = M(0)\exp\left[-4\pi^2\int_0^t \boldsymbol{K}(t')\cdot\underline{\boldsymbol{D}}\cdot\boldsymbol{K}(t')\mathrm{d}t'\right], \tag{6.2.12}$$

式中 $M(0)$ 是起始横向磁化强度的幅度,90° RF 脉冲刚结束时的时间定为 $t=0$. 由于已经消去 T_2 弛豫效应,故 $M(0)$ 也可理解为不加扩散梯度时的回波信号峰值. 对于各向同性介质,D 是一个标量,故在 SE 扩散测量实验中回波幅度 $M(TE)$ 可由下式给出:

$$\frac{M(TE)}{M(0)} = \exp\left[-4\pi^2 D\int_0^{TE} \boldsymbol{K}(t')\cdot\boldsymbol{K}(t')\mathrm{d}t'\right], \tag{6.2.13}$$

这里 TE 为回波时间,这关系式对自旋回波梯度脉冲组合也是有效的. 令 b 因子为

$$b = 4\pi^2\int_0^{TE} \boldsymbol{K}(t')\cdot\boldsymbol{K}(t')\mathrm{d}t', \tag{6.2.14}$$

则回波信号衰减就简化为

$$\frac{M(TE)}{M(0)} = \exp(-bD). \tag{6.2.15}$$

必须指出,在无限大、均匀各向同性介质中,扩散方程(6.2.13)才是严格有效的. 并且不同梯度轴间没有信号耦合,可以分开确定. 如果介质是各向异性的,情况就不是如此简单. 必须用式(6.2.12)讨论扩散张量的测量和成像,这里先

讨论扩散标量.

6.2.2 磁共振扩散测量方法和脉冲序列

1. 恒定梯度单回波技术

在 NMR 早期,磁铁技术水平不高,磁场不太均匀,扩散对 NMR 信号的影响是一个讨厌的效应.把背景场不均匀性用一恒定梯度 G 来描写,Hahn[4] 首次给出了扩散对自旋回波影响的定量关系.这也就成为测量扩散的一种方法,叫作恒定梯度单回波技术,如图 6.2.1(a)所示.用式(6.2.14)可算得梯度因子 b:

$$b = \gamma^2 G^2 TE^3 / 12, \tag{6.2.16}$$

因而回波信号峰值为

$$\frac{M(TE)}{M(0)} = e^{-D\gamma^2 G^2 TE^3 / 12}. \tag{6.2.17}$$

虽然 b 依赖于 G^2、TE^3,然而由于生物组织中 D 很小,只有用很强的梯度和很长的测量时间才能观察到扩散效应.例如纯水在 $40℃$ 时 $D \approx 2.5 \times 10^{-3} \ mm^2/s$,生物组织中 D 比纯水小 $2 \sim 3$ 倍.在传统 MRI 中,由编码梯度引起的扩散所造成的信号损失很小,一般不超过 1%.

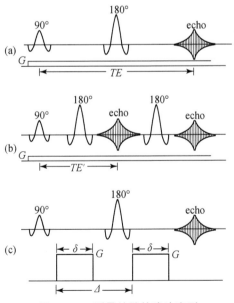

图 6.2.1　测量扩散的脉冲序列

（a）恒定梯度单回波序列；(b)恒定梯度多回波序列,这里只画出两个回波；(c)用双极脉冲梯度的 S-T 序列

2. 恒定梯度和多回波

在磁场均匀性很差,而要设法尽量减小扩散对 MR 信号的影响时,需要用多回波序列. 如图 6.2.1(b)所示,多回波序列就是 Carr 和 Purcell[5] 为此目的而建议的. 当用多回波代替单回波时,扩散测量时间被分为一系列较短的扩散时间 (TE'),于是扩散效应有所不同. 当只限于讨论各向同性扩散时,方程(6.2.7)可写为

$$\frac{\partial \Psi}{\partial t} = -\,\mathrm{i}\gamma \boldsymbol{r} \cdot \boldsymbol{G}(t)\Psi + D\nabla^2\Psi. \tag{6.2.7a}$$

方程(6.2.7a)描写的自由进动实际上受到 180° 再聚焦脉冲扰动. 假定脉冲序列是 CP 序列(90°-τ-180°-2τ-180°-2τ⋯). 按 CP 方式在 τ,3τ,⋯,(2n−1)τ 沿 Ox 轴加 180° 脉冲,设在 180° 脉冲之前 τ 内各点磁化强度进动的散相角为 $\alpha = -\gamma(\boldsymbol{G} \cdot \boldsymbol{r})\tau$, 180° 脉冲后 τ 时刻聚相角为 $\alpha = \gamma(\boldsymbol{G} \cdot \boldsymbol{r})\tau$,于是在样品中各点磁化强度将在 2τ, 4τ,⋯,2nτ 沿 −y 轴形成回波峰值. 我们在时间(2n−1)τ 和(2n+1)τ 之间解方程(6.2.7a),先设扩散项不存在,于是求得 Ψ:

$$\Psi(\boldsymbol{r},t) = A(t)\exp[-\,\mathrm{i}\gamma(\boldsymbol{G} \cdot \boldsymbol{r})(t - 2n\tau)]. \tag{6.2.18}$$

这里假定 A 只是时间的函数而不是空间的函数,现在考虑方程(6.2.7a)中的扩散项,把式(6.2.18)代入方程(6.2.7a),在(2n−1)τ 和(2n+1)τ 之间得到

$$\frac{\mathrm{d}A}{\mathrm{d}t} = -\,AD\gamma^2 G^2 (t - 2n\tau)^2. \tag{6.2.19}$$

在 t=(2n+1)τ 和(2n−1)τ 之间积分,解出

$$A[(2n+1)\tau] = A[(2n-1)\tau]\mathrm{e}^{-\frac{2}{3}D\gamma^2 G^2 \tau^3}. \tag{6.2.20}$$

用数学归纳法可导出

$$A[(2n+1)\tau] = A(\tau)\mathrm{e}^{-\frac{2}{3}D\gamma^2 G^2 \tau^3 n} = A(\tau)\mathrm{e}^{-\frac{1}{3}D\gamma^2 G^2 \tau^3 2n}. \tag{6.2.21}$$

如果把式(6.2.19)在 2nτ 和(2n+1)τ 之间积分,可给出

$$A(2n\tau) = A[(2n+1)\tau]\mathrm{e}^{+\frac{1}{3}D\gamma^2 G^2 \tau^3} = A(\tau)\mathrm{e}^{-\frac{1}{3}D\gamma^2 G^2 \tau^3 (2n-1)}. \tag{6.2.22}$$

令 n=0,则

$$A(0) = A(\tau)\mathrm{e}^{\frac{1}{3}D\gamma^2 G^2 \tau^3}. \tag{6.2.23}$$

由式(6.2.22)和式(6.2.23)可得

$$A(2n\tau) = A(0)\mathrm{e}^{-\frac{2}{3}D\gamma^2 G^2 \tau^3 n}. \tag{6.2.24}$$

把 A 换成 M,并令 TE=2nτ,则式(6.2.24)可改写为

$$M(TE) = M(0)\mathrm{e}^{-D\gamma^2 G^2 TE^3 /(12n^2)}. \tag{6.2.25}$$

与式(6.2.15)比较,可知 b 因子为

$$b = \gamma^2 G^2 TE^3 /(12n^2), \tag{6.2.26}$$

这里 n 是回波数,TE 是 $90°$ RF 脉冲到第 n 个回波的有效时间,即 $TE=nTE'$,TE' 是回波之间的时间,如图 6.2.1(b) 所示. 由于 n^2 因子,由扩散引起的回波衰减显著减小. 可见,只要涉及扩散,纵然梯度强度、结构都不变,单回波和多回波也是不同的. 如果想减小扩散效应,应该用多回波序列. 尤其对 T_2 的测量,扩散往往导致对 T_2 的欠估计[6](即偏小). 而测量扩散,则应该使用单回波方法,因为它对扩散更敏感.

3. 双极脉冲梯度和 S-T 序列

S-T 序列如图 6.2.1(c) 所示,是 Stejskl 和 Tanner 于 1965 年[7] 提出来的测量扩散的方法. 用短而强的脉冲梯度(在 NMR 谱仪中用几个 ms 时间,几百个 Gs/cm 的梯度)配置在 $180°$ 脉冲两边. 其梯度因子经计算为

$$b = \gamma^2 G^2 \delta^2 \left(\Delta - \frac{\delta}{3}\right). \qquad (6.2.27)$$

代入式(6.2.15)可得

$$\frac{M(TE)}{M(0)} = \exp\left[-(\gamma G\delta)^2 \left(\Delta - \frac{\delta}{3}\right)D\right]. \qquad (6.2.28)$$

该方法有明显的优点,当它用于 NMR 谱测量时,在 RF 脉冲时间和回波时间都没有扩散梯度,因而对 RF 系统的带宽没有额外的要求,接收器也不必接纳更多的噪声. 在其他时间扩散梯度可以任意大. 如果外加扩散梯度是短脉冲(δ 很小),扩散梯度脉冲近似只起标记作用,δ 可看作标记时间,那么扩散过程占用的时间可以精确确定. 当 $\delta \ll \Delta$ 时,式(6.2.27)和(6.2.28)中的 $\Delta - \delta/3$ 就是扩散时间,并且式(6.2.27)可近似为

$$b = \gamma^2 G^2 \delta^2 \Delta. \qquad (6.2.27a)$$

用 S-T 序列可精确地测量很低的扩散系数. 在 MR 成像序列中,一个双极扩散脉冲梯度很容易插入. 两个扩散梯度脉冲配置在 $180°$ 脉冲两边,它们对静止自旋是"透明"的,对扩散运动的自旋是敏感的,因而称为"扩散敏感梯度". 另外,通过调节 δ 或 Δ 可以很方便地调节有效扩散时间,从而调节 b 因子.

6.2.3 扩散磁共振成像

前面分析了扩散对磁共振信号的影响. 通过用适当的脉冲序列,可以确定样品的扩散系数. 这种 NMR 扩散系数没有空间定位. 为了得到样品中各点(更准确说是各体元)的扩散系数,必须把扩散和成像脉冲序列结合起来. 一个 MR 扩散图像,其对比度可以是被扩散系数预支配的,或者是被纯扩散系数给定的. 前者通常叫扩散加权像(DWI),后者叫扩散系数像. 扩散成像技术发展比较晚. 1982 年曼斯费尔德建议[8],把脉冲扩散梯度实验和傅里叶成像结合起来在理论

上是可行的. 在实验上实现扩散 MR 成像的开创性工作是 Wesbey 等人于 1984 年[6,9]做出的. 之后扩散 MR 成像广泛开展起来,从仿真[10,11]到动物,再到活人.

1. 扩散加权像(DWI)

如果在成像序列中插入扩散敏感梯度,则得到扩散加权的图像:

$$S_{x,y,z}(TE) = S_{x,y,z}(0)\exp\left[-\frac{TE}{T_2(x,y,z)}\right]\exp[-bD(x,y,z)],$$

(6.2.29)

式中 $S_{x,y,z}(TE)$ 是在回波时间 TE 的信号强度,$S_{x,y,z}(0)$ 是当 $TE=0$ 时理论上的信号强度,T_2 是横向弛豫时间. 这样的像就是扩散加权像,其中也包括了 T_2 弛豫权重.

2. 扩散系数图像

设不加扩散敏感梯度时梯度因子为 b_0,图像用 $S_0(TE)$ 表示,而加扩散敏感梯度时梯度因子为 b_1,图像用 $S_1(TE)$ 表示,则有

$$S_0(TE) = S(0)\exp(-TE/T_2)\exp(-b_0 D),\qquad (6.2.30a)$$

$$S_1(TE) = S(0)\exp(-TE/T_2)\exp(-b_1 D).\qquad (6.2.30b)$$

两式相除得

$$\frac{S_1(x,y,z)}{S_0(x,y,z)} = e^{-(b_1-b_0)D(x,y,z)}.\qquad (6.2.31)$$

则

$$D(x,y,z) = \frac{\ln[S_0(x,y,z)/S_1(x,y,z)]}{b_1-b_0},\qquad (6.2.32)$$

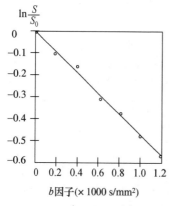

这就是扩散系数图像. 扩散系数图像是利用扩散加权像计算出来的扩散系数 D 分布地图(map). 如果信号无噪声,只要做两次实验就可以得到扩散系数分布图. 实际上信号有噪声,需要调变梯度因子 b,多做几幅扩散加权像,用统计方法确定 D 分布图. 具体说,可用线性回归算法[12]把 $\ln[S(b)/S_0]$ 值和 b 因子的关系拟合到一条直线,如图 6.2.2 所示,直线的负斜率就是扩散系数 D.

$D(x,y,z)$ 像与加权像不同,如图 6.2.3 所示. 由于 D 参数不依赖于 MR 环境,与 T_1、T_2 不同,不同机器得到的 D-map 可以比较. 要准确测定 D,关键之一还在于准确计算 b 因子(见 §6.3).

图 6.2.2　做七次扩散加权图像,随 b 因子增大,图像信号强度的衰减增大
把图像数据对不同的 b 值拟合到一条直线,这直线的负斜率给出扩散系数的精确值

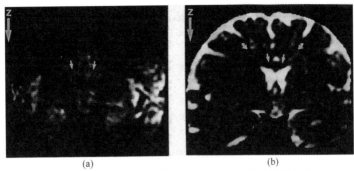

图 6.2.3　计算的扩散像[map of $D(x,y,z)$]和扩散加权像

(a) 冠状面扩散加权 MR 像.扩散系数大的地方由于衰减很大,是黑的,比如脑脊液(CSF).胼胝体(箭头)中的白质束由于那里纤维垂直于 z 轴,呈现较低的扩散,因此信号衰减轻.平行于 z 轴的白质束由于扩散比较快,表现比较黑.这对比度也依赖于 $T_2(TE=100$ ms)和 T_1.灰、白质之间的对比度很差,因为扩散和 T_2 有相反的效应.(b) 从一组 8 幅不同扩散加权的像[包括(a)]计算出来的扩散系数像(map of D).其对比度只依赖于扩散,因 T_1、T_2 效应已消除,因而有极好的对比度,像素亮度正比于扩散系数.垂直于 z 轴的纤维束现在是黑的(直箭头:胼胝体扩散慢),平行于 z 轴的纤维束是亮的(弯箭头:扩散快)

6.2.4　自旋回波(SE)扩散成像序列

　　扩散测量序列可以和几个成像序列相结合,其中一个是和 SE 序列结合.典型的 2DFT 自旋回波序列[13]包含层面选择、相位编码和读出的梯度脉冲,但由于其幅度很低,其 b 因子很小,典型的为几个 s/mm^2,所以这扩散效应一般可忽略[11].为增加它对扩散的灵敏度,必须插入额外的双极梯度脉冲[14,15],如图 6.2.4 所

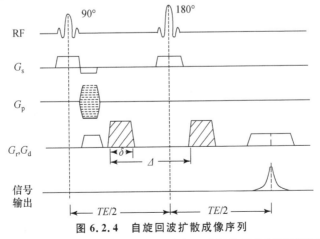

图 6.2.4　自旋回波扩散成像序列

在传统 SE 序列中插入额外的扩散敏感梯度 G_d,改变 G_d 的幅度,可产生不同程度的扩散权重

示.然而,成像和扩散梯度结合在同一个轴上,将产生交叉项,如图 6.2.5(e)所示.这些交叉项依赖于这些梯度的时序、结构及幅度,远不可忽略[16,17].因此,计算 b 因子时恰当确定这些交叉项是很重要的.而且有必要校准梯度线圈并用标准的水或丙酮[18]的扩散系数数据来核对 b 因子的计算是否正确. b 因子计算详见 §6.3.

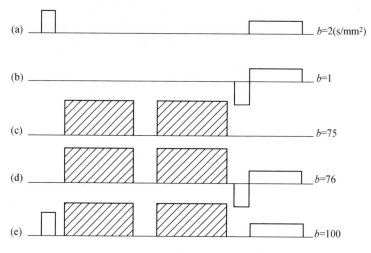

图 6.2.5　梯度因子 b 的交叉项效应

这里把扩散梯度脉冲置于读出轴上(见图 6.2.4).(a) 典型 SE 序列中单独读梯度 b 因子,假定是 2 s/mm² (可忽略的典型值);(b) 如读出轴上预散相梯度(负值)和读出梯度靠近且位于 180°脉冲的同侧,则 $b=1$;(c) 典型的扩散梯度 S-T 结构平衡脉冲由于幅度大,典型 $b=75$;(d) 当扩散梯度和(b)所示读梯度结合时,无交叉项,b 因子是它们的和;(e) 当扩散梯度和(a)所示读梯度结合时,这种结构存在交叉项,而且交叉项对 b 值的贡献相当可观

6.2.5　扩散加权像(DWI)的临床应用价值

引进扩散 MRI,就可以研究活生物组织中水的运动和输运过程.研究水分子位移细胞尺度的距离,有希望得到关于组织隔间的几何形状和空间结构的信息,以及关于在各种正常态或病态中这些隔间之间水交换的某些功能洞察.因此扩散成像很有临床价值,尤其是对中枢神经系统(CNS).因为 CNS 由相对不易变形的组织构成,且有较长的 T_1 和 T_2.胸、腹部更困难些,虽然在肾中扩散 MRI 有些结果.

生物组织水的扩散系数比纯水小 2～10 倍(见表 6.2.1).这可以理解,因为纤维、细胞器、大分子都呈现为障碍,水分子不得不曲折迂回行进.另外,自由水分子还不断与束缚在大分子上的水分子交换,因此扩散比较慢.对不同人的健康脑,水扩散系数值没有太大变化.脑脊液中水扩散类似于同温度下的纯水(见表6.2.2).在某些区域比如第四脑室,扩散系数有时很大$[(3\sim6)\times10^{-3}$ $mm^2/s]$.这似乎很荒谬,但考虑到在某些区域 CSF 是不相干流动,还是可以理解的.

表 6.2.1　组织水的扩散系数,归一化到水(活鼠组织在室温切片)

组　织	$D_{组织}/D_水$
肌肉(平行于纤维)	0.61
肌肉(垂直于纤维)	0.44
肝	0.25~0.30
脑	0.45(20 ms 扩散时间)~0.1(60 ms 扩散时间)
心	0.34~0.37

表 6.2.2　37.5℃ 时人脑中水扩散系数

组　织	扩散系数($\times10^{-3}$ mm^2/s)
CSF	2.94±0.05
灰质	0.76±0.03
白质:	
胼胝体	0.22±0.22
轴纤维	1.07±0.06
横纤维	0.64±0.05

扩散和灌注(见《核磁共振成像——生理参数测量原理和医学应用》第 3 章)加权 MRI 在脑血管病领域的主要应用是研究脑缺血.DWI 被认为是脑缺血最灵敏的指示器.用高速 MR 方法评价表观扩散系数、灌注和血氧动力学是很吸引人的,并已成为临床现实.过去,受到成像速度和梯度的限制,缺血几小时后继发脑水肿,在 T_2 加权 MR 图像上反映高强度信号.在这种情况,病已不可逆转.现在,对于急性脑缺血中风,用扩散加权成像,几分钟就可以作出诊断,及时用扩张血管的药物治疗,恢复供血,缺血脑细胞可以救活.

MRI 能测量表观扩散系数(ADC)和体元内非相干运动(IVIM),提示用扩散加权 MRI 可探测早期缺血损伤,能反映急、慢性梗塞时的扩散地图.

§6.3 b 因子计算

扩散引起 MRI 信号衰减,由式(6.2.15)得 $\ln[M(TE)/M(0)] = -bD$,即衰减量依赖于指数因子 bD. D 是扩散系数,b 是由作为已知条件的梯度决定的因子.因此,要精确地测量 D,必须准确确定 b 因子.

6.3.1   在扩散系数测量的自旋回波序列中 b 因子的计算

如图 6.2.1(c)所示的 S-T 脉冲梯度自旋回波(PGSE)序列[7],当暂不考虑方程(6.2.7)中的扩散项时,在 90°脉冲($t=0$)和 180°脉冲($t=\tau$)之间,Ψ 由式(6.2.8)给出:

$$\Psi = A\exp[-\mathrm{i}2\pi \boldsymbol{r} \cdot \boldsymbol{K}(t)] = A\exp[-\mathrm{i}\gamma \boldsymbol{r} \cdot \boldsymbol{F}(t)], \qquad (6.3.1)$$

其中

$$\boldsymbol{F}(t) = \int_0^t \boldsymbol{G}(t')\mathrm{d}t'. \qquad (6.3.2)$$

这里起始条件是 $\Psi|_{t=0} = A$. 180°脉冲的作用是把 Ψ 所超前的相位往后扳回两倍的量.因此,跟在 180°脉冲之后,Ψ 为

$$\Psi = A\exp\{-\mathrm{i}\gamma \boldsymbol{r} \cdot [\boldsymbol{F}(t) - 2\boldsymbol{f}] + \mathrm{i}\phi\}, \qquad (6.3.3)$$

式中

$$\boldsymbol{f} = \boldsymbol{F}(\tau). \qquad (6.3.4)$$

相位 ϕ 依赖于 180°脉冲相对于 90°脉冲的相位.并且可把 ϕ 设置为零而不失一般性.从式(6.3.3)和(6.3.4)可预期回波在 $t=2\tau$ 时出现,满足 $\boldsymbol{F}(2\tau) = 2\boldsymbol{f}$ 条件.也可以用一个式子统一表示 Ψ 从 90°脉冲时刻到回波时刻期间的行为:

$$\Psi = A\exp\{-\mathrm{i}\gamma \boldsymbol{r} \cdot [\boldsymbol{F}(t) - (\zeta - 1)\boldsymbol{f}]\}, \qquad (6.3.5)$$

式中

$$\zeta = \begin{cases} +1 & (0 < t < \tau), \\ -1 & (t > \tau). \end{cases}$$

当回到扩散项时,只要假定 A 是 t 的函数,则式(6.3.5)仍是方程(6.2.7)的解.为了方便,这里先把 D 考虑为一个标量(各向同性扩散),于是 $A(t)$ 满足下面的方程:

$$\frac{\mathrm{d}A}{\mathrm{d}t} = -\gamma^2 D[\boldsymbol{F} + (\zeta - 1)\boldsymbol{f}]^2 A. \qquad (6.3.6)$$

在 $t=0$ 和 $t=2\tau$ 之间积分这方程,得到

$$\frac{\mathrm{d}A(2\tau)}{A(0)}=-\gamma^2 D\left[\int_0^{2\tau}F^2\mathrm{d}t-4f\cdot\int_\tau^{2\tau}F\mathrm{d}t+4f^2(2\tau-\tau)\right].\quad(6.3.7)$$

因此 b 因子为

$$b=\gamma^2\left[\int_0^{2\tau}F^2\mathrm{d}t-4f\cdot\int_\tau^{2\tau}F\mathrm{d}t+4f^2(2\tau-\tau)\right].\quad(6.3.8)$$

例 6.1　双脉冲梯度 SE 序列

对图 6.2.1(c)所示 S-T 序列,梯度可表示为

$$G(t)=\begin{cases}0 & (0<t<t_1)\\ G & (t_1<t<t_1+\delta)\\ 0 & (t_1+\delta<t<t_1+\Delta)\\ G & (t_1+\Delta<t<t_1+\Delta+\delta)\\ 0 & (t_1+\Delta+\delta<t<2\tau)\end{cases},$$

式中 t_1 是 90°脉冲结束时刻到第一个梯度脉冲之间的时间间隔.代入式(6.3.2),得

$$F(t)=\begin{cases}0 & (0<t<t_1)\\ G(t-t_1) & (t_1<t<t_1+\delta)\\ G\delta & (t_1+\delta<t<t_1+\Delta)\\ G(\delta+t-t_1-\Delta) & (t_1+\Delta<t<t_1+\Delta+\delta)\\ 2G\delta & (t_1+\Delta+\delta<t<2\tau)\end{cases},$$

代入式(6.3.4),得

$$f=F(\tau)=G\delta\qquad(t_1+\delta<\tau<t_1+\Delta)$$

将 $F(t)$ 和 f 代入式(6.3.8),不难算出上节式(6.2.27)给出的结果,$b=\gamma^2 G^2\delta^2(\Delta-\delta/3)$.

例 6.2　恒定梯度和双脉冲梯度叠加的 SE 序列.如果 S-T 序列中有一个背景梯度 g_0 叠加在双极脉冲梯度 g 上,即梯度结构如下:

$$G(t)=\begin{cases}g_0 & (0<t<t_1)\\ g_0+g & (t_1<t<t_1+\delta)\\ g_0 & (t_1+\delta<t<t_1+\Delta)\\ g_0+g & (t_1+\Delta<t<t_1+\Delta+\delta)\\ g_0 & (t_1+\Delta+\delta<t<2\tau)\end{cases},$$

代入式(6.3.2)可算得

$$F(t) = \begin{cases} g_0 t & (0 < t < t_1) \\ g_0 t + g(t - t_1) & (t_1 < t < t_1 + \delta) \\ g_0 t + g\delta & (t_1 + \delta < t < t_1 + \Delta) \\ g_0 t + g(\delta + t - t_1 - \Delta) & (t_1 + \Delta < t < t_1 + \Delta + \delta) \\ g_0 t + 2g\delta & (t_1 + \Delta + \delta < t < 2\tau) \end{cases}.$$

代入式(6.3.4)可得

$$f = F(\tau) = g_0 \tau + g\delta.$$

把 $F(t)$ 和 f 一起代入式(6.3.8),可得到 b 因子值为

$$b = -\gamma^2 \left\{ \frac{2}{3} \tau^3 g_0^2 + g^2 \delta^2 \left(\Delta - \frac{1}{3}\delta \right) - g g_0 \delta \left[(t_1^2 + t_2^2) + \delta(t_1 + t_2) + \frac{2}{3}\delta^2 - 2\tau^2 \right] \right\}. \tag{6.3.9}$$

式中 $t_2 = 2\tau - (t_1 + \Delta + \delta)$,是第二个梯度脉冲末到回波峰位之间的时间间隔. 当 g 不存在时,只有 g_0^2 项保留下来,这就是恒定梯度单回波序列的结果,它与式 (6.2.16)(那里 $TE = 2\tau$)的结果是完全一致的. 而当 g_0 接近于零时,只有 g^2 项保留下来,这就是例 1 的结果. 如果允许 $\delta \to 0$,至少 $\delta/3 \ll \Delta$,同时增大 g 以保持乘积 $g\delta$ 不变,这一项可简化为式(6.2.27a). 在 g 和 g_0 同时存在的情况下,b 因子中不仅 g_0^2 和 g^2 项都存在,而且还存在一个交叉项 $g_0 g$.

例 6.3　恒定梯度和余弦形梯度叠加的 SE 序列. 梯度结构由下式表示:

$$G(t) = g_1 + g_2 \left(1 - \cos \frac{2\pi t}{\tau} \right). \tag{6.3.10}$$

同前面一样,90°脉冲位于 $t=0$,180°脉冲位于 $t=\tau$,回波位于 $t=2\tau$,g_1 可代表背景场不均匀性,g_2 梯度[7]在实验上比矩形脉冲梯度更易产生. 因为其镜像电流和涡流并不使这梯度波形发生畸变,而只是改变其相位,对这样的梯度结构,不难计算出 b 因子为

$$b = \gamma^2 \tau^3 \left[\frac{2}{3} g_1^2 + \left(\frac{2}{3} + \frac{5}{4\pi^2} \right) g_2^2 + \left(\frac{4}{3} + \frac{1}{\pi^2} \right) g_1 g_2 \right]. \tag{6.3.11}$$

6.3.2　在脉冲梯度 SE 序列中 b 因子随脉冲波形的变化

用于谱扩散测量的双脉冲梯度 SE 序列,b 因子不仅与这梯度结构有关,还与脉冲梯度波形有关[19]. 前面讨论的梯度是矩形梯度[见图 6.3.1(b)],b 因子由式(6.2.27)给出,如果梯度波形是半个正弦波,如图 6.3.1(c)所示,则 b 因子为

$$b = \frac{4}{\pi^2} \gamma^2 G^2 \delta^2 \left(\Delta - \frac{\delta}{4} \right). \tag{6.3.12}$$

对于梯形脉冲梯度如图 6.3.1(d)所示,则其 b 因子为

$$b = \gamma^2 G^2 \left[\delta^2 \left(\Delta - \frac{\delta}{3} \right) + \frac{\varepsilon^3}{30} - \frac{\delta \varepsilon^2}{6} \right], \tag{6.3.13}$$

式中 ε 是梯度斜边的上升时间.

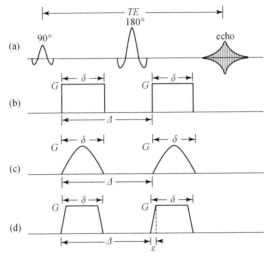

图 6.3.1　不同波形的梯度脉冲 SE 序列

(a) 90°和 180° RF 脉冲及回波信号;(b) 矩形脉冲扩散梯度;(c) 半正弦波形扩散梯度;(d) 梯形脉冲扩散梯度. G 是扩散梯度强度

6.3.3　在扩散 MRI 中成像编码梯度对 b 因子的贡献

在扩散成像中,编码梯度对 b 因子也产生贡献[10,16],必须清楚地知道这些贡献的大小,才能得到准确的扩散测量.一个典型的 SE 扩散成像序列如图 6.3.2 所示,图中定义了各梯度的参数,这里扩散梯度 g_d 宽度 δ 加在频率编码梯度 g_f 的方向(这里是 x 轴),相位编码梯度(g_p)是短脉冲(这里 y 轴),层面选择梯度(g_s, α)加在 z 轴.如果介质中扩散是各向同性的,可不必考虑不同轴上的梯度之间的耦合.只需分别算各轴上梯度的贡献,然后求和.这里先定 x 轴,再定 z 轴.至于 y 轴上相位编码梯度,由于很窄,强度也低,它对 b 因子的贡献一般可忽略[20].梯度 $G_x(t)$ 和相位函数 $F_x(t)$ 的时间依赖如下:

$$G_x(t)=\begin{cases}0\\g_f\\0\\g_d\\0\\g_d\\0\\g_f\end{cases},\quad F_x(t)=\begin{cases}0 & (0<t<t_0)\\g_f(t-t_0) & (t_0<t<t_0+\beta)\\g_f\beta & (t_0+\beta<t<t_1)\\g_f\beta+g_d(t-t_1) & (t_1<t<t_1+\delta)\\g_f\beta+g_d\delta & (t_1+\delta<t<t_1+\Delta)\\g_f\beta+g_d(\delta+t-t_1-\Delta) & (t_1+\Delta<t<t_1+\Delta+\delta)\\g_f\beta+2g_d\delta & (t_1+\Delta+\delta<t<t_0+\Omega)\\2g_d\delta+g_f(\beta-t-t_0-\Omega) & (t_0+\Omega<t<2\tau)\end{cases}$$

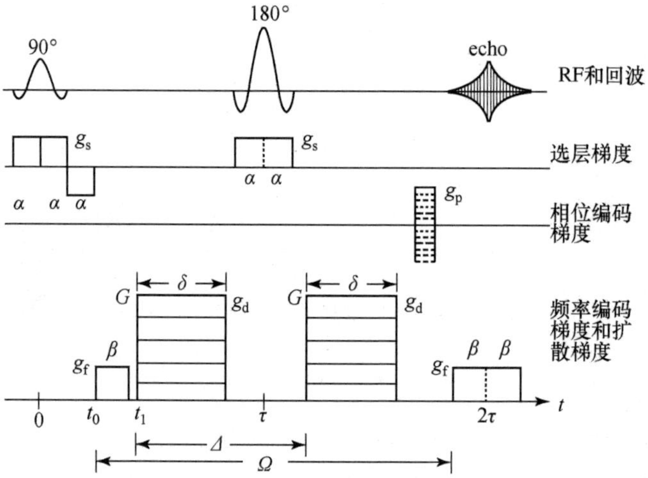

图 6.3.2

扩散成像 SE 序列中梯度脉冲参数定义：g_s、g_p、g_f、g_d 分别代表选层、相位编码、频率编码和扩散梯度的强度,其时间宽度分别用 α、β 和 δ 表示(g_p 宽度未标出).Δ 是扩散梯度的间距,Ω 是频率编码和预散相梯度之间的间距

由
$$F_x(t)=g_f\beta+g_d\delta \quad (t_1+\delta<t<t_1+\Delta),$$
可知
$$f_x=F_x(\tau)=g_f\beta+g_d\delta.$$
把 $F_x(t)$ 和 f_x 代入式(6.3.8)可产生
$$b_x=b_{i,x}+b_{ct,x}+b_{d,x}, \tag{6.3.14}$$
式中
$$b_{i,x}=\gamma^2 g_f^2\beta^2(\Omega-\beta/3), \tag{6.3.15a}$$
$$b_{ct,x}=\gamma^2 g_d g_f 2\beta\delta\Delta, \tag{6.3.15b}$$
$$b_{d,x}=\gamma^2 g_d^2\delta^2(\Delta-\delta/3). \tag{6.3.15c}$$

类似可写出 $G_z(t)$ 和 $F_z(t)$:

$$G(t) = \begin{cases} g_s \\ -g_s \\ 0 \\ g_s \\ g_s \\ 0 \end{cases}, \quad F_z(t) = \begin{cases} g_s t & (0 < t < \alpha) \\ 2g_s\alpha - g_s t & (\alpha < t < 2\alpha) \\ 0 & (2\alpha < t < \tau - \alpha) \\ g_s(t - \tau + \alpha) & (\tau - \alpha < t < \tau) \\ g_s(\alpha + t - \tau) & (\tau < t < \tau + \alpha) \\ 2g_s\alpha & (\tau + \alpha < t < 2\tau) \end{cases},$$

$$f_z = F_z(\tau) = g_s\alpha.$$

代入式(6.3.8)可求得

$$b_{i,z} = \frac{4}{3}\gamma^2 g_s^2 \alpha^3. \tag{6.3.16}$$

总 b 值为

$$b = b_i + b_{ct} + b_d, \tag{6.3.17}$$

式中

$$b_i = \gamma^2 g_f^2 \beta^2 (\Omega - \beta/3) + \frac{4}{3}\gamma^2 g_s^2 \alpha^3, \tag{6.3.18a}$$

$$b_{ct} = 2\gamma^2 g_d g_f \beta \delta \Delta, \tag{6.3.18b}$$

$$b_d = \gamma^2 g_d^2 \delta^2 (\Delta - \delta/3), \tag{6.3.18c}$$

式中 b_i 是成像梯度单独的贡献，b_{ct} 是成像梯度和扩散梯度之间的交叉项，b_d 是扩散梯度单独的贡献.

6.3.4 在 SE 扩散成像实验中的扩散时间和扩散梯度的"滤波"效应

S-T 型双极扩散梯度脉冲序列最大的优点是扩散时间定义得很清楚、很明确. 当 $\delta \ll \Delta$ 时，δ 是自旋标记时间，两个短 δ 梯度脉冲之间的间隔 Δ 比较长，扩散时间为 $(\Delta - \delta/3)$，在运用爱因斯坦方程 $\overline{x^2} = 2D\tau_d = 2D(\Delta - \delta/3)$ 测 D 时是特别方便的. 平均平方位移和信号损失随增加扩散时间而变化，可用来确定是受限制扩散，还是部分渗透扩散，还是自由扩散[21]. 而在 SE 扩散成像实验中，扩散时间变复杂了. 频率编码梯度产生一个很长的扩散时间 $(\Omega - \beta/3)$. 层面选择梯度产生一个很短扩散时间 $(2\alpha/3)$，交叉项 (b_{ct}) 有一个比 b_d 稍长的扩散时间 Δ，总共有四个扩散时间. 对于多于一个水隔间和有受限制扩散的系统，这不同的扩散时间使信号行为变复杂. 要确定受限制扩散间隔，就会引起偏差.

成像梯度能引起快扩散试样的选择性衰减，衰减的程度依赖于读梯度和选层梯度的强度、宽度及结构. 这可用一个"扩散滤波参数"来描写:

$$\xi = b_i^* D_w, \tag{6.3.19}$$

$D_w = 2.2 \times 10^{-3}$ mm^2/s 代表水自由扩散系数. 对单个水隔间, 这扩散滤波器不影响测量; 对多隔间系统, 扩散滤波器选择性地衰减来自更易游动性隔间的信号. 有人利用这一技术来确定比图像空间分辨率更小的隔间的扩散. 比如, 利用扩散滤波器对信号衰减的效应来分辨多细胞肿瘤球体的活边缘的细胞内外隔间的水扩散[22].

6.3.5　裁剪脉冲序列使 b_i 和 b_{ct} 最小

一般在人体成像中, 成像梯度的扩散滤波效应会引起严重的信号退化. 通过用 b_i 最小化的序列可以使信号损失降低. 比如把读出梯度重新安排, 如图 6.3.3(b)所示. 这样剪裁脉冲序列, b 因子中可消除交叉项, 且 $b_{i,r}$ 最小. 现在作一具体计算, 其梯度 $G(t)$ 和相位函数 $F(t)$ 如下:

$$G(t)=\begin{cases} 0 \\ g_d \\ 0 \\ g_d \\ 0 \\ -g_f \\ g_f \end{cases}, \quad F(t)=\begin{cases} 0 & (0<t<t_1) \\ g_a(t-t_1) & (t_1<t<t_1+\delta) \\ g_a\delta & (t_1+\delta<t<t_1+\Delta) \\ g_d(\delta+t-t_1-\Delta) & (t_1+\Delta<t<t_1+\Delta+\delta) \\ 2g_d\delta & (t_1+\Delta+\delta<t<2\tau-2\beta) \\ 2g_d\delta-g_f(t-2\tau+2\beta) & (2\tau-2\beta<t<2\tau-\beta) \\ 2g_d\delta-g_f\beta+g_f(t-2\tau+\beta) & (2\tau-\beta<t<2\tau) \end{cases}.$$

和 $f=F(\tau)=g_d\delta$ 一起代入式(6.3.8), 可算得

$$b = \gamma^2 g_d^2 \delta^2 \left(\Delta - \frac{1}{3}\delta\right) + \frac{2}{3} g_f^2 \beta^3. \tag{6.3.20}$$

与式(6.3.18)比较, 不但成像梯度 g_f 本身对 b 因子贡献量显著减小, 而且交叉项消失.

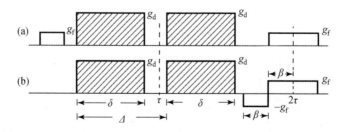

图 6.3.3　不同梯度结构对 b 因子贡献不同

(a)和(b)中成像梯度功能相同, 扩散梯度亦然. 然而(a)中有很大交叉项, 而(b)中则无交叉项

如果扩散梯度和层面选择梯度在同一坐标轴上,如何消除交叉项呢? 如何使 b_s 最小呢? 由式(6.3.16)告诉我们,$b_s \propto g_s^2$、α^3,因此用相对短的选择性 $90°$ 和 $180°$ RF 脉冲和短而强的层面选择梯度,可以使层面选择梯度对 b 因子的贡献最小化.根据式(6.3.20),同样原则也适合于频率编码梯度.当然所需付出的代价是谱宽度增大,数据采集时间变短.为消除选层方向 b 因子交叉项,也可使用非选择性 $180°$ 硬脉冲和 $90°$ 选择性脉冲.

不论哪一方向,要消除交叉项的通用方法是在同一方向加另一梯度之前聚焦每个梯度,比如用双极脉冲,像流动补偿序列(见《核磁共振成像——生理参数测量原理和医学应用》第 1 章)那样[23].

另外,从式(6.3.15)可知,交叉项也可以通过采集具相反极性扩散梯度的两组数据[24]在数据处理时消除之.即对用正扩散梯度和负扩散梯度得到的图像进行几何平均.这一方法适合于任何序列.设正扩散梯度和负扩散梯度 b 因子分别为

$$b_{x1} = b_{i,x} + b_{ct,x} + b_{d,x},$$
$$b_{x2} = b_{i,x} - b_{ct,x} + b_{d,x}.$$

其图像分别为

$$S_1 = S_0 e^{-b_{x1} D},$$
$$S_2 = S_0 e^{-b_{x2} D}.$$

两者相乘,得

$$S_1 S_2 = S_0^2 e^{-D(b_{x1}+b_{x2})} = S_0 e^{-D2(b_{i,x}+b_{d,x})},$$

或

$$\ln \frac{\sqrt{S_1 S_2}}{S_0} = -D(b_{i,x} + b_{d,x}). \tag{6.3.21}$$

事物总是有两面性,有些情况如吸附在高分子膜中水的慢扩散的测量,可在小扩散梯度、短延迟时间情况下利用成像梯度贡献的 b_i 以及它与扩散梯度的交叉项来研究,并且有可能得到高分辨扩散像[25].

§6.4 扩散 MRI 灵敏度及其生物系统中的扩散效应

6.4.1 最小可测量的扩散系数

用 MRI 测量扩散最广泛使用的序列是 Stejskal 和 Tanner 提议的双极脉冲梯度序列[7](PGSE).扩散引起的回波衰减由式(6.2.28)给出,重写如下:

$$\frac{M(TE)}{M_0} = \exp\left[-D\gamma^2 G^2 \delta^2 \left(\Delta - \frac{\delta}{3}\right)\right]. \tag{6.2.28}$$

当 $\delta \ll \Delta$ 时, $\Delta - \delta/3$ 可定义为扩散时间. 用此法测量扩散系数时, 一个经典的误差来源于 $K(TE) = \Gamma\int_0^{TE} G(t')dt' \neq 0$. 这意味着, 由于不完全的自旋聚焦会产生一个伪回波衰减, 会被误解释为由扩散产生的. 两个梯度脉冲的失配 $G_1\delta_1 \neq G_2\delta_2$ 就会产生这种条件. 这种失配也可能产生于背景梯度或涡流. 改进梯度会缓解这一问题. 不管怎样, 仔细的硬件校准对扩散测量实验是必不可少的.

为估计这种方法的精度, 对于给定硬件条件(最大可用梯度强度)和实验限制(相对于 T_2 的扩散时间), 我们可以计算能够测量的最小扩散系数. 为了维持合理的信噪比并对 D 得到合理的测量精度, 我们可允许由横向弛豫引起的 NMR 信号衰减最小到 20%, 最大到 70%, 并且由扩散引起的信号衰减量至少是 20%(当 $TE = T_2$ 时). 当用参数 $\delta = \Delta/10, \Delta = T_2, T_2 = 100$ ms, $G = 10$ mT/m 时, 我们求得最小可测量扩散系数是

$$D_{\min} = 37 \times 10^{-3} \text{ mm}^2/\text{s}, \tag{6.4.1a}$$

这是自由水扩散系数的 16 倍. 当选用参数 $\delta = \Delta, \Delta = T_2/2, T_2 = 100$ ms, $G = 10$ mT/m 时, 我们求得最小可测量扩散系数是

$$D_{\min} = 0.4 \times 10^{-3} \text{ mm}^2/\text{s}, \tag{6.4.1b}$$

这是自由水扩散系数的 1/5.

给定可用的梯度强度后, T_2 是测量精度的主要限制因素. 而一般有低 T_2 的介质, 由于其低游动性其扩散系数也低. 一般 D 的测量精度可达到 1%, 随 SNR 减小而减小. 具有短 T_2 的组织(如人体内肝脏、心肌、骨骼肌等)要求短 TE, 而短 TE 不能提供足够扩散时间以产生足够的信号衰减(因扩散). 一个解决办法是用受激回波序列(见 §6.5), 它允许增加有效扩散时间而没有因 T_2 弛豫产生的过分的信号衰减.

6.4.2　最佳梯度因子 b[15]

在扩散成像场合, 要考虑的因素是信噪比、可用梯度能力、想达到的扩散测量精度、要分析的组织类型(T_2, D), 以及希望消除的产生于宏观或微观非扩散运动的伪影等. 这些因素彼此竞争, 以致没有确定的规则. b 因子的最佳化极大地依赖于实验的优先度. 前面提到基于 SE 序列的 T_2 效应, 它给出无太大 S/N 损失的最长可用 TE 的上限. 对于在 1.5 T 系统上的脑研究, 最大 $TE < 180 \sim$

200 ms. 扩散梯度脉冲需插在 TE 之内, 有两个选择: ① 优先给扩散时间一个精确定义, 则要求脉冲宽度尽可能小. 为达到合理的扩散衰减(20%～30% 量级), 足够大 b 因子值要求相对长的扩散时间. 甚至当可用梯度(商业 MRI 机器, 10～25 mT/m)按全幅工作时, 也要求很长的 TE. ② 希望达到好的扩散系数测量精度, 这意味着降低梯度幅度以避免与硬件相关的伪影, 并用中等 TE 以维持合理的 SNR. 这是用长梯度脉冲($\delta=\Delta$)达到的, 代价是扩散时间不能精确定义. 即使如此, 由于梯度能力有限, b 因子在 200～300 s/mm² 范围内, 则仍要求 TE 在 100～140 ms 范围.

也可从统计学论证最佳化 b 值所在的范围, 以得到最好的扩散精度. 对于一组数据, 比如说信号为 S_i, b 因子为 b_i, 误差为 σ_i, 从方程(6.2.32)线性拟合的斜率计算出的扩散系数的标准偏差为

$$\sigma_D^2 \approx \frac{\sum 1/\sigma_i^2}{\sum 1/\sigma_i^2 \sum b_i^2/\sigma_i^2 - \left(\sum b_i/\sigma_i^2\right)^2}. \tag{6.4.2}$$

在 $\sigma_i = \sigma$(实际标准偏差)的近似下, 可得到

$$\sigma_D^2 = \frac{n\sigma^2}{n\sum b_i^2 - \left(\sum b_i\right)^2}. \tag{6.4.3}$$

适当选择 b_i 可使分母最大化. 很容易证明, 这最佳选择是一半 b_i 值在最大值, 另一半在最小值. 譬如有 10 个 b 值, 可有 5 个点在 $G=1$ mT/m 采集, 另 5 个点在 $G=20$ mT/m 采集. 这样选择, 比在 1～20 mT/m 之间每步 2 mT/m 等距增加梯度 G 得到 10 个不同 b 值的采集所达到的精度要高.

6.4.3 生物系统中微观动力学和微观结构效应

生物组织与"无限大均匀介质"条件有很大的差别. 生物组织是不均匀、不均质的, 包含多个亚隔间(subcompartments), 即微结构[26], 取决于划分这些隔间的势垒的可渗透性, 我们不得不考虑这些隔间之间的交换和输运, 即微观动力学. NMR 信号的经典处理也许不能恰当反映组织结构或特性. 在这些条件下如果不提供测量时间尺度或测量方向, 扩散系数也许无意义. 主要困难是: 介质结构详细情况一般不知道, 因此需要用模型. 特别是: 必须小心地用费克定律及导出的关系式(6.1.1)和(6.1.2). 支配扩散过程的条件概率分布现在可能偏离描写自由扩散的高斯分布[方程(6.1.13)]. 大多数成功的分析都是从条件概率分布开始, 考虑介质结构和特定边界条件. 我们考虑最简单的双梯度脉冲 SE 序列, 脉冲宽度 δ 相对于间隔 Δ 可忽略. 在方程(6.1.12)中, $P(x_1)$ 是起始在 x_1 处

找到一个自旋的概率可用作一个起点,可用来计算信号衰减:

$$\frac{M}{M_0} = \int_{-\infty}^{\infty}\int_{-\infty}^{\infty} \exp\left[i\gamma G\delta(x_2 - x_1)\right]P(x_2 \mid x_1, \Delta)P(x_1)\mathrm{d}x_1\mathrm{d}x_2. \quad (6.4.4)$$

另一方法是由 Callaghan 提议并被 Cory 等[27]应用的,是反转这问题——从 NMR 数据来确定分子位移概率分布 $P(x, \Delta)$. 重写式(6.4.4)为

$$\frac{M(\gamma G\delta)}{M_0} = \int_{-\infty}^{\infty} \exp(i\gamma G\delta x)P(x, \Delta)\mathrm{d}x. \quad (6.4.5)$$

立即可看出 $P(x, \Delta)$ 是测量的磁化强度的傅里叶变换. 在测位移分布中,我们没有作扩散是自由的先验假设,于是被具有单扩散系数的高斯分布特征化的. 虽然表观扩散系数(apparent diffusion coefficients,ADC)可能较易使用和理解,但可能并不总是有意义,当有完全限制时就是如此.

需要说明,人体内水分子的扩散由于受到诸如细胞膜结构、细胞器及微结构、神经纤维及微循环等的限制. 使用扩散磁共振技术只能测量水分子在这些限制存在的情况下所表现出来的扩散系数,通常称"表观扩散系数(ADC)".

6.4.4 受限制扩散

当介质内有妨碍分子自由穿越的界面时,扩散是受限制的[28~33]. 限制的观察必定与实验参数有关. 当测量时间很短时,大部分分子没有足够时间到达边界,以致其行为似乎是自由扩散. 然而当扩散时间增长时,更多的分子到达边界上,被反射回介质,其扩散距离就不像自由扩散那样随时间无限增加. 当所有分子都到达边界时,这距离"饱和",如图 6.4.1 所示. 这时测得的表观扩散系数逐渐减小到零. 在这两种极端情况之间,势垒有些可透性,在这种情况,扩散距离仍随扩散时间增加,但不呈线性,这就是所谓部分受限制. 通过比较饱和扩散值和自由扩散系数,理论上有可能估价受限边界的维度即隔间(比如细胞)的大小,这对在微观水平上确定组织的结构特征有参考价值. 用爱因斯坦关系 $\sqrt{\langle x^2 \rangle} = \sqrt{2DT_d}$ 对自由扩散计算的扩散距离相对于 $\sqrt{T_d}$ 的线性,随扩散距离达到受限隔间的尺度而趋于平坦(图 6.4.1). 当平均扩散距离是有限隔间的特征长度时,限制效应将出现在 NMR 信号中. 这些效应将依赖于限制的类型(不可透或可透势垒,吸引中心等)、受限体积的形状(球形、柱形、平板形等)以及

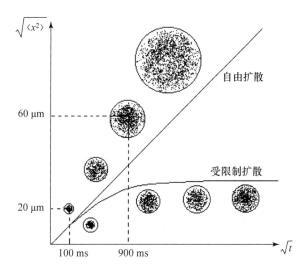

图 6.4.1　自由扩散和受限制扩散

爱因斯坦关系：$\sqrt{\langle x^2 \rangle} = \sqrt{2DT_d}$

NMR 实验的类型(恒定或脉冲梯度),无法用一个解析式描写所有情况.一个简单例子是分子扩散在距离为 a 的两个不可透平行壁之间[28]进行.如果理论上自由扩散距离大大超过 a,在双极梯度脉冲情况回波衰减显著地偏离指数衰减并变得与扩散时间无关,意味着分子被陷在外加梯度方向:

$$\frac{M(\gamma G\delta)}{M_0} = \left[\frac{\sin(\gamma G\delta a/2)}{(\gamma G\delta a/2)} \right]^2. \tag{6.4.6}$$

对于恒定梯度 G_0,这衰减是[29,31]

$$\frac{M(\gamma G\delta)}{M_0} = \exp\left[-\left(TE - \frac{17a^2}{56D} \right) a^4 \frac{(\gamma G_0)^2}{120D} \right]. \tag{6.4.7}$$

另一个有趣但更复杂的情况是被限制在一个半径为 R_0 球腔中的扩散.在理论极限,自由扩散距离大大超过 R_0,衰减又是与扩散时间无关[28,31],以致测量的表观扩散系数(ADC)随扩散时间增加而减小:

$$\frac{M(\gamma G\delta)}{M_0} = \exp\left[-\frac{(R_0\gamma G\delta)^2}{5\Delta} \right]. \tag{6.4.8}$$

对应于一个渐近表观扩散系数 $D_{渐近} = R_0^2/(5\Delta)$.如果扩散限制在球的表面,则式(6.4.8)中因子 5 应改为 3.对于恒定梯度 G_0,这衰减是

$$\frac{M(\gamma G\delta)}{M_0} = \exp\left[-\left(TE - \frac{581R_0^2}{1260D} \right) 8R_0^4 \frac{(\gamma G_0)^2}{175D} \right]. \tag{6.4.9}$$

不管限制性介质几何形状是什么,确定扩散是否是被限制的,信号衰减对 b 的半对数曲线偏离线性是关键的.虽然其他原因,比如在非均匀系统中的扩散也可产生同样的效应,决定性实验是表明测量的扩散系数或信号衰减是否随扩散时间 T_d 的变化而变化.从原理上这样的研究能导致隔间几何形状和限制边界的大小的确定.这样的实验一般不是很容易做出结果的.如果想避免受限扩散效应,那必须减小扩散时间 $T_d(\Delta)$,以致扩散距离 $\sqrt{\langle x^2 \rangle}$ 在 $T_d(\Delta)$ 期间小于受限区域的特征长度 R.不幸的是,从式(6.2.28)可看出,在这些条件下的扩散效应变得很小.为了产生较大扩散衰减,必须用多对梯度脉冲,如图 6.4.2 所示梯度结构,扩散时间为 Δ,当用 n 对脉冲时 b 因子是单对的 n 倍,于是

$$\frac{M(TE)}{M_0} = \exp\left[-\gamma^2 G^2 \delta^2 \left(\Delta - \frac{\delta}{3}\right) Dn\right]. \tag{6.4.10}$$

有些情况,"限制"也可能是不完全的,分子可漏过边界,换句话说,膜总是有点透水性,或叫可透势垒,在这种情况下,扩散测量可用来确定这些势垒的通透性.

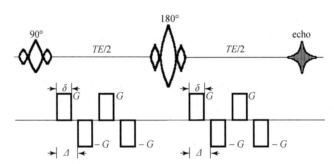

图 6.4.2 交变梯度脉冲序列,可减少受限制扩散效应

在这种情况下,扩散时间可减少到由单脉冲所定义的扩散时间,即 $(\Delta - \delta/3)$.但这里的梯度因子 $b = 4G^2\delta^2(\Delta - \delta/3)$

6.4.5 各向异性扩散

扩散是一个三维过程.然而,分子游动性可能在各方向上不相同.这种各向异性起源于介质微结构单元的物理排列(如液晶)或者有限制扩散的障碍存在.应当指出,各向异性不包括受限扩散.在分子水平上展示各向异性扩散的结构在宏观水平上可以是各向同性的,因为"粉末平均"效应.在这种情况 $\lg M$-b 变化曲线可能不是线性的.这种对线性的偏离归因于各向异性而不是受限扩散,

因为扩散测量与扩散时间无关.

在各向异性扩散中,有效扩散系数被有效扩散张量代替.方程(6.2.15)不再有效,扩散方程应该用式(6.2.13)表示,式(6.2.15)描写的回波衰减应改为

$$\frac{M(TE)}{M_0} = \exp\Big[-\sum_{i=1}^{3}\sum_{j=1}^{3} b_{ij}D_{ij} \Big], \qquad (6.4.11)$$

这里 b_{ij} 是 b 矩阵的元素, D_{ij} 代表有效扩散张量元素,其对角项 D_{xx}、D_{yy} 和 D_{zz} 反映在同一方向上分子位移相关性,而其偏离对角的项 D_{xy}、D_{yz}、D_{zx} 反映在正交方向上分子位移之间的相关性.例如,当观察在半透平行层晶格中的扩散时,平行层相对 x 轴和 y 轴是斜交的,那么沿 x 轴的宏观位移将与沿 y 的位移有关.

一般我们必须假定扩散张量中对角和非对角项均不消失,除非我们事先知道梯度方向(实验室坐标系)与材料主轴方向重合,这条件很少满足,尤其在 MRI 应用中.参考方程(6.4.11),如果扩散梯度沿 x、y、z 轴同时加上,所测量的衰减将是包含扩散张量对角、非对角项的混合.

6.4.6　在多隔间系统中的扩散

在生物组织中测量到的绝大多数扩散是一个“表观”(apparent)扩散系数.一般假定在各成像体元中只有一个扩散系数,现在我们应该核对这假设是否有效,因为大多组织由多个亚隔间组成,至少包括细胞内、外隔间.假定测量时间很短,以致在各亚隔间之中扩散不受限制,且无交换,则信号衰减为

$$\frac{M(TE)}{M_0} = \sum_{i=1}^{N} p_i\exp(-bD_i), \qquad (6.4.12)$$

式中 p_i 是在隔间 i 中扩散分子的密度, D_i 是相应扩散系数, N 是子隔间数.在这种情况,所测量的表观扩散系数依赖于所用 b 值的范围,并不能恰当地反映体元内的扩散.用低 b 值的测量对快扩散成分是敏感的.理想的方法是通过拟合这数据到多指数衰减而分离开所有子隔间.不幸的是, D_i 值经常很低且彼此不是差很多,以致大 b 值和高信噪比是需要的.进一步,如果隔间有不同的弛豫率,还得考虑弛豫效应[34].

当测量时间较长时,情况有些不同.第一,受限扩散可能在最小子隔间中发生;第二,在互通隔间之间有分子交换可见,以致很难解析处理.在长扩散时间的情况对 N 个子隔间应用中心极限定理,可以证明用一个表观扩散常数 D_{app} 是合理的:

$$D_{\text{app}} = \sum_{i=1}^{N} p_i D_i. \tag{6.4.13}$$

这近似方法与 NMR 色散研究[35]一致,它暗示在 NMR 时间尺度上细胞膜可忽略.

在中间情况,必须考虑各隔间的几何排列和扩散系数以及它们的交换率[36].对用不同的扩散时间测得的扩散衰减曲线的可理解的分析,可能导致对介质微结构的正确描述.

6.4.7 代谢扩散

在活体中定域 NMR 谱可以测量水及水以外的分子的扩散.因为不同的核素有不同的拉莫尔频率,NMR 可以分辨它们,比如^{31}P、^{19}F、^{2}H 及^{13}C.可以利用其化学位移来确定在复杂混合物中各化合物的扩散系数[37].例如磷的扩散可利用^{31}P 谱来研究[38,39].磷酸肌酸(PCr)是一个真正细胞内空间探头,显示真实的受限扩散(见图 6.4.1).PCr 可用来提供关于细胞内环境的信息,比如细胞内的黏度和几何结构.监测代谢交换或药物通过细胞膜的情况,这类似于测量分子流动的技术.值得提及,对于自旋>1/2 的核素,或耦合自旋系统,多量子实验对扩散测量梯度硬件的要求低一些.因为所加的有效梯度幅度按相干阶次 n 的指数增加.对于 $n=2$,可期望扩散效应增大 4 倍.这样的研究用^{23}Na[40]得到了,也在耦合的自旋系统[41]中得到了,并用于活体中对乳酸[42]的测量.用^{1}H-NMR 谱在活体中测量代谢扩散的可行性在动物[43]和在人脑[44]中已经证明.

§6.5 受激回波扩散成像序列

扩散敏感梯度和成像序列结合就可成为扩散加权成像序列.前几节都是假定脉冲梯度和自旋回波(SE)序列的结合,因而称它为 PGSE 扩散成像序列.其实扩散梯度也可以和其他脉冲序列结合,比如和受激回波(STEAM)序列结合形成 STEAM 扩散成像序列,这是本节要讨论的问题.和 EPI 结合形成 EPI 扩散成像序列将在 §6.6 讨论.

受激回波[45]特别适合于 $T_1 \gg T_2$ 的系统,生物组织中所遇到的水质子和细胞隔间就属于这类系统.对这类系统,STEAM 扩散成像序列[46,47]允许控制扩散时间以适合于"受限制扩散"的研究,而不会有过分的信号损失.这是 SE 扩散成像序列所不及的.

6.5.1 受激回波序列

图 6.5.1 显示了由三个 RF 脉冲激发的信号,弱梯度场使这时阈信号尖锐化并改善了其可见度.最重要的是,梯度保证了被激发横向磁化强度的足够散相.必须散相才能使第二个 RF 脉冲把这自旋等色群分为横向分量和纵向分量.横向分量在 RF_2 之后 $TE/2$ 时刻形成 SE1.如图 6.5.1 所示,三个 RF 脉冲产生三个 FID 信号和五个回波信号.五个回波包括受激回波 STE,主自旋回波 SE1、SE3 和 SE4,以及二次自旋回波 SE2.应注意 STE 要求加三个 RF 脉冲,在 TM 期间引进破坏梯度(spoiler)可实现 STE 的选择性采集,即把其他回波破坏掉.并要求在第一个 $TE/2$ 期间加破坏梯度,在第二个 $TE/2$ 期间加相应平衡梯度.在后面紧邻实验中第一、三个 RF 脉冲同步移相 $180°$,可消除 FID3 的贡献.

最大 STE 信号是用三个 $90°$ RF 脉冲并在第一个 $TE/2$ 期间 $M_\perp$ 有完全的散相得到的,忽略 T_1 弛豫,其幅度为 $90°\sim180°$ 两 RF 脉冲产生的自旋回波的一半.当然 STE 信号也可被任意章动角($\neq180°$)、任意相位关系的 RF 脉冲产生.特别是一串低倾倒角读出脉冲可以取代第三位置上的单脉冲.

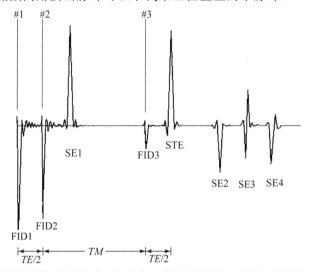

图 6.5.1 弱梯度存在时,被三个 RF 脉冲组成的序列($TM>TE/2$)所激发的 NMR 信号
STE 是受激回波.SE1 是 FID1 的自旋回波;SE2 是 SE1 关于 RF_3 的二次回波;SE3 是 FID2 关于 RF_3 的回波;SE4 是 FID1 关于 RF_3 的回波

6.5.2 测量扩散的双极脉冲梯度受激回波序列

图 6.5.2 说明了适于测量自扩散系数 D 的双极脉冲梯度受激回波(bPG-STE)序列. 脉冲梯度插在第一、三间隔中[45]. 因此,沿梯度轴不同位置的自旋经受不同的场强,它们以各自的频率进动在 $TE/2$ 后产生不同相位. 随第三 RF 脉冲和第二扩散梯度之后,进动方向被反转,静止自旋可完全聚焦. 相反,扩散自旋的空间位移导致其进动频率移动使相应的 STE 不完全聚焦,观察到的衰减连同弛豫效应由下式给出:

$$\frac{I}{(I_0/2)} = \mathrm{e}^{-\left(\frac{TM}{T_1} + \frac{TE}{T_2}\right)} \mathrm{e}^{-D\gamma^2 g^2 \delta^2 \left(\Delta - \frac{\delta}{3}\right)}. \tag{6.5.1}$$

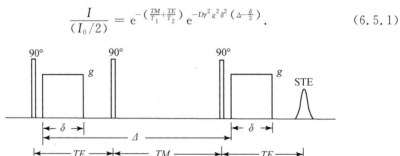

图 6.5.2 测量扩散的受激回波序列

扩散梯度强度为 g,宽度为 δ,扩散时间为 $\Delta - \delta/3$

或写成

$$\ln I = \ln(I_0/2) - \frac{TM}{T_1} - \frac{TE}{T_2} - D\gamma^2 g^2 \delta^2 \left(\Delta - \frac{\delta}{3}\right), \tag{6.5.2}$$

$\left(\Delta - \dfrac{\delta}{3}\right)$ 是实际扩散时间,I 代表 STE 信号的实际幅度,I_0 是 NMR 信号起始幅度. 如保持 TE、TM、Δ、δ 不变而改变扩散梯度的强度,就是加不同的扩散权重,根据方程(6.5.2)通过对实验数据的两参数最小平方拟合得到直线

$$\ln I = -bD + a, \tag{6.5.3}$$

由其斜率就可得到扩散系数 D. 式中扩散权重因子 b 为

$$b = \gamma^2 g^2 \delta^2 \left(\Delta - \frac{\delta}{3}\right), \tag{6.5.4}$$

常数 a 为

$$a = \ln\left(\frac{I_0}{2}\right) - TM/T_1 - TE/T_2. \tag{6.5.5}$$

6.5.3 受激回波扩散成像

把扩散加权受激回波序列(图6.5.2)和NMR成像概念结合起来,就构成STEAM扩散加权成像序列,或者说在传统STEAM成像序列中插入扩散梯度,如图6.5.3所示.图中扩散梯度加在频率编码轴上.有时为了增加有效扩散权重,或研究沿特定方向的扩散过程,扩散梯度也可加在两个或三个正交轴上.一个层面的扩散系数分布图可以从一组对应不同梯度强度的扩散-加权像计算出来.

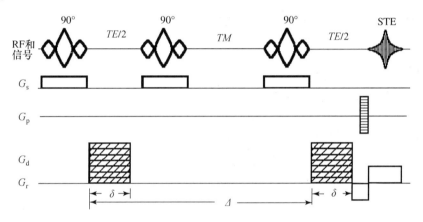

图6.5.3 扩散加权受激回波成像序列

G_d 是扩散梯度,G_s、G_p 和 G_r 是成像梯度

6.5.4 受限制扩散的 STEAM 成像

在微观乳胶[48]中或在动、植物[32]及人体细胞中,分子自由扩散受到边界的阻碍,分子自扩散受到限制,其表观扩散系数(ADC)依赖于扩散时间.根均方位移由下式给出:

$$\langle \Delta x^2 \rangle = 2D\left(\Delta - \frac{\delta}{3}\right). \qquad (6.5.6)$$

可以把在 $\left(\Delta - \frac{\delta}{3}\right)$ 时间内达到的位置位移和样品微观结构的典型尺度进行比较.如果 Δx 接近细胞或小室的平均直径,则达到最大位移.从方程(6.5.3)计算出的 ADC 随进一步增加扩散时间而减小.

Merboldt 等人[49]用图6.5.3所示 STEAM 序列研究了洋葱(onion)中水

分子的受限扩散. 结果显示在图 6.5.4(a)~(d)中. 最亮的强度与扩散系数 1×10^{-3} mm^2/s 相对应. ADC 值随增加扩散时间而减小指示水质子扩散被限制. 这个发现在洋葱核的小细胞中比洋葱外皮较大细胞中更显著. ADC 的详细行为作为扩散时间的函数显示在图 6.5.4(e)中. 这近似的细胞半径和不存在限制时的有限扩散系数是通过把测量到的数据拟合到一个模型而得到的, 这模型[29,50]是粒子在一个具有不可透边界的球腔中的扩散模型. 计算出的洋葱芯细胞半径约 40 μm, 外皮细胞半径约为 60 μm, 与用其他方法得到的结果符合得很好.

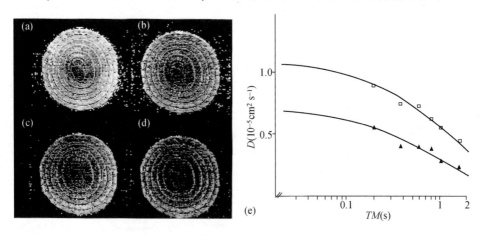

图 6.5.4　洋葱的扩散加权图($B_0=2.35$ T)

受激回波序列的 TM 值, (a) 取 200 ms、(b) 取 400 ms、(c) 取 600 ms、(d) 取 1000 ms, 扩散权重 b 因子从 41 到 4157 s/mm^2, 葱最外层 $D\approx 1.0\times 10^{-5}$ cm^2/s. (e) 是从选择的 VOI 计算出的扩散系数作为 TM 的函数. □代表洋葱最外层, ▲代表洋葱内芯

上述测量只能用 STEAM 序列, 水质子很长的 T_1 弛豫时间提供了长达 1500 ms 的扩散时间, 而短 T_2 弛豫时间排除了用 SE 测量的可能性.

6.5.5　动物中枢神经系统的扩散加权 STEAM 成像研究

发展新的诊断步骤和介入治疗必须首先进行动物实验. 在中风[51,52]的早期检测和辨认诊断中, 中枢神经系统(CNS)的扩散加权成像可能成为一个重要工具. 不幸的是, 在活体中存在不可避免的宏观运动, 使扩散成像的简单易行大打折扣. 同时由于脑脊液(CSF)存在, 脑脉动产生伪影, 必须借助心电图(EKG)同步来降低. 利用强扩散梯度也放大了甚至很小的运动感应的相位误差. 为了补偿运动感应(仅恒定速度)的这种相位误差, 可在两个 $TE/2$ 间隔中使用双极平衡扩散梯度, 如图 6.5.5 所示.

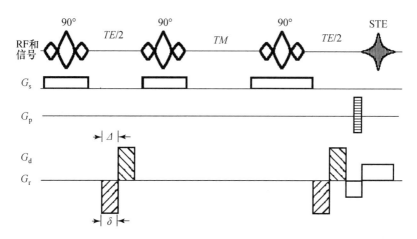

图 6.5.5 适合于活体中应用的扩散加权 STEAM 成像序列

扩散加权是通过在各 $TE/2$ 间隔插入一对自补偿双极扩散梯度实现的

6.5.6 人脑的扩散加权高速 STEAM 成像序列

人体内扩散研究焦点在 CNS,是由于它有诊断脑疾病如中风(stroke)的潜在能力.另外一个技术原因在于脑组织 T_2(100～200 ms)较长,而其他器官如骨骼肌、心肌、肝等的 T_2($\leqslant$30 ms)太短,以致扩散加权实验设计用临床 MRI 梯度系统很困难.而且由于胸、腹部的显著运动使扩散研究更困难.与动物扩散成像相比,人体扩散加权成像遭受更强的运动问题.一方面对人头的硬固定不能像动物那样,另一方面人脑脉动比动物更强.已提出许多办法克服人脑扩散加权成像中的运动伪影,例如,EKG 触发的高速 STEAM 序列可以完全避免运动感应的信号衰减.

图 6.5.6 显示了高速 STEAM 扩散加权成像序列[53].它基于单次激发(single-shot)STEAM 成像序列[54,55]和扩散梯度相结合.即把图 6.5.5 中第三个 90°脉冲换成 n 个低倾倒角读出脉冲:

$$90°\text{-}TE/2\text{-}90°\text{-}TM\text{-}\left[\alpha-\frac{TE}{2}(\text{STE})\right]_n. \tag{6.5.7}$$

对这 n 个 STE 信号进行不同的相位编码,当数据矩阵为(32～64)×128 时,采集时间不超过 1 秒.虽然高速以图像分辨率为代价,然而这亚秒级扩散加权成像序列的显著优点是消除了而不是减小运动伪影.当用 EKG 触发时整幅像采集在心跳舒张期内完成.图 6.5.7 显示了用高速 STEAM 扩散加权序列采集的

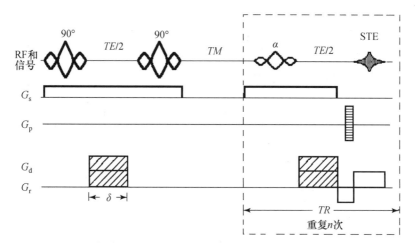

图 6.5.6   高速扩散加权 STEAM 成像序列

只有虚框框住的部分以不同相位编码步重复 n 次. N 是相位编码步数

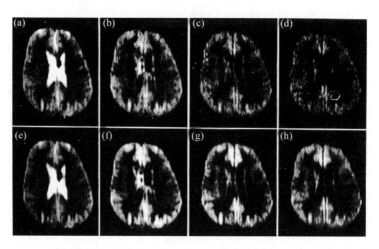

图 6.5.7   EKG 触发(R 波后延迟 300 ms)扩散加权高速 STEAM 成像序列(图 6.5.6)
对一正常志愿者脑采集的图像

48×128 数据矩阵,层厚 8 mm,250 mm FOV. 扩散梯度($\delta = 8.9$ ms)加在频率编码和层面选择方向产生平均扩散权重因子 b 从左到右为 11、160、360 和 720 s/mm²,第二个 RF 脉冲和第一个 α 脉冲(12°)之间间隔 $TM = 760$ ms,对中央相位编码步产生有效扩散时间 $\overline{\Delta} = 1000$ ms. 实际成像时间为 $n = 48$ 个采集间隔(12 ms)即 576 ms($TE/2 = 10$ ms). (a)~(d)是单次激发成的像. (e)~(h)是从最小 10 秒间隔心跳舒张期采集 8 次的累加平均人脑像.图中(a)～(d)是单次激发像,(e)～(h)是信噪比显著提高的 8 次累加平均像.从分开的心跳周期采集的像的信号平均不会折中扩散衰减.虽然STEAM 像在原理上显示信噪比比扩散加权的 EPI 像(见§6.6)低一些,但一个实际优点源于以下事实:RF 再聚焦回波的采集不会导致磁化率伪影.在没有 EPI 的永磁 0.5 T MRI 机器上有可能执行高速 STEAM 成像.

6.5.7　在异质系统中测量扩散的魔不对称梯度受激回波(MAGSTE)序列

PGSE 序列可用来测量分子位移的概率分布,在均匀样品中可获得扩散系数,在异质(类)样品,比如多孔介质和生物组织中,扩散测量可提供关于样品的形态学信息.然而在异质样品中,有背景梯度,妨碍分子位移的精确测量.背景梯度随磁化率失配而变化,也随系统的局部结构而变化,也依赖进行实验时所用的磁场强度.在高场强背景梯度可能达到或超过实验用的梯度.如果考虑不周,当扩散技术用于特征化局部结构时,背景梯度可能引进严重误差.

对于异质系统,通常纵向弛豫比横向弛豫长得多.如图 6.5.8(a)所示脉冲梯度受激回波序列(PGSTE),容易受最短横向弛豫衰减的影响,被广泛用于确定像多孔介质这样的复杂系统的特征[56~58].而且受激回波的性质允许该技术用于探测很长发展间隔($\approx T_1$)的扩散位移概率 $P(r|r',t)$,因此可用于异质系统在 q-空间成像[27,59,60].

然而,双极脉冲梯度受激回波(bPGSTE)序列[图 6.5.8(b)中 a)]只能抑制静态背景梯度[61,62].对于空间变化(磁化率变化)和/或随时间变化(储存期)的背景梯度,孙哲提出了一个魔不对称梯度受激回波序列(MAGSTE)[63,64],如图6.5.8(b)中 b)所示,提供了精确的扩散测量[65],比 bPGSTE 序列的定量精度高[66].对具体定量计算有兴趣的读者可参阅所引文献.

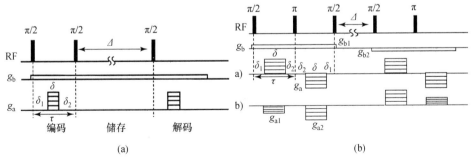

图 6.5.8

(a) PGSTE 脉冲序列示意图,g_b 是背景梯度,外加梯度 g_a 加在编码(encoding)和解码(decoding)期间;
(b) bPGSTE 序列[a)]和 MPGSTE 序列[b)]

§6.6 扩散 EPI 成像序列

扩散敏感梯度一般是强梯度,当把 S-T 扩散梯度插入传统多射 MRI 序列中,所成的 MR 像对水分子微观运动效应(即扩散运动)很敏感.然而这扩散加权像对体运动比如与心脏跳动有关的脉动、不自主的抽动和 CSF 流动也很敏感.不仅被成像的对象必须固定住不能动,而且成像系统硬件也必须非常稳定.否则在相位编码方向伪影会把图像破坏掉,这经常使扩散系数的空间分布图作不出来.如果用扩散 EPI,由于速度快,可把运动"冻结"住,上述问题可以避免[55].

6.6.1 运动伪影

在传统多脉冲成像中,即使没有扩散梯度,当成像对象或对象的一部分在相继采集周期之间移动一个距离 Δx 时,就会产生运动伪影.这后面回波有一相位调制:$\exp(i2\pi K_x \Delta x)$,K_x 是 K-空间坐标.因此,在这个回波与前一回波之间有一不连续性.一旦完整数据采集完经 2DFT 建一图像,这种不连续性作为伪影(ghost artifact)分布在相位编码方向.不连续性的幅度依赖于 K(一阶效应):

$$S(x,y,z) = S_0 e^{i2\pi[(K_x x + K_y y + K_z z) + (K_x \Delta r + K_y \Delta y + K_z \Delta z)]}, \qquad (6.6.1)$$

不论哪个方向运动,伪影都在相位编码方向.当在扩散成像中使用大梯度时,或被成像对象急速移动,像传统腹部成像那样,这情况就更坏.这时的信号依赖于相干速度和体内不相干流动以及其位移.要想无伪影,各回波采集时,所有变量 (K,x) 必须一样.心电门控是有好处的,尤其是在脑成像中.血流和灌注中非周期运动除外.CSF 流动和病人不自主运动经常引起不可靠的结果.相继回波之间速度变化 Δv 会引进相位因子,其形式为 $\exp(i\gamma G \Delta v t^2)$,$t$ 是加梯度的时间.会在所有 K 值(0 阶效应)上有一不连续性.并且这伪影可以有足够大的幅度使扩散像的计算变为无意义.

用 EPI,一方面整组回波(可经 FT 建一幅像)在一个单采集周期(50～150 ms)内采完,在相继数据点之间不可能产生不连续性,因而不会有运动导致的伪影.即使在这样短的采集期间有大到几个体元宽的体运动,也只可能出现图像模糊和明暗带.这样的速度在脑中极少碰到.用 EPI 时,在大血管中的急流血、在第三脑室及导水管中的 CSF 相对于心脏周期在表观上有一特征变化.但未曾观察到分布式运动伪影,这是在回波平面心脏成像中反复证明了的.脑中微血管脉动成分当然可忽略.

6.6.2 EPI 扩散加权成像(DWI)序列

扩散加权成像序列如图 6.6.1 所示,其中(a)是自旋回波(SE-)EPI.与图 4.3.1 比较,只是额外插入一对同极性扩散梯度在 180° RF 脉冲两旁.图 6.6.1 (b)是梯度回波(GE-)EPI,与图 4.3.2 比较,只是在采集之前插入了一对反极性扩散梯度.涉及 EPI 扩散成像的主要问题是:对 T_2 很短的组织,或与场不均匀性有关的 T_2^* 很短,在 EPI 中从激发系统到数据采集所花时间太长时,则短 T_2、T_2^* 组织的信号观察不到.要提供合理的分辨率,K-空间轨迹大偏移是需要的,扫描整个 K-空间必须很快,典型的为 $50\sim100$ ms,因此需要急速开关的大梯度.并且扩散梯度必须足够短,每叶小于 40 ms.

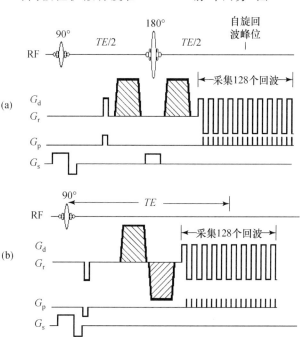

图 6.6.1 扩散加权回波平面成像(EPI)序列
(a) SE-EPI;(b) GE-EPI

6.6.3 扩散加权图像的畸变

EPI 扩散加权图像(DWI)虽然对运动不敏感,但对磁化率变化很敏感;又由于扩散敏感梯度是强梯度,容易受涡流影响而产生图像畸变和 $N/2$ 奈奎斯特鬼影,尤其是 GE-EPI 由于不使用 180°重聚脉冲,情况就更严重.因此要求主磁场 B_0 均匀度好(<2 ppm),有自屏蔽梯度线圈,使涡流极小,并使用梯度波形预强调技术,减小时延和畸变,梯度强度 >25 mT/m,升降速度(slew rate)>200 T/(m·s).仅此是不够的,DWI 对水分子平移运动非常敏感,在典型测量时间扩散运动在 $5\sim15$ μm 量级,少许人体运动,甚至心脏脉动都会导致显著的信号相移或信号损失,严重影响图像质量.为了降低运动敏感度,通常用单射 EPI,然而单射采集通常遭受 B_0 磁化率效应引起的畸变伪影和急速开关大扩散梯度产生涡流引起的畸变伪影.另外,是在长回波列期间 T_2^* 信号衰减导致严重的图像模糊,从而限制了图像分辨率.为了降低这些伪影,需要缩短回波列长度,并减小回波间隔.广泛采用并行采集(见 §7.3)和分段 $\boldsymbol{K}$-空间采样.并行采集理想地适合于 DWI,因为它允许实质性地缩短回波列长度和回波间距,使单射 EPI 得以保持对运动的鲁棒性(robustness),实质性降低 B_0-磁化率伪影.目前在标准的现代超导 MRI 机器上,大部分 DWI 研究都用并行成像作为临床协议的组成部分,加速因子限制在 2~4,取决于接收通道数目和线圈结构.如果用分段多射 EPI 扩散成像,就必须用导航技术以校正射间相位.

§6.7　扩散张量 MR 成像

当对不均匀介质(比如生物组织)进行 NMR 扩散系数测量或成像时,测得的表观扩散系数(ADC)依赖于组织微观动力学和微观结构,以及梯度脉冲参数.在某些非均质介质比如灰质中,标量 ADC 与扩散敏感梯度的取向无关,扩散表现为各向同性.相反,在另外一些非均匀介质比如白质或骨骼肌中,ADC 依赖于扩散敏感梯度的方向,以致扩散表现为各向异性.这里,ADC 依赖于纤维束轴和外加梯度之间的夹角.当扩散敏感梯度和纤维束方向平行时测得 ADC 为最大,当扩散敏感梯度和纤维束方向垂直时测得 ADC 为最小[67~69].

对这样的各向异性介质,应该用有效扩散张量 $\boldsymbol{D}^{\mathrm{eff}}$ 而不是标量 ADC 描写其扩散输运特征.用一张量来描写各向异性扩散的概念早在 1965 年[28]就提出来并应用于 NMR 扩散系数.至于扩散成像[6,9]始于 1984 年,扩散张量成像由 Basser 等人创始于 1994 年[70~72].这涉及三个问题需要解决:

(1)导出 $\boldsymbol{D}^{\mathrm{eff}}$ 的对角元和非对角元与在脉冲梯度 SE 实验中测得的回波强度之间的关系;

(2)设计一系列磁场梯度序列来观察 $\boldsymbol{D}^{\mathrm{eff}}$ 的对角、非对角元不同的线性组合对测得的回波的影响;

(3)从这些实验估计 $\boldsymbol{D}^{\mathrm{eff}}$.

用 MRI 测 $\boldsymbol{D}^{\mathrm{eff}}$ 必然导致扩散张量成像(diffusion tensor imaging,DTI).

6.7.1　有效扩散张量 $\underline{D}^{\text{eff}}$

宏观有效扩散张量可表示如下：

$$\underline{D}^{\text{eff}} = \begin{bmatrix} D_{xx}^{\text{eff}} & D_{xy}^{\text{eff}} & D_{xz}^{\text{eff}} \\ D_{yx}^{\text{eff}} & D_{yy}^{\text{eff}} & D_{yz}^{\text{eff}} \\ D_{zx}^{\text{eff}} & D_{zy}^{\text{eff}} & D_{zz}^{\text{eff}} \end{bmatrix}. \tag{6.7.1}$$

有三个有用的物理诠释，第一个是作为一个输运参数，使宏观扩散流矢量 $\boldsymbol{J}$ 和粒子浓度梯度 $\boldsymbol{\nabla} n$ 对各向异性介质满足推广的费克定律：

$$\boldsymbol{J} = -\underline{D}^{\text{eff}} \cdot \boldsymbol{\nabla} n, \tag{6.7.2}$$

方程(6.7.2)的一个重要结果是 $\boldsymbol{\nabla} n$ 不一定与 $\boldsymbol{J}$ 平行，这与各向同性介质情况不同. 对不带电的部分，比如水，$\underline{D}^{\text{eff}}$ 必定是对称的[28]，即 $\underline{D}^{\text{eff}} = (\underline{D}^{\text{eff}})^{\text{T}}$. 这是互易定理和微观可逆性原理(非平衡热动力学)的要求. $\underline{D}^{\text{eff}}$ 的第二个诠释产生于考虑一个扩散的布朗运动模型，当介质在 x、y、z 各方向游动性不同时，$\underline{D}^{\text{eff}}$ 具体体现了沿这些方向位移的相关性. 特别是在条件密度函数 $P(\boldsymbol{r}\,|\,\boldsymbol{r}_0, \tau_{\text{d}})$ 中 $\underline{D}^{\text{eff}}$ 表现为协变矩阵. 概率 $P(\boldsymbol{r}\,|\,\boldsymbol{r}_0, \tau_{\text{d}})$ 表示粒子起初在 $\boldsymbol{r}_0$ 而于 τ_{d} 时刻自由平移到 $\boldsymbol{r}$ 的概率：

$$P(\boldsymbol{r}\,|\,\boldsymbol{r}_0, \tau_{\text{d}}) = \frac{1}{\sqrt{|\underline{D}^{\text{eff}}(\tau_{\text{d}})|(4\pi\tau_{\text{d}})^3}} \exp\left[\frac{-(\boldsymbol{r}-\boldsymbol{r}_0)^{\text{T}} \cdot (\underline{D}^{\text{eff}}(\tau_{\text{d}}))^{-1} \cdot (\boldsymbol{r}-\boldsymbol{r}_0)}{4\tau_{\text{d}}}\right]. \tag{6.7.3}$$

$\underline{D}^{\text{eff}}$ 的第三个诠释在于，对于各向异性扩散介质，原始 Bloch-Torrey 方程的扩散项中的扩散系数 D 也应代之以 $\underline{D}^{\text{eff}}$，方程(6.2.1)正是推广的 Bloch-Torrey 方程. 对各向异性扩散求解 Bloch-Torrey 方程，得到

$$\ln\left[\frac{M(TE)}{M(0)}\right] = -\sum_{i,j=1}^{3} b_{ij} D_{ij}^{\text{eff}}. \tag{6.7.4}$$

它给出回波相对衰减的对数对 b 矩阵及 $\underline{D}^{\text{eff}}$ 的依赖关系.

6.7.2　b 矩阵

在扩散张量成像(DTI)中，要估计各体元扩散张量，由式(6.7.3)可知，必须首先计算它的系数矩阵——b 矩阵(共 9 个元素). 对于给定的扩散成像序列，已知梯度参数和结构，可以计算 b 矩阵的全部元素(包括交叉项). 用这 b 矩阵值，可以估计有效扩散张量并建立扩散椭球图像[70,71]. 这里只给出 b 矩阵的一般表达式.

我们从方程(6.2.12)开始，重写如下：

$$M(t) = M(0)\exp\left[-4\pi^2\int_0^t \boldsymbol{K}(t') \cdot \underline{\boldsymbol{D}} \cdot \boldsymbol{K}(t')\mathrm{d}t'\right]. \qquad (6.2.12)$$

式中 $M(0)$ 是起始横向磁化强度,即 90° RF 脉冲刚结束时的时间定为 $t = 0$. 对各向异性介质,在 SE 实验中,用 $M(TE)$ 表示回波强度,则 $M(TE)/M(0)$ 的对数满足

$$\ln\frac{M(TE)}{M(0)} = -4\pi^2\int_0^{TE}\boldsymbol{K}(t) \cdot \underline{\boldsymbol{D}} \cdot \boldsymbol{K}(t)\mathrm{d}t, \qquad (6.7.5)$$

TE 是回波时间,$\boldsymbol{K}(t)$ 由式(6.2.9)定义. 由于梯度可以定义为一个矢量(行矢量或列矢量):

$$\boldsymbol{G}(t) = \begin{bmatrix} G_x(t) \\ G_y(t) \\ G_z(t) \end{bmatrix} \quad\text{或}\quad \boldsymbol{G}(t) = \{G_x(t), G_y(t), G_z(t)\}, \qquad (6.7.6)$$

因此,$\boldsymbol{K}(t)$ 也是一个矢量(行矢量或列矢量). 式(6.7.5)右边积分号内被积函数 $\boldsymbol{K}(t) \cdot \underline{\boldsymbol{D}} \cdot \boldsymbol{K}(t)$ 是两个点乘(求内积)运算. $\underline{\boldsymbol{D}}$ 是一个对称二阶张量,左边点乘 $\boldsymbol{K}$ 矢量,右边点乘 $\boldsymbol{K}$ 矢量后降为零阶张量,即标量. 运算结果为

$$\boldsymbol{K} \cdot \underline{\boldsymbol{D}} \cdot \boldsymbol{K} = \sum_{i=1}^3\sum_{j=1}^3 K_i D_{ij} K_j.$$

代入式(6.7.5)得

$$\ln\frac{M(TE)}{M(0)} = -4\pi^2\sum_{i=1}^3\sum_{j=1}^3 D_{ij}\int_0^{TE} K_i(t)K_j(t)\mathrm{d}t = -\sum_{i=1}^3\sum_{j=1}^3 D_{ij}b_{ij}.$$

$$(6.7.7)$$

与式(6.7.4)一致,式中 D_{ij} 是有效扩散张量的一个元素. 这里矩阵元 b_{ij} 定义为

$$b_{ij} = 4\pi^2\int_0^{TE} K_i(t)K_j(t)\mathrm{d}t, \qquad (6.7.8)$$

式中 $\boldsymbol{K}$ 可用下式表示:

$$\boldsymbol{K}(t) = \Gamma[\boldsymbol{F}(t) - 2\zeta\boldsymbol{f}], \quad \zeta = \begin{cases} 0 & (0 < t < TE/2) \\ 1 & (TE/2 \leqslant t \leqslant TE) \end{cases}, \qquad (6.7.9)$$

式中

$$\boldsymbol{f} = \boldsymbol{F}(TE/2). \qquad (6.7.10)$$

而 $\boldsymbol{F}(t)$ 由式(6.3.2)所定义.

将式(6.7.9)和(6.7.10)代入式(6.7.8)得

$$b_{ij} = \gamma^2\int_0^{TE}[F_i(t) - 2\zeta f_i][F_j(t) - 2\zeta f_j]\mathrm{d}t$$

$$= \gamma^2\int_0^{TE}\{F_i(t)F_j(t) - 2\zeta[f_iF_j(t) + f_jF_i(t)] + 4\zeta^2 f_i f_j\}\mathrm{d}t. \qquad (6.7.11)$$

容易看出 $b_{ij} = b_{ji}$，说明 b 是一个对称矩阵. 式(6.7.7)右边正是矩阵 b 和 $\underline{\underline{D}}$ 的内积. 当 $j=i$ 时，式(6.7.11)就退化为式(6.3.8)，那里代表沿一个坐标轴的梯度因子 b_i. 而式(6.7.11)则包括了不同坐标轴上正交梯度之间相互作用引起的交叉项. b 矩阵元由梯度脉冲之间配对(包括自对)相互作用的总和组成.

作谱扩散测量时，不加成像梯度，但扩散梯度可分别加在第 i 和第 j 坐标轴方向. 对于恒定梯度自旋回波序列，其 b 矩阵的元素为

$$b_{ij} = \frac{1}{12}\gamma^2 G_i G_j (TE)^3. \qquad (6.7.12)$$

对于一对矩形脉冲，宽度为 δ，间距为 Δ，如图 6.3.1(b)所示，其 b 矩阵元为

$$b_{ij} = \gamma^2 G_i G_j \delta^2 \left(\Delta - \frac{\delta}{3}\right). \qquad (6.7.13)$$

对于一对正弦形梯度脉冲，宽度为 δ，间距为 Δ，如图 6.3.1(c)所示，其 b 矩阵元为

$$b_{ij} = \frac{4}{\pi^2}\gamma^2 G_i G_j \delta^2 \left(\Delta - \frac{\delta}{4}\right). \qquad (6.7.14)$$

对于一对等腰梯形脉冲，如图 6.3.1(d)所示，δ、Δ 和 ε 如图中所定义，其 b 矩阵元为

$$b_{ij} = \gamma^2 G_i G_j \left[\delta^2\left(\Delta - \frac{\delta}{3}\right) + \frac{\varepsilon^2}{30} - \frac{1}{6}\delta\varepsilon^2\right]. \qquad (6.7.15)$$

对于各向同性介质，正交轴间梯度没有相互作用交叉项，则式(6.7.12)~(6.7.15)便分别简化为式(6.2.16)、(6.2.27)、(6.3.12)和(6.3.13). 对于成像应用，b 矩阵的解析表达式变得非常冗长. 对于几个常用脉冲序列 b 矩阵的具体计算公式，可参看文献[73].

设计 DTI 脉冲序列，要尽量减少成像梯度对扩散的影响，尤其注意消除成像编码梯度和扩散敏感梯度之间的耦合，在前者对 b 矩阵贡献可忽略情况下，只计算扩散敏感梯度对 b 矩阵的贡献，可使 b 矩阵的计算大大简化. 同时，还要考虑通过校正步骤进行修正，以确定准确的 b 矩阵.

6.7.3 扩散张量成像(DTI)

其实方程(6.7.4)和(6.7.7)已经暗示了测量 $\underline{\underline{D}}^{\text{eff}}$ 的实验方法. 为了便于用式(6.7.7)的指数形式，设 $S_0(x,y,z)$ 是不加扩散敏感梯度时所成的像，$S_b(x, y, z)$ 是加扩散敏感梯度所成的像，则

$$S_0(x,y,z) = M_0(N(H),T_1)\mathrm{e}^{-\frac{TE}{T_2}}\mathrm{e}^{-\sum\limits_{ij=1}^{3}b_{0ij}D_{ij}^{\mathrm{eff}}}, \qquad (6.7.16)$$

$$S_b(x,y,z) = M_0(N(H),T_1)\mathrm{e}^{-\frac{TE}{T_2}}\mathrm{e}^{-\sum\limits_{ij=1}^{3}b_{ij}D_{ij}^{\mathrm{eff}}}, \qquad (6.7.17)$$

b_{0ij} 是成像编码梯度形成的 $\underline{b}$ 矩阵, b_{ij} 是扩散敏感梯度和成像编码梯度共同形成的 $\underline{b}$ 矩阵. 两式相除, 取对数则得

$$\ln\frac{S(\underline{b})}{S(\underline{b}_0)} = -\sum_{ij}(b_{ij}-b_{0ij})D_{ij}^{\mathrm{eff}}. \qquad (6.7.18)$$

令 $b_{ij}'=b_{ij}-b_{0ij}$, $S_0=S(b_0)$, 上式可写为

$$\ln\frac{S(\underline{b})}{S(\underline{0})} = -\left[b_{xx}'D_{xx}^{\mathrm{eff}} + b_{yy}'D_{yy}^{\mathrm{eff}} + b_{zz}'D_{zz}^{\mathrm{eff}} + 2b_{xy}D_{xy}^{\mathrm{eff}} + 2b_{xz}D_{xz}^{\mathrm{eff}} + 2b_{yz}D_{yz}^{\mathrm{eff}}\right].$$

$$(6.7.19)$$

由于 $\mathbf{D}^{\mathrm{eff}}$ 是对称张量, $\underline{b}'$ 是对称矩阵, 故只有六项, $\mathbf{D}^{\mathrm{eff}}$ 有六个独立分量, 矩阵元 b_{ij}' 是由三维正交梯度决定的常数, 由实验条件确定. 这就意味着, 在不考虑噪声情况下, 只要做七次独立的实验, 就可以把 $\mathbf{D}^{\mathrm{eff}}$ 的六个分量唯一地确定下来. 一次是不加任何敏感梯度, 已知 b_{0ij}, 测出 S_0, 另外六次是分别把扩散敏感梯度加在不共线的六个方向. 得到六幅不同扩散加权的图像, 分别对应六个不同的 $\underline{b}$ 矩阵元. 于是, 式(6.7.19)就变成一个解六元一次代数方程组的问题.

　　实际上, 回波并不是无噪声的, 只是七次测量确定 $\mathbf{D}^{\mathrm{eff}}$ 精度不会很高, 尤其是信噪比很小时. 因此需要进行高于七次的测量, 然后用统计方法估计 $\mathbf{D}^{\mathrm{eff}}$. 具体说, 我们用方程式(6.7.19)的多变量线性回归[12]来估计体元内 $\mathbf{D}^{\mathrm{eff}}$ 的分量. 最佳 $\mathbf{D}^{\mathrm{eff}}$ 能使测量的和理论预言的回波之间强度差的平方和最小[70,12].

6.7.4　最佳 b 值选择以及优势方向

　　由于噪声的影响, b 值的选择变得尤为重要. 当太低的 b 值导致扩散引起的信号衰减与扩散加权数据的离散值相当时, 会降低 ADC 的精度; 如果 b 值太高造成信号衰减过大, 信号可能会淹没在系统的噪声中, 又会引起对高 ADC 的低估.

　　信号衰减的程度由 ADC 与 b 值的乘积决定. 对人脑中每一个 ADC, 对应的最优化的 b 值为: $ADC \cdot b=1.1$, 相当于扩散加权信号降低到 T_2 加权图像的 33% ($\mathrm{e}^{-1.1}$)[74]; 更高的 b 值要求更长的回波时间 TE, 使信噪比 SNR 降低. 对于头部的扩散研究, 由于头部的平均扩散率大约在 $(0.8\sim1.0)\times10^{-3}\ \mathrm{mm^2/s}$,

如果选择 b 值在 $700\sim1000\ \mathrm{s/mm^2}$ 范围内,将导致 $30\%\sim50\%$ 的信号降低,无疑是一个比较理想的选择[75],并且一般的临床用磁共振仪都能满足这个要求.

至于扩散方向的优化[76,77],根据 DTI 的基本原理,只要把扩散敏感梯度加在 6 个不共线的方向上,得到 6 个扩散加权像,再加一个 T_2 加权像,就可以求解出 $\mathbf{D}$. 因此,最简单的方案就是(001、010、100、101、110、011),即分别在 x、y、z、xy、xz、yz 方向施加扩散敏感梯度.

不同的方案有不同的信噪比 SNR,从而影响最终结果的准确性.因此各种方案应运而生,常见的有:四面体(tetrahedral)方案、双梯度方案、十面体(decahedral)方案、Jones's 各向异性梯度方案、正交四面体方案、二十面体(icosahedron)方案等等.

评价一个方案好坏的重要指标包括:扩散敏感梯度方向的数量、SNR、各向异性指标的可靠性等.目前用得较多的是 Jones 方案[75,78].

Hasan 等人[79]基于单一的扩散张量模型,采用解析计算以及 Monte Carlo 仿真方法,发现只要扩散梯度的取向经过优化,多于 6 个的编码方向并没有显著的优势.他们还研究各种扩散张量编码方案对扩散张量估计值的精确性的影响.这些方案包括:试探性的、数字优化的几何多面体.他们发现,常用的六方向试探性方案并不是最理想的.

6.7.5 只用 7 次 DWIs 确定 $\underline{D}$ 的简单方法

在临床情况,必须减少 DWIs 的采集时间,并尽可能简化数据后处理.理论上至少要进行 7 次 DWIs 测量.问题是,如何保证测量精度.一次成像是不加扩散敏感梯度,另外六次是扩散敏感梯度加在不共线的六个方向上[80],如果方向分布比较均匀,测量精度就比较高.具体说,在第 k 个 DWI 期间外加扩散敏感梯度列矢量取为

$$\mathbf{G}_k = g_0 \mathbf{e}^k \quad (k = 0,1,2,\cdots,6),\qquad (6.7.20)$$

式中 g_0 是扩散敏感梯度的峰值. $\mathbf{e}^k$ 是单位列矢量,具体写出 7 个梯度矢量如下:

$$\mathbf{G}^0 = \begin{bmatrix} 0 \\ 0 \\ 0 \end{bmatrix}; \quad \mathbf{G}^1 = g_0 \begin{bmatrix} 1/\sqrt{2} \\ 0 \\ 1/\sqrt{2} \end{bmatrix}; \quad \mathbf{G}^2 = g_0 \begin{bmatrix} -1/\sqrt{2} \\ 0 \\ 1/\sqrt{2} \end{bmatrix}; \quad \mathbf{G}^3 = g_0 \begin{bmatrix} 0 \\ 1/\sqrt{2} \\ 1/\sqrt{2} \end{bmatrix};$$

$$\boldsymbol{G}^4 = g_0 \begin{bmatrix} 0 \\ 1/\sqrt{2} \\ -1/\sqrt{2} \end{bmatrix}; \quad \boldsymbol{G}^5 = g_0 \begin{bmatrix} 1/\sqrt{2} \\ 1/\sqrt{2} \\ 0 \end{bmatrix}; \quad \boldsymbol{G}^6 = g_0 \begin{bmatrix} -1/\sqrt{2} \\ 1/\sqrt{2} \\ 0 \end{bmatrix}. \tag{6.7.21}$$

为了简化 b 矩阵,在采集 DWI 期间,希望成像编码梯度引起的扩散衰减能够忽略[81].这样,几乎所有交叉项可以不出现[17].于是,相应于第 k 个 DWI 的 b 值简化为

$$b^k = \alpha^2 \boldsymbol{G}^k \cdot (\boldsymbol{G}^k)^{\mathrm{T}} = \alpha^2 g_0^2 \boldsymbol{e}^k \cdot (\boldsymbol{e}^k)^{\mathrm{T}}, \tag{6.7.22}$$

式中 α 是一个仅依赖于 γ、梯度脉冲形状和宽度以及其他时序参数的常数[70].$(\boldsymbol{G}^k)^{\mathrm{T}}$、$(\boldsymbol{e}^k)^{\mathrm{T}}$ 分别是由 $\boldsymbol{G}^k$、$\boldsymbol{e}^k$ 转置得到的行矢量.用方程(6.7.22)可以把从方程(6.7.18)得到的第 k 个比-对数图像

$$IM_k = \ln\left[\frac{S(\underline{b}^k)}{S(\underline{b}^0 = 0)}\right] = -\sum_{i=1}^{3}\sum_{j=1}^{3} b_{ij}^k D_{ij} \tag{6.7.23}$$

简化为

$$IM_k = \ln\left[\frac{S(\boldsymbol{G}^k)}{S(\boldsymbol{G}^0 = 0)}\right] = -\alpha^2 g_0^2 (\boldsymbol{e}^k)^{\mathrm{T}} \cdot \underline{\boldsymbol{D}} \cdot \boldsymbol{e}^k = -\alpha^2 g_0^2 \sum_{i=1}^{3}\sum_{j=1}^{3} e_i^k e_j^k D_{ij}. \tag{6.7.24}$$

IM_k 正比于沿 $\boldsymbol{e}^k$ 方向测得的 ADC.把式(6.7.21)中七个梯度矢量代入方程(6.7.24),可以得到六个独立的方程,IM_k 是扩散张量中六个独立分量 D_{xx}、D_{xy}、D_{xz}、D_{yy}、D_{yz} 和 D_{zz} 的线性函数.这线性方程组可解析解出:

$$D_{xx} = \frac{-IM_1 - IM_2 + IM_3 + IM_4 - IM_5 - IM_6}{4b},$$

$$D_{yy} = \frac{IM_1 + IM_2 - IM_3 - IM_4 - IM_5 - IM_6}{4b},$$

$$D_{zz} = \frac{-IM_1 - IM_2 - IM_3 - IM_4 + IM_5 + IM_6}{4b},$$

$$D_{xy} = \frac{-IM_5 + IM_6}{4b}, \quad D_{yz} = \frac{-IM_3 + IM_4}{4b}, \quad D_{xz} = \frac{-IM_1 + IM_2}{4b}, \tag{6.7.25}$$

式中

$$b = \frac{1}{2}\alpha^2 g_0^2, \tag{6.7.26}$$

这是 b 因子的定义.从六个方向测量的 ADC 可以确定扩散张量的六个独立元素.这六个元素是用六个比-对数图像表示的.

6.7.6 扩散椭球

对于估计的 $\underline{D}^{\text{eff}}$，不管它是对整个组织样品，还是具体体元测到的，都可以建立一个当地正交坐标系（主轴坐标系），如纤维坐标系. 沿此坐标系，扩散流 $\boldsymbol{J}$ 和浓度梯度 $\boldsymbol{\nabla}n$ 退耦. 在纤维坐标系中，沿正交方向宏观粒子位移之间的相关性消失. 在这三个主轴方向可以计算三个扩散系数（主扩散率）. 因为 $\underline{D}^{\text{eff}}$ 是对称的且是正定的，其三个本征矢量是正交的，与它们相关的是三个正本征值（主有效扩散系数）λ_1、λ_2 和 λ_3，它们满足

$$\underline{D}^{\text{eff}} \cdot \boldsymbol{\varepsilon}_i = \lambda_i \boldsymbol{\varepsilon}_i \quad (i = 1,2,3). \tag{6.7.27}$$

这三个方程也可写成矩阵形式：

$$\boldsymbol{D}^{\text{eff}} \cdot \underline{E} = \underline{E}\Lambda, \quad \Lambda = \begin{bmatrix} \lambda_1 & 0 & 0 \\ 0 & \lambda_2 & 0 \\ 0 & 0 & \lambda_3 \end{bmatrix}, \tag{6.7.28}$$

Λ 是由本征值组成的对角矩阵，$\underline{E}$ 是正交本征矢组成的矩阵. 这就是说在主轴坐标系中，$\underline{D}^{\text{eff}}$ 只有三个分量，它们分别沿三个正交的主轴方向，而在其他坐标系中，$\underline{D}^{\text{eff}}$ 有九个分量. 在各向异性组织中，$\underline{D}^{\text{eff}}$ 的主轴与这些结构的正交方向重合. 特别是，本征矢量及与之有关的最大本征值（主扩散率）定义了组织的纤维束轴，同时与它垂直的还有两个本征矢量定义另外两个正交坐标轴.

有效扩散张量 $\underline{D}^{\text{eff}}$ 比标量 ADC 包含更多的信息. 有些信息可用有效扩散椭球来代表. 在方程（6.7.3）中，我们曾把 $\underline{D}^{\text{eff}}(\tau_d)$ 解释为平动位移概率 $P(\boldsymbol{r}|\boldsymbol{r}_0,\tau_d)$ 的协变矩阵. 我们可以通过令方程（6.7.3）中 $P(\boldsymbol{r}|\boldsymbol{r}_0,\tau_d)$ 的指数中的二次型等于 $1/2$ 而建立一个有效扩散椭球，即

$$\frac{(\boldsymbol{r}-\boldsymbol{r}_0)^{\text{T}} \cdot (\underline{D}^{\text{eff}}(\tau))^{-1} \cdot (\boldsymbol{r}-\boldsymbol{r}_0)}{2\tau_d} = 1. \tag{6.7.29}$$

对于均匀但各向异性组织，其扩散张量为 $\underline{D}^{\text{eff}}$，方程（6.7.29）为自旋标记粒子定义了在扩散时间 $t=\tau_d$ 时的恒定平均平动位移的表面. 为了更清楚，我们从测量 $\underline{D}^{\text{eff}}(\tau_d)$ 的实验室系（$\boldsymbol{r}$）变换到中心在 $\boldsymbol{r}_0$ 的一个特定体元的主轴（或纤维）坐标系（$\boldsymbol{r}'$），用

$$\boldsymbol{r}' = \underline{E}^{\text{T}} \cdot (\boldsymbol{r}-\boldsymbol{r}_0), \tag{6.7.30}$$

$\underline{E}$ 是以本征矢量 $\boldsymbol{e}_i$ 为列的变换矩阵. 用方程（6.7.30）和（6.7.28）我们可以把式（6.7.29）中的 $(\underline{D}^{\text{eff}})^{-1}$ 对角化，得到

$$\frac{(\boldsymbol{r}')^{\text{T}} \cdot \Lambda^{-1} \cdot \boldsymbol{r}'}{2\tau_d} = 1. \tag{6.7.31}$$

展开方程(6.7.31),可以定义一个椭球:

$$\left(\frac{x'}{\sqrt{2\lambda_1\tau_d}}\right)^2 + \left(\frac{y'}{\sqrt{2\lambda_2\tau_d}}\right)^2 + \left(\frac{z'}{\sqrt{2\lambda_3\tau_d}}\right)^2 = 1. \tag{6.7.32}$$

椭球的主轴是沿三个主方向在时间 τ_d 的平均有效扩散距离. 从实验室系看, 有效扩散椭球也描绘了纤维束方向. 在纤维坐标系里看, 当地位移分布不相关. 代表性扩散椭球显示在图 6.7.1 中.

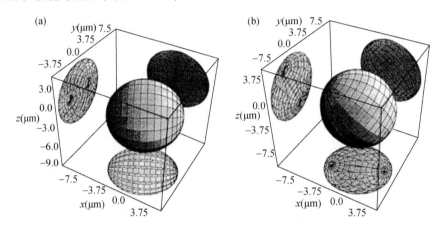

图 6.7.1　用扩散张量谱得到的猪腰样品的扩散椭球及在三个坐标面上的投影

(a) 其纤维轴近似准直到实验室坐标系的 x 轴. 与最大本征值(主扩散率)对应的本征矢量(正交方向)定义了椭球的极轴. (b) 把(a)中显示的扩散椭球在 x-z 平面内旋转 41°. 该扩散椭球的主轴(即纤维轴)跟随该组织样品的机械旋转. 这里椭球偏离球形不太大, 因为扩散时间只有 22.5 ms, 相应到平均扩散距离只有 4.7 μm. 可能大部自旋标记质子还未遇到扩散势垒

在微观不均匀系统中, 估计的扩散系数可以依赖于扩散时间, 当扩散时间相对于到最近势垒的时间很短, 即 $\Delta - \delta/3 \ll \langle r^2 \rangle / D$, 该扩散张量可以是各向同性的, 相应的扩散椭球呈球形. 当扩散时间长时, 宏观分子位移将各向不同, 扩散椭球是拉长的. 在不均匀组织比如肌肉中, 当扩散时间很短时可以预期 $\underline{D}^{\mathrm{eff}}$ 是各向同性的, 直到有相当多的质子遇到势垒[82]. 然而对于不透水势垒, 上面假定的高斯位移分布是不够的[83].

6.7.7　扩散张量 $\underline{D}^{\mathrm{eff}}$ 的不变量及导出量[77]

为了形象地描述扩散的各向异性, 基于特征值提出好几种反映扩散特性的物理量, 但最有意义的是成像对象与梯度方向角选择无关的量, 即旋转不变量(rotationally invariant, RI), 也就是标量. 这些不变量能度量介质的本征特性,比如平均质子游动性. 预期在特征化各向异性组织中各局部微结构和微动力学是有用的, 并且它们很容易测量和监视.

常用的有 FA、ADC、RA、AI 等. 从数学上讲, 这些量均与扩散张量的特征值有关. 基于像素的扩散各向异性指标包括: 旋转变化(rotationally variant)各向异性指标和旋转不变 RI(rotationally invariant)各向异性指标. 要定量地描述大脑中的扩散各向异性的状况时, 必须采用旋转不变量.

对于一个二阶对称张量, 存在三个旋转不变参数(或三个自由度), 这三个不变量的选择并非唯一的, 其中三个特征值可以看成一组不变量. 将三个特征值进行不同组合可以获得不同不变量, 文献中常看到的不变量及导出量包括:

(1) 扩散率比值: λ_2/λ_1 和 λ_3/λ_1, 这是最直观、最简单的旋转不变量指标.

(2) 张量迹 Tr(trace):

$$\mathrm{Tr}(\underline{\boldsymbol{D}}) = \lambda_1 + \lambda_2 + \lambda_3. \tag{6.7.33}$$

张量迹反映了椭球的大小.

(3) 平均扩散率(mean diffusivity):

$$\bar{\lambda} = \frac{D_{xx} + D_{yy} + D_{zz}}{3} = \frac{\lambda_1 + \lambda_2 + \lambda_3}{3} = \frac{\mathrm{Tr}(\underline{\boldsymbol{D}})}{3}. \tag{6.7.34}$$

平均扩散率, 即平均 ADC, 代表扩散椭球的平均半径, 单位是 mm^2/s.

(4) 相对各向异性 RA(relative anisotropy): RA 是计算所得的特征值的方差与平均值的比值, 或者说是三个扩散率的归一化的标准偏差. 计算公式如下:

$$RA = \frac{\sqrt{(\lambda_1 - \lambda_2)^2 + (\lambda_2 - \lambda_3)^2 + (\lambda_1 - \lambda_3)^2}}{\sqrt{2}(\lambda_1 + \lambda_2 + \lambda_3)}, \tag{6.7.35a}$$

或

$$RA = \frac{\sqrt{(\lambda_1 - \bar{\lambda})^2 + (\lambda_2 - \bar{\lambda})^2 + (\lambda_3 - \bar{\lambda})^2}}{\sqrt{6}\,\bar{\lambda}}. \tag{6.7.35b}$$

RA 是扩散张量 $\underline{\boldsymbol{D}}$ 的各向异性部分的模与各向同性部分的模之比.

(5) 容积比 VR(volume ratio):

$$VR = \frac{\lambda_1 \lambda_2 \lambda_3}{(\bar{\lambda})^3} = 27 \frac{|\underline{\boldsymbol{D}}|}{\mathrm{Tr}(\underline{\boldsymbol{D}})^3}. \tag{6.7.36}$$

VR 等于椭球的体积与半径为平均扩散率的球体积之比.

(6) 各向异性比值 FA(fractional anisotropy): FA 是扩散张量的各向异性成分与整个扩散张量的比值, 反映了扩散椭球的形状, 或者说扩散椭球偏长的程度, 它是一个无量纲的量. FA 的计算公式如下:

$$FA = \sqrt{\frac{3}{2}} \frac{\sqrt{(\lambda_1 - \bar{\lambda})^2 + (\lambda_2 - \bar{\lambda})^2 + (\lambda_3 - \bar{\lambda})^2}}{\sqrt{\lambda_1^2 + \lambda_2^2 + \lambda_3^2}}, \tag{6.7.37a}$$

或
$$FA = \frac{\sqrt{(\lambda_1 - \lambda_2)^2 + (\lambda_2 - \lambda_3)^2 + (\lambda_3 - \lambda_1)^2}}{\sqrt{2}\sqrt{\lambda_1^2 + \lambda_2^2 + \lambda_3^2}}. \qquad (6.7.37b)$$

FA 的意义比较直观：对于各向同性扩散，$\lambda_1 = \lambda_2 = \lambda_3$，而 $\lambda = \mathrm{Tr}(\boldsymbol{D})/3 =$ $(\lambda_1 + \lambda_2 + \lambda_3)/3 = \lambda_1 = \lambda_2 = \lambda_3$，显然这时 $FA = 0$；对于各向异性扩散，在一个方向的扩散比其他两个方向强得多的情况下（即 $\lambda_1 \gg \lambda_2, \lambda_3$）：$\lambda \approx \lambda_1/3, FA$ 近似等于 1. 因此 FA 的取值范围为 $0 \sim 1$ 之间，FA 的值越大，表示扩散的各向异性越强.

(7) 各向异性指数 AI(anisotropy index)：上面容积比也可以写成如下形式：

$$VR = \frac{V_{\mathrm{ellipsoid}}}{V_{\mathrm{sphere}}} = \frac{\frac{4}{3}\pi\lambda_1\lambda_2\lambda_3}{\frac{4}{3}\pi(\bar{\lambda})^3} = \frac{\lambda_1\lambda_2\lambda_3}{(\bar{\lambda})^3}. \qquad (6.7.38)$$

而 AI 实际上是体积比 VR 指标的变型，VR 等于椭球的体积与半径为平均扩散率的球体积之比. 由于 VR 是随着各向异性的增加而降低，为了使各个指标的意义具有一致性，人们定义 $AI = 1 - VR$，这样 AI 就随着各向异性的增加而增加.

(8) 归一化的特征值比值 ER(normalized eigenvalue ratio)：

$$ER = \frac{\lambda_1 - \lambda_3}{\lambda_1}. \qquad (6.7.39)$$

(9) 标准偏差 SD(standard deviation)：

$$SD = \frac{1}{\sqrt{6}\lambda}\sum_{j=1}^{3}\sqrt{(\lambda_j - \bar{\lambda})^2}. \qquad (6.7.40)$$

对于各向异性组织，特定体元的扩散椭球与邻近体元的椭球取向具有相关性，因而可以利用邻近体元与参考体元的扩散椭球的方向相干性程度，来获得各向异性指标. 这是一种基于感兴趣区的扩散各向异性指标，它同时利用了特征矢量和特征值.

要评价一个各向异性指标的好坏，主要看它对噪声的敏感性. 通常使用 Monte Carlo 模拟有噪声的组织，评价噪声对各向异性指标的影响，并进行误差分析. 目前使用比较普遍的指标是 FA 和 ADC.

6.7.8 扩散张量成像数据的处理[77]

从大量的原始数据中计算出扩散张量的方法主要有两大类：一种是解析方程组，另一种是最小二乘分析. 扩散张量有六个未知量，因此在扫描中必须沿着不同的方向施加扩散敏感梯度至少六次.如果正好做六次采集,则可以直接求解方程,但为了降低扩散各向异性指标对噪声的敏感性,保证成像数据的可靠性,常用采集六次以上数据的方法(为了满足非共线性要求,一般为奇数),并用多参数线性回归方法进行处理.

在扩散张量成像中,原始的图像数据非常庞大,例如一次采集中采用 25 个扩散方向,19 个层面,则将采集到 494 幅图像.对于如此多的数据,采用什么样的算法,使重建速度加快,又要使扩散各向异性指标具有噪声免疫性,这是 MRI 领域的研究内容之一.

对每一个被试均先采集三个平面定位像,然后根据定位像扫描 T_2 图像,最后扫描扩散张量图像.采集后的图像经过局域网络传输到工作站的数据库内存档.

在实验室数据处理可以借助于 Matlab 的软件工具进行.处理的主要步骤是:首先根据扩散方向(比如采用 25 个梯度方向),提取扩散梯度方向的信息,然后根据方向信息计算扩散张量的六个独立分量:D_{xx}、D_{yy}、D_{zz}、D_{xy}、D_{xz} 和 D_{yz},接下来计算扩散张量的特征值和特征矢量,最后计算出所需的各向异性系数 FA.

1. 表观扩散系数 ADC 的计算

根据 $ADC = \dfrac{\ln(M_0/M)}{b_1 - b_0}$,将梯度方向值进行归一化处理,即每一组梯度方向代表单位球上的单位矢量($\sqrt{g_x^2 + g_y^2 + g_z^2} = 1$),则

$$ADC_i = (\boldsymbol{g}^{\mathrm{T}} \cdot \underline{\boldsymbol{D}} \cdot \boldsymbol{g})_i = \frac{\ln(M_0/M_i)}{b} = \frac{\ln(M_0/M_i)}{\gamma^2 \delta^2 (\Delta - \delta/3) G_b^2}.$$

$$(6.7.41a)$$

写成矩阵形式为

$$\begin{bmatrix} ADC_1 \\ ADC_2 \\ \vdots \\ ADC_N \end{bmatrix} = \begin{bmatrix} g_{x1}^2 & g_{y1}^2 & g_{z1}^2 & 2g_{x1}g_{y1} & 2g_{x1}g_{z1} & 2g_{y1}g_{z1} \\ g_{x2}^2 & g_{y2}^2 & g_{z2}^2 & 2g_{x2}g_{y2} & 2g_{x2}g_{z2} & 2g_{y2}g_{z2} \\ \vdots & \vdots & \vdots & \vdots & \vdots & \vdots \\ g_{xN}^2 & g_{yN}^2 & g_{zN}^2 & 2g_{xN}g_{yN} & 2g_{xN}g_{zN} & 2g_{yN}g_{zN} \end{bmatrix} \begin{bmatrix} D_{xx} \\ D_{yy} \\ D_{zz} \\ D_{xy} \\ D_{xz} \\ D_{yz} \end{bmatrix}.$$

$$(6.7.41b)$$

2. 导出量的呈现方法

DTI 面临着许多挑战,其中之一就是提取并显示信息.方法很多,一种方法

就是建造三维的纤维地图和扩散椭球图像,突出显示组织或其他介质中的三维扩散特性;另一种方法就是将 $\boldsymbol{D}$ 中六个独立元素所包含的信息汇总,推导出一组新的能够度量扩散特性的内在属性的标量.

有人将特征值进行降序排列,然后给 λ_1 分配蓝色,λ_2 分配绿色,λ_3 分配红色.根据其幅度,从极度各向异性组织的黑色开始逐步变到明亮的蓝色,形成扩散成像梯度的色标.

比较常见的彩色张量地图是根据人体的解剖位置,将左右 LR 方向、前后 AP 方向和上下 SI 方向的扩散分别标记为红色、绿色和蓝色[84]. 色彩饱和度代表某个扩散各向异性指标(如 FA 的强弱).图 6.7.2 是李德军[77]在 1.5 T GE TwinSpeed MR 系统上所作的正常人 FA 彩图.

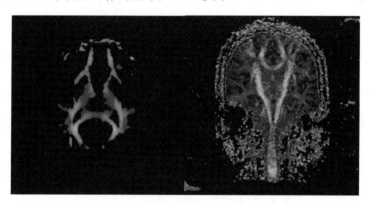

图 6.7.2　彩色编码 DTI 图像

左侧为横轴面图,右侧为冠状面图.红色、绿色和蓝色分别代表主扩散方向沿着左右、前后和上下方向[77]

6.7.9　扩散张量成像在临床的应用

为了得到 DTI 数据需要耗费大量的时间,而且还要经过复杂的数据处理过程,这样就决定了 DTI 与 DWI 相比在急性疾病的诊断方面处于劣势,如急性脑梗塞(缺血性中风).尚未发现 DTI 提供的信息对急性脑梗塞的诊断有重要影响,由于治疗时间窗的限制,急性脑梗塞患者的时间十分珍贵,所以让患者花费几十分钟的时间作 DTI 扫描是得不偿失的.虽然 DTI 对急性脑梗塞的诊断没有什么价值,但对慢性疾病的研究有实用价值,如 Alzheimer 病、亚急性脑梗塞、颅内肿瘤等.另外,DTI 还可用于研究人类大脑的发育进程及大脑功能.自从 1986 年由 Le Bihan[11]引入磁共振扩散成像以来,扩散加权成像就广泛地用于急性脑梗塞和中风的研究. 随着 DTI 的发展, 定量地、无损地测量脑组织中水的扩散各向异性成为可能, 并广泛地应用于中枢神经系统的组织形态学与病理学的分析研究.

人类大脑发育进程的研究: 人脑的不同部分以不同速度成熟, 而白质的成熟从出生一直持续到成年期 (大约 14 岁), 是整个大脑发育过程的重要组成部分. 通过对正常儿童的 DTI 研究发现: 各向异性比值 FA 以及张量迹随着年龄明显变化[85,86]. 根据这种结果, 有人开始着手研究这种规律是否能反映人的智商水平[87].

大脑功能的研究: 不同白质结构似乎反映了不同认知功能. 基于 DTI 的脑功能研究 (DT-fMRI), 有可能从神经的形态 (体积)、功能 (渗透率) 等方面更直接研究大脑功能. 目前已有人看到了视觉刺激时水扩散率的瞬时改变[88].

神经系统疾病的诊断、病因和发病机理的研究: 在中枢神经系统中, 如果神经元的轴索和髓鞘的形态发生变化, 会使原来髓鞘内受约束的扩散过程的约束度减少, 使得扩散的各向异性程度降低. DT-MRI 可以在活体内无创地检测这种改变, 从而为这些疾病的诊断、病因及发病机理的研究提供新的手段. 目前研究较多的有多发性硬化 (MS)[89]、肌萎缩性侧索硬化症 (ALS)[90,91]、弥散性轴索损伤 (DAI)[92]、癫痫[93~95].

脑瘤诊断及治疗过程监督: 通过研究肿瘤周围组织中细胞外水的扩散系数对药物的响应[96], 可以对新药的疗效进行评估. 由此引申开来, DT-MRI 可以评价各种治疗手段 (术后、化疗、放疗) 的效果. 例如: 分析化疗破坏神经纤维束后造成导通性的差别, 最后影响到智力.

代谢紊乱研究: 包括许多影响灰质、白质变化的遗传性神经退行性紊乱, 如脑白质营养不良 (细分为溶酶体、线粒体等)[97], 可用 DTI 来测量这些与脱髓鞘有关的白质异常疾病[98~100], 因为会引起 ADC 和 FA 值降落.

最能体现 DTI 特点与价值的成果就是 MR 神经纤维束成像 (fiber tractography, FT), 将在下一节讨论.

6.7.10 图像畸变问题

EPI 扩散加权图像本身容易产生图像畸变. DTI 脉冲序列对水分子的微观运动敏感, 同样也对整体运动 (bulk motion) 如脉搏、不自主抽搐以及脑脊液 CSF 的流动敏感, 因此扩散梯度使图像畸变更严重. 在设定感兴趣区时, 同一个解剖部位在未加扩散梯度的 b_0 图像上和施加了扩散梯度的图像上呈现在不同位置. 不难想象, 如果同一体元出现在 b_0 图像和扩散加权图像上的不同位置, 基于体元信号衰减所计算出来的 ADC 值必然不能代表该体元真正的 ADC 值,在此基础上的其他各向异性指标也就不是该体元各向异性的真正体现.

解决办法:目前常用的扩散张量成像脉冲序列大都基于单次激发的自旋回波 EPI(SE-EPI)序列,尽管能克服整体运动伪影,但是磁化率伪影却非常严重.线扫[101,102]使用了每一层面、每一步扩散敏感方向中相位编码方向和读出梯度方向的一维不均匀场图,通过反变形算法(unwarping algorithms),可以校正由静磁场不均匀引起的失真.多次激发 EPI 的优势在于:空间分辨率高,信噪比高,磁化率相关的失真少;其主要的缺点是:成像时间长,使得它对呼吸伪影、脑血管和脑脊液伪影、眼球运动、不自主的头部运动更敏感.但带有心脏门控和导航回波[103~107]校正的扩散敏感多次激发 EPI 技术所获取的图像降低了运动伪影,提高了空间分辨率,满足了评价活体内白质的微观结构的基本要求[108].

§6.8 基于 DTI 的神经纤维束造影

众所周知,神经元外形由胞体、多个突触和一个轴突组成,而脑白质就是由连接不同脑区的轴突组成的.轴突直径典型的在 5 μm 左右,有相同目的地的众多个轴突倾向于形成较大的束捆(bundle),称为白质束(trate).在人脑中有许多显著的白质束足够大可用肉眼观察.一些主要的白质束可用 2~3 mm 图像分辨率的 DTI 以所谓束造影或成像(tractography)或纤维追踪算法的方式很清楚地描绘出来.这些基于 DTI 提供的体元信息的操作运算以推断相邻体元间的连接是否属于同一白质束,从而重建出三维的白质建筑学结构.

神经纤维束造影可用来研究脑内各功能区之间的连通性(connectivity),即神经通路,或连通状态,有助于深入了解功能信息传递的路径.在生理、心理、认知及临床等领域都有很大的应用背景.

DTI 是第一个在活体组织比如神经、肌肉、韧带、筋腱等软纤维性组织中有潜力产生纤维束轨迹的成像模态.由大脑白质 DTI 可得到每个体元的扩散张量,将扩散张量矩阵对角化,即变换到神经纤维束主轴坐标系中,主对角线上三个元素表征主扩散率:λ_1、λ_2 和 λ_3.一般认为,最大值(通常约定 λ_1)是沿神经纤维束方向的扩散率,另外两个一般比较小且相等,是垂直于神经纤维束的扩散率.

除了常规的二维黑白各向异性脑地图和彩色 FA 地图外,基于相邻体元的扩散椭球形状和方向(主要特征矢量地图)的相似性可以产生三维白质纤维束地图.与最大扩散率 λ_1 相对应的特征矢量 ε_1,对应着纤维束的传导方向(即纤

维束的传导斜率矢量),将大脑中神经纤维束轨迹描绘出来,就是纤维束成像
(fiber tractography).

原理:首先提取主要扩散方向场,然后提取出所有 FA 值大于设定阈值的
像素,接下来定义感兴趣区 ROI,最后运用追踪算法显示纤维束.纤维束造影或
成像技术可分为追踪型纤维重建(确定型[108]和概率型[109,110])和优化型纤维
重建[111].

6.8.1 纤维束跟踪算法理论[108]

白质纤维束轨迹可用 3D 空间曲线,即矢量 $r(s)$ 来表示,参数 s 是轨迹弧
长.描写 $r(s)$ 发展的 Frenet 方程是

$$\frac{\mathrm{d}r(s)}{\mathrm{d}s} = t(s),\qquad(6.8.1)$$

式中 $t(s)$ 是在 s 点 $r(s)$ 的单位正切矢量,如图
6.8.1 所示.

我们要求与扩散张量 $\underline{D}$ 的最大本征值 λ_1
对应的本征矢量 ε_1 在一致组织的白质内平行
于当地纤维束.纤维束跟踪算法的关键思想是
令这正切矢量 $t(s)$ 与在位置 $r(s)$ 计算的单位
本征矢量 ε_1 相等:

$$t(s) = \varepsilon_1(r(s)).\qquad(6.8.2)$$

结合方程(6.8.1)和(6.8.2)我们得到

$$\frac{\mathrm{d}r(s)}{\mathrm{d}s} = \varepsilon_1(r(s)).\qquad(6.8.3)$$

这矢量微分方程相当于三个标量微分方程组,
其初始条件为

$$r(0) = r_0,\qquad(6.8.4)$$

这初始条件规定了纤维束上一个起始点.

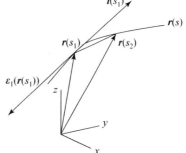

**图 6.8.1　用空间曲线 $r(s)$ 表示白
质纤维轨迹**

这当地正切矢量 $t(s_1)$ 与扩散张量 $\underline{D}$ 在
位置 $r(s_1)$ 的最大本征值 λ_1 对应的本征
矢量 $\varepsilon_1(r(s_1))$ 被看成一样

方程(6.8.3)和(6.8.4)组成的微分方程组对于 $r(s)$ 是隐含的、强迫约束
的,我们不可能找到一个普遍的解析解,只能用数值方法求解.有多种解法.

1. 尤拉方法

如图 6.8.1 所示,在 $r(s)$ 上选一个点 $r(s_0)$ 并求出此点扩散张量 $\underline{D}(r(s_0))$
的值,这里假定在此点张量场是连续的.在 $r(s)$ 上 $r(s_0)$ 的附近点 $r(s_1)$ 可用在
$r(s_0)$ 点展开的泰勒级数来近似:

$$r(s_1) = r(s_0) + r'(s_0)(s_1 - s_0) + \cdots.$$

因为 $r(s_0)$ 在 s_0 的斜率 $r'(s_0)$ 被假定平行于 $\boldsymbol{\varepsilon}_1(r(s_0))$，我们总可以找到某个小数 $\alpha(0 < \alpha \ll 1)$，以使 $r'(s_0)(s_1 - s_0) \approx \alpha \boldsymbol{\varepsilon}_1(r(s_0))$。一旦选定 α，我们可以写

$$r(s_1) \approx r(s_0) + \alpha \boldsymbol{\varepsilon}_1(r(s_0)). \tag{6.8.5}$$

于是我们可以从 $r(s_0)$ 和 $\boldsymbol{\varepsilon}_1(r(s_0))$ 的值估计出 $r(s_1)$。此步骤可以在新点 $r(s_1)$，$\cdots$，开始重复进行，并可迭代预期沿纤维轨迹 $r(s)$ 离散点的位置。

2. Runge-Kutta 方法

尤拉法容易解释和执行，但只对一阶是精确的，而易受大的累计误差和数值不稳定性的影响。既然扩散张量 $\underline{D}(r)$ 的连续表象能提供二阶和高阶导数，在一个更鲁棒、更精确的数值方法中用这信息来集成这些轨迹是可行的。用二阶或适时的四阶 Runge-Kutta 方法解上述微分方程组比尤拉方法更优越。优点之一是 $r(s)$ 的高阶导数的估计更可靠。另一个优点是：有可能在各集成步使用适当步距以控制引进的误差。第三个优点是四阶 Runge-Kutta 机制一直作为 IDL 内随时调用的子程序来执行，使得它编程比较容易。

3. 纤维跟踪中其他考虑

需要解决的问题之一仍然是指定方程(6.8.2)中正切矢量的符号。问题复杂在于 $\boldsymbol{\varepsilon}_1$ 的符号是不确定的，即它可正可负。一旦集成路径的方向(即曲线正切的方向)先被确定，$\boldsymbol{\varepsilon}_1$ 应该被选择一致地指在集成路径方向。这样做是为了避免随这路径集成的进行搞错向前和向后的步子。为了选择当前步的正切矢量，我们取前一步得到的本征矢量和当前步计算的本征矢量之间的点乘。如果结果为正(即它们指同一方向)，我们保留这新本征矢量的符号；如果结果为负(即它们指相反方向)，我们则改变其符号。

我们不仅选择 $\boldsymbol{\varepsilon}_1$ 的符号一致，其方向也要一致。在上面各次迭代中，我们根据其大小分类 $\underline{D}(r)$ 的本征值，以 $\boldsymbol{\varepsilon}_1$ 对应最大本征值。然而，DWIs 中的背景噪声会引起本征值错误分类[85]，结果导致错分其对应的本征矢量[112]。当信噪比很高时，在一致白质束中这种本征值错分极其少见，在组织不太一致的白质区和低信噪比白质束中，本征矢量错分频繁发生。错分发生时，$\boldsymbol{\varepsilon}_1$ 就不再指向纤维的真实方向，引起轨迹突然转向。为了缓解此问题，我们沿计算的纤维束核对其纤维方向的一致性，并确定在相继集成步之间局部曲率是否较大。如果较大，马上停止程序并报告出错。

为了帮助监视跟踪过程，我们也计算在成像体积内轨迹 $r(s)$ 的内在参数：描述 $r(s)$ 弯曲倾向的曲率 $\kappa(s)$ 和描述 $r(s)$ 绕纤维轴扭转倾向的扭矩 $\tau(s)$。这两个量很容易从纤维束轨迹及其高阶导数计算出来：

$$\kappa(s) = \frac{|\mathrm{d}\boldsymbol{t}(s)|}{\mathrm{d}s} = \frac{\left|\mathrm{d}\left(\dfrac{\boldsymbol{r}'(s)}{|\boldsymbol{r}'(s)|}\right)\right|}{\mathrm{d}s}, \tag{6.8.6}$$

$$\tau(s) = \frac{\boldsymbol{r}'(s) \boldsymbol{\cdot} [\boldsymbol{r}''(s) \times \boldsymbol{r}'''(s)]}{[\kappa(s)]^2} \quad (\text{对于 } \kappa(s) \neq 0). \tag{6.8.7}$$

这曲率和扭矩也可被用作 MRI 的污点[113],以阐明纤维轨迹内在的几何特征.

遇到以下四种情况就停止跟踪纤维:① 纤维束到达成像体积的边界;② 纤维束到达扩散各向异性很低的区域(各向异性指数 $AI < 0.1$);③ 纤维束曲率近似小于两个体元;④ 计算的同线本征矢量大部分与最大本征矢量方向不同.

6.8.2　纤维束追踪算法的执行步骤

如果得到的是 DWI 图像数据,则从用户定义的种子点开始,大体用下面步骤从当前点迭代计算沿路径的下一个点,以产生一条踪迹[114]:① 在当前感兴趣点计算基图像 S/S_0;② 根据关系 $S = S_0 \exp(-b \boldsymbol{\cdot} \boldsymbol{D})$ 从基图像强度计算扩散张量;③ 计算扩散张量的主本征矢量;④ 计算位移矢量,位移矢量等于归一化主本征矢量乘以步距(如果用内插,步距可以小于一个像素,以像素为单位如取 0.2 或 0.5 或⋯);⑤ 通过加位移矢量到当前点,计算出沿路径的下一个点.

如果已经得到扩散张量数据及相关导出量,上面①②步可以省掉.下面我们稍微讨论一下各步涉及的一些概念和具体细节.

(1) 内插:假定体元内 $\boldsymbol{D}$ 的主本征矢量 $\boldsymbol{\varepsilon}_1$ 提供了纤维方向的适当估计.要得到任意位置纤维方向的估计,最简单的方法是用最近邻内插.用最近邻内插与固定步距结合是 FACT(fiber assignment by continuous tracking)算法的基础[115].内插方法可以选择,大多数算法是用三维线性内插,即用最靠近感兴趣点的 8 体元的加权之和来近似.内插可以在原始 DW 信号域进行,之后重新计算主本征矢量;也可以内插扩散张量本身的元素[116~118].

(2) 线传递算法:上面提到的 FACT 算法在本质上是一阶尤拉积分步骤,在弯曲区域由于步距有限会产生过冲[119],用四阶 Runge-Kutta 积分可以减小这些误差[108].还有些传播方法允许纤维跟踪通过"交叉纤维"(下节讨论)区域,是通过按修改的扩散张量偏转追踪方向实现的.

(3) 追踪终止:何时应该停止追踪传播?需要一个判据.普遍用的判据是给度量扩散各向异性的参量 FA 设一个阈值,例如 $FA < 0.2$ 时,这踪迹不允许再向前传播[120].这样设判据的理由有二:一是各向异性很低的区域,扩散张量

$\boldsymbol{D}$ 的主本征矢量估计不准,并且对噪声很敏感;二是在白质中 FA 很高,在灰质中 FA 很低,FA 的突然降低很可能是白质/灰质的分界面,这里一般都被假定为纤维束的起点和终点.用得比较多的另一个判据是基于当地轨迹的曲率:如果两个相邻步的方向之间夹角大于预定的阈值,这轨迹不允许再向前传播[108].理由是轨迹方向的突变很可能是数据中的伪影引起的.其他判据或判据组合应用也是可能的,这里不再赘述.

（4）种子点选择:多数情况下用户期望提供一个感兴趣区（ROI）,这算法将从这 ROI 内所有点起动追踪.从解剖角度选择合适的区域也很关键,因为种子点位置很小的改变往往导致差异很大的结果[121].另一个选择种子点或种子区的方法是基于所谓"自然力"[120,122,123],即从脑内所有体元起动追踪.与纤维束编辑方法结合,可以最好地识别出感兴趣的纤维束.对于 fMRI 实验紧跟着的纤维跟踪计算[124~126],可以选取峰活动区为种子区,便于进行结构像和功能连接之间的相关分析,允许综合皮层功能信息和白质连通性[126,127].

（5）束-编辑:引进先验的解剖知识对纤维追踪结果进行精加工[120,122,128]被称为束-编辑技术.已经知道有些区域,感兴趣束必定通过,称为关（waypoints）或门（gates）.进入这些区域的轨迹被认为解剖结构上是合理的,而其他被认为不合理的轨迹统统丢弃掉.换句话说,已经知道有些区域某些纤维束不会通过,那就直接丢弃掉进入这些区域的轨迹.这些方法对于消除假的发现是强有力的,这需要关于这些感兴趣束的专门知识.不符合上面假设的任何轨迹的移除意味着这些编辑技术不适合探索性研究,那里可能先验不知道的连接可能被纤维追踪算法识别出来.

6.8.3　神经纤维束造影的临床应用

1. 缺血性脑中风

神经纤维束造影在判断脑中风患者的预后方面很有希望.对亚急性缺血性脑中风患者进行 DWI 及 DTI 扫描,通过数据处理将 DWI 与神经纤维束图配准叠加后显示在一幅图像中,通过徒手肌力测试来评价患者不同时期的随意运动能力,发现如果皮质脊髓束经过梗塞灶,那么患者的恢复较慢而且效果不好;如果皮质脊髓束经过梗塞灶的边缘,那么患者恢复较快.这为医生判断患者的预后提供了依据.

对 DTI 数据进行处理,将梗塞灶进行三维图像重建,并配准与神经纤维束图叠加同时显示,发现如果锥体束没有通过梗塞灶,那么患者的语言及手和手指的活动功能可以完全恢复.以此可以更好地了解缺血性脑卒中患者的锥体束中断部位、程度并判断预后,可以预测出病人发生障碍的各种功能的恢复程度.

2. 继发白质神经纤维退变

多种中枢神经系统疾病后会造成白质神经纤维的继发退变.CT 和常规 MRI 不能发现白质神经纤维的继发退变,而且通过常规 MRI 不能很好地分辨出华勒退变(Wallerian degeneration).这种退变是由于损伤使细胞体对其远端轴突的营养中断.使用 FA 图、扩散张量迹图和神经纤维束成像研究白质神经纤维的继发退变,发现由于发生华勒退变的部分神经纤维中水分子扩散的各向异性水平降低,导致通过 DTI 得到的神经纤维束图会发生混乱.这样对比健侧与病侧的神经纤维束图并结合 DTI 导出量,可以较好地发现早期的华勒退变.

3. 多发性硬化

多发性硬化(multiple sclerosis,MS)是最常见的一类中枢神经系统炎性脱髓鞘疾病,可能由慢性病毒感染诱发自身免疫异常,导致中枢神经系统多灶性受累引起,主要累及 20~40 岁之间的青壮年,以语言、视力、运动、感觉障碍和颅神经病征为主要表现,最终多数患者进展到不可逆的神经功能残疾.研究了 DTI 在 MS 诊断中的作用,表明 DTI 可以提高 MS 的诊断的敏感性.试图将 MR 神经纤维束成像用于 MS 的诊断,发现 MS 发病部位的 FA 发生变化后会影响神经纤维束成像的准确性.如果先对 FA 数据进行高斯平滑处理,再计算两个相邻纤维束之间的 Pearson 相关系数来判断结果的真实性,这样绘出的神经纤维束图更加可信.研究发现,参照神经纤维束图综合分析 ADC 图像与 FA 图像可以更准确地评估 MS.

4. 其他中枢神经疾病

对 13 位患有前脑无裂畸形症(holoprosencephaly)的儿童进行 DTI 检查,得到脑干处的 MR 神经纤维束图像,发现神经纤维束变形程度与患者的前脑畸形程度及神经学缺陷严重程度呈高度相关.研究表明,应用神经纤维束成像技术可以更加准确地预测前脑无裂畸形症的发展情况.

肾上腺脑白质营养不良(adrenoleukodystrophy,ALD)又称肾上腺-弥漫性轴周性脑炎,是 X 链隐性遗传疾患.主要表现为肾上腺皮质功能不全,脑白质进行性髓鞘脱失及组织中饱和长链脂肪酸病理性堆积.研究表明,DTI 有助于确定常规 MR 方法不能确定的受累白质,并可以确定受累白质是否有治愈的可能.比较一名 6 岁患儿与一名 8 岁正常儿童的 MR 白质神经纤维束与 T_2 加权像叠加而成的图像,可以看出患儿经过额叶及胼胝体膝部与前部的神经纤维束明显减少,通过患者的 MR 神经纤维束图像与患者症状的关系,可以进行神经学及神经生理学研究.

脑室周围白质软化症(periventricular leukomalacia, PVL)是早产儿脑瘫、智力低下等神经后遗症的最常见原因.尚无特效治疗方法,目前的治疗原则是尽早确诊尽早干预,进行运动训练和康复治疗.由于患儿不能配合医生作各种测试,如运动机能及认知机能测试,所以 PVL 的诊断依赖于影像学检查.神经纤维束造影可用来判断患儿认知及运动机能的受损情况,并对病情的发展作出预测.

5. 辅助手术计划的制订及放疗路径的选择

手术治疗脑功能区内或紧邻脑功能区的肿瘤经常会不同程度地损伤神经纤维束,容易遗留永久性的神经后遗症.如术中损伤锥体束纤维,术后发生肢体运动功能障碍.在生理条件下,神经纤维束的位置可以通过解剖标识来估计.神经纤维束附近有肿瘤生长时,肿瘤会推移或侵入神经纤维束,从而失去了正常的解剖标识,所以很难判断肿瘤与神经纤维束之间的空间关系.如在切除锥体束周围的肿瘤的手术过程中,术者要在减小损伤锥体束风险与提高肿瘤切除率之间进行折中选择.

6.8.4　MR 神经纤维束造影所面临的问题

在临床上 MR 神经纤维束造影可以给出活人脑连通性信息,然而这一技术难以证实,因为还没有一个标准可用来判断其正确性.纤维跟踪的可靠性依赖于数据质量和所用算法的鲁棒性.各种噪声会给纤维追踪造成很大的误差,包括运动造成的伪影、磁化强度变化引起的信号损失、涡流引起的图像畸变等.此外,参数计算分类等过程中还会引入计算噪声;由于有限的空间分辨率和角度分辨率,使局部的容积效应十分明显.这些误差都会导致经计算得到的神经纤维束走向与真实情况不符,这只是问题的一个方面.另一个方面与神经纤维束结构和模型有关,在某些区域(如胼胝体)神经纤维束排列整齐,这个区域像素的扩散张量矩阵的主特征值方向十分接近神经纤维的真实走向;而在有神经交叉、交错或弯曲的区域,由于容积效应的影响,像素扩散张量矩阵的主特征值方向是像素内所有神经纤维走向的平均.可见,对于体元内有多纤维方向的描绘,扩散张量成像(DTI)模型是难以胜任的.解决纤维束交叉问题是一个巨大的难题,面临巨大的挑战,吸引了众多研究者的关注,成为当前扩散 MR 研究前沿热点,是下一节讨论的课题.

§6.9　复杂神经纤维结构成像

复杂神经纤维结构一般是指体元内包含两个或两个以上纤维走向,如纤维交叉(crossing)、分叉(branching)、合并(merge)、弯曲(bending)、相拥(kiss)等,图 6.9.1 中示意了几种典型情况[115].为了表述方便,统称为"交叉纤维束",即有两个及以上的不同方向纤维丛(bundles)共占同一个体元.从同一体元测量到的信号是多纤维方向共同贡献的,而体元扩散张量 **D** 只能给出一个纤维方向,也就是多方向束合成的一个平均方向,这说明 DTI 不适合精确描写交叉纤维.一般 DWI 分辨率在 2~3 mm,而轴突纤维物理直径小到 1 μm 以下,大到约 30 μm.即使从灰质皮层下到白质区过渡的锥体束,锥底大约只有 3 mm 粗,研究表明白质体元包含交叉纤维的比例高达 90%[129,130](图 6.9.2).为分析交叉纤维束轨迹,发展了很多方法,如基于 q-空间的方法[131~133]中,有扩散频谱成像(DSI)[134,135]、q-球成像[136~142]、高角分辨扩散成像(HARDI)[142,143~148]等;基于混合模型的方法中,有结合受阻和受限制扩散模型(CHARMED)[149]、球反卷积[150~154]、多张量拟合[129,145,155,156]等,将选择一部分在本节介绍.近几年

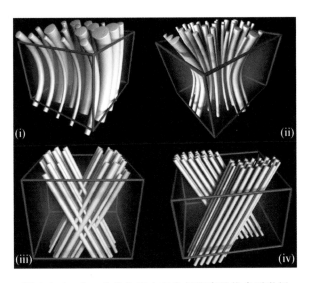

图 6.9.1　在一个单体元内复杂纤维束结构类型举例

（a）弯曲(极端为钩形);(b)扇形(包括锥形);(c)交错交叉(如在中央半椭球区胼胝体侧支与皮层脊髓束交叉);(d)交叉(在一个体元内邻近纤维束交叉,如扣带束和胼胝体交叉)

Jensen 等人又发展了高阶张量模型用于交叉纤维束轨迹,称为扩散峰度(kurtosis)张量成像(DKI)[157~168],将在下节介绍.

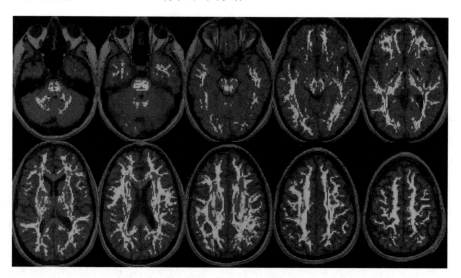

图 6.9.2 在各体元内检测到不同纤维取向的数目[130](叠加在 T_1 加权图像上)

按照各体元检测到的取向数分配颜色:单一取向:红色;两个取向:绿色;三个及以上取向:蓝色.结果取自一个健康人,30DW 方向,$b=1000$ s/mm² ,重复 15 次[115]

6.9.1 q-空间成像概念

条件位移传播函数 $P(\mathbf{r}_0 \mid \mathbf{r}, t)$ 描写自旋初始位置在 $\mathbf{r}_0$ (@$t=0$ 时),t 时间后出现在位置 $\mathbf{r}$ 的概率,它是满足初始条件的扩散方程的一个解. NMR 测量的回波衰减信号是横向磁化强度被概率传播函数加权的系综平均的傅里叶变换:

$$E(\mathbf{K}, t) = \iint \rho(\mathbf{r}_0) P(\mathbf{r}_0 \mid \mathbf{r}, t) \, \mathrm{e}^{-\mathrm{i}2\pi \mathbf{K}_e \cdot \mathbf{r}_0} \, \mathrm{e}^{\mathrm{i}2\pi \mathbf{K}_d \cdot \mathbf{r}} \, \mathrm{d}\mathbf{r}_0 \mathrm{d}\mathbf{r}, \qquad (6.9.1)$$

式中 $\mathbf{K}_e$ 是编码栅(图 6.5.8)的波数(或 $\mathbf{K}$-空间),$\mathbf{K}_d$ 是解码栅的波数. 较普遍的情况是 $\mathbf{K}_e$ 等于 $\mathbf{K}_d$,习惯上用 q 代替 $\mathbf{K}$,并参考图 6.5.8 把时间 t 换为 Δ(在 STE 中 Δ 在几十甚至几百 ms 量级),于是方程(6.9.1)变为

$$E(\mathbf{q}, \Delta) = \int \rho(\mathbf{r}_0) \int P(\mathbf{r}_0 \mid \mathbf{r}, \Delta) \, \mathrm{e}^{\mathrm{i}2\pi \mathbf{q} \cdot (\mathbf{r} - \mathbf{r}_0)} \, \mathrm{d}\mathbf{r} \mathrm{d}\mathbf{r}_0, \qquad (6.9.2)$$

$\mathbf{K}$ 是绝对位置的倒数,而 $\mathbf{q}$ 是位移的倒数. 可见 q-空间是扩散位移倒数空间. 定义倒易空间矢量:

$$q = \Gamma g \delta, \tag{6.9.3}$$

g 为脉冲梯度强度,δ 为脉冲持续时间,$\Gamma = \gamma/2\pi$,γ 是磁旋比.通过使用不同的 q 值(一般使用等间隔模式,使扩散梯度从零逐渐增大到最大值),获得多个(如 16 个)q 值时的位移概率,然后用零填充或根据多指数衰减函数外推到 64(或 128)个数据点以便增加表观分辨率,对方程(6.9.2)相对于 q 作逆傅里叶变换,就能获得概率分布轮廓.q-空间成像(QSI)[131,132] 已经用于脑中白质纤维的截面成像.

q-空间成像以扩散位移概率的形式描述 NMR 扩散实验.着重关注梯度脉冲对回波信号的影响.这意味着使用归一化的密度 $\rho(r_0)$,或者说当 $g = 0$ 时,$E(q,\Delta) = 1$.用施加了扩散梯度 g 的回波幅度除以 $g = 0$ 时的回波幅度就获得了 $E(q,\Delta)$.实验测量过程中,常引入平均传播函数(average propagator):

$$\bar{P}(\boldsymbol{R},\Delta) = \bar{P}(r_0 \mid r,\Delta) = \int \rho(r_0) P(r_0 \mid r + \boldsymbol{R},\Delta) \mathrm{d}r_0. \tag{6.9.4}$$

它就是分子初始浓度与分子在扩散时间 Δ 内移动距离为 $\boldsymbol{R} = r - r_0$ 的概率的卷积.将它代入式(6.9.2),就能得到用 q-空间表示的回波幅度:

$$E(q,\Delta) = \int \bar{P}(\boldsymbol{R},\Delta) \mathrm{e}^{\mathrm{i}2\pi q \cdot \boldsymbol{R}} \mathrm{d}^3 \boldsymbol{R}. \tag{6.9.5}$$

位移概率 $P(\boldsymbol{R},\Delta)$ 表示经过扩散时间 Δ,水分子的位移为 $\boldsymbol{R}$ 的概率.因此,要想测量水分子的位移,就必须固定扩散时间 Δ,而改变扩散梯度的幅度 g.显然,回波幅度与平均传播函数之间关系是傅里叶变换关系.对回波衰减相对于 q-空间进行逆傅里叶变换,就产生了平均的传播函数 $P(\boldsymbol{R},\Delta)$,即平均位移概率分布的轮廓(图 6.9.3).在 q-空间采样信号允许我们得到 $\bar{P}(\boldsymbol{R},\Delta)$,如同 K-空间采样能获得 $\rho(r_0)$ 一样.

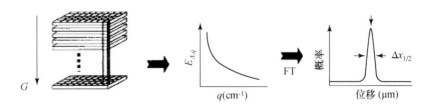

图 6.9.3 q-空间成像过程示意

应当说明,方程(6.9.4)和(6.9.5)成立的条件是假定:与扩散时间 Δ 内的位移相比,在脉冲梯度持续时间 δ 内的分子位移可以忽略不计,即满足 $\Delta \gg \delta$ 条件.在临床 MRI 设备中,此条件几乎达不到.在化学分析 NMR 谱仪或超高场

MRI 机器或高场动物 MRI 系统中,此条件容易实现.QSI 技术另一个问题是要求在 3D 笛卡儿空间采样,因而很费时间.

6.9.2　扩散谱成像

扩散谱成像(diffusion spectrum imaging,DSI)是三维 q-空间的一个直接应用[134].在扩散 MR 成像序列(参考图 6.5.8)中,假设扩散敏感梯度的宽度 δ 比混合时间 Δ 小到可忽略的程度,即窄脉冲近似成立时,相散基本正比于相对自旋扩散位移 R 和梯度波矢 q 之间的标量积,即 $\phi = R \cdot q$.在 $180°$ 脉冲两边的扩散敏感梯度(幅度 g,宽度 δ,间隔 Δ)可对扩散位移进行"相位编码".这样 MR 信号正比于体元平均散相:

$$S_\Delta = S_0 \langle e^{i\phi} \rangle, \tag{6.9.6}$$

式中 S_0 是不加扩散敏感梯度时测到的 MR 信号.嵌入在传统成像序列中的扩散敏感梯度既然可以对扩散位移进行相位编码,就可以形成新的采样空间,即 q-空间.这样 DSI 可看作 6D MRI,其中 K-空间采样自旋的空间位置;而 q-空间采样位移空间的位置即扩散位移.这就是说,DSI 同时采样 K-和 q-空间,是产生位置和位移的 6D 成像技术.由于 MR 信号与概率传播函数是傅里叶变换关系:

$$S(q,\Delta) = \sqrt{2} \int \bar{P}(R,\Delta) e^{i2\pi q \cdot R} d^3 R, \tag{6.9.7}$$

式中 $\bar{P}(R,\Delta)$ 代表一个体元内自旋平均相对扩散位移的概率密度.换句话说,$\bar{P}(R,\Delta) d^3 R$ 是体元内一个自旋在 Δ 期间作矢量位移 R 的概率的一个度量.在没有净位移或净通量情况下,它描写体元平均的扩散过程,当然需要小心 MR 磁化率效应.由于 $\bar{P}(R,\Delta)$ 是通过一个测量的量的傅里叶变换计算的,我们便指定 $\bar{P}(R,\Delta)$ 为扩散谱.实践中,为了排除从组织运动产生的相移,扩散谱是通过取复 MR 信号的模的傅里叶变换重建的:

$$\bar{P}(R,\Delta) = S_0^{-1} (2\pi)^{-3} \int |S(q,\Delta)| e^{-i2\pi q \cdot R} d^3 q. \tag{6.9.8}$$

得到方程(6.9.8)是用了窄脉冲近似.然而临床 MRI 实验,梯度幅度有限,为了得到较大的 q 值,往往用 $\delta \approx \Delta$,不符合窄脉冲近似条件,方程(6.9.8)的有效性需要重新考察.在窄脉冲近似条件下,MR 信号和反映组织隔间的水游动性之间存在傅里叶变换关系.扩散-编码梯度不是无限窄的条件下,Mitra 和 Halperin[169]证明方程(6.9.8)依然有效,Wedeen 等人证明 MR 信号仍能反映扩散效应[134].然而,扩散谱 $\bar{P}(R,\Delta)$ 的解释必须稍加修改.在此情况下,位移矢量 R

必须理解为 δ-平均的相对自旋位移. 这意味着,$\boldsymbol{R}$ 描写在时间间隔 $[0,\delta]$ 内自旋平均位置相对于在时间间隔 $[\Delta,\delta+\Delta]$ 内平均位置的位移. 作为后果,扩散距离通常是稍微欠估的,分离能力有所减小.

DSI 通常在各个位置采集 N 个 q 值编码的扩散-加权像,N 个 q 值均匀分布在球内,沿球面均匀分布,沿半径均匀分布,比如用内接球的正多面体的顶点来确定 q 的方向:

$$\boldsymbol{q} = a\boldsymbol{u}_x + b\boldsymbol{u}_y + c\boldsymbol{u}_z, \qquad (6.9.9)$$

式中 a、b、c 是整数,$\boldsymbol{u}_x$、$\boldsymbol{u}_y$ 和 $\boldsymbol{u}_z$ 表示各自坐标方向单位相位调制. 假如球半径有 5 个晶格单位,则 $\sqrt{a^2+b^2+c^2} \leqslant 5$. 扩散谱是通过取 MR 信号模的 3D 离散傅里叶变换重建得到的. 目的是分辨体元内多纤维方向,因此我们对扩散谱角结构更感兴趣. 方向分布函数 (orientation distribution function,ODF) 定义为扩散谱 $\bar{P}(\boldsymbol{R},\Delta)$ 的加权径向和:

$$ODF(\boldsymbol{u}) = \int \bar{P}(\rho\boldsymbol{u},\Delta)\rho^2 \mathrm{d}\rho \quad (|\boldsymbol{u}|=1), \qquad (6.9.10)$$

式中 $\rho = |\boldsymbol{R}|$,$\rho^2\mathrm{d}\rho$ 是在扩散 $\boldsymbol{R}$-空间的 3D 体元,$ODF(\boldsymbol{u})$ 度量单位矢量 $\boldsymbol{u}$ 方向上扩散的量. 从 DSI 采样密度可以确定标称角分辨,假定梯度矢量等立体角地穿越球面,且均匀间隔取样数为 s,则角分辨为

$$\theta = \sqrt{\frac{4\pi}{s}} \ (\mathrm{rad}). \qquad (6.9.11)$$

假设覆盖单位球有 411 个采样,当定位或分开纤维束时,可以提供 $10°$ 的角分辨.

当地脑最大的扩散方向可用来识别各个体元内几个纤维丛的轴突方向. 一个健康志愿者脑的 DSI 实验结果[134] 如图 6.9.4 所示,冠状面包括皮层脊髓束和中小脑桥十字交叉的元素. 图 6.9.4(a) 显示从 DSI 数据重建的 DT 图像,图 6.9.4(b) 和 (c) 是脑干和中心锥半椭球体 (centrum semiovale) 的放大. 在各体元显示 ODF 代表,作球极图,按方向编辑颜色. 在图 6.9.4(b) 中我们看到,许多体元显示单方向谱最大,而对应到轴向皮层脊髓束 (蓝色) 和中横小脑桥束 (绿色),有一次相交的体元显示两个最大. 图 6.9.4(c) 显示中心锥半椭球部分,包括冠状辐射体 (corona radiata)、上纵束 (superior longitudinal fasciculus) 和胼胝体,分别是轴向、前后向和横向. 扩散谱证明了相应的最大方向,特别是包括这些束显示 2 和 3 个方向的体元. 注意,显示 3 个方向交叉的体元的 DT 对应于低各向异性的 DT (看黄圈).

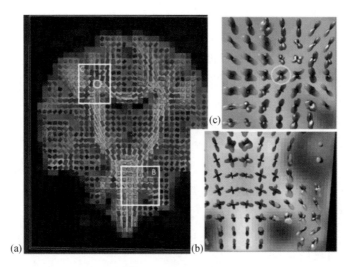

图 6.9.4　健康人脑 DSI

(a) 完整冠位脑层面,扩散用一个拟和 DSI 数据的张量来描绘,被通过本征值和本征矢量形成的方盒来代表,彩色编码基于主本征矢量的方向(轴向:蓝色;横向:红色;前后方向:绿色);(b) 脑干放大像,扩散谱表达为方向分布函数(ODF)的极图(polar plots),这里皮层脊髓束贡献轴向谱最大(蓝叶沿竖向),水平向是中小脑脚的脑桥交叉贡献的(在中心的绿叶交叉).许多局部谱显示有这两个结构的贡献;(c) 这图像显示中心锥体半椭球体,包含皮层束(蓝色)、胼胝体(绿色)和上纵束(红色)的元素,包括这些成分 2-和 3-方向相交的体元.在有简单单峰谱的位置张量和谱数据对应得最好,而在有多峰扩散谱的位置对应到相对等方向的扩散张量

6.9.3　高角度分辨扩散加权成像(HARDI)[143,144]

　　体元内有一个方向纤维束时用单扩散张量成像(DTI)描述是足够的,为确定扩散张量,在无噪声条件下,只要测量 6 个不同梯度方向的扩散加权像就可以;在有噪声情况下,临床上 DTI 往往取 25 个方向扩散加权像数据以提高精度.而当体元内有多方向纤维丛时,情况要复杂得多,需要测量更多梯度方向的扩散加权像,比如上百或数百个梯度方向均匀分布在单位球面上,角度间隔小到 $10°$ 左右或以下,因此称为高角度分辨扩散加权成像(HARDI)[143~148].

　　从另一方面说,QSI 要求采样 3D 笛卡儿空间,要求很高梯度强度,很费时间,临床 MRI 系统上很难实现.一个替代的办法就是,HARDI 采样扩散波矢空间的球壳(和球壳组合)以代替 QSI 采样 3D 笛卡儿体积。通过选择特定半径采样球壳,使采样目标朝向感兴趣的长度.

　　关于梯度方向的分布文献中多利用正二十面体,如图 6.9.5(a)所示,或正十

二面体来确定扩散梯度方向,以保证在单位球面上均匀分布[79].正二十面体有
20 个面,30 条棱,12 个顶点.每个面都是三角形,一个顶点连接 5 条棱.对正二
十面体进行 4 折(4-fold)棋盘格化,可得到 150 个新交点,投影到半球面共有 81
个顶点[图 6.9.5(b)],投影到全球面共有 162 个顶点[图 6.9.5(c)];5 折棋盘
格化得 252 个顶点;6 折棋盘格化得 362 个顶点;7 折得 492 个顶点.这些顶点
投影到外接球面上,得到球面上均匀分布的点,从球心到各个点的连线用于确
定扩散梯度的方向.

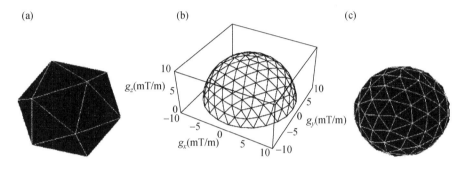

图 6.9.5　以二十面体棋盘格化顶点确定 HARDI 梯度方向

(a) 正二十面体,有 20 个三角形平面,30 条棱,12 个顶点.棋盘格化二十面体;(b) 投影到半球面;
(c) 投影到全球面,得到在单位球面上均匀分布的格点

　　基于 HARDI 数据的多纤维成像的方法有很多.Frank 于 2001 年最先提出
HARDI 序列[143],并提出球扩散方差理论来处理交叉纤维情况,取得初步进展.
基于 HARDI 序列 Tuch 于 2002 年提出多张量混合模型[145],假定从一给定体
元测量的 DW 信号是体元内各纤维丛信号的线性组合,可用成熟的数学方法求
解出各个扩散张量.只要忽略各纤维丛在扩散时间(≈ 50 ms)内的水分子交换,
这假设是满足的.事实说明这些假设大体是合理的[115].Tuch 假定高斯扩散,来
自单扩散隔间的扩散信号由下式表示:

$$E(\boldsymbol{q}_k) = \exp(-4\pi^2 \boldsymbol{q}_k^{\mathrm{T}} \cdot \underline{\boldsymbol{D}} \cdot \boldsymbol{q}_k \tau), \qquad (6.9.12)$$

$E(\boldsymbol{q}_k)$ 是对于扩散梯度波矢 $\boldsymbol{q}_k = \Gamma \delta \boldsymbol{g}_k$ 的归一化扩散信号幅度,即 $E(\boldsymbol{q}_k) = S(b)/S_0$;$\underline{\boldsymbol{D}}$
是表观扩散张量.为了模拟多隔间,Tuch 假定多张量混合模型,式(6.9.12)修
改为

$$E(\boldsymbol{q}_k) = \sum_j p_j \exp(-4\pi^2 \boldsymbol{q}_k^{\mathrm{T}} \cdot \underline{\boldsymbol{D}}_j \cdot \boldsymbol{q}_k \tau), \qquad (6.9.13)$$

式中 p_j 是体元内扩散张量 $\underline{\boldsymbol{D}}_j$ 的表观体积比分数.目的是根据测量的 HARDI
信号反解出 n 个张量 $\{\underline{\boldsymbol{D}}_j\}$ 和相应的 n 个体积分数 $\{p_j\}$,以最好地解释观察到

的扩散信号.具体解法可参考文献[145].

该方法一个额外优点是引进基于纤维方向分布先验知识的约束,特别是正(至少非负)体积分数约束是普遍包括的,不论是隐含还是显含[129,145,152,170,171].

Ozarslan 等人用扩散方向变换(DOT)[172]来处理 HARDI 数据,通过假设 DW 信号的单指数依赖使 3D 傅里叶变换易于处理,提供对自旋传播子在任意给定半径 R_0 赋值的估计,当用较大 R_0 值时,能提供对各纤维方向较大的分离.其实,多张量拟合和球反卷积也是基于 HARDI 序列.

6.9.4 多张量扩散模型——FORECAST 方法

Anderson 于 2005 年提出用 HARDI 数据估计体元内多纤维方向角分布和扩散的各向异性[151],白质纤维轴对称扩散模型用于关联纤维特性的扩散测量. 该技术称为"用连续轴对称张量估计纤维方向"(fiber orientation estimated using continuous axially symmetric tensors,FORECAST). 仍保留扩散张量模型,即在 DTI 实验中扩散加权信号按下式依赖于扩散权重矩阵 $\underline{b}$ [70]:

$$S(\underline{b}) = S_0 e^{-\mathrm{Tr}(\underline{b})r^{\mathrm{T}} \cdot \boldsymbol{D} \cdot r}. \tag{6.9.14}$$

式中 r 是在扩散加权梯度方向的单位矢量,$\mathrm{Tr}(\underline{b})$ 是扩散权重矩阵 $\underline{b}$ 的迹,$\boldsymbol{D}$ 是扩散张量,S_0 是对应没有扩散权重时的信号.忽略梯度升降时间、成像梯度交叉项等,这 $\underline{b}$ 矩阵元可表示为

$$b_{ij} = r_i r_j \cdot \gamma^2 G_0^2 \delta^2 (\Delta - \delta/3). \tag{6.9.15}$$

为了推广到多张量模型,先假定体元内有不同扩散特性的两个分数体积(即不同隔间)对信号有贡献,于是方程(6.9.14)就得修改为

$$S(\mathrm{Tr}(\underline{b}), r) = S_0 \left[p_1 e^{-\mathrm{Tr}(\underline{b})r^{\mathrm{T}} \cdot \underline{D}_1 \cdot r} + p_2 e^{-\mathrm{Tr}(\underline{b})r^{\mathrm{T}} \cdot \underline{D}_2 \cdot r} \right], \tag{6.9.16}$$

式中 $\underline{D}_j$ 是扩散张量,p_j 是第 j 隔间体积分数.假设在各分数体积内扩散张量是轴对称的,在各纤维坐标系有

$$\underline{D}_j = \begin{bmatrix} \lambda_\perp & 0 & 0 \\ 0 & \lambda_\perp & 0 \\ 0 & 0 & \lambda_{/\!/} \end{bmatrix}, \tag{6.9.17}$$

对应 $\lambda_{/\!/}$ 的标为"纤维轴"($\lambda_{/\!/} > \lambda_\perp$). 以纤维轴为极轴,令 α 是极角,ψ 为方位角(在垂直于纤维轴平面内相对于任意参考方向),在一个特定方向测量的扩散用 (α, ψ) 表示,将有

$$D(\alpha, \psi) = \begin{bmatrix} \sin\alpha\cos\psi & \sin\alpha\sin\psi & \cos\alpha \end{bmatrix} \begin{bmatrix} \lambda_\perp & 0 & 0 \\ 0 & \lambda_\perp & 0 \\ 0 & 0 & \lambda_{/\!/} \end{bmatrix} \begin{bmatrix} \sin\alpha\cos\psi \\ \sin\alpha\sin\psi \\ \cos\alpha \end{bmatrix}$$

$$= \sin^2\alpha \cdot \lambda_\perp + \cos^2\alpha \cdot \lambda_\parallel = \lambda_\perp + \cos^2\alpha \cdot (\lambda_\parallel - \lambda_\perp). \tag{6.9.18}$$

在不对称系统中,扩散依赖于 $\lambda_\perp$、$\lambda_\parallel$ 和 α. 假设扩散张量的迹已知或用其他方法测定. 则 $\bar\lambda = \mathrm{Tr}(\underline{\pmb{D}})/3$,并有

$$\lambda_\parallel = 3\bar\lambda - 2\lambda_\perp. \tag{6.9.19}$$

将式(6.9.19)代入式(6.9.18),我们有

$$D(\alpha,\psi) = \lambda_\perp + 3\cos^2\alpha \cdot (\bar\lambda - \lambda_\perp). \tag{6.9.20}$$

这样,在任意方向测量的扩散被两个未知量 $\lambda_\perp$ 和 α 决定.

如果两个分数体积的纤维有相同平均扩散率 $\bar\lambda$ 和垂直扩散率 $\lambda_\perp$,但纤维轴不同,那么方程(6.9.16)变为

$$S(\mathrm{Tr}(\underline{b}),\pmb{r}) = S_0 \mathrm{e}^{-\mathrm{Tr}(\underline{b}) \cdot \lambda_\perp} \left[p_1 \mathrm{e}^{-3\mathrm{Tr}(\underline{b}) \cdot (\bar\lambda - \lambda_\perp)\cos^2\alpha_1} + p_2 \mathrm{e}^{-3\mathrm{Tr}(\underline{b}) \cdot (\bar\lambda - \lambda_\perp)\cos^2\alpha_2} \right],$$
$$\tag{6.9.21}$$

式中 α_j 是扩散梯度方向和第 j 个纤维轴之间夹角. 这很容易推广到纤维的任意角分布:

$$S(\mathrm{Tr}(\underline{b}),\theta,\varphi) = S_0 \mathrm{e}^{-\mathrm{Tr}(\underline{b}) \cdot \lambda_\perp} \int_0^{2\pi} \int_0^\pi P(\theta',\varphi') \mathrm{e}^{-3\mathrm{Tr}(\underline{b}) \cdot (\bar\lambda - \lambda_\perp)\cos^2\alpha_{RR'}} \sin\theta' \mathrm{d}\theta' \mathrm{d}\varphi',$$
$$\tag{6.9.22}$$

式中 $P(\theta',\varphi')$ 是纤维的角分布,θ' 和 φ' 分别是对于纤维轴方向 $\pmb{R}'$ 的极角和方位角. $P(\theta',\varphi')\sin\theta'\mathrm{d}\theta'\mathrm{d}\varphi$ 是取向极角在 θ' 和 $\theta' + \mathrm{d}\theta'$ 之间、方位角在 φ' 和 $\varphi' + \mathrm{d}\varphi'$ 之间的纤维的体积分数. 类似地,θ 和 φ 是扩散梯度方向 $\pmb{R}$ 的极角和方位角,$\alpha_{RR'}$ 是 $\pmb{R}$ 和 $\pmb{R}'$ 之间的夹角. 依照方程(6.9.22)作为方向的函数的信号 $S(\theta,\varphi)$ 正比于 $P(\theta,\varphi)$ 与核 $\mathrm{e}^{-\mathrm{Tr}(\underline{b}) \cdot \lambda_\perp} \mathrm{e}^{-3\mathrm{Tr}(\underline{b}) \cdot (\bar\lambda - \lambda_\perp)\cos^2\alpha}$ 的卷积. 这就是对理想单纤维信号的响应. 如果 $\lambda_\perp$ 能从 MRI 数据估计出来,那么对单纤维的信号响应就已知,就可根据测量值 $S(\theta,\varphi)$ 从方程(6.9.22)反解出相应的 $P(\theta,\varphi)$.

这方向函数可借助于球谐函数[173]展开,球谐函数 $Y_{lm}(\theta,\varphi)$ 是在单位球上的完备正交基函数.

$$S(\theta,\varphi) = \sum_{l=0}^\infty \sum_{m=-l}^l s_{lm} Y_{lm}(\theta,\varphi), \tag{6.9.23}$$

$$P(\theta',\varphi') = \sum_{l=0}^\infty \sum_{m=-l}^l p_{lm} Y_{lm}(\theta',\varphi'), \tag{6.9.24}$$

上两式中展开系数

$$s_{lm} = \int_0^{2\pi} \int_0^\pi Y_{lm}^*(\theta,\varphi) S(\theta,\varphi) \sin\theta \mathrm{d}\theta \mathrm{d}\varphi, \tag{6.9.25}$$

$$p_{lm} = \int_0^{2\pi} \int_0^\pi Y_{lm}^*(\theta',\varphi') P(\theta',\varphi') \sin\theta' \mathrm{d}\theta' \mathrm{d}\varphi'. \tag{6.9.26}$$

归一化球谐函数定义为

$$Y_{lm}(\theta,\varphi) = (-1)^m \sqrt{\frac{(2l+1)}{4\pi} \frac{(l-m)!}{(l+m)!}} P_l^m(\cos\theta) e^{im\varphi}, \quad (6.9.27)$$

式中 $P_l^m(x)$ 是连带勒让德多项式[174]. 把方程(6.9.22)中卷积核也用球谐函数表示[151], 不难导出下面关系:

$$s_{lm} = S_0 \cdot c_l p_{lm}. \quad (6.9.28)$$

借助于球谐函数表示方向函数 $S(\theta,\varphi)$ 和 $P(\theta,\varphi)$ 的好处是: 方程(6.9.22)的积分可变成方程(6.9.28)的代数运算, 并且很容易求逆. 这系数 p_{lm} 是

$$p_{lm} = c_l^{-1} \cdot \frac{s_{lm}}{S_0}. \quad (6.9.29)$$

纤维方向角分布函数 $P(\theta,\varphi)$ 可用方程(6.9.24)的展开系数来建造. 为了计算 p_{lm}, 系数 $c_l = c_l(\mathrm{Tr}(\underline{b}), \lambda_\perp)$ 必须知道, 即必须首先估计出 $\lambda_\perp$. 推演出 $\lambda_\perp$ 的一个方法是对方程(6.9.26)取 $l=m=0$, 得

$$p_{00} = \frac{1}{\sqrt{4\pi}} \int_0^{2\pi} \int_0^\pi P(\theta',\varphi') \sin\theta' \mathrm{d}\theta \mathrm{d}\varphi = \frac{1}{\sqrt{4\pi}}, \quad (6.9.30)$$

因为纤维方向分布函数对所有角度积分等于 1. 类似的关系对于信号系数是

$$s_{00} = \frac{1}{\sqrt{4\pi}} \int_0^{2\pi} \int_0^\pi S(\theta,\varphi) \sin\theta \mathrm{d}\theta \mathrm{d}\varphi = \sqrt{4\pi} \, \bar{S}, \quad (6.9.31)$$

式中 $\bar{S}$ 是信号对所有方向的平均. 最后可证明[151]

$$c_0 = 2\pi^{3/2} \cdot \frac{\mathrm{erf}(\sqrt{3\mathrm{Tr}(\underline{b}) \cdot (\bar{\lambda} - \lambda_\perp)})}{\sqrt{3\mathrm{Tr}(\underline{b}) \cdot (\bar{\lambda} - \lambda_\perp)}} \cdot e^{-\mathrm{Tr}(\underline{b}) \cdot \lambda_\perp}, \quad (6.9.32)$$

式中 $\mathrm{erf}(x)$ 是高斯误差函数, 其定义是 $\mathrm{erf}(x) = \frac{2}{\sqrt{\pi}} \int_0^x e^{-t^2} \mathrm{d}t \ (-1 < x < 1)$. 把方程(6.9.30) ~ (6.9.32)代入方程(6.9.28), 对于 $l=0$, 产生关系

$$\frac{\bar{S}}{S_0} = \frac{\sqrt{\pi}}{2} \cdot \frac{\mathrm{erf}(\sqrt{3\mathrm{Tr}(\underline{b}) \cdot (\bar{\lambda} - \lambda_\perp)})}{\sqrt{3\mathrm{Tr}(\underline{b}) \cdot (\bar{\lambda} - \lambda_\perp)}} \cdot e^{-\mathrm{Tr}(\underline{b}) \cdot \lambda_\perp}. \quad (6.9.33)$$

对于已知 $\bar{\lambda}$ 的轴对称扩散, 垂直扩散率 $\lambda_\perp$ 唯一确定这平均信号 $\bar{S}$ (被 S_0 归一化). 给定测量值 $\bar{S}/S_0$, 方程(6.9.33)可以数值求解 $\lambda_\perp$, 然后由 $\lambda_\perp$ 对所有 $l > 0$ 计算出 c_l, 因此可通过方程(6.9.29)和(6.9.24)计算出角分布 $P(\theta',\varphi')$.

该方法通过估计纤维垂直扩散率 $\lambda_\perp$ 和纤维角分布 $P(\theta',\varphi')$ 来获取体元内扩散特征. 它保留了扩散张量模型, 但推广到非平行纤维情况. 为了使问题易于处理, 对体元内各点扩散张量作了几个简化假设, 即张量都是轴对称的; 垂直扩散率在体元内是均匀的. 这在某种水平上肯定是违反的, 这就产生一个问题, 这

些假设在什么条件下还近似有效？作为解决此问题的第一步，Anderson 把用简单轴对称模型计算方向分布函数（ODF）的结果与利用同一 HARDI 数据的无模型 q-球分析（后面讨论）计算的 ODF 结果进行了比较，计算程序或步骤如图 6.9.6 所示.

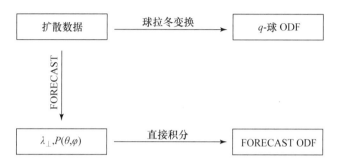

图 6.9.6 q-球和 FORECAST 方向分布函数（ODFs）的计算

这两个分析技术用相同的 HARDI 数据，FORECAST 关于各纤维内扩散函数形式作了几个假设. 两个 ODFs 之间的歧离将暗示 FORECAST 模型的缺点

6.9.5 q-球成像

扩散函数一般用条件扩散概率密度函数 $P(\boldsymbol{r}_0|\boldsymbol{r},\tau)$ 来描写. 在另外场合也称 $P(\boldsymbol{r}_0|\boldsymbol{r},\tau)$ 为扩散格林函数、扩散传播子（propagator）或扩散 van-Hove 自相关函数. 在 MRI 中观察到的信号是从这体元内对所有自旋平均产生的，这系综平均写作 $P(\boldsymbol{R})=\int\rho(\boldsymbol{r}_0)P(\boldsymbol{r}_0|\boldsymbol{r},\tau)\mathrm{d}\boldsymbol{r}_0$，其中 $\boldsymbol{R}=\boldsymbol{r}-\boldsymbol{r}_0$ 是相对自旋位移，$\rho(\boldsymbol{r}_0)$ 是起始自旋密度. 俗称这条件扩散概率密度函数的系综平均为概率密度函数（PDF）或扩散函数，并直接用 $P(\boldsymbol{R})$ 表示. 这扩散函数 $P(\boldsymbol{R})$ 与测量得到的扩散信号 $E(\boldsymbol{q})$ 之间是傅里叶变换关系：

$$P(\boldsymbol{R}) = \mathrm{FT}[E(\boldsymbol{q})], \tag{6.9.34}$$

FT 表示相对于扩散波矢 $\boldsymbol{q}$ 的傅里叶变换. 这扩散方向分布函数（ODF）$\psi(\boldsymbol{u})$ 定义为扩散函数的径向投影：

$$\psi(\boldsymbol{u}) = \frac{1}{Z}\int_0^\infty P(R\boldsymbol{u})\mathrm{d}R, \tag{6.9.35}$$

式中 Z 是无量纲归一化常数（归一化到单位质量），$\boldsymbol{u}$ 是单位方向矢量. 为了定义 ODF 覆盖一个适当的球，要求对立体角元积分. 对于各向异性高斯扩散的 PDF 是 $P(\boldsymbol{R})=(4\pi\tau)^{-3/2}|\underline{\boldsymbol{D}}|^{-1/2}\exp[-\boldsymbol{R}^\mathrm{T}\cdot\underline{\boldsymbol{D}}^{-1}\cdot\boldsymbol{R}/(4\tau)]$，代入方程（6.9.35）对半径积分给出 ODF[136]：

$$\psi(\boldsymbol{u}) = \frac{1}{Z} \sqrt{\frac{\pi \tau}{\boldsymbol{u}^{\mathrm{T}} \cdot \underline{\boldsymbol{D}}^{-1} \cdot \boldsymbol{u}}}. \qquad (6.9.36)$$

从由 QSI 测量的 PDF 提取 ODF 需要计算径向投影,笛卡儿和球坐标之间映射会在 ODF 中引进笛卡儿伪影;ODF 的笛卡儿着色在分辨率上比较粗糙;再者,径向投影是相当低效的,因为丢弃了相当份额的数据.QSI 效率被要求强梯度脉冲而受限制.鉴于这些原因,通过在扩散倒易空间球壳上直接采样扩散信号而测量扩散 ODF 是更有效率的方法.这形成了 QBI 的基础.这样直接用球采样并重建 ODF 不但免除了上述问题,还便于通过指定采样球壳半径而靶向感兴趣的空间频率带.

利用 HARDI 数据可通过 Funk-Radon 变换(FRT)也称球拉冬变换或 Funk 变换直接重建出纤维方向分布函数(ODF),称为 q-球成像(QBI)[136~142]. 球拉冬变换是 X-CT 中平面拉冬变换的一个推广.q-球成像有两个显著不同的重建方法:一个是用球的径向基函数(RBFs),称为 RBF q-球重建[136];另一个是用球面谐波函数(SH),称为 SH q-球重建[138~140].这里只介绍后者.

1. 球谐波 q-球重建理论

对于测量的扩散衰减信号 $E(\boldsymbol{q})$ 直接调用 Funk 变换,纤维方向分布函数 ODF 用扩散信号在球上大圆积分来近似[138]:

$$\psi(\boldsymbol{u}) = \oint_{q \perp u} E(\boldsymbol{q}) \mathrm{d}\boldsymbol{q}. \qquad (6.9.37)$$

为了简化数值解,$\boldsymbol{q}$ 和 $\boldsymbol{u}$ 都离散化以反映有限的 m 次测量取样和固定点数 n 的重建.因为 ODF 和 HARDI 扩散信号都定义在球域,归一化球点到单位幅度并采用球坐标系 $\boldsymbol{q}=\boldsymbol{q}(\theta, \varphi)$ 和 $\boldsymbol{u}=\boldsymbol{u}(\theta, \varphi)$ 比较方便.在各点 ODF 的重建被计算为扩散测量信号的线性组合.这关系表示为

$$\psi = AE, \qquad (6.9.38)$$

式中 ψ 是 ODF 估计值形成的 $n \times 1$ 列矢量,E 是扩散测量值形成的 $m \times 1$ 列矢量,A 是 $n \times m$ 重建矩阵.

为了估计方程(6.9.37)的大圆积分,需要对测量值进行内插.对扩散信号选择合适的线性表象有利于大圆积分的数值计算,以致有效的重建可按照方程(6.9.38)来进行.这里选择球谐函数表象,允许从较少测量次数恢复 ODF.ODF 可用 l 阶 m 次球谐函数 $Y_{lm}(\boldsymbol{u})$ 的线性组合来代表:

$$\psi(\boldsymbol{u}) = \sum_{l=0}^{L} \sum_{m=-l}^{l} s_{lm} Y_{lm}(\boldsymbol{u}), \qquad (6.9.39)$$

式中 L 是谐波级数的阶,s_{lm} 是谐波系数.一个函数的球谐展开代表傅里叶变换

向球域的推广,激励球函数频率域表象的应用.因为球谐波形成了一个完备正交基,只要给定一个足够大的阶 L,则谐波级数展开表象能够描写任何有界的、有限能量的 ODF.在实践中,扩散测量次数限制了可用的最大阶 L,这级数必须截断.如果谐波级数收敛足够快,则 ODF 可用小阶级数精确代表.如果这系数不收敛或者收敛很慢,截断伪影将畸变重建.球谐函数截断相当于用一个均匀窗函数切趾这无穷级数,即令所有 $l>L$ 的项为零.而在角度域的卷积数学上等价于在角频率域的乘法,利用球卷积,截断导致的 ODF 可表示为理想的 ODF 与角的点扩散函数(PSF):

$$H(\theta) = \sum_{l=0}^{L} P_l(\cos\theta) \tag{6.9.40}$$

的卷积.方程(6.9.40)是均匀窗函数的逆球傅里叶变换.对于 $L=2\sim8$ 的 PSF 轮廓显示在图 6.9.7(a)中,由单主叶和 $L/2-1$ 个副叶组成.注意,主叶宽度随阶 L 增大而变瘦;而随 L 增大副叶数目增多,但宽度减小.对所有 L 值,这 PSF 显示轴对称和反对称.

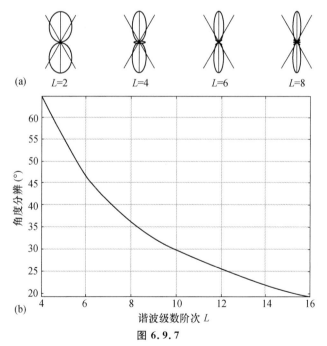

图 6.9.7

(a) 对于球谐波阶 $L=2,4,6,8$ 的角 PSF;(b) 球谐波表象的角度分辨作为阶 L 的函数曲线,从球 PSF 主叶的 FWHM 计算出来的

与 PSF 主叶的卷积平滑了角域 ODF,于是决定有效角分辨随 L 减小而变差,如图 6.9.7(b)所示.PSF 的副叶在重建中产生寄生振荡,其振幅依赖于真实 ODF 的平滑度.理论上 q 球技术可达到的角分辨还依赖于 $\boldsymbol{q}$-空间采样半径 q_0.

球谐波基函数也能使 q 球重建得到解析解.为了得到在希望点的 q-球 ODF 值,我们把测量得到的扩散信号用 L 阶球谐波展开:

$$E(\boldsymbol{q}) = \sum_{l=0}^{L} \sum_{m=-l}^{l} c_{lm} Y_{lm}(\boldsymbol{q}), \tag{6.9.41}$$

式中 c_{lm} 是谐波系数.这等价于对测量数据的离散球傅里叶变换.将方程(6.9.41)代入方程(6.9.37)并交换求和和积分的次序,在任意一点 $\boldsymbol{u}_i$ 的 ODF 可表示为球谐基元的正交大圆积分的线性组合:

$$\psi(\boldsymbol{u}_i) = \sum_{l=0}^{L} \sum_{m=-l}^{l} c_{lm} \oint_{\boldsymbol{q}\perp\boldsymbol{u}} Y_{lm}(\boldsymbol{q})\,\mathrm{d}\boldsymbol{q}. \tag{6.9.42}$$

这积分可用数值计算.然而,球谐波相对于大圆积分可以得到解析解[138]:

$$\frac{1}{2\pi} \oint_{\boldsymbol{q}\perp\boldsymbol{u}} Y_{lm}(\boldsymbol{q})\,\mathrm{d}\boldsymbol{q} = P_l(0) Y_{lm}(\boldsymbol{u}), \tag{6.9.43}$$

式中 $P_l(x)$ 是 l 阶勒让德多项式,$\boldsymbol{u}$ 是与沿其积分的大圆相正交的单位矢量.将式(6.9.43)代入式(6.9.42)得 ODF:

$$\psi(\boldsymbol{u}) = \sum_{l=0}^{L} \sum_{m=-l}^{l} 2\pi P_l(0) c_{lm} Y_{lm}(\boldsymbol{u}). \tag{6.9.44}$$

总结 ODF 重建有三步:① 测量信号的球谐波分解;② 数据的谐波系数乘以勒让德多项式 $P_l(0)$;③ 谐波合成得到 ODF.

对谐波级数加两个额外约束,可减少必须计算的参数个数.第一,因为沿任何方向的扩散编码不能区分正、反向,这 ODF 展示反对称性.因为只有偶阶球谐波定义对称函数;奇阶谐波不包括在表象中.第二,一般谐波级数能够代表任何复值函数,而 ODF 和 DW 测量都是球上的实值函数,作为结果,对所有阶 $m=0$ 分量是实值,各阶谐波系数展示复共轭对称性.对于 L 阶球谐表达式,这两个约束使谐波系数总数从 $(L+1)^2$ 减少到 $(L+1)(L+2)/2$.替代强迫共轭对称以保证重建的实值的另一个办法是用实的球谐波.

2. 重建算法

重建算法步骤概括在表 6.9.1 中.用最小平方拟合达到原始扩散测量数据 $E(\boldsymbol{q})$ 的球谐波分解.具体说,首先从在测量点和重建点的球谐波值构建矩阵 Z_Q 和 Z_U;然后分别用 $Q=[q_1 q_2 \cdots q_m]^T$ 和 $U=[u_1 u_2 \cdots u_n]^T$ 表示在单位球上测量点和重建点位置的坐标,上标 T 表示转置;最后谐波分解与合成通过从球谐波导出的矩阵乘法来执行.例如,Z_Q 是从矩阵串连 $Z_Q = [Z_Q^0 Z_Q^1 \cdots Z_Q^l]$ 形成的,其中

$$Z_Q^l = \begin{bmatrix} \bar{Y}_l^l(q_1) & \cdots & Y_l^0(q_1) & \cdots & Y_l^l(q_1) \\ \vdots & \vdots & \vdots & \vdots & \vdots \\ \bar{Y}_l^l(q_m) & \cdots & Y_l^0(q_m) & \cdots & Y_l^l(q_m) \end{bmatrix}. \tag{6.9.45}$$

包含在 q_i 点 l 阶球谐波的值.式中 $\bar{Y}_l^l(q_i)$ 代表 $Y_l^l(q_i)$ 的复共轭.Z_U 以同样方式用重建点 U 产生.

表 6.9.1 用球谐波 q 球重建算法总结

输入	L E Q U	用于 q 球重建的球谐波阶数 扩散测量信号的 $m \times 1$ 列矢量 归一化扩散梯度方向的 $m \times 3$ 矩阵 在单位球上所希望的重建点的 $n \times 3$ 矩阵
输出	ψ	在重建点 U 的 ODF 值的 $n \times 1$ 列矢量
算法	Z_Q Z_U $p_l = P_l(0) \cdot 1_{2l+1}$ $P = \text{diag}[p_0, p_2, \cdots, p_L]$ $A = Z_U P Z_Q^\dagger$ $\psi = AE$	在测量点 Q 赋值的球谐波矩阵 在重建点 U 赋值的球谐波矩阵 形成勒让德多项式的 $2l+1$ 行矢量,$l=0,2,\cdots,L$ 从勒让德多项式矢量构成对角矩阵 构建 $n \times m$ 重建矩阵,式中 $Z_Q^\dagger = (Z_Q^H Z_Q)^{-1} Z_Q^H$($Z_Q$ 的广义逆) 计算 ODF

直接谐波合成就是乘 Z_U,直接谐波分解就是乘 Z_Q 的广义逆矩阵 $Z_Q^\dagger$.不分别直接作谐波合成与分解的话,产生一个单重建矩阵 $A = Z_U P Z_Q^\dagger$,用方程 (6.9.38) 计算所希望点的 ODF 值将更方便.这里 P 是对角矩阵,包含在各谐波阶勒让德多项式的值.这 $[(L+1)(L+2)/2] \times [(L+1)(L+2)/2]$ 方矩阵是从 $P_l(0)$ 按照方程 (6.9.44) 形成的.对角矩阵 $P = \text{diag}[p_0, p_2, \cdots, p_L]$ 很容易从矢量 $p_l = P_l(0) \cdot 1_{2l+1}$ 产生,这里我们用 1_{2l+1} 表示元素为 1 的 $2l+1$ 行矢量.

q 球重建要求选择谐波阶数 L,L 是由测量数据点数决定的最大值.为了达到最高可能的角分辨,使用大阶谐波级数是希望的,然而从测量的角度看,较高频率谐波在重建中会产生寄生峰,可靠性差.这伪峰是在对扩散信号谐波级数系数的最小平方解中数值不稳定的结果.具体说,测量数据中的噪声在重建中按照矩阵 Z_Q 的数值条件被放大.这矩阵条件数随阶数 L 而增大,这样为了用大

阶谐波级数产生重建,就要求较高的 SNR. 这关系反映谐波系数幅度随阶数 L 升高而迅速衰减.

较小阶数的谐波级数允许 ODF 的准确表达,当检查时间受限制,SNR 低时选择小阶数 L 能保证产生重建的数值的稳定性. 缺点是限制了重建的角度分辨. 当希望用较大谐波阶数又要降低对噪声的敏感度时,可以用矩阵正则化或重整化(regularization)来改善谐波分解的数值条件. 这种方法允许在角分辨和数值稳定性之间作更多平衡折中,对于旨在提高角分辨用较大 b 值的情况是很有用的. 一个基于 Tikhonov 方法的正则化技术是在计算 Z_Q 的广义逆时微扰 $Z_Q^H Z_Q$ 的对角元:

$$Z_Q^H Z_Q \rightarrow Z_Q^H Z_Q + \lambda I, \tag{6.9.46}$$

式中 λ 是正则化参数,I 是单位矩阵,上标 H 表示厄米(转置后取复共轭). 这正则化参数通过在解上加均匀平滑约束以平衡重建的数值条件和数值误拟合的程度,并且可以在数据 SNR 基础上进行选择.

3. 人脑实验数据

一组典型数据是:全脑 HARDI 对成年男性志愿者用 3 T MRI 扫描器,八通道相位阵列头线圈并行成像(加速因子=2)如图 6.9.8 和图 6.9.9 所示. 多层面单射 EPI-SE 扩散序列,扩散权重 $b=3000$ s/mm^2,131 个扩散编码方向用静电排斥算法[75]均匀分布在球面上,传统 S-T 扩散编码梯度 $\delta=31.8$ ms,$\Delta=37.1$ ms,$g_{max}=40$ mT/m,$g_{有效}=39.5$ mT/m,产生 q-空间半径 534.7 cm^{-1}. $TR/TE=18$ s/84 ms,$NEX=1$,各向同性 2 mm 体元分辨,$FOV=260\times 260$ mm^2,矩阵=128×128,68 个交错层面,轴层厚 2 mm,无间隙,加采一次 $b=0$ s/mm^2 无扩散权重的 T_2 加权像 S_0,共花费 39.6 分钟. DW 图像平均 SNR 在丘脑是 3.1,在胼胝体是 2.6,在中央半椭球是 3.4. 对于 $b=0$ s/mm^2 的 T_2 加权像,平均 SNR 在丘脑是 15.8,在胼胝体是 16.4,在中央半椭球是 16.3.

另一组典型数据是:全脑 HARDI 对成年男性志愿者用 3 T MRI 扫描器,八通道相位阵列头线圈并行成像,为了最小化涡流感应的图像畸变,扩散预备用 2 次聚焦的平衡回波序列 90°-g_1-180°-g_2-g_3-180°-g_4-acq,这里 180°脉冲对起最小化涡流效应的作用[175]. 采 30 轴位层面,$FOV=282\times 282$ mm^2,矩阵为 128×128,平面内分辨 2.2×2.2 mm^2,层厚 2.2 mm. $TR/TE=6400$ ms/120 ms,$b=4000$ s/mm^2,$g_{max}=25$ mT/m,$g_{有效}=22.2$ mT/m,$\delta=55$ ms,$q=525$ cm^{-1},给出空间分辨(瑞利判据)$\Delta r=7.28$ μm. 扩散编码方向数从 5 折棋盘格化二十面体(icosa5)的顶点得到 $m=252$,加一个无扩散权重的 T_2 像,总共采集 253 次,总采集时间为 26 分 59 秒. T_2 像的 SNR 是 11,扩散加权像平均 SNR 是 2.5 ± 0.2.

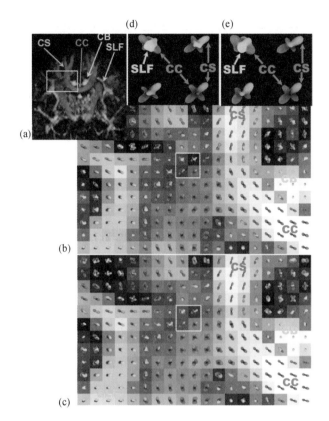

图 6.9.8 对于 34 岁健康志愿者大脑 131 个方向 HARDI 数据用球面谐波 QBI 和用球径向基函数(RBFs)的 QBI 的比较

(a) 冠位方向编码彩色(左右红色,上下蓝色,前后绿色)FA 像,从 131 个方向 DW 数据导出的,以 $b=3000$ s/mm² 在 3 T 并行成像得到的,扣带束(CB)、中央半椭球(CS)、胼胝体(CC)、上纵纤维束(SLF)被标记出来;(b) 在右脑幕上由(a)中黄色方框标记的 WM 区域,从 131 个方向扩散数据的 RBF q-球重建导出的 ODF 的 19×12 体元阵列,各体元是立方形,棱长 2 mm,各体元 ODF 叠加到被 GFA 调制的灰度背景上(黑:GFA=0,白:GFA=1),ODF 用同样的三色机制指示纤维方向;(c) 从 4 阶球面谐波 QBI 导出的 ODF,对应(b)的 19×12 体元阵列;(d) 从(b)中内置黄框指示的 2×2 体元的 RBF q-球重建 ODF 的放大视图,没有灰度背景,描写 SLF 联系纤维的交叉、CS 的投影纤维以及 CC 的合缝纤维;(e) 对应(c)中黄框标出的 2×2 阵列,是用球面谐波 q-球重建的 ODF,显示与(d)相同的纤维交叉

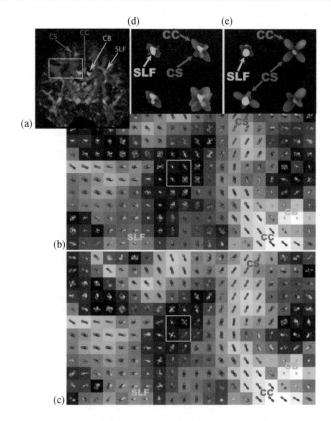

图 6.9.9　对于 29 岁志愿者脑幕 WM 的 55 个方向 HARDI 数据用球 RBF 和用球面谐波的 QBI 的比较

(a) 冠位方向-颜色编码 FA 图像,从 55 个方向 DW 数据的 DTI 导出的,用 3 T,$b=3000$ s/mm^2 并行采集得到的,扣带束(CB)、中央半椭球(CS)、胼胝体(CC)以及上纵束(SLF)被标记;(b) 对于(a)中黄框内区域 55 个方向扩散数据用 RBF q-球重建导出的 ODF 的 20×12 体元阵列,各体元是立方体,棱长 2.2 mm,所有其他约定同图 6.9.8;(c) 相应的 20×12 体元阵列,其 ODF 从 4 阶球面谐波 q-球重建导出,显示纤维方向重建有改进;(d) 对于(b)中黄框区域 2×2 体元阵列的放大视图,其 ODF 是 RBF q-球重建的;(e) 相应的(c)中黄框内 2×2 体元阵列的放大视图,其 ODF 是球面谐波 q-球重建的,更好地显示了 SLF 的联系纤维、CS 的投影纤维和 CC 的合缝纤维的交叉交织细节

4. q-球图像显示

轴突路径大体可分为三类:① 联系纤维,在同一个脑半球内连接不同的脑区;② 合缝纤维,通过脑中线连接左和右半球的皮层区;③ 投影纤维,连接脑皮层与皮层下的结构,包括重要的功能路径比如锥体束、触觉放射,两者都经过中央半椭球区.约定的方向-色彩编码是:红色:左-右方向;蓝色:上-下方向;绿

色：前-后(纸外-纸内)方向.按此三色机制编码的 FA 图像显示在图 6.9.8(a)
中.区分联系纤维、投影纤维和合缝纤维是依靠它们不同的拓扑结构.因为合缝
纤维连接大脑左、右半球,它们取向在左右方向,因此在 FA 彩色图像上表现为
红色.因为投影纤维大脑皮层与皮层下结构,大部分投影束取向在上、下方向并
表现为蓝色.较长的联系纤维束倾向于连接同一个半球内的前部区域和后部区
域,因此这些纤维表现为绿色,是由于它们的前后方向.对于志愿者大脑 131 个
方向 HARDI 数据集,基于 4 阶($L=4$)球面谐波的 QBI 和基于 RBF 的 QBI 产
生可比较的 ODF 重建显示在图 6.9.8(b)～(e)中.右脑幕 WM 的 ODF,(b)是
基于 RBF 的 q-球重建的,(c)是基于球面谐波的 q-球重建的.(d)和(e)是从右脑
半球皮层下 WM 中 2×2 体元得到的,其中有胼胝体的合缝纤维、上纵束的联系
纤维以及中央半椭球的投影纤维中的交叉.两个方法描写多模扩散都很成功.

　　然而,对于 55 个方向 HARDI 数据用 RBF q-球重建产生较差的结果[图
6.9.9(b),(d)],而用 4 阶球面谐波 q-球重建,即使在较低采样密度条件下,仍
然能精确描写复杂的脑幕 WM 结构[图 6.9.9(c),(e)].纤维-跟踪算法所依靠
的就是纤维峰方向的准确提取,因此白质结构的精确描写是纤维束造影的前提
条件.

6.9.6　评述和讨论

　　上面重点介绍的 DSI、QBI、FORECAST 等算法都是表示成线性矩阵运算,
其全脑数据处理在现代工作站上仅需要几秒钟.其他算法,如约束球反卷积,其
全脑数据处理可能需要几分钟才能出结果.这些方法共同的目的是提供改进的
纤维方向估计,这对于纤维跟踪是至关重要的.同时,也需要能定量白质纤维特
性而又对交叉纤维不敏感的标量度量.在无数的研究中,基于扩散张量模型的
度量一直被用作白质成分的代理标记,但这受到交叉纤维的严重影响.不幸的
是,导出这样交叉纤维的不变量是极端困难的,因为大多数白质变化对 DW 信
号仅有微妙的影响.而扩散峰度成像仍在其发展的早期阶段(下节专门讨论),
可能会提供生物学有用的度量[158,159,162].

　　上述很多算法要求 3D q-空间采集,所加 DW 梯度幅度和方向覆盖一个范
围.例如 DSI 数据采集要求用笛卡儿格安排 q-矢量,以方便应用 3D 傅里叶变
换.此外,这些算法还要求较大的最大 q 值,这在临床 MRI 系统上只能靠增长
回波时间来实现,因此适合于这些方法的扫描时间倾向于比较长.

　　另一方面,大多数算法是利用以 HARDI 策略采集的数据,从而用了很大
的具有恒定 b 或恒定 q 值的 DW 方向数.这允许采集聚焦到 DW 信号的角度部

分,并选择最适宜的扩散权重,以致最大化单位时间 CNR. 对于纤维方向估计用途来说,HARDI 序列已被证明是比 3D q 空间采集更有效率. 然而,这最佳 b 值和方向数仍然是正在研究的课题. 部分原因是算法范围太宽泛、能用于分析 HARDI 数据的相关参数太多的结果,使得难以设计一个实验可以被推荐适合于所有这些算法. 不过,许多最新研究表明,在范围 2000～3000 s/mm² 的 b 值对于分辨交叉纤维提供了最好的能力[150,152,175]. 所需要的 DW 方向数也是新近的研究课题,建议对于低 b 值($b \approx 1000$ s/mm²)所需要的最小数至少是 28,对于中等 b 值($b \approx 3000$ s/mm²)至少是 45[177,178]. 给定 DW 方向数之后,这方向的最佳分布也一直是被广泛研究的[75,79,178~180],其中被采纳应用最多的是强制最小策略(即静电排斥算法)[75,179]和二十面体棋盘格化机制[178,180].

交叉纤维或多纤维成像是准确的纤维束造影的基础. 而纤维束造影的目的是理清白质轴突纤维的轨迹和脑区连通性信息. 然而,连通性是很特异(specific)、很微观的,这使造影结果的解释和有效性都是成问题的! 在微观水平上,连通性是被单个神经元的轴突定义的. 一根轴突可能有复杂的分支方式,即使我们可以作为一个整体来描绘一个轴突,其连通性特征已经是很大的挑战. 当然,在单细胞水平的连通性是远太微观,无法用 DTI 来研究. 另一方面,通过白质束区域到区域的连接是一个难以定义的概念. 事实上,"束"的概念(notion)本身经常是一个含糊的、主观的观念(concept). 因为轴突可以在沿这束的任意点合并或分叉,使得不可能定义一个清楚的边界. 如果不能清楚地定义我们试图描写的生物学实体,也就没有一个标准来判断束造影的有效性,解释也就变得很困难.

另一方面,束造影的利益也是清楚的:从少于 10 分钟非侵入性 MRI 数据采集能三维描绘白质束,这是任何其他手段绝对无法办到的. 因此,了解束造影的这些特性和局限性是很重要的,以保证它们被广泛用于回答关于脑解剖学的生物的和/或临床的各种假设.

6.9.7　基于交叉纤维成像的纤维束造影

纤维束造影大体可分为确定性的和概率性的两类. 前者依靠线传播技术描绘白质路径,也叫流线型纤维束造影,如图 6.9.10(a)所示,从一个种子点开始启动算法,沿待估计的纤维方向跟踪传播,当一个合适的终止判据满足时跟踪停止. 其实,§6.8 讲的就是确定性纤维束造影法,这里不再重复,下面主要介绍概率性纤维束造影法.

DW 测量中的噪声不可避免地在估计的纤维方向引进不确定性,进而可能会在描绘的路径中引起错误. 这种错误可导致完全不同的连接. 因为在这轨迹中某点一个小错就会引起这算法进入并跟随一个不同的白质路径. 不幸的是, 确定性束造影算法仅提供白质纤维从各种子点起始的路径的单一估计, 没有围绕此估计放置置信间隔的任何指示. 概率性束造影算法试图克服这种局限性, 以概率分布的形式提供其结果, 而不是单一"最佳拟合"估计[图 6.9.10(b)]. 应该强调说明, 概率性束造影算法的结果不是比确定性束造影算法的更"精确", 因为它们依靠同样的底层模型. 许多概率性束造法是基于确定性技术的[181], 因此遭受到相同的局限性. 像确定性方法那样, 手动执导, 比如基于 ROI 的编辑可能是必要的, 以保证概率性结果的有效性. 然而概率性方法的好处是: 它们能对被重建的束路径提供一个"精密度"估计. 还应强调说明, 用这些算法重建的概率值无法与相应白质束路径的连通性(例如白质编号)相关; 它们仅反映特定的感兴趣连接存在的置信度.

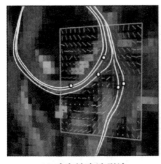
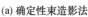
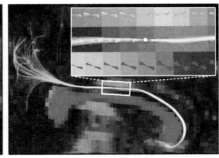

(a) 确定性束造影法　　　　　　　　(b) 概率性束造影法

图 6.9.10　基于扩散张量模型的确定性(a)和概率性(b)流线型的束造影的概念实例

在(a)中, 白线代表通过跟随主扩散方向重建的纤维束路径, 跟随是用连贯的步子在指示的位置(即"种子点")双向起始算法, 在各个路径, 都没有与其束传播相关的关于精密/发散的可用信息. 恰相反, 在(b)中显示的这套多线(可能 1000)为从单种子点起始的与这束重建相关的不确定程度提供了一个感觉. 注意, 同样的基本束造影法[108]用于这两个例子, 而在(b)中, 各个束路径是从"不同的"扩散张量数据集计算的[181]

　　大多数概率性方法出自并延伸 §6.8 描述的确定性流线技术, 因此两者有许多共性. 基本差别是, 所用的纤维方向估计是从纤维方向的概率密度函数(PDF)中随机抽取的. 换句话说, 在算法的每一步, 下一步的方向不再是唯一的, 而是从一个范围的方向中选择出来的. 从种子点开始, 跟踪以随机选择各步的方式传播. 为了得到可能连接的分布的估计, 从同一个种子点产生大数量的概率性踪迹. 包含较高密度最后踪迹的脑区被认为有与种子点连接的较高概率[109,110].

　　利用非张量模型成像如 DSI、QBI 等得到的图像数据进行束造影时,很多区域会遇到体元内有不只一个纤维方向被识别的问题,那么一个决定必须作出:这算法应该沿哪个方向传播? 在许多情况下,最靠近当前跟踪方向的方向被选择[129,135,182~185],而在另一些情况,这算法可能分支研究两个方向[137,183,186]. 已提出的算法多数是流线方法的延伸,另一些技术被提议传播这踪迹,包括基于流动的方法、图论方法、随机漫步技术[183].

　　确定性方法典型地通过找到扩散 ODF 的峰识别纤维方向,像 DSI、QBI 等都能给出体元内扩散 ODF 的峰. 在某些算法中,确定性和概率性方法的界线是模糊的,因为它们都要跟随所有可能的分支,产生连通性的一个“分布的”特征[186].

　　另一方面,概率性算法除考虑交叉纤维外,还试图考虑成像噪声,允许围绕待估计方向的一些伸展. 这些方法的一个重要方面是纤维方向 PDF 的可用性,在这种情况下允许多个方向存在. 这样一个 PDF 可用多种方式得到,包括用经验确定的待估纤维方向函数或 ODF、贝叶斯推论法[129]和自导引带(bootstrap)方法[182,184,185]. 图 6.9.11 显示了一个用这样的算法得到的结果,所用纤维方向分布函数 ODF 是用球反卷积计算的.

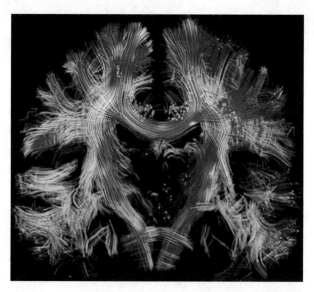

图 6.9.11　全脑非张量概率性纤维束造影,2 mm 厚冠位面

各踪迹按其行进方向着色(红色:左右;绿色:前后;蓝色:上下).用约束球卷积估计纤维方向分布,用概率性流线算法通过全脑随机种子产生 100 000 踪迹

最近又有新的束造影算法[187,188]提出,这些算法从更全局的观念出发,试图找到这样的纤维配置,能最好地解释观察数据.因此,他们不依靠预处理步来提取纤维方向,而是直接操作采集到的 DWI 数据.另一方面,他们依靠模型对于给定的纤维方向安排计算期望的信号强度.

§6.10 扩散峰度成像

由于认识到用二阶扩散张量(DT)描写交叉纤维有局限性,发展了无模型的 HARDI 技术[143],不采用扩散轮廓的任何先验知识,继而把用 HARDI 测量的扩散率分布变换成高阶球张量分量[144].这启发人们发展更一般的描写扩散过程的理论,有人提出了推广的扩散张量成像[189~191],有人考虑对高斯扩散的偏离[157,158].本节先介绍任意阶扩散张量成像的概念作为背景,然后重点介绍扩散峰度(diffusion kurtosis,DK)MRI.

6.10.1 任意阶扩散张量成像

面临复杂的白质轴突纤维结构,用二阶扩散张量描述是不够的,需要推广到更高阶张量.出发点仍然是进一步推广 Bloch-Torrey 方程的扩散项到更高阶(>2)笛卡儿张量:

$$\frac{\partial m}{\partial t} = -\mathrm{i}\omega_0 m - \mathrm{i}\gamma \boldsymbol{r} \cdot \boldsymbol{G} m - m/T_2 + \sum_{i_1}^{3} \sum_{i_2}^{3} \cdots \sum_{i_l}^{3} D_{i_1 i_2 \cdots i_l} g_{i_1} g_{i_2} \cdots g_{i_l} \ \nabla^2 m,$$
(6.10.1)

式中 $m = M_x + \mathrm{i}M_y$ 是横向磁化强度的复数表示,$\boldsymbol{r}$ 是位置矢量,$D_{i_1 i_2 \cdots i_l}$ 是 l 阶笛卡儿张量的分量,$g_{i_1} \sim g_{i_l}$ 是扩散敏感梯度矢量的分量.梯度矢量的方向借助于极角和方位角来表示:

$$\boldsymbol{g} = \begin{pmatrix} g_1 \\ g_2 \\ g_3 \end{pmatrix} = \begin{pmatrix} \sin\theta\cos\varphi \\ \sin\theta\sin\varphi \\ \cos\theta \end{pmatrix}.$$
(6.10.2)

对于固定 b 值扩散加权成像,即只改变扩散敏感梯度方向,如果用 S_0 表示 $b=0$ 时 T_2 加权像,S 表示扩散衰减像,求解方程(6.10.1)可以得到下面关系[189]:

$$\ln S = \ln S_0 - b \sum_{i_1}^{3} \sum_{i_2}^{3} \cdots \sum_{i_l}^{3} D_{i_1 i_2 \cdots i_l} g_{i_1} g_{i_2} \cdots g_{i_l}.$$
(6.10.3)

利用方程(6.10.3)可以借助于多线性回归方法计算一般阶 DT 的所有分量.沿

梯度方向扩散系数为

$$D(\boldsymbol{g}) = \sum_{i_1}^{3} \sum_{i_2}^{3} \cdots \sum_{i_l}^{3} D_{i_1 i_2 \cdots i_l} g_{i_1} g_{i_2} \cdots g_{i_l}. \tag{6.10.4}$$

由于负扩散系数物理上不存在,上面方程中 l 只取偶数. 因此从式(6.10.4)得到扩散率对称的条件是

$$D(-\boldsymbol{g}) = D(\boldsymbol{g}), \quad l \text{ 是偶数}. \tag{6.10.5}$$

一般 l 阶笛卡儿张量有 3^l 项,二阶有 9 项,四阶有 81 项,十阶将有 59 049 项. 由于 $D_{i_1 i_2 \cdots i_l}$ 是全对称张量,其独立分量数将显著降低. 全对称是由于这矢量联系着同一个矢量的分量到同一个标量,例如

$$D(\boldsymbol{g}) = \sum_{i=1}^{3} \sum_{j=1}^{3} D_{ij} g_i g_j = \sum_{i=1}^{3} \sum_{j=1}^{3} D_{ij} g_j g_i = \sum_{i=1}^{3} \sum_{j=1}^{3} D_{ji} g_i g_j = \sum_{i=1}^{3} \sum_{j=1}^{3} D_{ji} g_j g_i,$$
$$\tag{6.10.6}$$

意味着 $D_{ij} = D_{ji}$,就是下脚标交换次序的项都相等,可用一个独立元素表示. 对于 l 阶情况,有

$$D_{i_1 i_2 \cdots i_l} = D_{(i_1 i_2 \cdots i_l)}, \tag{6.10.7}$$

式中 $(i_1 i_2 \cdots i_l)$ 代表指标的所有交换. 这对称性使 l 阶张量的独立元素减少到

$$N_l = \binom{l+2}{2} = \frac{(l+1)(l+2)}{2}. \tag{6.10.8}$$

对于 $l = 10$ 的情况,只有 66 个独立元素.

为了用方程(6.10.3)导出 l 阶张量的不同分量,我们需要知道一给定元素被重复了多少次. 称此为该元素的倍率,用字母 μ 表示. 知道每个独立元素的倍率,就可以重写方程(6.10.3)为

$$\ln S = \ln S_0 - b \sum_{k=1}^{N_l} \mu_k D_k \prod_{p=1}^{l} g_k(p), \tag{6.10.9}$$

式中 D_k 是这张量的第 k 个独立元素,$g_k(p)$ 是这 l 阶 DT 的第 k 个独立元素的第 p 个指标指示的梯度方向分量. 一个 l 阶 DT 的某个分量的倍率由下式给出:

$$\mu = \binom{l}{n_x} \binom{l - n_x}{n_y} = \frac{l!}{n_x! n_y! n_z!}, \tag{6.10.10}$$

式中 n_x、n_y 和 n_z 分别是在定义这张量分量的下脚标全序列中包括 x、y 和 z 指标的数字. 作为举例说明,高到 6 阶张量的独立分量及其倍率列在表6.10.1中.

表 6.10.1　高到 6 阶扩散张量的独立元素及其倍率

阶	倍率	元　素
0	$\mu=1$	D
2	$\mu=1$	D_{xx},D_{yy},D_{zz}
	$\mu=2$	D_{xy},D_{yz},D_{xz}
4	$\mu=1$	$D_{xxxx},D_{yyyy},D_{zzzz}$
	$\mu=4$	$D_{xxxy},D_{yyyx},D_{zzzx},D_{xxxz},D_{yyyz},D_{zzzy}$
	$\mu=6$	$D_{xxyy},D_{yyzz},D_{xxzz}$
	$\mu=12$	$D_{xxyz},D_{yyxz},D_{zzxy}$
6	$\mu=1$	$D_{xxxxxx},D_{yyyyyy},D_{zzzzzz}$
	$\mu=6$	$D_{xxxxxy},D_{xxxxxz},D_{yyyyyx},D_{yyyyyz},D_{zzzzzx},D_{zzzzzy}$
	$\mu=15$	$D_{xxxxyy},D_{xxxxzz},D_{yyyyxx},D_{yyyyzz},D_{zzzzxx},D_{zzzzyy}$
	$\mu=20$	$D_{xxxyyy},D_{xxxzzz},D_{yyyzzz}$
	$\mu=30$	$D_{xxxxyz},D_{yyyyxz},D_{zzzzxy}$
	$\mu=60$	$D_{xxxyyz},D_{xxxzzy},D_{yyyxxz},D_{yyyzzx},D_{zzzxxy},D_{zzzyyx}$
	$\mu=90$	D_{xxyyzz}

假如这扩散率分布用任意阶张量才能正确描绘其特征,当把这数据拟合到一个二阶张量模型时,就会损失信息.假定这数据是用很有效的机制采集的,即在 $b=0$ 进行一次测量,用有限的 b 值沿不同方向(g)进行很多次测量.在此情况下,沿 g 的扩散率由下式给出:

$$D(\boldsymbol{g})=-\frac{1}{b}\ln\frac{S(\boldsymbol{g})}{S_0}. \tag{6.10.11}$$

对于二阶张量,通常通过建立一个由下式给出的扩散椭球实现可视化:

$$\boldsymbol{r}^{\mathrm{T}}\cdot\underline{\boldsymbol{D}}^{-1}\cdot\boldsymbol{r}=C, \tag{6.10.12}$$

式中 $\boldsymbol{r}^{\mathrm{T}}=(x,y,z)$ 是位置矢量;C 是一个常数,量纲是时间.因此,方程左边表达的几何形状是一个闭曲面,是水分子经过相同时间扩散平移到达的表面,有可能对角化显示这些面是椭球面,椭球三个主轴都是长度的量纲.然而,更高阶张量不能用矩阵表示,不容易推广线性代数运算,比如对角化及求逆.取而代之的,在 HARDI 数据的可视化中,由下式给出的参数化的 2-曲面(2-surface):

$$\phi(\theta,\varphi)=(D(\theta,\varphi)\sin\theta\cos\varphi,\ D(\theta,\varphi)\sin\theta\sin\varphi,\ D(\theta,\varphi)\cos\theta),$$

$$\tag{6.10.13}$$

用于描绘这扩散率轮廓.如果把更高的各向异性扩散拟合到二阶张量,得到的曲面如图 6.10.1(下排)所示.与椭球面对比,主轴没有变.很明显,同方向信息包含在两种机制中,各向异性更大的特征是靠近原点处面收缩.用式

(6.10.13)给出的参数化表面可视化这 DT 时,使得它更容易推广到被更高
阶张量描写的扩散率的可视化.这是通过将式(6.10.4)代入式(6.10.13)完
成的.

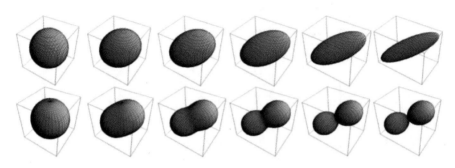

图 6.10.1　扩散椭球(上排)和有增大的各向异性的扩散率轮廓(下排)

在 11.1 T 离体鼠脑的 HARDI 实验数据(TR/TE＝2350 ms/32.9 ms,
Δ＝20 ms,δ＝6 ms,分辨 187.5×187.5×1000 μm^3,扩散加权像沿 81 个方向在
半球均匀分布,b＝1050,连同一个在 $b\approx0$ 采集的像),沿所有 81 个方向的扩散
系数从公式(6.10.11)计算的,特定阶的笛卡儿张量的分量是从方程(6.10.9)
用多线性回归方法计算出来.对于选定的感兴趣脑区,计算的对应于各阶(高到
8 阶)笛卡儿张量的扩散率轮廓曲面显示在图 6.10.2 中.图中左侧第一列是从
2 阶张量计算的 FA 图像,对于在 FA 像中定义的各个 ROI 计算的各个高阶扩
散率轮廓依次显示在 2~6 列中.在(a)、(d)和(e)排中层面位置相同,在(b)、
(c)和(f)排中层面位置相同,各层面中 ROIs 是用带柄小圆圈在各 FA 像中指示
的.

在纤维组织中水分子扩散可看作水分子沿一个"单管"的扩散,这种情况
可以 2 阶 DT 用椭球位移轮廓或"花生"形扩散率轮廓的方式被可视化,如图
6.10.2(a)所示.有趣的是,对于胼胝体单纤维方向,这扩散轮廓的"花生"形状
并不随模型阶的升高(>2)而变.而图 6.10.2(b)~(f)显示扩散轮廓的一些精
细结构,表明更高阶扩散张量模型可用式(6.10.13)给出的参数化 2-曲面来实
现可视化.当一般扩散率轮廓被拟合到 2 阶张量模型时,扩散率轮廓中包含的
一些显著信息被丢失.然而,对更高阶张量分量观察到的扩散轮廓的任何偏离
可能是由于噪声.随着张量阶的升高,数据更倾向于噪声效应.到底研究到几阶
比较合适,可能取决于体元内待分辨的纤维方向数目,是 2 个,还是 3 个,4 个?
尚无定论.换一个思路考虑问题,Jensen 着重研究扩散对于高斯行为的偏离,发

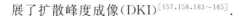

展了扩散峰度成像(DKI)[157,158,163~165].

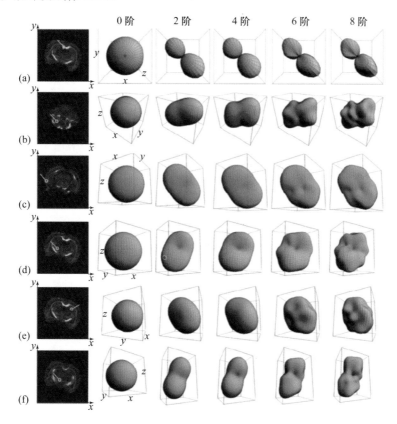

图 6.10.2   从鼠脑不同区扩散率轮廓及其随模型阶增高的演变

各排取自下面解剖区内一个体元:(a)胼胝体;(b)面部神经;(c)侧内皮层;(d)中丘脑;(e)齿状脑回;(f)后弯纤维束

6.10.2   扩散峰度成像(DKI)

在最简单的模型中,扩散位移概率分布是高斯形状,其宽度(即标准偏差)正比于扩散系数.对于由各种细胞及其膜组成的复杂组织结构,引起其分布偏离高斯行为,这种偏离可用一个无量纲量——过度扩散峰度(excess diffusional kurtosis)来度量.因为从高斯行为的偏离是被组织复杂性支配的,这过度扩散峰度,简称"峰度",可被认为是组织"结构度"的度量.

1. 过度扩散峰度的定义

如果令 $P(r,t)$ 为在时间间隔 t（扩散时间）内有矢量位移为 r 的水扩散 PDF，则任意函数 $A(r)$ 的平均值可写为

$$\langle A(r) \rangle \equiv \int P(r,t) A(r) \mathrm{d}^3 r. \qquad (6.10.14)$$

在 n 方向的扩散系数则定义为

$$D(n) \equiv \frac{1}{2t} \langle (r \cdot \hat{n})^2 \rangle, \qquad (6.10.15)$$

这里 $\hat{n}$ 为单位矢量，$|\hat{n}| = 1$. 因此，这扩散系数可量化为给定方向 PDF 的方差. 类似地，在 n 方向过度扩散峰度定义为

$$K(n) \equiv \frac{\langle (r \cdot \hat{n})^4 \rangle}{\langle (r \cdot \hat{n})^2 \rangle^2} - 3. \qquad (6.10.16)$$

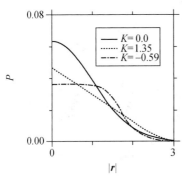

图 6.10.3　假定的三个各向同性扩散位移概率分布[157,163]

相应的扩散系数相等，而按方程(6.10.16)计算的扩散峰度值不等. $K=0$ 的实曲线是通过在方程(6.10.17)中设置 $Dt=1/2$ 得到的

这术语"过度峰度"经常简称为"峰度"，虽然峰度有时用于式(6.10.16)右端第一项的平均.

对于各向同性高斯扩散，由式(6.1.3a)得概率密度

$$P(r,t) = (4\pi Dt)^{-3/2} \exp[-r \cdot r/4Dt], \qquad (6.10.17)$$

式中 D 是扩散系数，在这种情况，扩散峰度 K 消失. 如果 P 具有比高斯更锐的峰，则 K 是正的，而如果 P 具有比高斯更钝的峰，则 K 是负的. 于是，K 对扩散位移概率分布是非高斯程度的一个无量纲度量. 图 6.10.3 显示了三个在 n 方向扩散系数相等而 K 值不同的各向同性位移概率分布的例子.

2. 扩散峰度与 NMR 信号

考虑标准的脉冲梯度 SE 序列，梯度强度 g，脉宽 δ，脉冲间隔 Δ，则信号关系为

$$\ln[S(b)] = \ln[S(0)] - bD_{\text{app}} + \frac{1}{6} b^2 D_{\text{app}}^2 K_{\text{app}} + O(b^3), \qquad (6.10.18)$$

式中 $S(b)$ 是扩散权重为 b 时在回波时间的信号强度，D_{app} 是表观扩散系数，K_{app} 是表观扩散峰度，b 由通常表达式 $b = (\gamma \delta g)^2 (\Delta - \delta/3)$ 给出. 在短梯度脉冲极限条件下，表观扩散峰度才趋近于真实的扩散峰度，即有

$$K(\Delta) = \lim_{\delta \to 0} K_{\mathrm{app}}(\Delta, \delta),\qquad(6.10.19)$$

这类似于 D_{app} 和真实水扩散系数之间的关系. 方程(6.10.19)的有效性还要求没有净流动, 对所有时间 $\langle r \rangle = 0$ 并且不均匀 T_2 弛豫效应可忽略.

3. 扩散峰度张量

一般说, 测量的扩散峰度可能依赖于扩散敏感梯度的方向. 这对方向的依赖可用一个有 15 个独立分量的张量来描写. 为了确定全扩散峰度张量, 扩散峰度必须至少在 15 个不同方向被测量. 为了方便理解, 先定义一个二阶扩散张量分量:

$$D_{ij} \equiv \frac{1}{2t}\langle r_i r_j \rangle.\qquad(6.10.20)$$

定义峰度张量分量:

$$W_{ijkl} \equiv \frac{9}{\langle \boldsymbol{r} \cdot \boldsymbol{r} \rangle^2}(\langle r_i r_j r_k r_l \rangle - \langle r_i r_j \rangle\langle r_k r_l \rangle - \langle r_i r_k \rangle\langle r_j r_l \rangle - \langle r_i r_l \rangle\langle r_j r_k \rangle),$$

$$(6.10.21)$$

式中 $r_i(i=1,2,3)$ 是位移矢量 $\boldsymbol{r}$ 的一个分量. 这张量关于任两个指标交换都是对称的. 峰度张量是 4 阶张量, 从前面的知识已经知道共有 81 个分量, 只有 15 个独立分量. 在任意方向扩散系数和扩散峰度可分别由下面两式计算:

$$D(\boldsymbol{n}) = \sum_{i,j=1}^{3} n_i n_j D_{ij},\qquad(6.10.22)$$

$$K(\boldsymbol{n}) = \frac{(\overline{D})^2}{[\boldsymbol{D}(\boldsymbol{n})]^2}\sum_{i,j,k,l=1}^{3} n_i n_j n_k n_l W_{ijkl},\qquad(6.10.23)$$

式中 $\overline{D} = \frac{1}{3}\sum_{i=1}^{3} D_{ii}$, n_i 是方向矢量 $\boldsymbol{n}$ 的分量. 如果 D_{ij} 和 W_{ijkl} 已知, 在任一方向的扩散峰度就可以确定. 利用上面有关公式可把方程(6.10.18)写为

$$\ln[S(b)] = \ln[S(0)] - b\sum_{i,j=1}^{3} n_i n_j D_{ij}^{\mathrm{app}} + \frac{1}{6}b^2\left(\frac{1}{3}\sum_{i=1}^{3} D_{ii}^{\mathrm{app}}\right)^2$$

$$\cdot \sum_{i,j,k,l=1}^{3} n_i n_j n_k n_l W_{ijkl}^{\mathrm{app}} + O(b^3).\qquad(6.10.24)$$

在窄脉冲极限条件下, 表观扩散张量和表观扩散峰度张量就很接近由式(6.10.22)和(6.10.23)给出的理想值. 如果不满足窄脉冲极限条件, 则意味着 $\boldsymbol{r}$ 是在时间间隔 $[0,\delta]$ 内自旋平均位置相对于在时间间隔 $[\Delta,\delta+\Delta]$ 内平均位置的位移. 测出的表观扩散张量和表观扩散峰度张量稍微偏低.

4. 扩散峰度成像(DKI)

为了降低涡流使用双 SE 扩散加权 2D EPI 序列[175],b 值取 0、500、1000、1500、2000、2500 s/mm²,轴位面,采三幅像,扩散敏感梯度分别加在不同方向(相编、读出、层面),相编方向是从前到后,采集矩阵 128×128,体元各向同等,体积 8 mm³,3/4 傅里叶编码,12 次激发平均,$TE=106$ ms,$\Delta=36.1$ ms,$\delta=34.5$ ms.

通过诸像素拟合这图像信号强度到下面公式,产生 D_{app} 和 K_{app} 参数图:

$$S_{exp} = \left\{ \eta^2 + \left[S_0 \exp\left(-bD_{app} + \frac{1}{6} b^2 D_{app}^2 K_{app} \right) \right]^2 \right\}^{1/2}, \quad (6.10.25)$$

式中 S_{exp} 是实验信号强度,η 是背景噪声.式(6.10.25)以 S_0、D_{app} 和 K_{app} 作为自由参数用 Levenberg-Marquardt 方法拟合到这图像数据.噪声参数 η 是从空气中平均信号强度估计的.倘若所用 b 值范围适当,此步骤对于 K_{app} 应该能给出可靠的估计.这 b 值应该足够大,以致 e 指数中 $O(b^2)$ 项的效应比噪声大得多;同时 b 值应该足够小,以致被排除的 $O(b^3)$ 项的确可忽略.

对于扩散加权序列,倘若 b 值不是太大,信号强度近似由下式给出:

$$S(b) \approx S_0 \exp\left(-bD + \frac{1}{6} b^2 D^2 K \right). \quad (6.10.26)$$

如果假定 $S(b)$ 是随 b 值增大而单调减小的函数,即满足条件 $\frac{\partial}{\partial b}\left(-bD + \frac{1}{6} b^2 D^2 K \right) < 0$,则有

$$b < \frac{3}{D \cdot K} \quad (6.10.27)$$

是式(6.10.26)有效的必要条件.在脑中,$D \approx 1$ μm²/ms,$K \approx 1$,这提示:当用式(6.10.24)~(6.10.26)估计 K 时,b 值应该小于大约 3000 s/mm².对于 DKI 关于 b 值范围的进一步讨论可参考文献[157,159].这单调性假设是基于在生物组织中扩散信号行为的实验观察.

对于一个人三个正交方向的表观扩散峰度和扩散系数的参数图,显示在图 6.10.4 中.最后一列显示三个方向的平均.这 map 稍微平滑以降低噪声的影响并加窗以致使有负值的像素是黑的.在几个像素中,扩散峰度的确收敛到负值,但这可能是噪声或其他混合效应的伪影.虽然理论上允许扩散峰度是负值,但 Jensen 实验[157]认为正值是预支配的.在层面方向,这扩散峰度图像左上部(人的右脑边)圆形超强亮斑类似于在其他人(共 6 人参加实验)观察到的特征.这图像的不对称可能由于层面方向,或由于脑的固有不对称.对于参加实验的所有人,原始扩散加权像被神经放射专家评估并判断为是正常的.这提示,K_{app} 关

于脑的水扩散特性提供了额外的信息.

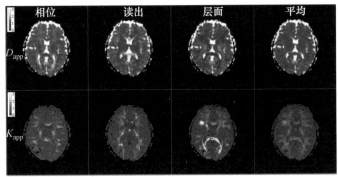

图 6.10.4　表观扩散系数(第一排)和表观扩散峰度(第二排)参数图

扩散系数标尺单位是 $\mu\mathrm{m}^2/\mathrm{ms}$. 平均峰度 map 显示有比平均扩散 map 好得多的灰/白质对比度

6.10.3　从 DKI 导出 ODF 估计[160]

　　二阶 DT 不能描写纤维交叉,水扩散位移的完全描写可由概率密度函数(PDF)给出. PDF 可用 $\boldsymbol{q}$-空间成像(QSI)技术来近似. 但是,这种技术要求对大范围扩散权重和扩散方向的扩散测量. 为了克服这些限制,Tuch 等人对扩散位移概率分布引进了方向分布函数(ODF)[136,145,192]. ODF 的显著优势是能用与模型无关的方式分辨纤维交叉. 上节介绍的 QBI 可以估计 ODF,这类技术也有一定的局限性,包括对高 b 值($3000\ \mathrm{s/mm}^2$ 或以上)的需求和大数目的编码方向或对于待研究纤维丛数的特异扩散特性的假设.

　　扩散峰度是扩散位移概率分布偏离高斯形状程度的一个定量度量,并且可用 DKI 技术[157,158]进行有效的测量. 如果不能从 DKI 导出 ODF,则 DKI 的意义是值得怀疑的.

　　1. 方向分布函数的扩散峰度近似(DK-ODF)理论

　　对于单位矢量 $\hat{\boldsymbol{n}}$ 确定一个方向,这扩散信号可写为

$$\ln[S(b)] = \ln[S(0)] - b\sum_{i,j=1}^{3} n_i n_j D_{ij} + \frac{1}{6}b^2(\overline{D})^2 \sum_{i,j,k,l=1}^{3} n_i n_j n_k n_l W_{ijkl},$$

$$(6.10.28)$$

D_{ij} 是二阶扩散张量 $\underline{\boldsymbol{D}}$ 的元素,W_{ijkl} 是四阶峰度张量 $\underline{\boldsymbol{W}}$ 的元素,$\overline{D}$ 代表平均扩散率,$\overline{D} \equiv \mathrm{Tr}(\underline{\boldsymbol{D}})/3$. 沿 $\hat{\boldsymbol{n}}$ 方向表观扩散和峰度系数分别由下面各方程给出:

$$D(\hat{\boldsymbol{n}}) \equiv \hat{\boldsymbol{n}}^{\mathrm{T}} \cdot \underline{\boldsymbol{D}} \cdot \hat{\boldsymbol{n}} = \sum_{i=1}^{3}\sum_{j=1}^{3} n_i n_j D_{ij}, \qquad (6.10.29a)$$

$$K(\hat{\boldsymbol{n}}) \equiv \frac{(\overline{D})^2}{[D(\hat{\boldsymbol{n}})]^2} \cdot \sum_{i=1}^{3} \sum_{j=1}^{3} \sum_{k=1}^{3} \sum_{l=1}^{3} n_i n_j n_k n_l W_{ijkl}. \qquad (6.10.29\mathrm{b})$$

方程(6.10.28)可借助于方程(6.10.29)改写为

$$\ln[S(b)] = \ln[S(0)] - bD(\hat{\boldsymbol{n}}) + \frac{1}{6} b^2 [D(\hat{\boldsymbol{n}})]^2 K(\hat{\boldsymbol{n}}). \qquad (6.10.30)$$

如果 $P(R\hat{\boldsymbol{n}}, t)$ 代表在扩散时间 t 位移 $\boldsymbol{R}$ 的水扩散位移概率分布,这 ODF 定义为其径向投影[136,145,192]:

$$\psi(\hat{\boldsymbol{n}}) \equiv \frac{1}{Z} \int_0^\infty P(R\hat{\boldsymbol{n}}t) \mathrm{d}R, \qquad (6.10.31)$$

式中 Z 是归一化常数. 为了从扩散峰度导出 ODF,我们展开式(6.10.26)到 K 的一次项,给出近似的信号强度:

$$S(b) \approx S_0 \mathrm{e}^{-bD} \left(1 + \frac{1}{6} b^2 D^2 K \right). \qquad (6.10.32)$$

将概率分布函数(6.9.8)改写为

$$P(\boldsymbol{R}, t) = S_0^{-1} \int S(\boldsymbol{q}) \mathrm{e}^{-i2\pi \boldsymbol{q} \cdot \boldsymbol{R}} \mathrm{d}^3 \boldsymbol{q}. \qquad (6.10.33)$$

将式(6.10.32)代入式(6.10.33),再代入式(6.10.31),注意到 $b = (2\pi q)^2 t$,并引入参数 a 以正则化这积分,可得到

$$\psi(\hat{\boldsymbol{n}}) \approx \lim_{a \to 0} \frac{1}{Z} \int_0^\infty \mathrm{e}^{-aR^2} \mathrm{d}R \int \left[1 + \frac{1}{6} (2\pi q)^4 t^2 D^2 K \right] \mathrm{e}^{-i2\pi R\boldsymbol{q} \cdot \hat{\boldsymbol{n}} - D(2\pi q)^2 t} \mathrm{d}^3 q$$

$$(6.10.34)$$

不失一般性,我们取 $\hat{\boldsymbol{n}}$ 与 z 轴吻合,并借助于球坐标改写上式为

$$\psi(\hat{\boldsymbol{n}}) \approx \lim_{a \to 0} \frac{1}{Z} \int_0^{2\pi} \mathrm{d}\varphi \int_0^\pi \sin\theta \mathrm{d}\theta \int_0^\infty \mathrm{d}R \int_0^\infty \left[1 + \frac{1}{6} (2\pi q)^4 t^2 D^2 K \right] \mathrm{e}^{-i2\pi R\boldsymbol{q} \cdot \hat{\boldsymbol{z}} - aR^2 - Dt(2\pi q)^2} q^2 \mathrm{d}q$$

注意到 ψ 是实的,并运用一个比例变换 $2\pi q \to q$,上式可化为

$$\psi(\hat{\boldsymbol{z}}) \approx \frac{1}{(2\pi)^3 Z} \int_0^{2\pi} \mathrm{d}\varphi \int_0^\pi \sin\theta \mathrm{d}\theta \lim_{a \to 0} \int_0^\infty \mathrm{d}R \int_0^\infty \left[1 + \frac{1}{6} q^4 t^2 D^2 K \right] \mathrm{e}^{-aR^2 - Dtq^2} \cos(qR\cos\theta) q^2 \mathrm{d}q.$$

$$(6.10.35)$$

对 q 和 R 进行积分运算给出:

$$\psi(\hat{\boldsymbol{z}}) \approx \frac{1}{(2\pi)^3 Z} \int_0^{2\pi} \mathrm{d}\varphi \int_0^\pi \sin\theta \mathrm{d}\theta \frac{\pi}{(4Dt)^{3/2}} \lim_{a \to 0} \frac{a}{\left(a + \frac{\cos^2\theta}{4Dt} \right)^{3/2}} \left[1 + \frac{5Ka^2}{8\left(a + \frac{\cos^2\theta}{4Dt} \right)^2} \right].$$

$$(6.10.36)$$

利用恒等式

$$\delta(x) = \lim_{a \to 0} \frac{a}{2(a + x^2)^{3/2}} = \lim_{a \to 0} \frac{15a^3}{16(a + x^2)^{7/2}}, \quad (6.10.37)$$

式(6.10.36)可化为

$$\psi(\hat{z}) \approx \frac{1}{(2\pi)^3 Z} \int_0^{2\pi} \mathrm{d}\varphi \int_0^\pi \sin\theta \mathrm{d}\theta \frac{2\pi(1 + K/3)}{(4Dt)^{3/2}} \delta\left[\frac{\cos\theta}{2\sqrt{Dt}}\right]. \quad (6.10.38)$$

这 δ 函数允许我们进行对 θ 的积分,则

$$\psi(\hat{z}) \approx \frac{1}{16\pi^2 Zt} \int_0^{2\pi} \mathrm{d}\varphi \frac{(1 + K/3)}{D} \bigg|_{\theta = \frac{\pi}{2}}. \quad (6.10.39)$$

积分是绕垂直于 z 轴的一个大圆的积分. 设 $D(u)$ 和 $K(u)$ 是沿 u 方向的测量值, 扩散峰度的 ODF 近似(DK-ODF), 利用上面推导的结果, 式(6.10.39)可写为

$$\psi(\hat{n}) \approx \psi_{\mathrm{DK}}(\hat{n}) \equiv \frac{1}{48\pi^2 Zt} \int \frac{3 + K(u)}{D(u)} \cdot \delta(\hat{n} \cdot u) \cdot \delta(|u| - 1) \mathrm{d}^3 u,$$

$$(6.10.40)$$

δ 是狄拉克德尔塔函数, 因为这 δ 函数, 上式积分可等效到一维, 相当于 Funk 变换, 它把沿方向 $\hat{n}$ 的 ODF 计算简化到在一个垂直大圆上的积分. 当 $\hat{n}$ 与坐标轴 $\hat{z}$ 相吻合时, 式(6.10.40)取下面形式:

$$\psi(\hat{z}) \approx \psi_{\mathrm{DK}}(\hat{z}) = \frac{1}{48\pi^2 Zt} \int_0^{2\pi} \mathrm{d}\varphi \frac{3 + K(\theta, \varphi)}{D(\theta, \varphi)} \bigg|_{\theta = \frac{\pi}{2}}, \quad (6.10.41)$$

式中 θ 是极角, φ 是关于 $\hat{z}$ 的方位角. 于是, 对于在某个特定方向 ODF 的近似, 可通过一个依赖于扩散和峰度系数的函数在垂直取向大圆上的积分来得到. 下面将证明这 DK-ODF 能够用来分辨纤维交叉.

因为一个标准的 DKI 数据集可产生对于扩散张量和峰度张量的估计, 我们也可利用式(6.10.41)来计算近似的 ODF. 被积函数中 $D(\theta, \varphi)$ 和 $K(\theta, \varphi)$ 可用式(6.10.29)扩散和峰度张量在大圆上任意位置值来近似. 注意, 在式(6.10.41)DK 近似中, 这 ODF 可表示为两项之和:

$$\psi(\hat{z}) \approx \psi_{\mathrm{DK}}(\hat{z}) = \frac{1}{48\pi^2 Zt} \int_0^{2\pi} \mathrm{d}\varphi \frac{3}{D(\theta, \varphi)} \bigg|_{\theta = \frac{\pi}{2}} + \frac{1}{48\pi^2 Zt} \int_0^{2\pi} \mathrm{d}\varphi \frac{K(\theta, \varphi)}{D(\theta, \varphi)} \bigg|_{\theta = \frac{\pi}{2}},$$

$$(6.10.42)$$

式中第一项对应高斯扩散分布, 第二项对应非高斯扩散分布, 可分别称为高斯和非高斯(NG)DK 估计的 ODF. 则总的 ODF 可写为

$$\psi_{\mathrm{DK}}(\hat{n}) = \psi_{\mathrm{G\text{-}DK}}(\hat{n}) + \psi_{\mathrm{NG\text{-}DK}}(\hat{n}). \quad (6.10.43)$$

如果有 N 个隔间,第 m 个隔间的部分系数为 p_m,部分系数之总和 $\sum\limits_{m=1}^{N} p_m = 1$. 描写各隔间的扩散和峰度张量分别为

$$D = \sum_{m=1}^{N} p_m D^{(m)},\qquad\qquad (6.10.44a)$$

$$W_{ijkl} = \frac{1}{(\bar{D})^2}\Big\{ \sum_{m=1}^{N} p_m [D_{ij}^{(m)} D_{kl}^{(m)} + D_{ik}^{(m)} D_{jl}^{(m)} + D_{il}^{(m)} D_{jk}^{(m)}] - D_{ij} D_{kl} - D_{ik} D_{jl} - D_{il} D_{jk} \Big\}.$$

$$(6.10.44b)$$

当 $D(\hat{\boldsymbol{n}})$ 和 $K(\hat{\boldsymbol{n}})$ 值分别从扩散和峰度张量得到时,可用式(6.10.42)估计 DK-ODF.

2. 实验参数

为了实验验证上面发展的理论,Lazar 等[160]考虑有 2～4 个隔间的混合纤维模型,模型中 $D^{(m)}$ 的三个本征值选择为 0.3、0.3 和 1.8 $\mu m^2/ms$,以致在各隔间的扩散是高度各向异性的($FA=0.81$).研究了不同权重的混合.对于各个模型,计算并显示了精确的 ODF、DK-ODF 和 QB 估计的 ODF,以及精确的 NG-ODF 和 DK 估计的 NG-ODF.为计算 QB-ODF,假定了 QBI 方法中用的典型值 $b=4000$ s/mm^2[136,192].

在 3 T MRI 系统 6 个志愿者 DKI 实验,体线圈发射,8 线圈接收,30 均匀分布梯度方向,5 个 b 值(500、1000、1500、2000、2500 s/mm^2),用双聚焦 SE-EPI 序列以显著降低涡流引起的畸变[175],另加在 $b=0$ 的无扩散权重像.成像参数 $TR/TE=2000$ ms/109 ms,$FOV=256\times256$ mm^2,矩阵$=128\times128$,并行成像(GRAPPA)加速因子$=2$,$NEX=2$,6/8 部分傅里叶相位编码,15 轴位层面,层厚 2($NEX=1$)或 4 mm($NEX=2$),间隙 2 mm.采集 DKI 数据总时间是 12 分钟.

3. 数据处理

扩散加权数据首先用 SPM(伦敦大学学院,UK)中二维高斯滤波器进行运动校正和空间平滑.紧接着计算扩散和峰度张量,包括:① 对方程(6.10.30)以 Levenberg-Marquardt 非线性拟合算法用交互数据语言(IDL)编写的软件,沿 30 个编码方向的每一个估计表观扩散和峰度值;② 从表观扩散率数据集估计扩散张量;③ 用在第一步估计的表观峰度值和用在第二步估计的扩散张量得到的一组校正的表观扩散值来估计峰度张量.

计算扩散张量本征矢量和本征值以及 FA 并用于得到方向颜色分布图(map),并用高斯近似描绘这纤维方向估计.这彩色 map 用于解剖参考.

在包含 60×60 数据点(对应等间隔 θ 和 φ 值)栅格上在每个体元用式(6.10.42)和(6.10.43)计算 NG-ODF、G-ODF 和总 ODF.对于各个格点,这

ODF 值是用沿垂直于格点方向赤道圆积分估计的；在被积函数中 $D(\hat{n})$ 和 $K(\hat{n})$ 值分别是从扩散和峰度张量得到的. 为了更好地辨别 ODF 轮廓中方向的变化，还计算了一个 0～1 重新调整比例的非高斯 ODF 的 min-max 方案（即按最小 ODF 值作为 0，最大 ODF 作为 1 重新比例）[136]. 在各体元纤维方向由 ODF 峰值确定. 这 ODF 表面叠加到平均峰度 map 上[157]，并用典型的映射 x、y 和 z 方向到红、绿和蓝色进行颜色编码.

4. 脑成像结果示例

DK 近似用于导出脑成像数据中 ODF maps. 图 6.10.5 对于复杂结构脑区显示了绝对的和 min-max 归一化 DK-导出的 NG-ODF maps 以及相应的 DT-ODF maps. 有多纤维成分的体元在 DK-ODF map 上可以被区分. 一般说，min-max 归一化能够提高 ODF 峰的可视化水平. 用 DK 近似分辨的纤维方向表现得与已知解剖是一致的，正像预期的，这些复杂纤维结构在 DT-ODF maps 上是不明显的. 图 6.10.5 具体显示了中央半椭球区中上纵束（SLF）、冠状辐射束（CR）和胼胝体（CC）相交区域. 有二、三纤维束的区域在 DK-ODF map 上是很明显的.

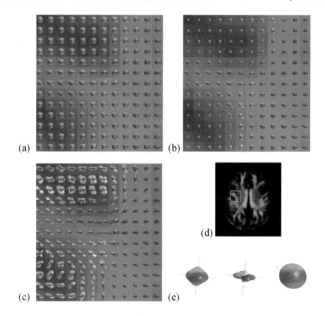

图 6.10.5

（a）～（c）显示锥体束和横脑桥纤维之间相交的脑干的 ODF maps[160]. （a）DT 近似；（b）DK 导出的 NG-ODF；（c）关于（b）的 min-max 比例方案；（d）显示 DT 导出的同轴位面彩色 map 和 ODF maps 的定位；（e）对于有两纤维丛明显部分体积平均的一体元的用 DK（左：无比例的 ODF；中：最小-最大比例的 ODF）和 DT（右）近似得到的纤维方向

注意,在 DK-ODF map 上这 SLF 表现是连续在前后反向走,而在用 DT-ODF 近似得到的彩色 map 上它表现是中断的.

5. 讨论

Lazar 等基于 DKI 的 ODF 近似具有分辨 2～3 个交叉纤维的能力,与 q-空间成像相比,b 值不是太高,约 2500 s/mm² ;方向数不是太多(至少 21 个方向),扫描时间不是太长,约 20 分钟以内是可行的. 然而还有许多问题不清楚,Lazar 等[160]只是证明了基于 DKI 的 ODF 近似比基于 DTI 的 ODF 优越,但其脑实验并没有与前面介绍的基于 QBI、DSI 等的 ODF 进行比较.

DKI 除用于分辨交叉纤维外[160],还发现了一些其他用途. 在临床上作为 DTI 的一个补充,除估计源于标准 DTI 的参数外,还可用以估计位移概率分布的非高斯特性[157,158,163]. DKI 在人脑老化[163]、胶质瘤特征[162]、啮齿类脑发育[161]等研究中显示了有希望的结果.

运动、噪声和图像伪影都会影响扩散峰度张量估计的精度. 在白质中,在垂直于纤维方向扩散峰度值最大,因此扩散峰度对于扩散限制是一个指示器. 峰度的方向依赖由扩散峰度张量来描写. 峰度张量的拟合是被垂直于纤维的方向支配的,这拟合方法对峰度张量估计的正确性也是很关键的[168].

参 考 文 献

[1] 陈仁烈. 统计力学引论. 北京:人民教育出版社,1959.

[2] Torrey HC. Bloch equations with diffusion terms. Physical Review, 1956,104: 563-565.

[3] Abragam A. Principles of Nuclear Magnetism. London: Oxford University Press,1961.

[4] Hahn EL. Spin-echos. Phys Rev,1950,80: 580-594.

[5] Carr HY, Purcell EM. Phys Rev, 1954, 94: 630-638.

[6] Wesbey GK,Moon K, Crooks L, et al. MRM,1984, 1: 273.

[7] Stejskal EO, Tanner JE. J Chem Phys, 1965, 42: 288-292.

[8] Mansfield P, Morris PG. NMR Imaging in Biomedicine. London: Academic Press,1982.

[9] Wesbey GE, Moseley ME, Ehman RL. Invest Radiol,1984,19(6): 491.

[10] Taylor DG, Bushell MC. Phys Med Biol,1985, 30: 345.

[11] LeBihan D, Breton E, Lallemand D, et al. Radiology, 1986,161: 401-407.

[12] 数学手册. 北京:高等教育出版社,1979:836-852.

[13] Kumar A, Welti D, Ernst R. NMR Fourier zeugmatography. J Magn Reson,1975, 18: 69-83.

[14] Thomsen C, Henriksen O, Ring P. Acta Radiol, 1987, 28(3): 353-361.

[15] Ahn CB, Lee SV, Nalcioglu O, Cho ZH. Med Phys, 1986, 13(6): 789-793.

[16] Neeman M, Freyer JP, Sillerud LO. J Magn Reson,1990, 90: 303-312.

[17] LeBihan D. Magn Reson Q,1991,7: 1-30.

[18] McCall DE, Douglass DC, Anderson EW. J Chem Phys, 1959, 31: 1555.

[19] Price WS, Kuchel PW. J Magn Reson, 1991, 94: 133.

[20] Meyer RA, Brown TR. J Magn Reson, 1988, 76: 393-399.

[21] Stilbs P. Progress in NMR Spectroscopy,1987, 19: 1-45.

[22] Neeman M, Jarrett KA, Sillerud LO, Freyer JP. Cancer Res,1991, 51: 4072-4079.

[23] Karlicek RF, Lowe IJ. J Magn Reson, 1980,37: 75-91.

[24] Neeman M, Freyer JP, Sillerud LO. Magn Reson Med, 1991,21: 138-143.

[25] Zawodzinski TA,Neeman M, Sillerud LO,et al. J Chem Phys, 1991, 95: 6040.

[26] LeBihan D, et al. J Magn Reson Imaging,1991, 1: 7.

[27] Cory DG, Garroway A. Measurement of translational displacement probabilities by NMR: An indicator of compart mentation. Magn Reson Med, 1990,14: 435-444.

[28] Stejskal EO. J Chem Phys, 1965, 43: 3597-3603.

[29] Wayne RC, Cotts RM. Phys Rev, 1966, 151: 264-272.

[30] Tanner JE, Stejskal EO. J Chem Phys, 1968, 49: 1768-1777.

[31] Neuman CH. J Chem Phys,1974, 60: 4508-4511.

[32] Cooper RL, Chang DB, Young AC. Biophys J,1974, 14: 161-177.

[33] Tanner JE. Biophys J,1979, 28: 107-116.

[34] von Meerwall ED. J Magn Reson,1982, 50: 409-416.

[35] Koenig SH, Brown RD, Spiller M, et al. Magn Reson Med,1990, 14: 482-495.

[36] Zientara GP, Freed JH. J Chem Phys, 1980, 72: 1285-1292.

[37] James TL,McDonald GG. J Magn Reson, 1973, 11: 58-61.

[38] Moonen CTW, van Zijl PCM, Le Bihan D, et al. Magn Reson Med, 1990, 13: 467-477.

[39] Yoshizaki K,Seo Y, Nishikawa H,et al. Biophys J, 1982, 38: 209-211.

[40] Zax D, Pines A. J Chem Phys,1983, 78: 6333-6334.

[41] Kay LE, Prestegard JH. J Magn Reson,1986, 67: 103-113.

[42] Sotak CH. J Magn Reson,1990, 90: 198-204.

[43] Merboldt KD, Hostermann D, Hanicke W, et al. Magn Reson Med, 1993, 29: 125-129.

[44] Posse S, Cuenod CA, LeBihan D. Radiology, 1993, 188: 719-725.

[45] Tanner JE. J Chem Phys, 1970, 52: 2523-2526.

[46] Frahm J, Hanick W, Merboldt KD, et al. J Magn Reson, 1985, 64: 81-93.

[47] Sattin W, Mareci TH, Scott KN. J Magn Reson, 1985, 64: 177-182.

[48] Packer KJ, Rees C. Journal of Colloid Interface Science, 1972, 40: 206-218.

[49] Merboldt KD, Hänicke W, Frahm J. Ber Bunsenges Phys Chem, 1987, 91: 1124-1126.

[50] Murday JS, Cotts RM. J Chem Phys, 1968, 48: 4938-4945.

[51] Moseley ME, Cohen Y, Mintorovitch J, et al. Magn Reson Med, 1990, 14: 330-346.

[52] Moonen CTW, Pekar J, et al. Magn Reson Med, 1991, 19: 327-332.

[53] Merboldt KD, Hänicke W, Bruhn H, et al. Magn Reson Med, 1992, 23: 179-192.

[54] Frahm J, Haase A, Mathaei D, et al. J Magn Reson, 1985, 65: 130-135.

[55] Turner R, LeBihan D, Maier J, et al. Radiology, 1990, 177: 407-414.

[56] Cotts RM, Sun T, Marker JT, et al. Pulsed field gradient stimulated echo methods for improved NMR diffusion measurements in heterogeneous systems. J Magn Reson, 1989, 83: 252-266.

[57] Latour LL, Mitra PP, Kieinberg RL, et al. Time-dependent diffusion coefficient of fluids in porous media as a probe of surface-to-volume ratio. J Magn Reson Ser A, 1993, 101: 342-346.

[58] Hurlimann MD, Latour LL, Sotak CH. Diffusion measurement in sandstone core: NMR determination of surface-to-volume ratio and surface relaxivity. MRI, 1994, 12: 325-327.

[59] Callaghan P, Coy A, MacGowan D, et al. Diffraction-like effects in NMR diffusion studies of fluids in porous solids. Nature, 1991, 351: 467-469.

[60] Mair R, Cory DG, Peled S, et al. Pulsed-field-gradient measurements of time-dependent gas diffusion. JMR, 1998, 135: 478-486.

[61] Audoly B, Sen PN, Ryu S, et al. Correlation functions for inhomogeneous magnetic field in random media with application to a dense random pack of spheres. J Magn Reson, 2003, 164: 154-159.

[62] Seland JG, Sorland GH, Zick K, et al. Diffusion measurement at long observation times in the presence of spatially variable internal magnetic field gradients. JMR, 2000, 146: 14-19.

[63] Sun PZ, Seland JG, Cory D. Background gradient suppression in pulsed gradient stimulated echo measurements. J Magn Reson, 2003, 161: 168-173.

[64] Sun PZ, Smith SA, Zhou J. Analysis of the magic asymmetric gradient stimulated echo sequence with shaped gradients. J Magn Reson, 2004, 171: 324-329.

[65] Galvosas P, Stallmach F, Kaerger J. Background gradient suppression in stimulated echo NMR diffusion studies using magic field gradient ratios. J Magn Reson, 2004,

166：164-173.

[66] Sun PZ. Improved diffusion measurement in heterogeneous systems using the magic asymmetric gradient stimulated echo (MAGSTE) technique. JMR, 2007, 187：177-183.

[67] LeBihan D. Radiology, 1990, 177：328-329.

[68] Douek D, et al. J Comput Assist Tomogr, 1991, 15：923-929.

[69] LeBihan D. Diffusion and Perfusion Magnetic Resonance Imaging. New York：Raven Press,1995.

[70] Basser PJ, Mattiello J, LeBihan D. J Magn Reson,1994, B103：247-254.

[71] Basser PJ, Mattiello J, LeBihan D. Biophys J, 1994, 66：259-267.

[72] Mattiello J, Basser PJ, LeBihan D. J Magn Reson, 1994, 108：131-141.

[73] 俎栋林. 核磁共振成像学. 北京：高等教育出版社,2004：第 6 章.

[74] Xing D, et al. Optimized diffusion-weighting for measurement of apparent diffusion coefficient (ADC) in human brain. Magn Reson Imaging,1997,15(7)：771-784.

[75] Jones DK, Horsfield MA, Aimmons A. Optimal strategies for measuring diffusion anisotropic systems by magnetic resonance imaging. Magn Reson Med，1999，42：515-525.

[76] Skare S、Hedehus M、Mosely ME,et al. Condition number as a measure of noise performance of diffusion rensor data acquisition schemes with MRI. J Mag Res，2000，147：340-352.

[77] 李德军. b 值对扩散张量成像的影响研究及 q-空间成像的实现. 北京大学硕士学位论文,2004.

[78] Jones DK、Lythgoe D、Horsfield MA, et al. Characterization of white matter damage in ischemic leukoaraiosis with dissusion tensor MRI. Stroke,1999, 30：393-397.

[79] Hasan KM、Parker DL、Alexander AL. Comparison of gradient encoding schemes for diffusion-tensor MRI. JMRI, 2001, 13：769-780.

[80] Basser PJ, Pierpaoli C. Magn Reson Med,1998, 39：928-934.

[81] Mattiello J, Basser PJ, LeBihan D. Magn Reson Med (MRM),1997, 37：292-300.

[82] Tanner JE. J Chem Phys, 1978, 69：1748-1754.

[83] 数学手册. 北京：高等教育出版社,1979：143-144.

[84] Douek P, Turner R, Pekar J, et al. MR color mapping of myelin fiber orientation. J Comput Assist Tomogr, 1991, 15：923-929.

[85] Pierpaoli C, Basser PJ. Toward a quantitative assessment of diffusion anisotropy. MRM, 1996, 36：893-906.

[86] Schmithorst VJ, Wilke M, Dardzinski BJ,et al. Correlation of white matter diffusivity and anisotropy with age during childhood and adolescence：A cross sectional diffusion-

tensor MR imaging study. Radiology, 2002, 222: 212-218.

[87] Schmithorst J, Wilke M, Dardzinski BJ, et al. IQ correlates with diffusion tensor imaging parameters in normal children. Proc ISMRM, 2002, P0427.

[88] Darqui BA, Jean-Baptiste P, PouPon C, et al. Transient decrease in water diffusion observed in human occipital cortex during visual stimulation. Proc Notl Acad Sci, USA, 2001, 98(16): 9391-9395.

[89] Ciccarelli O, Werring DJ, Wheeler-Kingshott CAM, et al. Investigation of MS normal-appearing brain using diffusion tensor MRI with clinical correlations. Neurology, 2001, 56: 926-933.

[90] Rosenbaum S, Karlsborg M, Wiegell M, et al. Pathogenesis of corticospinal tract degeneration in ALS patients by diffusion tensor imaging. Proc ISMRM, 2002, p048.

[91] Ellis CM, Simmons A, Jones DK, et al. Diffusion tensor MRI assesses corticospinal tract damage in ALS. Neurology, 1999, 53: 1051-1058.

[92] Arfanakis K, Haughton VM, Carew JD, et al. Diffusion tensor MR imaging in diffuse axonal injury. AJNR, 2002, 23: 794-802.

[93] Eriksson S, Rugg-Gunn F, Symms M, et al. Diffusion tensor imaging in patients with epilepsy and malformations of cortical development. Brain, 2001, 124: 617-626.

[94] Fugg-Gunn F, Eriksson S, Symms M, et al. Diffusion tensor imaging of cryptogenic and acquired partial epilepsies. Brain, 2001, 124: 627-636.

[95] Arfanakis K, Hermann B, Rogers B, et al. Diffusion tensor MRI in temporal lobe epilepsy. MRI, 2002, 20: 511-519.

[96] Sinha S, Bastin ME, Whittle IR, et al. Quantifying the effect of dexamethasone on peritumoural oedematous brain using diffusion tensor MR imaging. Proc ISMRM, 2002, 2067.

[97] Kendall B. Disorders of lysosomes, peroxisomes, and mitochondria. AJNR Am J Neuroradiol, 1992, 13: 621-653.

[98] Ito R, Melhem E, Mori S, et al. Diffusion tensor brain MR imaging in X-linked cerebral adrenoleukodystrophy. Neurology, 2001, 56: 544-547.

[99] Eichler F, Itoh R, Barker P, et al. Proton MR spectroscopic and diffusion tensor brain MR imaging in X-linked adrenoleukodystrophy: Initial experience. Radiology, 2002, 225: 245-252.

[100] Guo A, Petrella J, Kurtzberg J, et al. Evaluation of white matter anisotropy in Krabbe disease with diffusion tensor MR imaging: Initial experience. Radiology, 2001, 218: 809-815.

[101] Jezzard P, Barnett AS, Pierpaoli C. Characterization of and correction for eddy current artifacts in echo planar diffusion imaging. Magn Reson Med, 1998, 39: 801-812.

［102］Finsterbusch J, Frahm J. Diffusion-weighted single shot line scan imaging of the human brain. Magn Reson Med, 1999, 42: 772-778.

［103］Brockstedt S, Thomsen C, Wirestam R, et al. Quantitative diffusion coefficient maps using fast spin-echo MRI. Magn Reson Imaging, 1998, 16: 877-886.

［104］Mori S, van Zijl PC. A motion correction scheme by twin-echo navigation for diffusion-weighted magnetic resonance imaging with multiple RF echo acquisition. Magn Reson Med, 1998, 40: 511-516.

［105］Anderson AW, Gore JC. Analysis and correction of motion artifacts in diffusion weighted imaging. Magn Reson Med, 1994, 32: 379-387.

［106］Ordidge RJ, Helpern JA, Qing ZX, et al. Correction of motional artifacts in diffusion-weighted MR images using navigator echoes. Magn Reson Imaging, 1994, 12: 455-460.

［107］Butts K, de Crespigny A, Pauly JM, et al. Diffusion-weighted interleaved echo-planar imaging with a pair of orthogonal navigator echoes. Magn Reson Med, 1996, 35: 763-770.

［108］Basser PJ, Pajevic S, Pierpaoli C, et al. In vivo fiber tractography using DT-MRI data. MRM, 2000, 44: 625-632.

［109］Behrens TE, Woolrich MW, Jenkinson M, et al. Characterization and propagation of uncertainty in diffusion-weighted MR imaging. MRM, 2003, 50: 1077-1088.

［110］Parker GJ, Haroon HA, Wheeler-Kingshott CA. A framework for a streamline-based probabilistic index of connectivity (PICo) using a structural interpretation of MRI diffusion measurements. JMRI, 2003, 18: 242-254.

［111］Lazar M. Mapping brain anatomical connectivity using white matter tractography. NMR in Biomedicine, 2010, 23(7): 821-835.

［112］Basser PJ, Pajevic S. Statistical artifacts in DT-MRI data caused by background noise. MRM, 2000, 44: 41-50.

［113］Basser PJ. New histological and physiological stains derived from diffusion-tensor MR images. Ann NY Acad Sci, 1997, 820: 123-138.

［114］Tournier JD, Calamante F, King MD, et al. Limitations and requirements of diffusion tensor fiber tracking: An assessment using simulations. MRM, 2002, 47: 701-708.

［115］Tournier JD, Mori S, Leemans A. Diffusion tensor imaging and beyond. MRM, 2011, 65: 1532-1556.

［116］Batchelor PG, Moakher M, Atkinson D, et al. A rigorous framework for diffusion tensor calculus. MRM, 2005, 53: 221-225.

［117］Arsigny V, Fillard P, Pennec X, Ayache N. Log-Euclidean metrics for fast and simple calculus on diffusion tensors. Magn Reson Med, 2006, 56: 411-421.

[118] Mishra A, Lu Y, Meng J, et al. Unified framework for anisotropic interpolation and smoothing of diffusion tensor images. Neuroimage, 2006, 31: 1525-1535.

[119] Lazar M, Alexander AL. An error analysis of white matter tractography methods: Synthetic diffusion tensor field simulations. Neuroimage, 2003, 20: 1140-1153.

[120] Conturo TE, Lori NF, Cull TS, et al. Tracking neuronal fiber pathways in the living human brain. Proc Natl Acad Sci USA, 1999, 96: 10422-10427.

[121] Ciccarelli O, Toosy AT, Hickman SJ, et al. Optic radiation changes after optic neuritis detected by tractography-based group mapping. Hum Brain Mapp, 2005, 25: 308-316.

[122] Stieltjes B, Kaufmann WE, van Zijl PC, et al. Diffusion tensor imaging and axonal tracking in the human brain stem. Neuroimage, 2001, 14: 723-735.

[123] Huang H, Zhang J, van Zijl PC, Mori S. Analysis of noise effects on DTI-based tractography using the brute-force and multi-ROI approach. MRM, 2004, 52: 559-565.

[124] Toosy AT, Ciccarelli O, Parker GJ, et al. Characterizing function-structure relationships in the human visual system with functional MRI and diffusion tensor imaging. Neuroimage, 2004, 21: 1452-1463.

[125] Powell HW, Parker GJ, Alexander DC, et al. Hemispheric asymmetries in language-related pathways: A combined functional MRI and tractography study. Neuroimage, 2006, 32: 388-399.

[126] Guye M, Parker GJ, Symms M, et al. Combined functional MRI and tractography to demonstrate the connectivity of the human primary motor cortex in vivo. Neuroimage, 2003, 19: 1349-1360.

[127] Song AW, Harshbarger T, Li T, et al. Functional activation using apparent diffusion coefficient-dependent contrast allows better spatial localization to the neuronal activity: Evidence using diffusion tensor imaging and fiber tracking. Neuroimage, 2003, 20: 955-961.

[128] Catani M, Howard RJ, Pajevic S, et al. Virtual in vivo interactive dissection of white matter fasciculi in the human brain. Neuroimage, 2002, 17: 77-94.

[129] Behrens TE, Berg HJ, Jbabdi S, et al. Probabilistic diffusion tractography with multiple fibre orientations: What can we gain? Neuroimage, 2007, 34: 144-155.

[130] Jeurissen B. Estimating the Number of Fiber Orientations in Diffusion MRI Voxels: A Constrained Spherical Deconvolution Study. Sweden : Stockholm, ISMR Medicine, 2010.

[131] King MD, Houseman J, Roussel SA, et al. q-Space imaging of the brain. MRM, 1994, 32: 707-713.

[132] Basser PJ. Relationships between diffusion tensor and q-space MRI. Magn Reson Med, 2002, 47: 392-397.

[133] Farrell JAD, Smith SA, Gordon-Lipkin EM, et al. High b-value q-space diffusion-weighted MRI of the human cervical spinal cord in vivo: Feasibility and application to multiple sclerosis. MRM, 2008, 59: 1079-1089.

[134] Wedeen VJ, Hagmann P, Tseng WY, et al. Mapping complex tissue architecture with diffusion spectrum magnetic resonance imaging. MRM, 2005, 54: 1377-1386.

[135] Wedeen VJ, Wang RP, Schmahmann JD, et al. Diffusion spectrum magnetic resonance imaging (DSI) tractography of crossing fibers. Neuroimage, 2008, 41: 1267-1277.

[136] Tuch DS. q-Ball imaging. Magn Reson Med, 2004, 52: 1358-1372.

[137] Campbell JSW, Siddiqi K, Rymar VV, et al. Flowbased fiber tracking with diffusion tensor and q-ball data: Validation and comparison to principal diffusion direction techniques. Neuroimage, 2005, 27: 725-736.

[138] Hess CP, Mukherjee P, Han ET, et al. q-Ball reconstruction of multimodal fiber orientations using the spherical harmonic basis. MRM, 2006, 56: 104-117.

[139] Descoteaux M, Angelino E, Fitzgibbons S, et al. Regularized, fast, and robust analytical q-ball imaging. MRM, 2007, 58: 497-510.

[140] Canales-Rodriguez EJ, Melie-Garcia L, Iturria-Medina Y. Mathematical description of q-space in spherical coordinates: Exact q-ball imaging. Magn Reson Med, 2009, 61: 1350-1367.

[141] Khachaturian MH, Wisco JJ, Tuch DS. Boosting the sampling efficiency of q-ball imaging using multiple wave vector fusion. Magn Reson Med, 2007, 57: 289-296.

[142] Aganj I, Lenglet C, Sapiro G, et al. Reconstruction of the orientation distribution function in single- and multiple-shell q-ball imaging within constant solid angle. MRM, 2010, 64: 554-566.

[143] Frank LR. Anisotropy in high angular resolution diffusion-weighted MRI. MRM, 2001, 45: 935-939.

[144] Frank LR. Characterization of anisotropy in high angular resolution diffusion weighted MRI. MRM, 2002, 47 (6): 1083-1099.

[145] Tuch DS. High angular resolution diffusion imaging reveals intravoxel white matter fiber heterogeneity. MRM, 2002, 48: 577-582.

[146] Özarslan E, Mareci T. Generalized diffusion tensor imaging and analytical relationships between diffusion tensor imaging and high angular resolution diffusion imaging. MRM, 2003, 50: 955-965.

[147] Poupon C, Rieul B, Kezele I, et al. New diffusion phantoms dedicated to the study and validation of high-angular-resolution diffusion imaging (HARDI) models. MRM, 2008, 60(6): 1276-1283.

[148] Tristan-Vega A, Westin C-F, Aja-Fernandez S. Estimation offiber orientation proba-

bility density functions in high angular resolution diffusion imaging. Neuroimage, 2009,47(2): 638-650.

[149] Assaf Y, Freidlin RZ, Rohde GK, et al. New modeling and experimental framework to characterize hindered and restricted water diffusion in brain white matter. MRM, 2004, 52: 965-978.

[150] Tournier JD,Calamante F, Gadian DG, et al. Direct estimation of the fiber orientation density function from diffusion weighted MRI data using spherical deconvolution. Neuroimage, 2004, 23: 1176-1185.

[151] Anderson AW. Measurement of fiber orientation distributions using high angular resolution diffusion imaging. MRM, 2005, 54: 1194-1206.

[152] Tournier JD, Calamante F, Connelly A. Robust determination of the fibre orientation distribution in diffusion MRI: Non-negativity constrained super-resolved spherical deconvolution. Neuroimage, 2007, 35: 1459-1472.

[153] Tournier JD, Yeh CH, Calamante F, et al. Resolving crossing fibres using constrained spherical deconvolution: Validation using diffusion-weighted imaging phantom data. Neuroimage, 2008, 42: 617-625.

[154] Kaden E, Knosche TR, Anwander A. Parametric spherical deconvolution: Inferring anatomical connectivity using diffusion MR imaging. Neuroimage, 2007, 37: 474-488.

[155] Hosey TP, Harding SG, Carpenter TA, et al. Application of a probabilistic double-fibre structure model to diffusion-weighted MR images of the human brain. MRI, 2008, 26: 236-245.

[156] Hosey T, Williams G, Ansorge R. Inference of multiple fiber orientations in high angular resolution diffusion imaging. MRM, 2005, 54: 1480-1489.

[157] Jensen JH, Helpern JA, Ramani A, et al. Diffusional kurtosis imaging: The quantification of non-Gaussian water diffusion by means of magnetic resonance imaging. MRM, 2005, 53: 1432-1440.

[158] Lu H, Jensen JH, Ramani A, et al. Three-dimensional characterization of non-Gaussian water diffusion in humans using diffusion kurtosis imaging. NMR Biomed, 2006, 19: 236-247.

[159] Kiselev VG, Il'yasov KA. Is the "biexponential diffusion" biexponential? MRM, 2007, 57: 464-469.

[160] Lazar M, Jensen JH, Xuan L, et al. Estimation of the orientation distribution function from diffusional kurtosis imaging. MRM, 2008, 60(4): 774-781.

[161] Cheung MM, Hui ES, Chan KC, et al. Does diffusion kurtosis imaging lead to better neural tissue characterization? A rodent brain maturation study. Neuroimage, 2009, 45 (2): 386-392.

[162] Raab P，Hattingen E，Franz K，et al. Cerebral gliomas：Diffusional kurtosis imaging analysis of microstructural differences. Radiology, 2010, 254(3)：876-881.

[163] Jensen JH，Helpern JA. MRI quantification of non-Gaussian water diffusion by kurtosis analysis. NMR Biomed, 2010, 23(7)：698-710.

[164] Helpern JA，Adisetiyo V，Falangola MF，et al. Preliminary evidence of altered gray and white matter microstructural development in the frontal lobe of adolescents with attention-deficit hyperactivity disorder：A diffusional kurtosis imaging study. J MRI, 2011, 33(1)：17-23.

[165] Tabesh A，Jensen JH，Ardekani BA，et al. Estimation of tensors and tensor-derived measures in diffusional kurtosis imaging. MRM, 2011, 65(3)：823-836.

[166] Jensen JH，Falangola MF，Hu C，et al. Preliminary observations of increased diffusional kurtosis in human brain following recent cerebral infarction. NMR Biomed, 2011, 24(5)：452-457.

[167] Veraart J，Poot DH，van Hecke W，et al. More accurate estimation of diffusion tensor parameters using diffusion kurtosis imaging. MRM, 2011, 65(1)：138-145.

[168] Kuder TA，Stieltjes B，Bachert P，et al. Advanced fit of the diffusion kurtosis tensor by directional weighting and regularization. MRM, 2012, 67：1401-1411.

[169] Mitra P，Halperin B. Effects of finite gradient-pulse widths in pulsed-field gradient diffusion measurements. J Magn Reson Ser A, 1995, 113：94-101.

[170] Beaulieu C. The basis of anisotropic water diffusion in the nervous system：A technical review. NMR Biomed, 2002, 15：435-455.

[171] Jian B，Vemuri BC. A unified computational framework for deconvolution to reconstruct multiple fibers from diffusion weighted MRI. IEEE Trans Med Imaging, 2007, 26：1464-1471.

[172] Ozarslan E，Shepherd TM，Vemuri BC，et al. Resolution of complex tissue microarchitecture using the diffusion orientation transform (DOT). Neuroimage, 2006, 31：1086-1103.

[173] 俎栋林. 电动力学. 北京：清华大学出版社,2006：40,64,383-388.

[174] 吴崇试. 数学物理方法.第二版. 北京：北京大学出版社,2003：270-271.

[175] Reese TG，Heid O，Weisskoff RM，et al. Reduction of eddy current-induced distortion in diffusion MRI using a twice-refocused spin echo. MRM, 2003, 49：177-182.

[176] Alexander DC，Barker GJ. Optimal imaging parameters for fiber-orientation estimation in diffusion MRI. Neuroimage, 2005, 27：357-367.

[177] Tournier J. How many diffusion gradient directions are required for HARDI? ISMRM Hawaii, 2009.

[178] Mang SC，Gembris D，Grodd W，Klose U. Comparison of gradient encoding directions

for higher order tensor diffusion data. Magn Reson Med, 2009, 61: 335-343.

[179] Papadakis NG, Murrills CD, Hall LD, et al. Minimal gradient encoding for robust estimation of diffusion anisotropy. MRI, 2000, 18: 671-679.

[180] Batchelor PG, Atkinson D, Hill DL, et al. Anisotropic noise propagation in diffusion tensor MRI sampling schemes. MRM, 2003, 49: 1143-1151.

[181] Jones DK. Tractography gone wild: Probabilistic fibre tracking using the wild bootstrap with diffusion tensor MRI. IEEE Trans Med Imaging, 2008, 27: 1268-1274.

[182] Jeurissen B, Leemans A, Jones DK, et al. Probabilistic fiber tracking using the residual bootstrap with constrained spherical deconvolution. Hum Brain Mapp, 2011, 32: 461-479.

[183] Descoteaux M, Deriche R, Knosche TR, et al. Deterministic and probabilistic tractography based on complex fibre orientation distributions. IEEE Trans Med Imaging, 2009, 28: 269-286.

[184] Berman JI, Chung S, Mukherjee P, et al. Probabilistic streamline q-ball tractography using the residual bootstrap. Neuroimage, 2008, 39: 215-222.

[185] Haroon HA, Morris DM, Embleton KV, et al. Using the model-based residual bootstrap to quantify uncertainty in fiber orientations from q-ball analysis. IEEE Trans Med Imaging, 2009, 28: 535-550.

[186] Chao YP, Chen JH, Cho KH, et al. A multiple streamline approach to high angular resolution diffusion tractography. Med Eng Phys, 2008, 30: 989-996.

[187] Kreher BW, Mader I, Kiselev VG. Gibbs tracking: A novel approach for the reconstruction of neuronal pathways. Magn Reson Med, 2008, 60: 953-963.

[188] Jbabdi S, Woolrich MW, Andersson JL, et al. A Bayesian framework for global tractography. Neuroimage, 2007, 37: 116-129.

[189] Ozarslan E, Mareci T. Generalized diffusion tensor imaging and analytical relationships between diffusion tensor imaging and high angular resolution imaging. MRM, 2003, 50: 955-965.

[190] Liu C, Bammer R, Acar B, et al. Characterizing non-Gaussian diffusion by using generalized diffusion tensors. MRM, 2004, 51: 924-937.

[191] Liu CL, Mang SC, Moseley ME, In vivo generalized diffusion tensor imaging (GDTI) using higher-order tensors (HOT). MRM, 2010, 63: 243-252.

[192] Tuch DS, Reese TG, Wiegell MR, et al. Diffusion MRI of complex neural architecture. Neuron, 2003, 40: 885-995.

第 7 章　MR 图像重建

在 MRI 中,时域信号相应于横向磁化强度(包括弛豫、扩散权重等)的傅里叶变换.那么,图像重建就需要 2D 或 3D 逆傅里叶变换(IFT).如果傅里叶空间(即 K-空间)是按直线轨迹(即笛卡儿方格)全采样的,2D 或 3D-IFT 可以用 2、3个快速傅里叶变换(FFT)来作.如果 K-空间是非直线轨迹采样的,比如平面螺线(spiral)、径向(radial)投影采集等,为了用 FFT,则数据必须再取样到直线格,称为方格化(gridding)步骤.对于多通道相位阵列线圈欠采样数据如何重建图像也是需要讨论的重要课题.另外,还要讨论部分傅里叶数据如何重建图像的问题、重复的傅里叶数据如何重建图像的问题以及相位差像的重建问题.

§7.1　傅里叶重建[1]

考虑 K-空间直线轨迹采样或用方格化估计的重新取样的数据,且全 K-空间对称采样数据,可直接用 FFT 进行图像重建.下面详细介绍傅里叶重建的步骤.

7.1.1　填零

因为 2D 或 3D-IFT 通常用 FFT 来作,而 FFT 要求输入数据为 2 的整数次幂,采集的数据通过补零来满足这个条件,此步骤称为填零或补零.习惯上把数据整列置于中心,两边对称填零.有时考虑图像质量,额外填零以延伸数据长度到 2 的更高次幂.因为物体只占据有限空间范围[称为"紧支"(compact support)],其 FT 有无限的范围,因此测量的信号总是被截断的.截断等价于 K-空间数据被一个矩形函数(即"箱车")乘,这等价于在图像空间与一个 sinc 函数(RECT 函数的 FT)卷积.因此,填零导致图像按 sinc 插补的加采样(upsampling),在显示矩阵中提供 sinc 插补像素.虽然填零不增加任何信息含量,不影响 SNR,也不影响图像的实际分辨率[2],但填零能给图像一个平滑或降低由"部分体积效应"引起的块状伪影,从而提高图像的表观空间分辨率.填零普遍用于相位编码方向(例如从 128 到 256)及 3D 扫描的层面编码方向,以增大矩阵

（例如从 32 到 64）．FT 长度加倍在空间分辨率的表观增益将是最大的．FT 长度增到 4 倍或以上，只提供图像放大而对表观分辨率不提供进一步的增益，有时称这为"空放大"．填零的缺点是，由于 FT 长度增长而增长了重建时间．对于大矩阵图像数据，例如 1024×1024，2048×2048，可能使显示或存档的系统函数卡壳．填零还可能增大图像中截断伪影（Gibbs 跳动）的显著性（后面讨论）．尽管有这些小缺点，填零在现代 MR 图像重建中仍被广泛使用，因为有计算方便、图像质量好的优点．

7.1.2 移相

当数字系列 S_0，S_1，$\cdots$，S_{N-1} 输入到 FFT 时，算法假定这 DC 点（零频或零时间点）是起始点 S_0．这零和正空间频率（或正时间）值被假定是 S_0，S_1，$\cdots$，$S_{\frac{N}{2}-1}$；负空间频率（或负时间）被假定（从最大负到最小负）是 $S_{\frac{N}{2}}$，$S_{\frac{N}{2}+1}$，$\cdots$，S_{N-1}，如图 7.1.1 方框内所示．在一个域的离散取样引起在傅里叶共轭域的复制．因为 FFT 输出是离散取样的，输入序列被复制如图 7.1.1 所示．MRI 数据一般不是按 FFT 期望的输入次序采集和储存的．例如对一个全回波读出测量的数据的次序是从负到正 K_x 或反之，依赖于读出梯度的极性，$K_x = 0$ 点（DC 点）落在中间．当应用 FFT 到 **K**-空间数据时，这数据列要调整次序以适合 FFT 的要求．普遍情况是储存数据以 DC 点位于 K_x、K_y、K_z 方向的中点（假定全 **K**-空间采样），而在 FFT 之后进行相位校正以补偿 $N/2$ 位移．

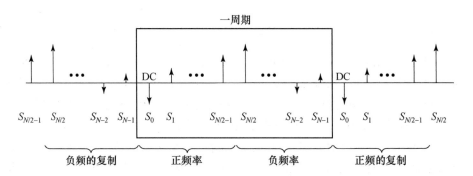

图 7.1.1　原始 **K**-空间数据用作 FFT 的输入（方框内数据序列）

这序列值是 S_0，S_1，$\cdots$，S_{N-1}，直流值是 S_0．S_0，S_1，$\cdots$，$S_{\frac{N}{2}-1}$ 代表正空间频率（或时间）值，$S_{\frac{N}{2}}$，$S_{\frac{N}{2}+1}$，$\cdots$，S_{N-1} 代表负空间频率（或时间）值．这序列可看作 FFT 的输入的周期复制相对于传统 MR 采集（直流 DC 在中心）被移动了 $N/2$ 点

按照 FT 移位定理对于一维 N 元数据列，m 个数据点的位移将给傅里叶共轭域上第 n 个数据点一个 $\mathrm{e}^{\mathrm{i}2\pi mn/N}$ 相移. 因此，$N/2$ 像素位移给一个相移 $\mathrm{e}^{\mathrm{i}2\pi n(N/2)/N} = \mathrm{e}^{\mathrm{i}\pi n} = (-1)^n$. 这相当于相邻点符号交替（隔点符号相同）. 因此，只要把 FFT 输出数据进行邻点邻行符号交替，就可以补偿 FFT 之前对输入数据移动 $N/2$ 对 FFT 输出数据造成的相移.

类似地，FFT 算法产生的输出数据序列也是以 DC 值作为起点而不是在中心，这需要更正次序，移 DC 点回到中心. 然而，这比较简单，只要在 FFT 之前加一个相移就可以自动完成. 这相移恰好就是在 $\boldsymbol{K}$-空间相邻点符号交替. 对于 2D FFT，对整个 2D 数据阵列的符号交替是两个方向的组合，导致棋盘格式样，如图 7.1.2 所示. 类似的推广可应用到第三个方向.

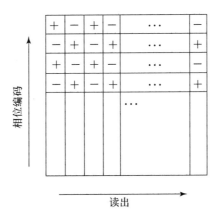

图 7.1.2　对于 2D 傅里叶重建的符号交替

FFT 之前这矩阵乘以 $\boldsymbol{K}$-空间数据以移动图像域 DC 点到图像中心，FFT 之后这矩阵乘以图像数据以补偿 $\boldsymbol{K}$-空间数据列的 DC 点被移到中心造成的相位错误

总之，FFT 算法假定输入、输出数据相对于传统次序移动了 $N/2$. 这移动是在傅里叶共轭域一个符号交替实现的. 符号交替这输入给出输出移动，符号交替这输出给出输入移动. 对于模重建，FT 之后符号交替步可以跳过，但 FT 之前必须进行符号交替.

7.1.3　数据窗函数

当测量数据只包含磁化强度傅里叶分量完全数据的低频子集时，这重建的图像包含上冲和跳动伪影，特别是靠近锐变的边缘处. 最大的上冲或下冲近似达到强度差的 9%，与在 FFT 中用的点数无关. 这伪影也称为截断伪影或 Gibbs

跳动[1][2].前面曾提到,这截断等价于 **K**-空间数据乘以一个矩形函数,导致图像与一个 sinc 函数卷积.对于小型矩阵,意味着大像素,矩形有较低的截止频率,给出的 sinc 以宽叶跳动.一个有用经验公式是,当物体边缘阶跃宽度小于或等于一个像素(未填零)时,就产生实质性截断伪影.

　　把 **K**-空间数据乘以一个能平滑衰减高空间频率的滤波器或窗函数,就能降低跳动伪影.这过程称为"切趾"(apodization).图像中自旋信号与这窗函数的 FT 的卷积被称为点扩散函数.因为窗函数平滑降落到零,而不是像矩形那样突然截断,这点扩散函数的边叶的幅度比 sinc 函数的小,于是降低了跳动.代价是点扩散函数主叶的宽度比原来 sinc 主叶更宽,从而降低了空间分辨率.这窗的特征参数是截止距离 K_c 和滚落宽度 w.调整这些参数,可以折中分辨率和跳动伪影.对于 2D 扫描,窗函数加在 K_x 和 K_y 方向;对于 3D 扫描,还要加在 K_z 方向.置 DC 点在图像中心的符号交替矩阵通常并入到窗函数中.

　　适用于 MRI 的 **K**-空间数据的一个窗函数的例子是余弦锥型或 Tukey 窗.一维 Tukey 窗由下式给出:

$$W(K) = \begin{cases} 1 & (|K| < K_c), \\ \cos^2\left(\dfrac{\pi|K| - K_c}{2w}\right) & (K_c \leqslant |K| < K_c + w), \\ 0 & (K_c + w \leqslant |K|), \end{cases} \quad (7.1.1)$$

式中 K_c 是最大未衰减的空间频率,w 是滚落距离.这窗在 w 内从 1 平滑过渡到 0,如图 7.1.3 所示.可用几种方式应用一维窗到 2D **K**-空间数据.一种方式是用 2D 窗函数 $W_{2D}(K_x, K_y)$,它是两个一维窗函数之积:

$$W_{2D}(K_x, K_y) = W(K_x) \cdot W(K_y). \quad (7.1.2)$$

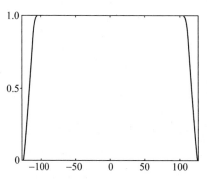

图 7.1.3　1D Tukey 窗

参数 $K_c = 108, w = 20$,在 $K = \pm 128$ 窗走到 0

此窗给出的点扩散函数的空间分辨率是各向异性的,即在图像中随方向而变.图 7.1.4 显示了一个 256×256 的 2D 窗函数的例子.K_x、K_y 的范围是 $[-127, 128]$,沿 **K**-平面的四角区域,截止距离延伸更远些,导致沿角向分辨率比沿 x、y 轴更好些.

---

①　美国数理学家 J. W. Gibbs(1839—1903)首次解释了此现象.

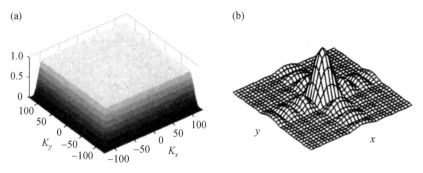

图 7.1.4

(a) 2D 可分离 Tukey 窗，K-空间矩阵 256×256；(b) 相对应的点扩散函数，空间分辨率随方向而变化，因为包括 K-空间的四角区域. 对于 K_x 和 K_y，窗参数都是 $K_c = 108, w = 20$

一个普遍的选择是用具有与方位角无关的各向同等截止点 K_c 的窗，给出各向同性空间分辨率. 这称为径向或不可分离的窗，因为在 K-空间噪声功率分布是比较均匀的，而信号功率主要集中在中央区域，这均匀截止也给出比具有同样截止的可分离窗更好的信噪比. 尤其对非直线 K-空间轨迹，比如 spiral 更有效. 径向窗也可以通过下式用式(7.1.1)表达的 1D 窗函数来执行：

$$|\boldsymbol{K}| = \sqrt{K_x^2 + K_y^2}. \tag{7.1.3}$$

图 7.1.5 显示了用式(7.1.1)和(7.1.3)描写的 K-空间矩阵 256×256、$K_c = 108$、$w = 20$ 窗的例子.

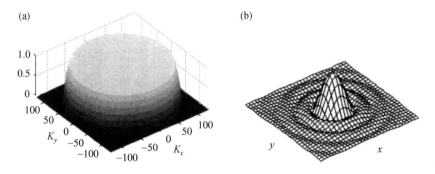

图 7.1.5

(a) 2D 径向 Tukey 窗函数；(b) 相应点扩散函数[1]. 因为窗是圆对称的，空间分辨是各向同等的，窗参数是 $K_c = 108, w = 20$

对于近似长方形视野，往往在短轴方向用相位编码，步数少于读出方向采样点数，可以节省扫描时间，2D 可分离窗用下式表示：

$$W_{2D}(K_x, K_y) = W_1(K_x) \cdot W_2(K_y). \tag{7.1.4}$$

$W_1(K_x)$、$W_2(K_y)$ 有不同的截止长度 K_c. 如果需要放弃 $\boldsymbol{K}$-空间角区数据,可用椭圆窗如下:

$$\frac{K_{cx}^2}{K_1^2} + \frac{K_{cy}^2}{K_2^2} = 1, \tag{7.1.5}$$

式中 K_{cx} 和 K_{cy} 分别是 $K_c(\phi)$ 的 K_x 和 K_y 分量;K_1 和 K_2 分别是椭圆在 K_x 和 K_y 方向的半径,即半主轴和半短轴.

7.1.4 矩形视野

很多解剖截面可用椭圆来近似,即矩形视野,由于 ADC 采样速度足够高,安排频率编码在长 FOV 方向而相位编码在短 FOV 方向,数据矩阵 $N \times M$,$M \neq N$,这样可以缩短扫描时间.为避免读出方向混叠伪影,可采用过采样技术;要避免相位编码方向的混叠,可采用空间预饱和.相位编码方向视野 L_y 由相位编码步距即 $\boldsymbol{K}$-空间行的间距决定,而该方向图像空间分辨率由 $\boldsymbol{K}$-空间最大相位编码行 $K_{y,\max}$ 决定.设相位编码步数为 N,则有

$$N = 2L_y K_{y,\max}. \tag{7.1.6}$$

扫描时间正比于 N. 如果 N 恰好是 2 的整数次幂,FFT 可以直接用在相位编码方向.然而,通常不一定是这种情况.一般有三种方式执行傅里叶变换:第一,离散傅里叶变换(DFT);第二,$\boldsymbol{K}$-空间内插对于相位编码数据维给出 2 的整数次幂,然后用 FFT;第三,相位编码数据维通过填零给出 2 的整数次幂,然后用 FFT,并在图像空间内插以恢复正确的比例.

第一种方法很精确但费时间,因为 DFT 比 FFT 慢.第二种方法由于内插也费时间,因为物体是紧支的,sinc 内插是理想的选择.然而 sinc 内插比较费时间,更快的方法是用方格化,从 $\boldsymbol{K}$-空间数据方格化再取样产生些许混叠,有时造成图像质量损失.

第三种方法借助于商业 MRI 机器上有的计算硬件是最实用的.举例来说,假如一个矩形 FOV 的 $L_y = \frac{3}{4} L_x$,我们用频率编码在 L_x 方向,256 点读出,用相位编码在 L_y 方向,相位编码步数是 $\frac{3}{4} \times 256 = 192$. 因为 192 不是 2 的整数幂,填零并执行 256 点 FFT,得到图像有 $L_y = \frac{3}{4} L_x$. 而 L_y 方向有 256 个像素,因此,频率和相位编码方向的像素尺寸不相等.令 Δx、Δy 分别是频率和相位编码方向的像素尺寸,其关系是

$$\Delta y = L_y/256 = \frac{3}{4}L_x/256 = \frac{3}{4}\Delta x.$$

我们希望的相位编码方向像素尺寸 $\Delta y = \Delta x$,这可通过在图像的 y 方向内插(缩小)来恢复.

FFT 并内插恢复 $\Delta y = \Delta x$ 之后,图像数据矩阵不是方阵,还必须在相位编码方向填零成为方阵后才能进行显示.虽然这内插步骤费一些时间,取决于算法选择,完成重建所花时间还是比用 DFT 所花的时间少.因为内插是在图像域进行的而不是在 $\boldsymbol{K}$-空间,由内插误差造成的伪影几乎可忽略.一个立方样条插值是一个可能的选择[3].

对于 L_y 是 L_x 的 $\frac{1}{2},\frac{1}{4},\frac{1}{8},\cdots$ 特殊情况,重建的 x,y 矩阵(即 FFT 长度)没有拉伸,不需要内插.

7.1.5 多线圈数据重建

当多线圈多接收通道采集数据时,各线圈通道的复数像分别单独重建,然后用其平方和的平方根计算出最终图像[4]. 如果各线圈的图像是 $I_j(x,y)$,j 是线圈编号,则最终的 2D 像是

$$I(x,y) = \sqrt{\sum_j \frac{|I_j(x,y)^2|}{\sigma_j^2}}. \tag{7.1.7}$$

这里求和跑遍阵列中所有线圈,σ_j^2 是来自线圈 j 的噪声方差.σ_j^2 依赖于线圈负载,因而依赖于线圈覆盖的病人解剖部位.在活体中 σ_j^2 通常用下式度量:

$$\sigma_j^2 = E(x_j^* x_j) - E(x_j^*)E(x_j), \tag{7.1.8}$$

式中 x_j 表示来自线圈 j 的噪声复随机变量,* 号表示复共轭,E 是期望算子(即 E 操作随机变量给出该变量的平均值).σ_j^2 的测量发生在校准期间,校准是对各个病人进行 RF 功率和发射-接收频率校准的常规步骤.x_j 是在没有其他梯度和 RF 时在病人扫描的读出带宽采集的数据.如果接收线圈的 B_1 场 $B_{1,j}(x,y)$ 已知,一个较高 SNR 的图像可以重建出来.这图像由下式给出:

$$I(x,y) = \frac{\sum_{j,k} B_{1,j}^*(x,y)\psi_{jk}^{-1} I_k(x,y)}{\sum_{j,k} B_{1,j}^*(x,y)\psi_{jk}^{-1} B_{1,k}(x,y)}, \tag{7.1.9}$$

式中 ψ_{jk} 是线圈噪声相关矩阵,由下式给出:

$$\psi_{jk} = E(x_j^* x_k) - E(x_j^*)E(x_k). \tag{7.1.10}$$

注意 $\psi_{jj} = \sigma_j^2$.式(7.1.9)重建消除了图像中来自接收线圈的 B_1 权重.因此,这合成的最终图像 $I(x,y)$ 有与各线圈图像 $I_k(x,y)$ 不同的单位.这接收线圈的 B_1

场 $B_{1,j}(x,y)$ 也可以归一化,以使最终像是被接收线圈 B_1 场加权的.

由于估计 $B_{1,j}(x,y)$ 不方便,式(7.1.7)的平方和近似至今仍被普遍使用. Roemar 等人[4] 已经证明,由平方和近似造成的 SNR 损失只有百分之几. 通过用下式近似这接收线圈 B_1 场:

$$B_{1,j} \approx \frac{I_j}{\sqrt{\sum(|I_j|^2/\sigma_j^2)}}. \qquad (7.1.11)$$

忽略这线圈噪声互相关(通常很小),并置

$$\psi_{jk} = \begin{cases} \sigma_j^2 & (j=k), \\ 0 & (j \neq k), \end{cases} \qquad (7.1.12)$$

式(7.1.9)可简化为式(7.1.7). 式(7.1.9)给出的多线圈重建与加速因子为 1 的 SENSE 重建(见 §7.3.1)是一致的. 注意式(7.1.9)给出的是复数像,而式(7.1.7)只能给出模像,需要相位像的场合(如测量 B_0 场均匀性、温度分布等)就成问题.

7.1.6 图像变形校正

在 MRI 中如果梯度偏离线性,就会引起图像变形. 实际上梯度线圈同心点 (isocenter)区域线性度很高,随偏心距离增大线性度退化,依赖于梯度线圈的设计. 通过折中线性度、减小高度线性区的体积,可达到更高的梯度幅度和斜升率. 这样的折中对很多不需要大体积的应用如脑 fMRI 很有吸引力.

对于柱形磁体,在 z 方向随偏心距离增大梯度场下落,而在 x、y 方向则上翘,因为离导体近. 这效应是 FOV 或层面在 z 方向加宽或变厚,而在 x、y 方向则变窄或变薄. 结果使图像尺寸和强度都发生变形. 例如,在 z 方向物体矢位面图像表现缩小,而在上下方向(superior-inferior,SI)靠 FOV 边缘图像变亮(图 7.1.6). 这种变形根据梯度场设计数据或测量数据可以进行校正.

图像变形也可能不是与梯度直接相关,例如用梯度回波列序列(如 EPI)在相位编码方向发生变形,是由 B_0 场不均匀、磁化率变化、伴随梯度场或大梯度幅度波形(如扩散敏感梯度)引起的涡流造成的. 也有几何变形发生在直线轨迹的读出方向,是由物体内磁化率差或化学位移引起的局部共振频率变化造成的.

对于大部分临床应用,由梯度非线性造成的变形一般都由机器自动校正. 有些应用比如 DWI 或立体定位,变形必须由用户自己解决. 各种畸变的测量、校正以及校正算法可参考文献[5].

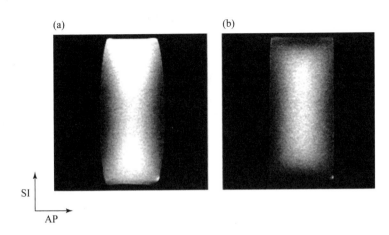

图 7.1.6 柱形水模的矢位面图像,48 cm *FOV*[1]

图像是用水平取向的柱形磁体得到的.(a)是变形的图像;(b)是校正后的图像

7.1.7 缩放比例

MRI 信噪比正比于像素体积,也正比于总采集时间(正比于 **K**-空间中 K_x、K_y、K_z 方向采样点数 N_x、N_y、N_z 及激发次数 N_{ex})的平方根,由下式表示:

$$SNR \propto \Delta x \Delta y \Delta z \sqrt{N_p N_{ex} T_{acq}}. \qquad (7.1.13)$$

图像中信号强度还正比于线圈和接收机增益.各种情况导致图像信号强度相差甚远,为了避免用额外的窗和电平调整,便于图像显示,需要把不同的图像归一化.对信号来说,上述比例关系对图像归一化有用.

通常图像比例缩放以适合数据储存和图像显示的动态范围.注意,这里说的比例缩放不同于原始 **K**-空间信号的接收机增益调整.图像典型地是按整数格式(2 或 4 字节)储存的,必须比例缩放到既没有正整数值也没有负整数值超过溢出.换句话说,比例不应太小.否则,小的强度波动将映射到小于一个灰度阶的变化,导致图像中出现块状伪影.图像重建中用的比例因子是基于接收线圈灵敏度、计算机中所允许的数据动态范围以及典型的成像协议通过实验预先确定的.

7.1.8 基线校准

对于某些接收机硬件,一个 DC 偏移可能出现在测量的 **K**-空间数据中.RF激发脉冲的相位循环可以消除基线;也可以在数据采集的开始或结束时测量基线,然后从原始数据中减掉.测量基线是在不加梯度和 RF 的情况下采集数据. 选择测量时间给出基线估计(可忽略噪声).也可以不采集额外的数据,而是在 K-空间中(FID 或回波)对最后几个点取平均来估计基线.一个关键的假定是这 磁化强度在 K-空间行的末尾已经衰减或散相,剩余的信号相应到 DC 偏移.

笛卡儿直线 K-空间数据的傅里叶重建步骤[1]如图 7.1.7 所示.

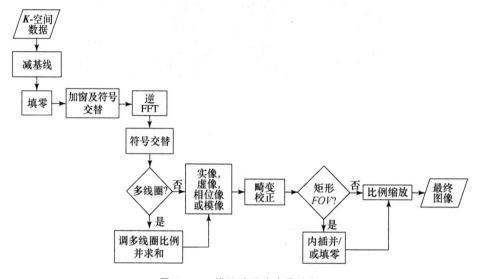

图 7.1.7   傅里叶重建步骤流程

§7.2   方格化重建[1]

如上节所述,对于笛卡儿 K-空间直线轨迹数据可直接用 FFT 重建.如果 K- 空间轨迹的任何部分是非均匀取样的,重建算法将复杂得多,比如 spiral,径向 投影重建,斜坡采样的 EPI,正弦读出梯度,Z 字形或锯齿形 K-空间轨迹等.非 直线或非均匀取样的 K-空间数据可以用 DFT 直接重建,有时称为共轭相位重 建[6].然而速度太慢不太实用,把数据再取样到直线格使能 FFT 重建要快得 多.普遍应用的内插方法是把数据与一个平滑函数卷积后再取样之.这整个重 建过程(包括 FFT)被称为方格化(gridding).

径向投影 MR 数据也可以用 CT 中常用的滤波背投影重建,但此法在 MRI 中不受欢迎.对一个离散数据集再取样问题已经发展了许多方法[7~10],直接内 插方法会导致伪影,基于卷积的方法比如方格化在 MRI 中被广泛使用,因为它比其他方法快,并且能给出足够好的图像质量. 此技术在 K-空间用一个卷积转换输入数据到一个均匀直线格数据集. 卷积函数的选择涉及处理速度和内插精度之间的折中. 因为自旋密度本身是紧支的(即某有限区域外是零),这取样定理规定,任意位置的 K-空间值都可以被测量值的 sinc 内插精确计算(即测量的 K-空间值与 sinc 函数卷积),只要测量值是以大于或等于奈奎斯特频率采样的. 原始非均匀 K-空间取样导致混叠,在图像域有一个无限的范围. 如果原始 K-空间数据是以奈奎斯特界限取样的,混叠位于代表物体的图像的外面[图 7.2.1(a) 中涡旋条纹]. 测量的 K-空间数据与 sinc 卷积以矩形函数增殖了图像,移除这些混叠,剩下的就是所要的图像域[图 7.2.1(b)]. 后面的均匀直线 K-空间取样数据的 2D FFT 后引起在图像域的复制[图 7.2.1(c)]. 因为混叠被移除,没有与物体的重叠.

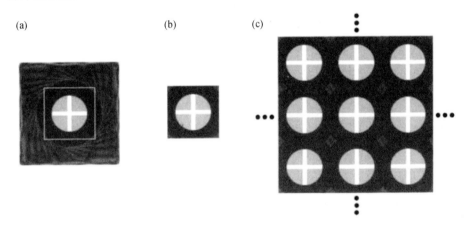

图 7.2.1

(a) 模拟的 spiral 扫描图像,显示有混叠伪影(涡旋条纹). 混叠延伸到无穷远,即使显示的截面有限. 方框是扫描中指定的 FOV. (b) 从用于图像(a)(尚无直线再取样)的 K-空间数据的 sinc 内插产生的图像,如果对应于图像(a)的 K-空间数据与一紧支函数而不是 sinc 卷积,混叠伪影就不会被截去. (c) 从 sinc 内插加直线再取样产生的图像,图像(b)以由 K-空间直线再取样距离决定的间隔被反复复制

sinc 内插的缺点是 sinc 函数不是紧支的(即有无限的范围). 因此,在每个新 K-空间位置计算 K-空间值,要求 sinc 函数被所有测量的数据乘,导致比较长的计算时间.

在方格化中,sinc 函数被一个紧支函数(方格化核)取代,以节省计算时间. K-空间数据与方格化核卷积等价于这图像被这核的 FT 乘,这核的 FT 不是紧支的. 从原始取样的混叠被衰减而不是消除,因为与一个 sinc 卷积. 因此,再取

样的直线 $\pmb{K}$-空间数据的 FFT 之后衰减的混叠在图像域被复制,重叠在物体上.

　　因此 sinc 卷积方格化导致些许图像质量损失,因为再取样这卷积的 $\pmb{K}$-空间导致一个带有混叠的图像.通常通过 $\pmb{K}$-空间过取样以增大 FOV(把直线混叠的复制进一步推离开图像),这混叠被降低到可接受的水平,然后在 FT 后放弃这额外的 FOV.因为卷积导致图像被方格化核的 FT 乘,通常会产生阴影.把图像除以这核的 FT 可以消除这种阴影.

7.2.1　方格化变换的基础

　　让我们从一维算法开始,然后再推广到多维.令 $g(K)$ 是方格化核,令 $G(x)$ 是它的 IFT.作为开始,考虑连续数据 $S(K)$ 的有限情况,与 $g(K)$ 卷积给出

$$S^{(c)}(K) = \int S(K')g(K - K')\mathrm{d}K', \qquad (7.2.1)$$

式中上标(c)代表卷积数据.如果我们真有连续数据而不是采样数据,这数据可以被直线再取样而不需要卷积步骤.现在令这取样的 $\pmb{K}$-空间数据是 $S(K_j)$,位置 K_j 处不必是均匀间隔的.$S(K_j)$ 与 $g(K)$ 卷积可通过把式(7.2.1)中的积分换成求和来近似求解.以均匀位置 $m\Delta K$(m 是整数)再取样这卷积,给出

$$S^{(c)}(m\Delta K) = \sum_j S(K_j)g(m\Delta K - K_j)\Delta K_j^{(s)}, \qquad (7.2.2)$$

上标(s)表示采样数据.如果 $g(K)$ 有一个紧支距离(compact support distance) w,式(7.2.2)求和取遍 K_j,K_j 定位在各输出点 $m\Delta K$ 的一个距离 w 之内.换句话说,方格化是一个局部过程,只须在原取样点附近执行.

　　因子 $\Delta K_j^{(s)}$ 被称为密度补偿,并相当于式(7.2.1)中长度微元 $\mathrm{d}K$.密度补偿是必要的,否则,即使 $\pmb{K}$-空间数据 S 是常数,这卷积在样本较密的区域给出较高的值,而在样本较稀的区域给出较低的值.密度补偿通常是从紧邻样本位置之差来估计的,例如,在一维情况 $\Delta K_j^{(s)} \approx |K_j - K_{j-1}|$.

　　在希望的均匀取样点估计式(7.2.2)的卷积后,作一个标准重建(这里用 1D-IFT).为了减轻混叠,这均匀取样距离 ΔK 通常选择为最终希望的 FOV 所需值的一半:$\Delta K = 1/(2L)$.这样做导致图像 $I(x)$ 有两倍的 FOV,把两边多余的 FOV 切除,保留的中心区域混叠很轻.这样得到的图像是 S 的 IFT 乘 g 的 IFT[即 $G(x)$].$S^{(c)}(K)$ 反傅里叶变换除以 $G(x)$ 便给出最终图像:

$$I(x) = \mathrm{FT}^{-1}[S^{(c)}](x)/G(x). \qquad (7.2.3)$$

　　当方格化推广到 2D 时,通常用的 2D 方格化核如下:

$$g_{2\mathrm{D}}(K_x, K_y) = g_{1\mathrm{D}}(K_x)g_{1\mathrm{D}}(K_y). \qquad (7.2.4)$$

这核的紧支长度在不同方向可以不同.为简化讨论,我们假定在所有方向有等

同的紧支长度,这 2D 再取样数据由下式给出:

$$S^{(c)}(m\Delta K_x, n\Delta K_y) = \sum S(K_{xj}, K_{yj})g_{1D}(m\Delta K_x - K_{xj})g_{1D}(n\Delta K_y - K_{yj})\Delta K_j^{(s)}.$$

$$(7.2.5)$$

因子 $\Delta K_j^{(s)}$ 代表围绕各个非均匀采样点的面积. 这最终的像是通过执行 $S^{(c)}$ 的反 FFT,丢弃多余的 FOV,再除以 g_{2D} 的反 FFT 之后得到的. 如果用的 g_{2D} 是可分离的,其 IFT 是两个 g_{1D} 的 IFT 的乘积.

为了节省计算时间,方格化核值通常不再对各个输出点计算. 这方格化核值只对相对小数量点计算,比如说 256 点,并存在一个查找表中. 式(7.2.5)中 $g_{1D}(K)$ 的赋值是用查找表中最接近的值. 如果同样的 $\textbf{\textit{K}}$-空间轨迹用于重复的重建,并有足够多存储器的话,第一个像之后所有像的重建时间可通过查表而大大节省.

总之,方格化所要求的步骤(图 7.2.2)可归纳如下:

(1) 对各个输入数据点计算 $\textbf{\textit{K}}$-空间位置和密度补偿;

(2) 计算方格化核及其反傅里叶变换,存储这方格化核作为一个查找表或者对各个输入、输出数据样本存储这值;

(3) 如果需要,从输入数据减去基线;

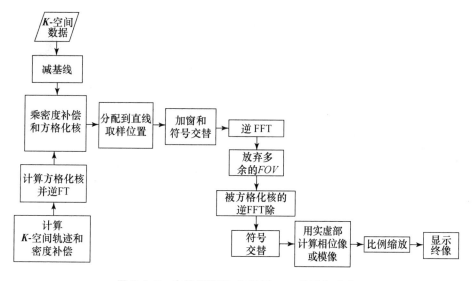

图 7.2.2 方格化流程,包括用 FFT 的图像重建

(4) 准备一个待输出 $\textbf{\textit{K}}$-空间矩阵,对各个输入数据样本,在输入点的紧支

距离内找出所有均匀直线输出位置,在式(7.2.5)的求和中分配输入数据、密度补偿和适当的方格化核的权重的乘积到各个输出位置;

(5) 应用一个 **K**-空间窗和符号交替到再取样的直线 **K**-空间数据上;

(6) 反傅里叶变换这均匀直线再取样的 **K**-空间数据矩阵,以得到一个中间像;

(7) 如果 **K**-空间过取样用于降低混叠,提取图像的中间位置相应于所希望的最终 *FOV*;

(8) 用方格化核的反傅里叶变换除以这中间像;

(9) 如果需要这实像或虚像,进行符号交替;

(10) 计算最终图像,比例缩放.

7.2.2　重建时间

方格化重建可分为三步:卷积、FFT 和被方格化核的 IFT 除. 作为一个例子,对于 2D 情况,计算式(7.2.5)卷积最方便的做法是:取各个原始数据样本 $S(K_{xj}, K_{yj})$ 乘以 **K**-空间位置 $(m\Delta K_x, n\Delta K_y)$ 所需要的因子 $g_{1D}(m\Delta K_x - K_{xj}) \cdot g_{1D}(n\Delta K_y - K_{yj})\Delta K_j^{(s)}$,并加这乘积跑遍 **K**-空间位置的原始数据样本求和. 这过程对位于 $S(K_{xj}, K_{yj})$ 的紧支距离 w 内各个均匀直线样本位置 $(m\Delta K_x, n\Delta K_y)$ 重复进行,如图 7.2.3 所示.

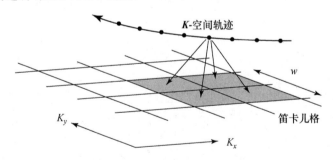

图 7.2.3　非直线 K-空间轨迹数据笛卡儿方格化示意

各个输入点被分配到位于方格化核紧支距离 w 内的均匀直线输出点(阴影). 此例中用的可分离核的 $w=2$ 个 **K**-空间样本

在这卷积步乘法运算次数是输入数据样本数 N_s 乘以位于各输入样本的距离 w 内的均匀直线位置数. 如果 w 是用均匀直线样本的单位给定的,乘运算次数对于 1D 方格化是 wN_s,对于 2D 方格化是 $w^2 N_s$,以此类推. 注意,如果存储器足够,因子 $g_{1D}(m\Delta K_x - K_{xj})g_{1D}(n\Delta K_y - K_{yj})\Delta K_j^{(s)}$ 对各个 **K**-空间样本可提前计算. 只要 K-空间轨迹不变, 此因子不必再算. 因此我们忽略了其计算时间. 对于 2D 情况, FFT 时间正比于 $\xi^2 N_x N_y \log_2(\xi^2 N_x N_y)$, 这里 ξ 是 K-空间过采样因子($\xi \geqslant 1$), 而 N_x、N_y 分别是最终矩阵在 x 和 y 维的点数. 被方格化核的 IFT 除需要进行 $N_x N_y$ 次.

7.2.3 方格化核

业界认为最佳 1D 方格化核 $g(K)$ 是 Kaiser-Bessel 函数, 在终像最逼近理想像(例如用共轭相位重建[6], 或 sinc 内插得到的)的意义上说, Kaiser-Bessel 函数作为方格化核能给出最佳结果. 所谓最逼近, 是用适当定义的方法比如最小平方差度量的. 这 1D Kaiser-Bessel 函数 $KB(K)$(图 7.2.4)定义如下:

$$KB(K) = \frac{I_0\left[b\sqrt{1-\left(\frac{2K}{w}\right)^2}\right]}{I_0(b)} \text{RECT}\left(\frac{2K}{w}\right), \qquad (7.2.6)$$

式中 I_0 是零阶第一类修正 Bessel 函数, w 是方格化核的紧支宽度, b 是一个比例因子, $\text{RECT}(u)$ 是下式定义的矩形函数:

$$\text{RECT}(u) = \begin{cases} 1 & |u| \leqslant 1 \\ 0 & |u| > 1 \end{cases}. \qquad (7.2.7)$$

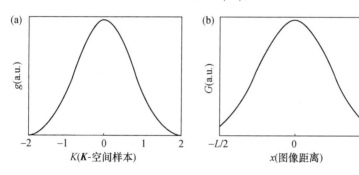

图 7.2.4

(a) Kaiser-Bessel 函数(任意单位)曲线作为 K-空间距离(以 K-空间样本为单位)的函数;(b) Kaiser-Bessel 函数(任意单位)的反傅里叶变换曲线作为图像视野 L 的函数. Kaiser-Bessel 函数参数 $w=4, b=8$

$KB(K)$ 的 IFT[图 7.2.4(b)]由下式给出:

$$\text{FT}^{-1}[KB](x) = \frac{\sin(\sqrt{\pi^2 w^2 x^2 - b^2})}{\sqrt{\pi^2 w^2 x^2 - b^2}}. \qquad (7.2.8)$$

对于 Kaiser-Bessel 核, $g(K)$ 和 $G(x)$ 分别对应于 $KB(K)$ 和 $\text{FT}^{-1}[KB](x)$.

$g(K)$ 和 $G(x)$ 的比例因子不重要,只要彼此一致就行.若比例不一致,可在重建后通过改变最终图像的比例因子来补偿.虽然 $g(K)$ 通常选作 Kaiser-Bessel 函数,其实,任何其他平滑变化的紧支函数都可以用.由方格化核的不同选择引起的图像差对 MRI 数据来说通常很小.甚至一个三角函数也可给出可接受的结果.方格化也用于 CT 和正电子发射计算机断层(PET)数据.也许由于 CT 数据信噪比比较高,图像质量对方格化核的选择更敏感.方格化核宽度 w 通常选为几个 $\boldsymbol{K}$-空间样本(普遍选 2~4).增大 w 引起 $G(x)$ 降落更急速,导致混叠伪影被抑制得更好,但增加了计算时间.如果 Kaiser-Bessel 函数用作方格化核,对于固定的 w 可调变 b 参数来改变 $G(x)$ 的降落.因为得到的图像要被 $G(x)$ 除,必须当心在 FOV 内,$G(x)$ 不能走到零.为了避免此类问题,对于 w 和 ξ 的各种取值推荐出 b 最小值,列在表 7.2.1 中.

表 7.2.1　推荐的最小 Kaiser-Bessel 函数的 b 参数

		w			
		2	3	4	5	6
ξ	1	0	3.51	5.44	7.30	8.89
	2	0	0	0	2.36	3.51

7.2.4　密度补偿

对于 2D 情况在效果上密度补偿是围绕各个 $\boldsymbol{K}$-空间样本的面积.对于 $\boldsymbol{K}$-空间轨迹,可用微分面积表达式(数字或解析)来近似.如果原始样本间隔在 $\boldsymbol{K}$-空间是均匀的,如直线间隔在 2D 情况,$\Delta K_j^{(s)} = \Delta K_x \Delta K_y$ 对于所有输入样本都是同样的,可以省略.

在 2D 极坐标情况,这微分面元是 $K\mathrm{d}K\mathrm{d}\theta$,因此这密度补偿由 $\Delta K_j^{(s)} = K_j \Delta K_j \Delta\theta_j$ 给出.这里 $K_j \geqslant 0, 0 \leqslant \theta_j < 2\pi$.对于径向投影采集,各轮辐(spoke)是在固定 θ 角采集的,所有轮辐有固定的增量 ΔK 和 $\Delta\theta$.如果 ΔK_j 和 $\Delta\theta_j$ 对于所有样本是同样的,则可以省略.然后这密度补偿可简化为 $\Delta K_j^{(s)} = K_j$.

对于 2D-spiral 扫描,这密度补偿 $\Delta K_j^{(s)} = K_j \Delta K_j \Delta\theta_j$ 还可以用.对于阿基米德 spiral,有均匀径向密度 $K_j = A\theta_j, \Delta K_j = 2\pi\eta$,这里 $\eta = N_{\mathrm{shot}}/(2\pi L)$,$N_{\mathrm{shot}}$ 是 spiral 支数,L 是视野.对于效率高的恒速 spiral,$\Delta\theta_j$ 不是常数,必须计算或近似[11].

轨迹交叉:某些非直线 $\boldsymbol{K}$-空间轨迹取样点在 $\boldsymbol{K}$-空间多次重复采样.例如玫瑰形轨迹[12]、随机轨迹[13]和某些 spiral 轨迹被设计得有些取样点(原点除外)

采多次,这种情况 $\Delta K_j^{(\mathrm{s})}$ 难以估计.还有,对于不能解析表达的轨迹,估计密度补偿也是困难的.此类情况,方格化本身可用于如下估计.密度补偿可认为是 $\boldsymbol{K}$-空间位置的函数,例如 2D 情况 $\Delta K_j^{(\mathrm{s})} = \Delta K(K_{xj}, K_{yj})$.在任意位置 (K_x, K_y) 从方格化估计密度补偿产生

$$\Delta K^{(\mathrm{s})}(K_x, K_y) \approx \sum_j \Delta K^{(\mathrm{s})}(K_{xj}, K_{yj}) g(K_x - K_{xj}) g(K_y - K_{yj}) \Delta K_j^{(\mathrm{s})}.$$

$$(7.2.9)$$

用 $\Delta K^{(\mathrm{s})}(K_{xj}, K_{yj}) \equiv \Delta K_j^{(\mathrm{s})}$ 给出

$$\Delta K^{(\mathrm{s})}(K_x, K_y) \approx \sum_j (\Delta K_j^{(\mathrm{s})})^2 g(K_x - K_{xj}) g(K_y - K_{yj}). \quad (7.2.10)$$

对于 $\Delta K_j^{(\mathrm{s})}$ 是慢变化的典型情况,在式(7.2.10)的求和号内我们用近似 $\Delta K_j^{(\mathrm{s})} \approx \Delta K^{(\mathrm{s})}(K_x, K_y)$,这因子可从和号中摘出来,导致

$$\Delta K_j^{(\mathrm{s})}(K_x, K_y) \approx \frac{1}{\sum_j g(K_x - K_{xj}) g(K_y - K_{yj})}. \quad (7.2.11)$$

式(7.2.11)用来在原取样位置 (K_{xj}, K_{yj}) 估计 $\Delta K_j^{(\mathrm{s})}$[14].而对于慢变化的 $\Delta K_j^{(\mathrm{s})}$,密度补偿从式(7.2.5)求和号中摘出来,导致

$$S^{(\mathrm{c})}(m\Delta K_x, n\Delta K_y) = \frac{\sum_j S(K_{xj}, K_{yj}) g(m\Delta K_x - K_{xj}) g(n\Delta K_y - K_{yj})}{\sum_j g(m\Delta K_x - K_{xj}) g(n\Delta K_y - K_{yj})}.$$

$$(7.2.12)$$

式(7.2.12)分母可认为,对于各个输入数据点当 $S=1$ 时为得到 $S^{(\mathrm{c})}=1$ 所需要的归一化.

7.2.5 方格化数学

1. 重建的图像

令理想的连续 $\boldsymbol{K}$-空间数据为 $S(\boldsymbol{K})$,$\boldsymbol{K}$ 是 2D 或 3D $\boldsymbol{K}$-空间矢量.方格化细节与从连续函数数字化采样产生的问题有关.围栏函数(picket fence function)有时用来代表与被采样函数乘的采样.对于一维均匀采样,围栏函数为

$$III(K) = \sum_j \delta(K - j\Delta K) \Delta K, \quad (7.2.13)$$

式中 ΔK 是采样间距,因为狄拉克德尔塔函数的单位是其宗量的导数,显然 $III(K)$ 是无量纲的.对于 2D 或 3D 情况,这种表示法推广为

$$III^{(\mathrm{s})}(\boldsymbol{K}) = \sum_j \delta(\boldsymbol{K} - \boldsymbol{K}_j^{(\mathrm{s})}) \Delta \boldsymbol{K}_j^{(\mathrm{s})}, \quad (7.2.14)$$

式中 $\boldsymbol{K}_j^{(\mathrm{s})}$ 和 $\Delta \boldsymbol{K}_j^{(\mathrm{s})}$ 分别是 $\boldsymbol{K}$-空间取样位置矢量和围绕各取样点的 N 维面积.这

取样的 $S^{(s)}(\boldsymbol{K})$ 由下式表示:

$$S^{(s)}(\boldsymbol{K}) = S(\boldsymbol{K})III^{(s)}(\boldsymbol{K}). \qquad (7.2.15)$$

为了得到均匀直线样本,$S^{(s)}(\boldsymbol{K})$ 首先与方格化核 $g(\boldsymbol{K})$ 卷积. 这卷积后的 $\boldsymbol{K}$-空间数据为

$$S^{(c)}(\boldsymbol{K}) = \big[S^{(s)}(\boldsymbol{K})\big] \bigotimes \big[g(\boldsymbol{K})\big] = \int S^{(s)}(\boldsymbol{K}')g(\boldsymbol{K} - \boldsymbol{K}')\mathrm{d}\boldsymbol{K}'. \quad (7.2.16)$$

然后这卷积的 $\boldsymbol{K}$-空间数据通过被下式表示直线采样函数乘再采样到直线格:

$$III^{(r)}(\boldsymbol{K}) = \sum_{j}\delta(\boldsymbol{K} - \boldsymbol{K}_{j}^{(r)})\Delta \boldsymbol{K}_{j}^{(r)}, \qquad (7.2.17)$$

式中 $\boldsymbol{K}_{j}^{(r)}$ 和 $\Delta \boldsymbol{K}_{j}^{(r)}$ 分别是 $\boldsymbol{K}$-空间取样位置和围绕各取样点的面积. 在 2D 情况,

$$III^{(r)}(\boldsymbol{K}) = \sum_{p}\delta(K_{x} - p\Delta K_{x})\Delta K_{x} \sum_{q}\delta(K_{y} - q\Delta K_{y})\Delta K_{y},$$

$$(7.2.18)$$

式中 p、q 是整数. $\boldsymbol{K}$-空间采样距离由下式给出:

$$\Delta K_{x} = \Delta K_{y} = 1/(\xi L), \qquad (7.2.19)$$

式中 ξ 是 $\boldsymbol{K}$-空间过采样因子,L 是这最终 FOV,假定两个方向相同. 因此这直线采样数据为

$$S^{(r)}(\boldsymbol{K}) = III^{(r)}(\boldsymbol{K})S^{(c)}(\boldsymbol{K}). \qquad (7.2.20)$$

然后这直线再取样数据用 FFT 进行反傅里叶变换,给出一个图像 $I^{(r)}(\boldsymbol{x})$:

$$I^{(r)}(\boldsymbol{x}) = \mathrm{FT}^{-1}\big[S^{(r)}(\boldsymbol{K})\big]. \qquad (7.2.21)$$

用卷积定理和式(7.2.16)以及式(7.2.20)给出

$$I^{(r)}(\boldsymbol{x}) = \mathrm{FT}^{-1}\big[III^{(r)}(\boldsymbol{K})\big] \bigotimes \{\mathrm{FT}^{-1}\big[S^{(s)}(\boldsymbol{K})\big]\mathrm{FT}^{-1}\big[g(\boldsymbol{K})\big]\}.$$

$$(7.2.22)$$

我们定义 $I^{(s)}(\boldsymbol{x})$ 是从原始 $\boldsymbol{K}$-空间数据 $S^{(s)}(\boldsymbol{K})$ 的共轭相位重建产生的图像:

$$I^{(s)}(\boldsymbol{x}) = \mathrm{FT}^{-1}\big[S^{(s)}(\boldsymbol{K})\big]. \qquad (7.2.23)$$

我们也定义方格化核的 IFT:

$$G(\boldsymbol{x}) = \mathrm{FT}^{-1}\big[g(\boldsymbol{K})\big]. \qquad (7.2.24)$$

于是,式(7.2.22)变为

$$I^{(r)}(\boldsymbol{x}) = \mathrm{FT}^{-1}\big[III^{(r)}(\boldsymbol{K})\big] \bigotimes \{I^{(s)}(\boldsymbol{x})G(\boldsymbol{x})\}. \qquad (7.2.25)$$

注意 1D 围栏函数的 FT 是另一个围栏函数:

$$\mathrm{FT}^{-1}\Big[\sum_{j}\delta(K - j\Delta K)\Delta K\Big] = \sum_{j}\delta(x - j\Delta x)\Delta x, \qquad (7.2.26)$$

式中 $\Delta x = 1/\Delta K$. 因此 $\mathrm{FT}^{-1}\big[III^{(r)}(\boldsymbol{K})\big]$ 也是一个围栏函数,因为 $III^{(r)}(\boldsymbol{K})$ 可分为 1D 围栏函数的乘积. 例如,在 2D 情况:

$$\mathrm{FT}^{-1}\big[III^{(r)}(\boldsymbol{K})\big] = \sum_{p}\delta(x - p\Delta x)\sum_{q}\delta(y - q\Delta y)\Delta x\Delta y, \quad (7.2.27)$$

式中 p、q 是整数. 与直线围栏函数卷积以德尔塔函数间隔复制这卷积, 由式 (7.2.25) 导致

$$I^{(\mathrm{r})}(\boldsymbol{x}) = \sum_j I^{(\mathrm{s})}(\boldsymbol{x} - \boldsymbol{x}_j) G(\boldsymbol{x} - \boldsymbol{x}_j). \qquad (7.2.28)$$

这里直线图像复制位置 $\boldsymbol{x}_j$ 形成了以 ξL 为间隔的格子, 由式 (7.2.19) 知 ξL 是直线 $\boldsymbol{K}$-空间采样间隔的倒数. 符号 $\boldsymbol{x}_j$ 描写空间变量 $\boldsymbol{x}$ 的离散直线取样, 对于 1D 情况 $\Delta x_j = j\Delta x$. 对于 2D 情况, 下标 j 映射的指示 x、y 位置的两个整数, 即 $\boldsymbol{x}_j$ 等价于坐标 $(p\Delta x, q\Delta y)$. 式 (7.2.28) 中求和代表的项是被直线再取样产生的混叠的复制.

这图像中央父本 ($j=0$) 被提取用于显示, 放弃由 $\boldsymbol{K}$-空间过取样造成的多余的边缘 FOV. 数学上这一步是用一个 N 维矩形函数 RECT$(2\boldsymbol{x}/L)$ 乘这图像. 例如, 2D 矩形函数是

$$\mathrm{RECT}(2\boldsymbol{x}/L) = \mathrm{RECT}(2x/L) \cdot \mathrm{RECT}(2y/L). \qquad (7.2.29)$$

把方格化核产生的权重消除, 于是最终像为

$$I_{\mathrm{final}}(\boldsymbol{x}) = \mathrm{RECT}\left(\frac{2\boldsymbol{x}}{L}\right) \cdot I^{(\mathrm{r})}(\boldsymbol{x}) / G(\boldsymbol{x}). \qquad (7.2.30)$$

2. 方格化中的混叠

原始 $\boldsymbol{K}$-空间采样总是会导致混叠:

$$I^{(\mathrm{s})}(\boldsymbol{x}) = I_{\mathrm{ideal}}(\boldsymbol{x}) + A(\boldsymbol{x}), \qquad (7.2.31)$$

式中 $I_{\mathrm{ideal}}(\boldsymbol{x})$ 是没有混叠的理想图像, $A(\boldsymbol{x})$ 是混叠伪影. 如果 $III^{(\mathrm{s})}(\boldsymbol{K})$ 是直线采样格式, $A(\boldsymbol{x})$ 由定位于直线格上的 $I_{\mathrm{ideal}}(\boldsymbol{x})$ 的复制本构成. 如果 $III^{(\mathrm{s})}(\boldsymbol{K})$ 是 spiral 采样格式, $A(\boldsymbol{x})$ 由涡旋条纹构成 [图 7.2.1(a)]. 式 (7.2.28) 变为

$$I^{(\mathrm{r})}(\boldsymbol{x}) = \sum_j I_{\mathrm{ideal}}(\boldsymbol{x} - \boldsymbol{x}_j) G(\boldsymbol{x} - \boldsymbol{x}_j) + \sum_j A(\boldsymbol{x} - \boldsymbol{x}_j) G(\boldsymbol{x} - \boldsymbol{x}_j).$$

$$(7.2.32)$$

理想的 $III^{(\mathrm{s})}(\boldsymbol{K})$ 是用奈奎斯特取样判据选定的, 以使 $A(\boldsymbol{x})$ 位于 $I_{\mathrm{ideal}}(\boldsymbol{x})$ 的外面. 如果方格化核 $g(\boldsymbol{K})$ 是 sinc 函数, 则 $G(\boldsymbol{x})$ 是矩形函数, $A(\boldsymbol{x})$ 和 $I_{\mathrm{ideal}}(\boldsymbol{x})$ 之间没有重叠. 这导致 $A(\boldsymbol{x})G(\boldsymbol{x})=0$, 式 (7.2.32) 中第二项消失. 此时, 提取的中央复制 ($j=0$) 作为最终像, 即式 (7.2.30) 简化为

$$I_{\mathrm{final}}(\boldsymbol{x}) = I_{\mathrm{ideal}}(\boldsymbol{x}). \qquad (7.2.33)$$

然而, 如果 $g(\boldsymbol{K})$ 是紧支的, $G(\boldsymbol{x})$ 不会走到零, 这种情况下 $A(\boldsymbol{x})G(\boldsymbol{x}) \neq 0$, 式 (7.2.32) 中的第二项不消失, 并重叠到中央复制上, 导致混叠污染.

因为 $G(\boldsymbol{x})$ 随 $|\boldsymbol{x}|$ 减小, 远离原点的复制在中央复制上衰减更大, 因此通过 $\boldsymbol{K}$-空间过采样 ($\xi>1$), 非中央复制进一步远离, 从而减小了直线再采样的混叠

伪影. 多余的 FOV 放弃后, 终像为

$$I_{\text{final}}(\boldsymbol{x}) = I_{\text{ideal}}(\boldsymbol{x}) + \frac{\text{RECT}(2\boldsymbol{x}/L)}{G(\boldsymbol{x})} \sum_j A(\boldsymbol{x} - \boldsymbol{x}_j) G(\boldsymbol{x} - \boldsymbol{x}_j),$$

$$(7.2.34)$$

式中第二项代表混叠伪影. 最佳化方格化核的一个简单方法是考虑加到在中央复制估计的 $A(\boldsymbol{x})$ 的第一个临近复制的权重. 根据式(7.2.34), 不失一般性, 在 x 方向第一个复制的权重是

$$a(x) = G(x - rL)/G(x). \tag{7.2.35}$$

通过选择 $G(\boldsymbol{x})$, 或等价于选择 $g(\boldsymbol{K})$ 最小化 $a(x)$, 可以使加到第一个临近复制的混叠权重最小. 图 7.2.5 显示了对于各种 Kaiser-Bessel 函数参数选择的 $a(x)$ 曲线.

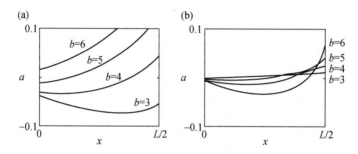

图 7.2.5　用 Kaiser-Bessel 方格化核

$b = 3, 4, 5, 6$($\boldsymbol{K}$-空间样本为单位), 式(7.2.34)给定的方格混叠因子 $a(x)$ 曲线. 水平轴显示的是从 FOV 边缘到中心的距离. (a) $w=2$;(b) $w=4$. 两种情况都是过采样因子 $\xi=2$

§7.3　并行采集 MRI

1990 年发明的相位阵列线圈, 由于每个线圈都是全 $\boldsymbol{K}$-空间采样, 因而 SNR 高, 应用很普遍[4], 但还不属于并行采集成像. 如果相位阵列接收线圈不但各有自己专用的接收通道, 而且以欠采样方式同时采集数据, 利用接收线圈灵敏度的空间信息作为梯度相位编码行不足的补充, 用特定的算法重建出无混叠伪影的最终图像, 才叫作并行 MR 成像(pMRI).

1993 年 Carlson 和 Minemura 首次提出了利用线圈进行空间灵敏度编码的思想[15], 但是直到 1997 年, 由 Sodickson 等人所发表的具有开创性的工作 (simultaneous acquisition of spatial harmonics, SMASH)[16] 才真正在活体上实

现了并行采集 MRI. 到 1999 年,Pruessmann 等人发表了另一种重建算法,称为灵敏度编码(sensitivity encoding,SENSE)[17],随后将其推广到了任意的 K-空间采样方式(如 spiral、radial 等)[18]. 此后成为研究热点,在 SMASH 和 SENSE 的基础上,众多研究者陆续发表了一系列改进的并行重建算法,例如 generalized-SMASH[19]、GRAPPA[20]、SPACE RIP[21]等等.

在笛卡儿采集中扫描时间正比于相位编码步数. 利用多线圈以欠采样方式同时采集数据,从而节省了时间,提高了扫描速度. 增大 K-空间行的间距 R 倍,而保持覆盖的最大 K-空间范围(空间分辨率)不变(图 7.3.1),则扫描时间将降低 R 倍,于是在并行成像中 R 被称为"加速因子"或(扫描时间的)"降低因子". 增大相位编码行的间距导致 FOV 减小,如果物体延伸到缩小的 FOV 外面,就会发生混叠(aliasing)或卷绕(wrap, or fold over)伪影. 在并行成像中,接收线圈阵列的 B_1 场的空间依赖(或称灵敏度 map)用于消除或防止混叠.

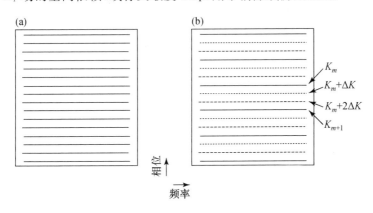

图 7.3.1

(a) 全采样 K-空间;(b) 加速因子 $R=3$ 并行成像 K-空间,虚线代表没有采的 K-空间行,两个测量的行 K_m 和 K_{m+1} 之间缺失的两行分别位于 $K_m+\Delta K$ 和 $K_m+2\Delta K$,ΔK 是奈奎斯特取样定理要求的相位编码步距

SENSE 方法是将各个接收线圈的 K-空间数据分别进行离散傅里叶变换,得到有混叠的图像,然后在图像空间利用各个线圈的灵敏度 map 信息,将对应线圈的混叠图像通过解混叠算法而形成一帧帧无混叠的中间图像,最后把这些中间图像用平方和方法拼成一帧全视野的完整的图像. SMASH 方法将线圈的灵敏度信息和各线圈欠采样的数据均放在 K-空间中处理,通过拟合线圈灵敏度构造出低阶空间谐波成分,并利用各线圈欠采样的 K-空间数据建造对应全视野的复合 K-空间数据,然后经一次傅里叶变换得到无伪影的终像.

并行成像可分为 K-空间方法和图像空间方法. SENSE 重建是在图像空间

中处理数据解决问题,被称为"图像空间方法";而 SMASH 重建是在 K-空间中处理数据解决问题,故被称为"K-空间方法". 并行成像技术相对独立,与 MRI 系统所使用的脉冲序列等无关,因此非常容易与现有快速成像脉冲序列相结合,达到进一步提高成像速度的目的.

所有并行成像有几个共同特点,主要由于降低了扫描时间,SNR 总是较低,另外还有额外的 SNR 惩罚. 在 SENSE 中图像混叠解卷绕进一步放大了图像噪声. 在 SMASH 中,在复合 K-空间组合来自各个线圈的数据,产生部分信号对消导致在图像中某些部分 SNR 降低. 在并行成像中,通常噪声方差也是空间变化的.

SENSE 方法要求估计线圈灵敏度,灵敏度可用另外的校准扫描来估计,校准扫描要覆盖用并行成像扫描的整个体积. 另一个做法是通过用全奈奎斯特采样测量 K-空间中央部分,得到低分辨灵敏度估计;而用欠采样测量 K-空间外围区域,以加速采集,可把这些步骤建立、集成在并行成像序列中.

对于 SMASH 最佳线圈几何或许是沿一直线放置的线圈阵列(梯子形阵列),虽然对于任意线圈几何 SMASH 也能产生高质量图像. 并行成像也可应用到 3D 扫描的第二个相位编码. 在高场 SNR 很高,并行成像最有用. 最成功的应用之一是对比剂增强的 MRA[22]. 降低扫描时间对于捕捉团注通过的峰值,缩短屏住呼吸时间是有利的. 用 SSFP 梯度回波序列(比如 True FISP)对心脏扫描给出足够的 SNR 允许加速因子 $R \geqslant 2$. 这导致较短的屏住呼吸时间、较好的空间分辨或时间分辨.

使用并行成像的另一种方式是降低回波列脉冲序列(比如 EPI、fSE)的伪影. EPI 由于偏离共振效应遭受几何畸变伪影,而 fSE 由于 T_2 衰减遭受模糊. 对于固定的回波间隔,回波列越长,伪影越重. 并行成像减少 K-空间行数,反过来降低了回波列长度,从而降低了伪影. 对于单射脉冲序列(如单射 EPI、HASTE 或单射 RARE)尤其有用,可实质性降低几何畸变[23]或模糊.

并行成像是从多线圈欠采样 K-空间数据重建图像,可通过与用此阵列线圈全采样 K-空间数据重建的图像进行比较、核对,以检验其一致性,可用于运动、奈奎斯特鬼影或其他伪影的校正[24,25]. 下面大体循着 pMRI 技术发展的历史顺序,详细讨论 SENSE、SMASH 的算法、有关的灵敏度校准技术、改进的多种变型方法和其他方法以及最新发展.

7.3.1　SENSE[17]重建

并行采集所用阵列线圈,各个都是表面线圈,而表面线圈的 B_1 场有空间依赖性.因此,图像是被 B_1 场的横平面分量($B_{1\perp}$)加权的.对于 2D 成像,图像 $I(x,y)$ 由下式给出:

$$I(x,y) = B_{1\perp}(x,y)M_{\perp}(x,y). \tag{7.3.1}$$

注意,弛豫、扩散、流动、发射 B_1 场不均匀等效应都被包含在 $M_{\perp}(x,y)$ 中.为了简化,我们把下标略去,并用新角标 j 指示线圈编号,用 β 表示线圈单位电流产生的 $B_{1\perp}(x,y)$ 场即灵敏度分布,式(7.3.1)改写如下:

$$I_j(x,y) = \beta_j(x,y)M(x,y). \tag{7.3.2}$$

用 SENSE 成像,设加速因子为 R,则相位编码行数少 R 倍(图 7.3.1),重建图像的 FOV 缩小 R 倍.这缩小的 FOV 的外面,原来 FOV 的某些像素将混叠或卷绕到小 FOV 之内.这意味着,在小 FOV 内一个混叠图像像素的信号是叠加的结果,即物体内希望的位置的信号加上位移 L/R 整数倍的像素的信号,L 是原来视野相位编码方向的维度.

不失一般性,我们取相位编码方向在图像的 y 方向,频率编码在 x 方向.令在像素位置 y 由于混叠复制的总数是 N_A.N_A 值依赖于像素,由物体形状和尺寸以及 R 确定(图 7.3.2).对于一个正方形物体在相位编码方向具有相同直径,各处都是 $N_A=R$.如果物体直径较小,某些像素有 $N_A<R$.如果物体直径大于 L,某些像素将有 $N_A>R$,即使没有 SENSE,FOV 缩小也将有相位卷绕.数学上表达 FOV 缩小,是说 FOV 的 R 倍折叠导致 N_A 次混叠的图像.对各位置 y 我们写这图像信号 $I_j(y)$ 作为原来物体和位移的复制的叠加:

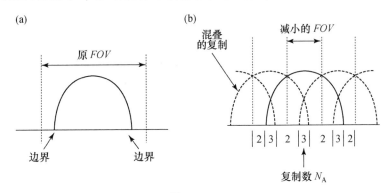

图 7.3.2

(a) 正常的 FOV;(b) 对于并行成像 $R=3$ 降低的 FOV.在 y 方向各位置混叠的复制数 N_A 依赖于边缘位置和加速因子 R

$$I_j(y) = \sum_{n=0}^{N_A-1} \beta_j(y+nL/R)M(y+nL/R) \quad (j=0,1,2,\cdots,N_c-1),$$

$$(7.3.3)$$

式中 N_c 是接收线圈的数目,复制数 N_A 依位置 y 而变. 于是求和范围是不同的,如图 7.3.3 所示. 假定线圈灵敏度 $\beta_j(y)$ 通过测量对于 y 点的值均为已知量,则方程(7.3.3)就是有 N_A 个未知量的 N_c 个齐次方程. 这未知量是混叠的磁化强度值 $M(y+nL/R)$,而 $I_j(y)$ 是重建的混叠像,是已知量. 如果 $N_c \geqslant N_A$,由这方程组可解出 $M(y+nL/R)$. 方程(7.3.3)可写成矩阵形式,设有 N_c 个线圈,则矩阵 I、B、M 的维度分别是 $N_c \times 1$、$N_c \times N_A$、$N_A \times 1$. 于是方程(7.3.3)可改写为

$$I = BM. \qquad (7.3.4)$$

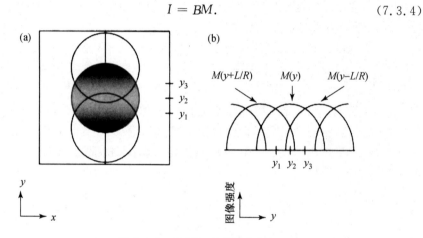

图 7.3.3   SENSE 的混叠复制

(a) 原来 $M(y)$(阴影)和两个混叠复制 $M(y+nL/R)$ 和 $M(y-nL/R)$ 的像;(b) 沿(a)中竖直线的图像强度曲线,在 $y=y_1$ 处,这重叠的复制是 $M(y)$ 和 $M(y+nL/R)$;在 $y=y_2$ 处,这重叠的复制是 $M(y+nL/R)$、$M(y)$ 和 $M(y-nL/R)$;在 $y=y_3$ 处,这重叠的复制是 $M(y)$ 和 $M(y-nL/R)$

其中

$$I = \begin{bmatrix} I_0(y) \\ I_1(y) \\ \vdots \\ I_{N_c-1}(y) \end{bmatrix}, \qquad (7.3.5)$$

$$M = \begin{bmatrix} M(y) \\ M(y+L/R) \\ \vdots \\ M[y+(N_A-1)L/R] \end{bmatrix}, \tag{7.3.6}$$

$$B = \begin{bmatrix} \beta_0(y) & \cdots & \beta_0[y+(N_A-1)L/R] \\ \vdots & \ddots & \vdots \\ \beta_{N_c-1}(y) & \cdots & \beta_{N_c-1}[y+(N_A-1)L/R] \end{bmatrix}. \tag{7.3.7}$$

B 是 $N_c \times N_A$ 维复数灵敏度矩阵. 如果 $N_c > N_A$, B 存在广义逆(pseudoinverse) 矩阵, 称为 Moore-Penrose 广义逆矩阵. 于是, 可对方程(7.3.4)求逆解开混叠的横向磁化强度 $\hat{M}$:

$$\hat{M} = [(B^H \psi^{-1} B)^{-1} B^H \psi^{-1}] I, \tag{7.3.8}$$

式中上标 H 表示厄米共轭, 即转置复共轭, ψ 是 $n_c \times n_c$ 维线圈噪声相关矩阵, 由 (7.1.9)式 $\psi_{jk} = E(x_j^* x_k) - E(x_j^*) E(x_k)$ 定义, 其对角元代表单线圈的噪声方差, 非对角元代表线圈两两之间的噪声互相关. 方程(7.3.8)中方括号中的矩阵乘积可用 U 表示:

$$U = (B^H \psi^{-1} B)^{-1} B^H \psi^{-1}. \tag{7.3.9}$$

U 可称为解混叠矩阵[17], 通过乘它可把各个线圈的混叠图像展开为无混叠的图像. 如果 $N_c > N_A$, 方程(7.3.4)是过定的, 多余的自由度可用于线圈噪声相关矩阵以提高信噪比. 如果 $N_c = N_A$, B 将是一个方阵, 假定所有逆矩阵存在, 就有 $(B^H \psi^{-1} B)^{-1} = B^{-1} \psi (B^H)^{-1}$, 于是方程(7.3.8)变为

$$\hat{M} = [(B^H \psi^{-1} B)^{-1} B^H \psi^{-1}] I = B^{-1} \psi (B^H)^{-1} B^H \psi^{-1} I = B^{-1} I.$$

与直接求逆式(7.3.4)一样. 可见在这种情况, 噪声相关矩阵实际上已经从解中脱出, 没有多余的自由度用来提高 SNR. ψ 的非对角元经常可忽略, 而且对角元几乎彼此相等. 在这种情况下, ψ 可被单位矩阵代替, 并且式(7.3.8)可简化为

$$\hat{M} = [(B^H B)^{-1} B^H] I. \tag{7.3.10}$$

$(B^H B)^{-1} B^H$ 通常称为 B 的 Moore-Penrose 广义逆矩阵.

对于退耦很好的线圈, 从重建算法省略线圈噪声矩阵时, 所得 SNR 结果几乎没有什么差别. 当 $R=1$(不减少扫描时间)时, SENSE 重建算法, 方程(7.3.8)简化到最佳(SNR 最大)多线圈算法[4]. 对于 $R=1$ 情况, 灵敏度矩阵 B 是列矢量, 并且矩阵乘积 $B^H \psi^{-1} B$ 是一个依赖像素的数. 因此, $[B^H \psi^{-1} B]^{-1}$ 正好是 $1/(B^H \psi^{-1} B)$. 这重建算法简化为

$$\hat{M} = \frac{B^H \psi^{-1} I}{B^H \psi^{-1} B}. \tag{7.3.11}$$

这结果与多线圈重建的式(7.1.8)是等价的,即 M 的分布就代表图像 $I(x,y)$.

正如前面预期的,SENSE 成像由于减少扫描时间,SNR 总是低的.SENSE 图像和多线圈全扫描图像的信噪比(SNR)之间满足如下关系:

$$SNR_{\text{SENSE}} = \frac{SNR_{\text{NORMAL}}}{g\sqrt{R}}, \tag{7.3.12}$$

式中所谓正常扫描,是指由式(7.3.11)给出的最佳图像组合;因子 $\sqrt{R}$ 是预期的 SNR 损失,因为扫描时间减少了 R 倍;因子 g 被称为几何因子,代表解混叠时发生的噪声放大.几何因子 g 是由矩阵 $B^H \psi^{-1} B$ 及其逆矩阵的对角元决定的.这些对角元对于行(或列)指标分别为 $(B^H \psi^{-1} B)_{ii}$ 和 $[(B^H \psi^{-1} B)^{-1}]_{ii}$.几何因子由下式给出[17]:

$$g_i = \sqrt{[(B^H \psi^{-1} B)^{-1}]_{ii}[B^H \psi^{-1} B]_{ii}}. \tag{7.3.13}$$

式(7.3.13)对图像中与混叠相关的所有像素给出了几何因子,称为 g 因子,适合于图像中具有相同混叠数 N_A 的所有像素,下标 i 是指某像素的混叠复制数,其范围是 $[0,1,\cdots,N_A-1]$.

一般说,几何因子依赖于混叠复制数 N_A、线圈灵敏度之差.而线圈灵敏度之差依赖于线圈导体的布置、扫描平面的取向、扫描平面内相位编码的方向以及扫描平面内像素的位置.一般说,为了解开混叠卷绕,线圈在相位编码方向必须分离开.分开的距离越大,解卷绕时噪声的放大就越小.因此,可认为几何因子是线圈分离程度的一个度量.当考虑如何设计阵列线圈用于 SENSE 时,定量估计几何因子是有用的[26,27].

几何因子是 N_A 的函数,对于典型的线圈设计,当 $N_A=1$ 时,$g=1$,当 $N_A=2$ 时,g 大约是 1.5~2 之间.在 SENSE 中,SNR 是空间依赖的,在图像中随 N_A 的变化,SNR 急剧变化.由几何因子描写的噪声放大也与矩阵 $B^H \psi^{-1} B$[在式(7.3.9)中求逆]的条件数有关.在解卷绕 SENSE 图像时差的条件数矩阵将放大噪声.差的条件数矩阵对噪声的放大可通过一个正则化过程而被降低.有好几种方法可以正则化一个矩阵[28~34].

如果用奇异值分解(SVD)求矩阵 $B^H \psi^{-1} B$ 的逆矩阵,这矩阵可通过置所有本征值在一个阈值以下而被正则化.阈值可为零或某个更低的值.替代的方法是矩阵 $B^H \psi^{-1} B$ 可通过加一个正比于单位矩阵的项而被正则化[27].可调整正则化量以降低噪声,代价是有额外未校正的混叠伪影.最佳正则化可给各个像素更均匀的 SNR.

对于如图 7.3.4 所示五线圈阵列，围绕一个圆柱形水模，其中两个交叠圆线圈，直径 20 cm；三个交叠的矩形线圈，13 cm×19 cm. 运行梯度回波序列，全视野 210 mm，相位编码在竖直方向和水平方向，SENSE 成像，加速因子 R 从 1 到 4，结果分别显示在图 7.3.5 和 7.3.6 中. 用传统平方和重建，由于各线圈欠采样，图像混叠程度或次数随 R 增大而增大. 而用 SENSE 重建的图像没有任何混叠伪影，只是

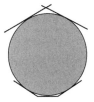

图 7.3.4   五线圈阵列围绕柱形水模

在高 R 情况噪声分布不均匀. 两个相位编码方向 SENSE 图像的噪声差很明显，源于其几何因子不同. 对于图 7.3.4 所示线圈排列，显然选择竖直相位编码更优越.

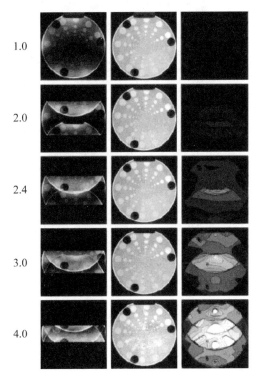

图 7.3.5   用如图 7.3.4 所示五线圈对圆柱形水模的 SENSE 成像

时间降低因子 R 从 1 到 4，相位编码在竖直方向，左列是传统平方和像；中列是同样数据 SENSE 重建的像；右列是 SENSE 理论预期的噪声水平 map

SENSE 理论不对线圈构型、相对排列位置或者 K-空间采样提出任何限制.

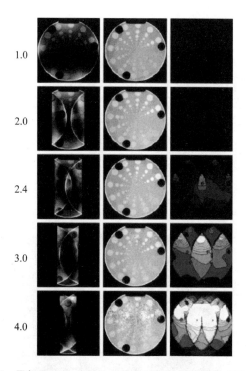

图 7.3.6　用如图 7.3.4 所示五线圈对圆柱形水模的 SENSE 成像

时间降低因子 R 从 1 到 4,相位编码在水平方向,左列是传统平方和像;中列是同样
数据 SENSE 重建的像;右列是 SENSE 理论预期的噪声水平 map

SENSE 包括强重建技术和弱重建技术两种,前者严格地对每个体素的形状进行优化,而后者并不纠结于每个体素的形状,而更多地关注信噪比. 两种重建算法都要求数字运算,因为两种算法都是混合编码重建,因此不能直接使用快速傅里叶变换(FFT). 然而在弱重建中,如果 K-空间采样数据仍然是笛卡儿矩阵形成排列,FFT 还是可以使用的.

　　总之,SENSE 技术的第一步就是让线圈阵列的每个线圈数据经离散傅里叶变换,形成各个有混叠伪影的图像. 第二步是要将第一步所得到的混叠图像解混叠后拼合而形成一帧完整的图像.

　　SENSE 也可推广应用于非笛卡儿 K-空间轨迹[18],比如径向轨迹、spiral 轨迹等. 对于 spiral 扫描和其他非直线 K-空间数据的具有最佳图像质量的并行成像重建算法要求矩阵求逆,这被求逆矩阵比直线轨迹产生的矩阵大两个量级. 这样大的矩阵一般要求迭代求逆方法,譬如共轭梯度法. 这些方法一般仍然太慢,无法在商业机器上运行,但随计算硬件的改进却可以变得很实用.

7.3.2 SMASH 重建

SMASH[16,35]扫描中相位编码行间距增大 R 倍,如图 7.3.1 所示,为了简便,我们假定 R 是整数,当然非整数也可以. SMASH 利用线圈灵敏度提供接收信号的空间权重. 线圈灵敏度的线性组合可近似给出缺失的空间编码行所对应的那些复指数函数. 我们仍取 y 为相位编码方向, x 为频率编码方向. 对于传统扫描(即非并行成像)所希望的相位编码步距是 $\Delta K_y = 1/L_y$, L_y 是相位编码方向视野. 假如用下标 m 表示测量的相位编码行号,为了简化,省略下标 y,并省略 K_x,于是这 $\boldsymbol{K}$-空间数据为

$$S_j(K_m) = \int \beta_j(y) M(y) \mathrm{e}^{\mathrm{i}2\pi K_m y} \mathrm{d}y, \tag{7.3.14}$$

式中 j 指线圈编号. 假定加速因子 $R=3$,则 $S_j(K_m)$ 被测量的是 $m=0, m=3, m=6$ 等. 对于测量的 $\boldsymbol{K}$-空间行 m,我们希望构建三个新合成的复合 $\boldsymbol{K}$-空间行:

$$\hat{S}(K_m) = \int M(y) \mathrm{e}^{\mathrm{i}2\pi K_m y} \mathrm{d}y,$$

$$\hat{S}(K_m + \Delta K) = \int M(y) \mathrm{e}^{\mathrm{i}2\pi K_m y} \mathrm{e}^{\mathrm{i}2\pi \Delta K_y y} \mathrm{d}y, \tag{7.3.15}$$

$$\hat{S}(K_m + 2\Delta K) = \int M(y) \mathrm{e}^{\mathrm{i}2\pi K_m y} \mathrm{e}^{\mathrm{i}2\pi(2\Delta K) y} \mathrm{d}y.$$

这里 $\hat{S}$ 代表新合成对应全视野 L_y 的 $\boldsymbol{K}$-空间数据,注意这新合成的 $\boldsymbol{K}$-空间行 $\hat{S}$ 没有线圈依赖性(下标 j 消失). 因此,方程(7.3.15)右边积分中不再有灵敏度权重. 这目的是用线圈灵敏度组合合成式(7.3.15)中出现的额外的复指数函数 $\mathrm{e}^{\mathrm{i}2\pi p \Delta K_y}(p=0,1,2)$. 如果找到权重因子能逼近希望的指数函数,那么合成的方程(7.3.15)中的 $\boldsymbol{K}$-空间数据也能近似构造出来. 例如,令能给出 $\mathrm{e}^{\mathrm{i}2\pi p \Delta K_y}$ 的线圈权重因子是

$$\sum_{j=0}^{N_c-1} a_{j,p} \beta_j(y) = \mathrm{e}^{\mathrm{i}2\pi p \Delta K_y} \quad (p=0,1,\cdots,R-1), \tag{7.3.16}$$

现在我们可以得到新的 $\boldsymbol{K}$-空间数据:

$$\hat{S}(K_m + p\Delta K) = \int M(y) \mathrm{e}^{\mathrm{i}2\pi K_m y} \mathrm{e}^{\mathrm{i}2\pi(p\Delta K) y} \mathrm{d}y. \tag{7.3.17}$$

将方程(7.3.16)代入方程(7.3.17)给出

$$\hat{S}(K_m + p\Delta K) = \int M(y) \mathrm{e}^{\mathrm{i}2\pi K_m y} \sum_{j=0}^{N_c-1} a_{j,p} \beta_j(y) \mathrm{d}y. \tag{7.3.18}$$

把上式中求和号及权重因子移到积分号外面,产生

$$\hat{S}(K_m + p\Delta K) = \sum_{j=0}^{N_c-1} a_{j,p} \int \beta_j(y) M(y) e^{i2\pi K_m y} dy$$

$$= \sum_{j=0}^{N_c-1} a_{j,p} S_j(K_m). \tag{7.3.19}$$

这正是所希望的结果.不含线圈灵敏度的未测量的 **K**-空间行作为已测量行的线性组合而构建出来.在测量的位置 m 的新行也以同样方式构建出来,不再包含线圈灵敏度权重.注意,线圈权重因子 $a_{j,p}$ 与测量的 **K**-空间行位置 K_m 无关.

　　为了看出 $a_{j,p}$ 是如何构建的?考虑一梯形线圈阵列,如图 7.3.7(a)所示,对此四线圈阵列,线圈灵敏度基函数显示在图 7.3.7(b)中.对此例,灵敏度显示为实函数,虽然它们都是复函数.大部分多线圈阵列都专门设计得其灵敏度之和近似是一常数,为的是能给出近似均匀的图像信号(对于均匀物体).因此,这第一个复指数函数 $e^{i2\pi(0\times\Delta K)y}=1$,可近似为线圈灵敏度的标量和[图 7.3.7(c)].这第二个复指数函数 $e^{i2\pi\Delta Ky}=e^{i2\pi(y/L)}$,可用线圈灵敏度的标量和与差来近似跨 FOV 一周期的正弦和余弦函数,如图 7.3.7(d)~(e)所示.对第三个复指数函数 $e^{i2\pi2\Delta Ky}=e^{i2\pi(2y/L)}$(跨 FOV 两个周期),只有正弦部分可近似合成出来,如图 7.3.7(f)所示.对 SMASH 来说,此例说明了一个固有问题:与阵列中线圈数目相等阶次的谐波有时难以构建出来.

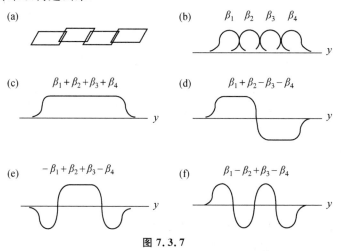

图 7.3.7

(a) 可用于 SMASH 的四线圈阵列;(b) 线圈灵敏度;(c) 线圈灵敏度之和 $e^{i2\pi(0\times\Delta K)y}=1$;(d) 线圈灵敏度组合 $\beta_1+\beta_2-\beta_3-\beta_4 \approx \sin(2\pi\Delta Ky)$;(e) 线圈灵敏度组合 $-\beta_1+\beta_2+\beta_3-\beta_4 \approx \cos(2\pi\Delta Ky)$;(f) 线圈灵敏度组合 $\beta_1-\beta_2+\beta_3-\beta_4 \approx \sin(2\pi2\Delta Ky)$

　　推广 SMASH 可缓解上述问题[19]. 例如对于前面讨论的 $R=3$ 的情况, 如图 7.3.1(b)所示, $\hat{S}(K_m+2\Delta K)$ 与 $\hat{S}(K_{m+1}-\Delta K)$ 是一样的. 这意味着, 我们可以用靠近 K_{m+1} 行的第一个负谐波来代替靠近 K_m 行的第二个正谐波. 从 $S(K_m)$ 得到 $\hat{S}(K_{m+1}-\Delta K)$ 的权重因子一般不同于从 $S(K_{m+1})$ 得到 $\hat{S}(K_{m+1}-\Delta K)$ 的权重因子. 因为合成较低谐波, 比合成较高谐波更准确.

　　另一个推广是块重建[20], 不是如式(7.3.19)表达的从测量的单一 $\boldsymbol{K}$-空间行 K_m 合成缺失的谐波行 $K_m+p\Delta K$, 而是用多测量行合成缺失的谐波行 $K_m+p\Delta K$. 这种推广提高了拟合精度, 特别是对于难以用线圈灵敏度线性组合来逼近的复指数函数的线圈排列. 构建缺失的 $\boldsymbol{K}$-空间行所用测量行越多, 图像质量越好, 代价是重建速度越慢.

　　确定 $a_{j,p}$ 的数学步骤是基于解方程(7.3.16). 为了弄清这一过程, 把方程(7.3.16)写成矩阵形式, 我们令

$$e^{i2\pi(p\Delta K)y} = f_{y,p}, \quad \beta_j(y) = \beta_{y,j}. \tag{7.3.20}$$

代入方程(7.3.16), 得

$$\sum_{j=0}^{N_c-1} \beta_{y,j} a_{j,p} = f_{y,p}. \tag{7.3.21}$$

这矩阵方程形式为

$$BA = F. \tag{7.3.22}$$

B, A 和 F 分别是 $N_y \times N_c$, $N_c \times R$ 和 $N_y \times R$ 维的矩阵, 其解为

$$A = B^{-1}F. \tag{7.3.23}$$

因为 B 一般不是一个方阵, B^{-1} 必须用广义逆 $(B^H B)^{-1}B^H$ 或奇异值分解(SVD)来求. 因为对方程(7.3.23)来说, 广义逆是最小范数解, 对 $a_{j,p}$ 的解在最小平方的意义上满足方程(7.3.16). 正则化有助于降低拟合的噪声敏感度.

　　SMASH 扫描的 SNR 比传统扫描的 SNR 低[4], SNR 依赖于重建算法中所用的近似[36]. 因为这种近似, SNR 对加速因子的依赖性比 SENSE 的更复杂. SMASH 噪声也是空间变化的, 但这变化比较平滑, 不像 SENSE 中那样突出.

　　对 SMASH 进行改进的变型很多. 有推广的 SMASH[19], 线圈灵敏度从傅里叶谐波合成, 而不是傅里叶谐波从线圈灵敏度合成. 在 AUTO-SMASH[37]、(变密度)VD-AUTO-SMASH[38] 和推广的自动校准部分并行采集(GRAPPA)[20] 中, 额外的奈奎斯特 $\boldsymbol{K}$-空间行在并行扫描期间被采集并用于权重因子 $a_{j,p}$, 以确定缺失的 $\boldsymbol{K}$-空间行数据. 更详细的讨论放在后面.

7.3.3　灵敏度校准

　　所有并行采集成像的图像质量都取决于线圈灵敏度的估计. 差的估计将导

致有些混叠无法校正以及 SNR 低. 一般来说, 从成像物体测量线圈灵敏度比根据线圈导线用毕奥-萨伐尔定律计算灵敏度更可靠, 也比用水模测量灵敏度更可靠. 这是因为病人负载对线圈灵敏度有影响, 也因为线圈布置不可预期, 尤其是软线圈. 对于度量灵敏度有两个主要的方法: 直接度量和间接度量. 在直接方法中, 灵敏度是解析计算出来的; 而在间接方法中, 不直接计算灵敏度, 而是从额外测量的 K-空间行计算构造缺失 K-空间行的权重因子 $a_{j,p}$. 变型 SMASH 如 AUTO-SMASH、VD-AUTO-SMASH 和 GRAPPA, 就是用间接方法.

1. 直接灵敏度测量

所有实用的直接灵敏度校准方法都用较低空间分辨率测量数据, 以节省时间. 一般来说, 其可行性是因为灵敏度的空间变化相当缓慢. 当用额外的校准扫描时, 采集的图像数据的体积必须包围用并行成像重建的整个区域. 这校准扫描通常是二维(2D)或三维(3D)梯度回波, 因此校准扫描所用参数不同于并行成像扫描所用的参数. 例如, 一个低分辨率 3D 梯度回波校准扫描对于 $48 \times 48 \times 48 \ cm^3$ 体积可用 $32 \times 32 \times 32$ 矩阵.

直接灵敏度测量也可以在并行成像扫描时用可变密度采样, 即在靠近 K-空间中心的行用奈奎斯特频率采样, 而高 K-空间区域用欠采样. 低 K-空间数据用于重建低分辨率的灵敏度 map.

2. 间接灵敏度测量

在间接灵敏度测量方法中, 在 K-空间中央(额外)采样一或多个奈奎斯特行, 类似于自校准方法[39]. 这额外的数据用来确定权重因子 $a_{j,p}$, 为的是估计缺失的 K-空间行, 而不解析计算线圈灵敏度 map. 这组奈奎斯特采样行被称为自校准信号(autocalibration signal, ACS)行.

自校准的主要优点是避免了在校准扫描和并行成像扫描之间病人运动带来的不一致问题. 这样的运动, 特别是呼吸(或对于屏住呼吸扫描吸入位置变化)会引起无法校正的混叠及差的 SNR. 缺点是延长了扫描时间, 因为校准行是全采样的, 虽然比分开的校准扫描和并行成像扫描加起来的总时间短. 自校准扫描也可用在并行成像重建中, 从而减少了必须校正的固有混叠量并且给出更高的 SNR.

3. 灵敏度归一化问题

并行成像技术所重建的图像总有一些线圈灵敏度权重. 这是因为纯线圈灵敏度测量是不可能的, 因为所有 MR 数据都无法避免被线圈灵敏度加权. 假定用未归一化的表面线圈复图像数据来估计灵敏度, 令表面线圈校准图像数据是 $I_j^{cal}(y)$. 因为校准扫描图像的空间分辨率低, $I_j^{cal}(y)$ 一般不同于诊断扫描的图像

$I_j(y)$. 我们可定义一个有效的校准磁化强度 $M^{\text{cal}}(y)$，这样就有

$$I_j^{\text{cal}}(y) = \beta_j(y)M^{\text{cal}}(y). \qquad (7.3.24)$$

用此可重写 SENSE 方程(7.3.2)为

$$I_j(y) = I_j^{\text{cal}}(y) \frac{M(y)}{M^{\text{cal}}(y)}. \qquad (7.3.25)$$

用这未归一化的表面线圈图像 $I_j^{\text{cal}}(y)$ 作为灵敏度，导致 SENSE 重建中有一个 $M(y)/M^{\text{cal}}(y)$. 图像中的 $M^{\text{cal}}(y)$ 因子可通过乘一个被下式给定的平方和校准像的模而被消除：

$$\sqrt{\sum_{j=0}^{N_c-1} |I_j^{\text{cal}}(y)|^2} = |M^{\text{cal}}(y)|\sqrt{\sum_{j=0}^{N_c-1} |\beta_j(y)|^2}. \qquad (7.3.26)$$

这最后得到的图像是 $|M(y)|\sqrt{\sum_{j=0}^{N_c-1} |\beta_j(y)|^2}$. 显然，这图像是被线圈强度平方和 $\sqrt{\sum_{j=0}^{N_c-1} |\beta_j(y)|^2}$ 加权的，因而通常有线圈阵列图像阴影. 因此，如果阴影强度可以接受，或者如果有各个线圈强度的校正[40]，这未归一化校准像可用来代表 SENSE 中的灵敏度. 将式(7.3.24)代入式(7.3.14)，可以证明式(7.3.26)对于 SMASH 重建也是成立的[41].

　　4. 目标函数归一化

　　不论是 SENSE 还是 SMASH，这最终图像的强度权重可通过适当归一化表面线圈灵敏度数据而进行操控. 为此，定义一个目标函数 $T(y)$ 是有用的[42]. $T(y)$ 可以是体线圈灵敏度，也可以是表面线圈灵敏度 $\beta_j(y)$，还可以是表面线圈平方和的根灵敏度 $\sqrt{\sum_{j=0}^{N_c-1} |\beta_j(y)|^2}$，或者是表面线圈灵敏度复数和. 这样 SENSE 方程(7.3.2)可改写为

$$I_j(y) = \left[\frac{\beta_j(y)}{T(y)}\right][T(y)M(Y)] = \left[\frac{\beta_j(y)M^{\text{cal}}(y)}{T(y)M^{\text{cal}}(y)}\right][T(y)M(Y)]. \qquad (7.3.27)$$

于是，表面线圈校准像 $\beta_j(y)M^{\text{cal}}(y)$ 除以目标校准像 $T(y)M^{\text{cal}}(y)$，再乘以重建的 SENSE 图像 $T(y)M(Y)$，就是终像. 显然，终像是被目标灵敏度加权的. 例如，假如 $T(y)$ 是体线圈灵敏度，表面线圈校准像被体线圈校准像除，乘以带体线圈灵敏度权重的 SENSE 像，将产生一个相对均匀的图像. 另一个普遍的选择是 $T(y) = \sqrt{\sum_{j=0}^{N_c-1} |\beta_j(y)|^2}$. 目标函数归一化不影响 SENSE 图像中的 SNR. 因为

这目标函数同时乘以信号和噪声,故而对 SNR 没有影响.

对于目标函数归一化的一个类似的证明对 SMASH 也是有效的. 方程 (7.3.17)可推广到包括目标函数如下:

$$\hat{S}(K_m + p\Delta K) = \int T(y)M(y)\mathrm{e}^{\mathrm{i}2\pi K_m y}\mathrm{e}^{\mathrm{i}2\pi (p\Delta K)y}\mathrm{d}y. \tag{7.3.28}$$

这 SMASH 拟合方程(7.3.16)可修改为

$$\sum_{j=0}^{N_c-1} a_{j,p}\beta_j(y) = T(y)\mathrm{e}^{\mathrm{i}2\pi p\Delta Ky} \quad (p=0,1,\cdots,R-1). \tag{7.3.29}$$

和前面一样,用测量的 **K**-空间行的线性组合可合成缺失的 **K**-空间行:

$$\hat{S}(K_m + p\Delta K) = \sum_{j=0}^{N_c-1} a_{j,p}S_j(K_m). \tag{7.3.30}$$

用目标函数也可以改进 SMASH 拟合的数值条件,允许更准确的结果和更好的图像质量. 特别是目标函数归一化可以产生具有较小 $|a_{j,p}|$ 的拟合,导致 SMASH 图像中较低的噪声和更好的 $SNR^{[42]}$.

注意这目标函数通过 $a_{j,0}$ 来定义,在方程(7.3.29)中令 $p=0$,我们得到

$$\sum_{j=0}^{N_c-1} a_{j,0}\beta_j(y) = T(y). \tag{7.3.31}$$

如果我们选择权重因子 $a_{j,0}$ 来定义目标函数,则方程(7.3.31)是精确成立的. 然而,如果这目标函数不是选择 $a_{j,0}$,譬如选择线圈灵敏度平方和,则系数 $a_{j,0}$ 是由拟合来确定,以这致方程(7.3.31)在平方和的意义上是成立的.

某些变型 SMASH 用前面的方法,即选择权重因子 $a_{j,0}$(而不是由拟合确定的),以致引出结果的 $T(y)$ 是线圈灵敏度的复数和,如方程(7.3.31)所表明的. 这样,在这和中部分对消将导致终像中有可观的阴影或信号损失. 虽然可调整权重因子 $a_{j,0}$ 以在特定区域内最小化这种对消,但阴影可移到这图像中另外的区域. 这一问题可通过分别重建 N_c 个像来克服,各个像具有目标函数等于其线圈灵敏度,即 $T(y)=\beta_j(y)$(coil-by-coil 重建). 最终 SMASH 像是用最佳相位阵列方法[式(7.3.11)]或者用平方和方法合成[39]. 这终像没有因对消产生的阴影,但重建时间增大 N_c 倍.

5. SENSE 和 SMASH 的选用

如果线圈的空间灵敏度 map 能够相当准确地得到,则应首选 SENSE. 如果采集的线圈灵敏度 map 很差,自校准技术如 GRAPPA(后面讨论)应该选用. 例如病人运动包括呼吸运动,导致采集的线圈灵敏度 map 很差,特别是在线圈边缘,其灵敏度变化比较急剧. 又譬如在单射 EPI 中,某些区域严重畸变,线圈灵敏度 map 也很差.

最佳灵敏度校准取决于不同的应用. 如果病人呼吸运动是关注的问题,例如轴位肝扫描,为最小化校准和并行成像数据之间的不一致,自校准可能是优越的. 然而,如果运动不一致并不是主要问题,而扫描时间很重要,例如对比度增强的体 MRA 或实时成像,分开的校准可能是优越的. 如果用较高的加速因子(例如 $R \geqslant 4$),也应该选择分开的校准扫描,因为随加速因子增大,在总扫描时间中自校准扫描占据较高百分数. GRAPPA 和 AUTO-SMASH 本身被限制到自动校准. 这种情况,在 ACS 行数与扫描时间之间必须作折中. 用更多的 ACS 行一般导致更好的图像质量但要付出扫描时间长的代价. 最佳灵敏度归一化方法也可能依赖于应用. 用一个体线圈归一化给出更均匀的图像,但需要额外的校准扫描.

7.3.4 AUTO-SMASH 和 VD-AUTO-SMASH[38]

AUTO-SMASH[37] 是 SMASH 改进的变型,具有自校准功能. 具体说, SMASH 扫描时,采 R-1 额外行,如图 7.3.8 中大点线所示,用于自动校准. 这权重因子 $a_{j,p}$ 是用式(7.3.30)通过拟合测量数据得到的. 目标线圈权重 $T(y)$ 通过选择 $a_{j,0}$ 首先产生[方程(7.3.31)]. 然后这自校准信号(ACS)行跨越线圈用 $a_{j,0}$ 合成,这样产生的 ACS K-空间行具有选定的目标灵敏度.

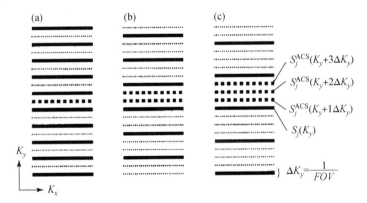

图 7.3.8 对于 AUTO-SMASH 的 K-空间采样机制

实线表示测量的 K-空间行,小点线表示缺失的 K-空间行,在中间区域额外测量的奈奎斯特采样行(大点线)即 ACS 行用来确定合成缺失行(小点线)的权重因子. 相位编码在竖直方向. (a) $R=2$;(b) $R=3$;(c) $R=4$

以 K-空间测量行和附近缺失行构成一块(block)的话,AUTO-SMASH 只有 K-空间中心一块的采样是满足奈奎斯特判据的,而(变密度)VD-AUTO-SMASH[38] 则在 K-空间中央区域有不止一块的采样是满足奈奎斯特判据的,加速因子 $R=2$ 的情况如图 7.3.9 所示. 这些额外采的 ACS 行是用传统相位编码梯度编码的. 这些参考行 S_j^{ACS} 和通常 SMASH 信号行之间的关系（对于 4 线圈阵列, 如图 7.3.10 所示）可用来确定线性权重因子 $a_{j,p}$.

$$\hat{S}^{\text{ACS}}(K_y + p\Delta K_y) = \sum_{j=0}^{N_c} a_{j,p} S_j^{\text{ACS}}(K_y)$$

$$= \sum_{j=0}^{N_c - 1} a_{j,0} S_j^{\text{ACS}}(K_y + p\Delta K_y). \qquad (7.3.32)$$

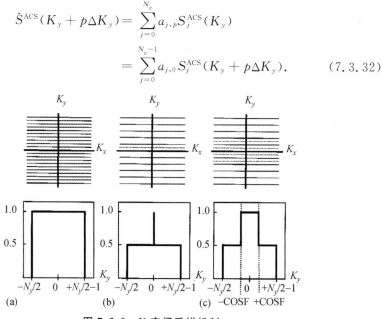

图 7.3.9　*K*-空间采样机制

（a）参考扫描；（b）$R = 2$（一个 ACS 行）的 AUTO-SMASH 采集；（c）有三个额外 ACS 行的 VD-AUTO-SMASH 采集. 下面一排图示了在相位编码方向（K_y）相应的采样密度函数

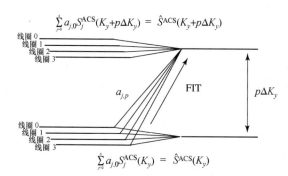

图 7.3.10　对于 4 元线圈阵列, 线圈权重因子的确定

这里测量的 SMASH 行 $S_j^{\text{ACS}}(K_y)$ 拟合到单复合行 $\hat{S}^{\text{ACS}}(K_y + p\Delta K_y)$, 产生所希望的线圈权重函数 $a_{j,p}$

这表达式可写成矩阵形式：

$$\hat{S}^{ACS}(K_1,\cdots,K_{N_x},K_y+p\Delta K_y)=(a_{0,p}\,a_{1,p}\,a_{2,p}\,a_{3,p})\begin{pmatrix}S_0^{ACS}(K_1,\cdots,K_{N_x},K_y)\\S_1^{ACS}(K_1,\cdots,K_{N_x},K_y)\\S_2^{ACS}(K_1,\cdots,K_{N_x},K_y)\\S_3^{ACS}(K_1,\cdots,K_{N_x},K_y)\end{pmatrix},$$

$$(7.3.33)$$

式中 N_x 是读出方向取样点数. $\hat{S}^{ACS}$ 和 S_j^{ACS} 都是 N_x 元矢量. 从这过定线性方程组确定未知线圈权重 $a_{j,p}$ 是一个逆问题. 通过求广义逆矩阵, 可以得到这逆问题的解:

$$a_{j,p}=\hat{S}^{ACS}(S_j^{ACS})^H\big[S_j^{ACS}(S_j^{ACS})^H\big]^{-1}. \qquad (7.3.34)$$

$(S_j^{ACS})^H$ 是第 j 个线圈通道采集的 SMASH 数据行的转置复共轭矩阵. 在 VD-AUTO-SMASH 中, 采一组或多组额外的 ACS 行以改进拟合的精确性 (图 7.3.9), 得到更可靠的 $a_{j,p}$. 这额外的 ACS 行也包括在重建中, 给出更好的 SNR 并降低混叠伪影[38]. 这同一个权重因子 $a_{j,p}$ 可根据式 (7.3.30) 来计算填充缺失的 $\boldsymbol{K}$-空间行. 像对传统 SMASH 那样, 代替用 K_m 的正谐波合成缺失的行, 我们可以用 K_{m+1} 的负谐波合成这些缺失的行, 以尽量提高拟合的准确度.

7.3.5 GRAPPA 重建

GRAPPA(generalized autocalibrating partially parallel acquisitions)[20] 是在 AUTO-SMASH 和 VD-AUTO-SMASH 基础上改进的一个并行成像方法. 与 AUTO-SMASH, VD-AUTO-SMASH 不同的是: 不是从单一测量行合成缺失的 $\boldsymbol{K}$-空间行, 而是从一组测量行来合成缺失的 $\boldsymbol{K}$-空间行; 而且在 GRAPPA 中, 合成的是各个单线圈的 $\boldsymbol{K}$-空间行, 而不是对应全视野的复合的 $\boldsymbol{K}$-空间行, 如图 7.3.11 所示. 这过程对阵列中各线圈重复进行, 产生 N_c 个单线圈像, 然后用传统平方和(sum-of-squares, SOS)重建拼合成一帧完整的终像, 这样就有更好的拟合准确度和更高的 SNR.

在 GRAPPA 中, 块定义为一个单采集行加上临近这行的缺失行, 对于加速因子 $R=2$ 的情况, 如图 7.3.11(b) 所示. 块式重建方程为

$$\hat{S}_i^{ACS}(K_x,K_y+p\Delta K_y)=\sum_{j=0}^{N_c-1}\sum_{b=0}^{N_b-1}a_{ibjp}S_j^{ACS}(K_x,K_y+bR\Delta K_y)\quad(p=1,2,\cdots,R-1),$$

$$(7.3.35)$$

式中下脚标 b 是重建中所用块的编号, N_b 是所用的块数, R 是加速因子. GRAPPA 假设是: 一个单线圈的 $\boldsymbol{K}$-空间中每个数据点都可用所有线圈的 $\boldsymbol{K}$-空间邻近数据

点的线性组合来代表,并且这线性组合权重集是在 K-空间位移不变的. 在这种情况,a_{ibjp} 代表在这扩展的线性组合中的权重因子. 在此线性组合中,计算线圈 i 的校正行的信号来自各线圈邻近块测量行的贡献,a_{ibjp} 是重建的权重因子.

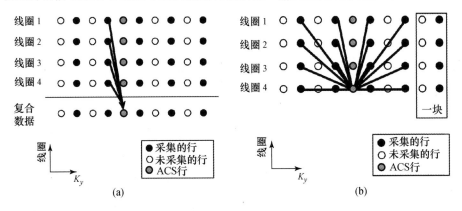

图 7.3.11

(a) AUTO-SMASH 和 VD-AUTO-SMASH 的 K-空间 ACS 行数据重建机制,从多线圈测量行数据合成全视野的复合校正行数据,此例中采集的 4 行数据用于拟合出覆盖全视野的复合数据;(b) GRAPPA 的 K-空间 ACS 行数据重建机制,阵列中各个线圈中采集的多块测量行被拟合到这阵列中一个单线圈中采集的 ACS 行,此例中采集的 4 行数据用于拟合进 4 号线圈中一个单 ACS 行. 各个圆代表在一单线圈中采集的数据行

　　为了执行方程(7.3.35)的重建,需要确定重建中所用的权重. 像在 VD-AUTO-SMASH 中那样,在 K-空间中心采集一块额外的 ACS 行,用于确定这些复权重因子 a_{ibjp}.

　　用多块测量的 K-空间行来合成缺失行时,考虑到附近行贡献的信号起支配作用,往往根据待合成的行的位置来移动测量行块,称为"滑动块重建"[20]. 一般说,对于给定的缺失行合成,所用块数和位置可有多种选择. 以图 7.3.12 所示 $R=2$ 为例,如果 4 个测量行用于合成各个缺失行,这粗黑线行可用测量的行块 $(0,1,2,3)$ 或 $(1,2,3,4)$ 或 $(2,3,4,5)$ 等等来构造. 因为各块测量行一般对缺失行给出不同的估计,这估计可用加权平均组合. 以给出更高 SNR 和更好的拟合为选择这组合的判据[20].

　　或者把方程(7.3.35)表示的 K-空间数据重建模型改写为紧凑的矩阵形式[43]如下:

$$\hat{S}_{syn} = S_{acq}A. \tag{7.3.36}$$

$\hat{S}_{syn}$ 包含采集的数据点(在 S_{acq} 中)以重建权重 A 的线性组合产生的合成数据.

为了重建 **K**-空间中缺失的行数据,需要分两步进行. 第一步是校准,即利用 **K**-空间中心附近全采样数据行[图 7.3.13(a)的区域Ⅱ]对重建权重 A 进行校准;第二步是利用校准的 A(具有 **K**-空间位移不变性)和已测量的行数据合成高 **K**-空间缺失的数据[图 7.3.13(a)的区域Ⅰ].

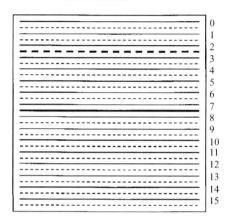

图 7.3.12 对于 $R=2$ 和一个额外 ACS 行的 GRAPPA 重建的 K-空间

如果 4 行用于合成各缺失行(虚线),这粗虚线行可用测量行(0,1,2,3)、(1,2,3,4)等来合成. 这额外行(粗黑)允许确定权重因子. 相位编码在竖直方向

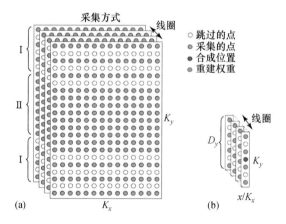

图 7.3.13

(a) GRAPPA 数据采集方式. 四线圈中每一个的 **K**-空间数据都是每隔一相位编码行采一行,以加速采集($R=2$). 在 **K**-空间中心额外采若干 ACS 行,以形成全采样校准区域(Ⅱ). 高 **K**-空间(Ⅰ)是欠采样的,降低因子 $R=2$. (b) 假定采样方式如(a)所示,由 GRAPPA 产生的重建权重 A 的空间表象. 紫点代表单线圈 **K**-空间中待合成数据的位置,绿点代表加到相应位置源数据上的线性组合权重. 显示的是 K_y 方向宽度为 D_y 的 1D 邻居

校准：重建中所用的权重矩阵 A 必须在初始校准阶段通过求这线性系统的解来导出

$$S_{src}A = S_{tgt} + \varepsilon, \tag{7.3.37}$$

式中 S_{src} 和 S_{tgt} 分别是由已知源数据和目标数据构成,取自全奈奎斯特采样的校准区域,如图 7.3.13(a)所示. A 中权重通过使源数据和目标数据之间拟合的误差的最小化而求得,即

$$A \to \mathrm{argmin}(\parallel S_{src}A - S_{tgt} \parallel_2), \tag{7.3.38}$$

式中 $\parallel \cdot \parallel_2$ 表示 L_2 范数.源点相对于目标点的位置要匹配 **K**-空间加速区域遇到的采样方式.对校准区域可利用的 N_t 个目标点的各个点,相应地在所有线圈上落在沿 K_y 方向宽度为 D_y 的 1D 邻居内(图 7.3.13)的 d_y 个源点被识别出来,并装配进 S_{src} 的一行中;对于给定线圈和相位编码偏移位置的目标点(图 7.3.13),被装配进 S_{tgt} 的一列中.因此矩阵 S_{src} 的维度是 $[N_t \times d_yN_c]$,矩阵 S_{tgt} 的维度是 $[N_t \times (R-1)N_c]$,矩阵 A 的维度是 $[d_yN_c \times (R-1)N_c]$.

目标点总数 N_t 对于重建来说,代表训练例数目.一般说,训练例数目越大,拟合过程越精确[44].采更多 ACS 行用于增大可利用的训练例数,但以牺牲效率为代价.因为重建是位移不变的,校准可在沿 K_x 方向所有 N_x 位置进行[44],这就进一步增大了 N_t.我们称这样的校准策略为"全宽度读出校准".比 N_x 少的采样可用于减少计算时间.如果定义 N_f 为沿相位编码方向可能的位置数,则目标点数为 $N_t = N_fN_x$.对于典型的扫描参数,N_t 是一个很容易超过几千的数.结果导致被解的线性系统是高度过定的($N_t \gg d_yN_c$).于是,A 可用最小平方拟合来计算:

$$A = [(S_{src}^H S_{src})^{-1} S_{src}^H]S_{tgt}. \tag{7.3.39}$$

当 N_t 很大时,执行方程(7.3.39)的矩阵乘法运算将是一个很大的计算量.利用矩阵乘法的结合律,方程(7.3.39)可改写为

$$A = (S_{src}^H S_{src})^{-1} (S_{src}^H S_{tgt}). \tag{7.3.40}$$

从乘积 $S_{src}^H S_{tgt}$ 消除 N_t 维,从而可简化计算.可以证明,在校准期 $S_{src}^H S_{src}$ 是支配性的计算量,要求 $N_fN_x(N_cd_y)^2$ 次复数乘法运算.

合成：在合成期,因为加速扫描而缺失的数据按照方程(7.3.36)进行合成.矩阵 S_{acq} 的各行包含在围绕给定未采点在所有线圈上在 1D 邻居内采集的点;矩阵 A 的各列包含预计算的权重;矩阵 $\hat{S}_{syn}$ 的各列包含待合成的总点数 N_s,对于给定线圈,$N_s = N_uN_x$,N_u 是在一个特定相位编码行附近被合成的偏置相位编码行数.于是,矩阵 S_{acq} 维度是 $[N_uN_x \times d_yN_c]$,矩阵 $\hat{S}_{syn}$ 维度是 $[N_uN_x \times (R-1)N_c]$,矩阵 A 维度是 $[d_yN_c \times (R-1)N_c]$.可见,合成 N_c 个全 **K**-空间数据集的

计算量是 $d_y N_u N_x N_c^2 (R-1)$ 次复数乘法. 如果希望图像质量高、SNR 高,可把 ACS 行保留在数据集内[38,20].

　　原始 GRAPPA 重建,校准和合成都是在 **K**-空间进行的,因此称为"**K**-空间重建". 而且原始 GRAPPA 重建用的是 **K**-空间 1D 邻居重建. 为了提高精度,也可以推广到 **K**-空间 2D 邻居重建[46],如图 7.3.14 所示,而且由于系统的线性和 FT 的可分离性,GRAPPA 也可等价地在混合空间 (x, K_y) 中进行[图 7.3.14 (b)],只要把数据沿 K_x 进行 1D FT,就可以变换进混合空间. 在混合空间重建时,校准和合成的所有步骤都保持不变,权重系数也一样. 对于 **K**-空间 1D 邻居 coil-by-coil 重建,在混合空间并没有精度或效率优势. 然而,推广到 **K**-空间 2D 邻居 $[D_y \times d_x]$ 的 coil-by-coil 重建时,一般具有精度优势.

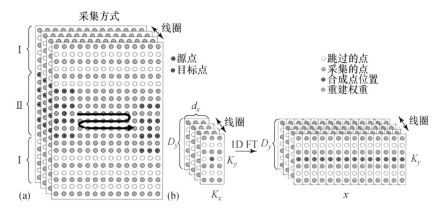

图 7.3.14　K-空间和混合空间 2D 邻居重建机制

(a) 校准重建权重时在校准区(Ⅱ)所选源数据点和目标数据点,蓝红点代表目标点,蓝底圈黑点代表源点. (b) 如(a)所示,2D 邻居重建由 GRAPPA 产生的重建权重 A 的 2D 空间表象. 紫点代表单线圈 **K**-空间中待合成数据的位置,绿点代表加到相应位置源数据上的线性组合权重. 显示的是 K_y 方向宽度为 D_y,K_x 方向宽度为 d_x 的 2D 邻居. GRAPPA 可以在 (K_x, K_y) 空间计算,也可以在混合的 (x, K_y) 空间计算

7.3.6　SPACE RIP 重建算法

　　SPACE RIP(sensitivity profiles from an array of coils for encoding and reconstruction in parallel)算法把 pMRI 重建表示成一个矩阵求逆问题[45]. 这算法要求很大矩阵(例如 256×256)求逆,因此有很长的重建时间. 其优点是灵活性高,任何 **K**-空间取样轨迹都适用,线圈排列也可以任意. 下面详述其编码原理.

设接收线圈阵列中第 j 个线圈的 2D 复灵敏度轮廓为 $\beta_j(x,y)$,当忽略弛豫时其接收到的 MR 信号可写为

$$s_j(G_y^g,t) = \iint \rho(x,y)\beta_j(x,y)\mathrm{e}^{\mathrm{i}\gamma(G_x xt + G_y^g y\tau)}\,\mathrm{d}x\mathrm{d}y, \qquad (7.3.41)$$

$\rho(x,y)$ 是自旋密度函数,G_x 是沿 x 方向的读出梯度,G_y^g 代表第 g 次采集时所加的相位编码梯度幅度,τ 是 G_y^g 脉冲的宽度. 设全 $\boldsymbol{K}$-空间采集(即满足奈奎斯特判据)需要 N 步相位编码,而用 N_c 个线圈采集时相位编码只有 F 步,$F < N$. 为了重建无混叠伪影的自旋密度图像 $\rho(x,y)$,需要利用阵列中各线圈的灵敏度轮廓信息. 取式(7.3.41)沿 x 方向的傅里叶变换,得

$$s_j(G_y^g,x) = \int \rho(x,y)\beta_j(x,y)\mathrm{e}^{\mathrm{i}\gamma(G_y^g y\tau)}\,\mathrm{d}y. \qquad (7.3.42)$$

可认为,$s_j(G_y^g,x)$ 是线圈灵敏度加权像在 x 轴上的相位调制的投影. 为离散化目的,我们借助于空间定位的正交取样基函数 $\Omega_n(y)$ 把 $\rho(x,y)$ 和 $\beta_j(x,y)\cdot\mathrm{e}^{\mathrm{i}\gamma(G_y^g y\tau)}$ 沿 y 方向展开,得到

$$\rho(x,y) = \sum_{n=1}^{N} \rho(x,n)\Omega_n(y) \qquad (7.3.43)$$

和

$$\beta_j(x,y)\mathrm{e}^{\mathrm{i}\gamma(G_y^g y\tau)} = \sum_{n'=1}^{N} \beta_j(x,n')\mathrm{e}^{\mathrm{i}\gamma(G_y^g n'\tau)}\Omega_{n'}(y), \qquad (7.3.44)$$

N 是沿 y 方向的像素数. 把式(7.3.43)和式(7.3.44)一起代入式(7.3.42),得

$$s_j(G_y^g,x) = \int \sum_{n=1}^{N} \rho(x,n)\Omega_n(y) \sum_{n'=1}^{N} \beta_j(x,n')\mathrm{e}^{\mathrm{i}\gamma(G_y^g n'\tau)}\Omega_{n'}(y)\,\mathrm{d}y. \qquad (7.3.45)$$

经整理,上式可简化为

$$s_j(G_y^g,x) = \sum_{n=1}^{N} \rho(x,n)\beta_j(x,n')\mathrm{e}^{\mathrm{i}\gamma(G_y^g n'\tau)} \int \Omega_n(y)\Omega_{n'}(y)\,\mathrm{d}y. \qquad (7.3.46)$$

因为 $\Omega_n(y)$ 是正交的,就有

$$\int \Omega_n(y)\Omega_{n'}(y)\,\mathrm{d}y = \delta(n,n'). \qquad (7.3.47)$$

于是式(7.3.46)可写为

$$s_j(G_y^g,x) = \sum_{n=1}^{N} \rho(x,n)\beta_j(x,n)\mathrm{e}^{\mathrm{i}\gamma(G_y^g n\tau)}. \qquad (7.3.48)$$

对于沿图像水平方向各个位置 x,式(7.3.48)可写成矩阵形式如下:

$$
\begin{bmatrix}
s_1(G_y^1,x) \\
\vdots \\
s_1(G_y^F,x) \\
s_2(G_y^1,x) \\
\vdots \\
s_2(G_y^F,x) \\
\vdots \\
s_{N_c}(G_y^1,x) \\
\vdots \\
s_{N_c}(G_y^F,x)
\end{bmatrix}
=
\begin{bmatrix}
\beta_1(x,1)e^{i\gamma(G_y^1 1\tau)} & \cdots\cdots & \beta_1(x,N)e^{i\gamma(G_y^1 N\tau)} \\
\vdots & \cdots\cdots & \vdots \\
\beta_1(x,1)e^{i\gamma(G_y^F 1\tau)} & \cdots\cdots & \beta_1(x,N)e^{i\gamma(G_y^F N\tau)} \\
\beta_2(x,1)e^{i\gamma(G_y^1 1\tau)} & \cdots\cdots & \beta_2(x,N)e^{i\gamma(G_y^1 N\tau)} \\
\vdots & \ddots & \vdots \\
\beta_2(x,1)e^{i\gamma(G_y^F 1\tau)} & \cdots\cdots & \beta_2(x,N)e^{i\gamma(G_y^F N\tau)} \\
\vdots & \ddots & \vdots \\
\beta_{N_c}(x,1)e^{i\gamma(G_y^1 1\tau)} & \cdots\cdots & \beta_{N_c}(x,N)e^{i\gamma(G_y^1 N\tau)} \\
\vdots & \ddots & \vdots \\
\beta_{N_c}(x,1)e^{i\gamma(G_y^F 1\tau)} & \cdots\cdots & \beta_{N_c}(x,N)e^{i\gamma(G_y^F N\tau)}
\end{bmatrix}
\begin{bmatrix}
\rho(x,1) \\
\rho(x,2) \\
\rho(x,3) \\
\vdots \\
\vdots \\
\rho(x,N)
\end{bmatrix}.
$$

$$(7.3.49)$$

方程(7.3.49)是一个矩阵方程,左边的项是有 $N_c \times F$ 个元素的矢量,对于所有 N_c 个线圈,包含 F 个相位编码值;最右边的项是代表一列元素的像的 N 元矢量;中间项是一个有 $N_c \times F$ 行和 N 列的矩阵,是基于灵敏度轮廓和所用的相位编码构成的.对于沿 x 轴各个位置解方程(7.3.49)产生图像诸列的重建.也就是说,图像中各列是分别重建的.假若图像有 N 行 M 列,则方程(7.3.49)中的 x 应取 $1 \sim M$ 个离散值,对应有 M 个这样的方程.要重建 M 列图像,需要对 M 个灵敏度相位编码矩阵求逆.这矩阵不必是方阵,对每一列必须计算其广义逆矩阵.这相位编码步数 F 的选择影响重建质量.增大 F 导致矩阵的秩增大,产生的广义逆矩阵的条件数好,噪声放大的程度低,信噪比高,但代价是重建计算量增大.

由于 SPACE RIP 对线圈阵列排布要求不苛刻,所以很适合 3D 并行采集[46,47].

7.3.7 PILS 重建算法

PILS(parallel imaging with localized sensitivities)[48]重建算法依据线圈灵敏度区域的中心位置 y_0 和沿相位编码方向的局部成像视野 y_c 的先验知识.在加速因子 R 小于线圈数 N_c 的条件下,相位编码步数 N_y 对于全 FOV 来说是不满足奈奎斯判据的欠采样,然而对于每个单元线圈覆盖的局部 FOV 来说是满足奈奎斯判据的全采样.阵列中各单元线圈采得的数据主要是由近区贡献的,仅在局部区域作傅里叶变换,可得到几乎无混叠伪影的局部图像,然后按照平方和方法拼成全视野图像.这有时也称为剪刀方法[49].这算法很适合线圈灵敏度没有交叠的情况,对于非直线 **K**-空间轨迹比如 spiral 扫描的并行成像数据重建,这是最快的算法.

7.3.8　并行采集 MRI 方法的重新分类

　　pMRI 从早期研究原型[16,17]到建立临床工具,至今已经发展了 15 年. pMRI 通过利用相位阵列接收线圈灵敏度的空间依赖加速数据采集,以满足各种成像目的,包括缩短扫描时间,提高空间分辨率或时间分辨率[50],减少图像伪影[51,52],较大体积覆盖,或上述目的的一些组合,依赖于特定的应用.其实,迄今已经发展了许多不同的 pMRI 技术,上面我们介绍了几种,限于篇幅不可能穷尽所有的方法.这已有点令人眼花缭乱,我们重新分一下类便于理出头绪.

　　在通过利用线圈灵敏度编码补充梯度编码来加速数据采集这一点上,几乎所有方法都是相同的;在如何解决重建问题以产生最后无混叠图像这方面,这些方法是不同的.对已经发表的这些重建算法,基于线圈灵敏度如何从多通道数据被编码可分为两类,即基于物理的重建和基于数据驱动的重建[53].

　　第一类 pMRI 方法包括要求线圈灵敏度函数的明晰的知识以分离混叠信号,比如 SENSE[17]、空间谐波同时采集 SMASH[16]、改进的 SMASH[54~56]、推广的 SMASH[19]、SPACE RIP[21]、PILS[48]、任意 **K**-空间轨迹 SENSE[18]等.称这类 pMRI 为"基于物理"的重建,因为其模型与图像采集期间发生的物理过程紧密相关. SENSE 是最典型的基于物理的重建算法,所有线圈灵敏度 map 必须明确地估计出来,因为要用这些 map 在图像域对图像进行解混叠.基于物理的 pMRI 方法所重建的图像容易遭受线圈灵敏度校准造成的伪影,比较普遍的校正误差源包括不足够的 SNR、Gibbs 跳动、运动伪影或受限的 FOV[57,58].

　　第二类 pMRI 方法不要求明晰的线圈灵敏度信息,而是用数据拟合方法通过计算邻近源数据来重建目标数据的线性组合权重,然后利用已测量的数据和这些相应的权重重建出缺失的 **K**-空间数据.称这类方法为"数据驱动"重建,因为这些方法基于有限的底层物理过程知识,而依靠训练数据来校准输入(源)数据和输出(目标)数据之间的关系.这类方法包括 AUTO-SMASH[37]、VD-AUTO-SMASH[38]、GRAPPA[20]等[59],都属于数据驱动重建方法.其中 GRAPPA 执行 coil-by-coil 重建,提供了改进的图像质量.由于不要求线圈灵敏度 map, coil-by-coil data-driven(CCDD)方法比基于物理的方法更优越,尤其对于精确的线圈灵敏度估计十分困难的情况[57].

目前临床应用最普遍的是 SENSE 和 GRAPPA,现代化超导临床 MRI 机器上都装有这两套算法软件可供用户选择使用.作为 K-空间数据驱动方法,GRAPPA 近年来成为最成功的 pMRI 技术,引起广泛的关注和深入的应用研究[59~68].与 SENSE 相比较,麻烦的线圈灵敏度测量在 GRAPPA 中是不需要的.另外,数据校准和 K-空间拟合计算都不苛求,许多实验表明,GRAPPA 方便、灵活、图像质量好,受到用户欢迎.

7.3.9 PRUNO 重建算法

Zhang J. 等人[69]认为,GRAPPA 重建在低加速因子能产生很好的图像质量,而加速因子很高时其性能显著退化,如图 7.3.15 所示,除非强加大数目的自校准行(ACS).因此,"零运算并行重建"(PRUNO)算法应运而生.PRUNO 是迭代 K-空间数据驱动 pMRI 重建算法,比 GRAPPA 更灵活.在 PRUNO 中,数据校准和图像重建化为线性代数问题,迭代共轭梯度算法有效地用于解重建方程,得到的图像质量比 GRAPPA 更高,而要求的 ACS 行并不很多,尤其在高加速因子更显优势.

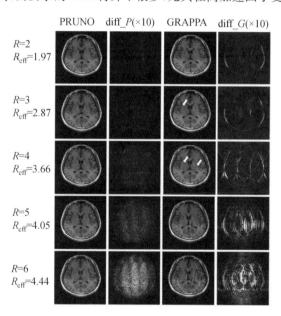

图 7.3.15 用脑数据 PRUNO 和 GRAPPA 重建的比较

所用加速因子为 $R=2\sim6$,为便于比较差像夸大了 10 倍,ACS 数据也包括在内导致 $R_{\mathrm{eff}}<R$. 对于 GRAPPA,在 $R=3,4$ 时伪影已经明显可见;而对于 PRUNO,只要 $R<6(R_{\mathrm{eff}}<4)$,图像质量都不错,而且误差(aliasing)分布均匀

为了方便,我们先研究 2D 情况,设图像矩阵为 $N_x \times N_y$,不失一般性,假定相位编码沿 y 方向.因为 MRI 数据采集是离散化的,我们按离散化推导公式.关于线圈灵敏度编码,有两个重要假设如下:

假设 1:所有灵敏度 map 是带限的,在 K-空间总宽度为 w_s,因为线圈灵敏度 map 在性质上是平滑的,w_s 通常近似为一个合理的小数目.

假设 2:总的灵敏度编码产生好的正交性.即如果 $N_c > R$,这 pMRI 重建可处理为一个过定问题,并且 K-空间采样是比较均匀的.R 是加速因子,N_c 是线圈数.

这些条件形成了大部分 K-空间数据驱动 pMRI 重建方法背后的基础,比如 GRAPPA[20,70]、KSPA[71].为了简化讨论,我们取 N_x、N_y、w_s 为偶数.对于多通道采集,从第 j 个线圈采得的 K-空间数据近似为

$$d_j(K_x, K_y) = M(K_x, K_y) \otimes \beta_j(K_x, K_y)$$

$$= \sum_{K_x' = K_x - \frac{w_s}{2}}^{K_x + \frac{w_s}{2} - 1} \sum_{K_y' = K_y - \frac{w_s}{2}}^{K_y + \frac{w_s}{2} - 1} M(K_x', K_y') \beta_j(K_x - K_x', K_y - K_y'), \quad (7.3.50)$$

式中 $M(K_x, K_y)$ 代表采样 K-空间中待成像的真实磁化强度,$d_j(K_x, K_y)$ 代表从第 j 个线圈可采数据的 K-空间采样,$\beta_j(K_x, K_y)$ 代表该线圈灵敏度 map 的谱,$\otimes$ 表示 2D 卷积算子.基于假设 1,$\beta_j(K_x, K_y)$ 被当作一个"小核(kernel)".因为一个系统卷积本质上是一个线性运算,这灵敏度编码可用一个线性方程组表示:

$$D = BM, \quad (7.3.51)$$

这里 D 是从所有线圈全采样 K-空间数据连接成的一个矢量(编码的采样),M 是一个包含 K-空间中真实磁化强度(未编码的采样)的列矢量.因此,B 被称为灵敏度编码矩阵.基于 K-空间重建的主要目的是计算 M 或 D 的全表达,以此可在图像空间合成最终的像.由于数据欠采样,在 D 中的全采样依据它们在重建上的存在可分成两组,即采得的样本和缺失的样本.为了分开这两组,对方程 (7.3.51)加一个掩模算子,于是得

$$D = ID = (I_m + I_a)D = (I_m + I_a)BM, \quad (7.3.52)$$

式中下标 m 和 a 分别表示缺失的和采得的;I 表示一个单位矩阵,可分解成两个对角掩模矩阵 I_m 和 I_a.各掩模矩阵通过置对应别类的样本项为零,只保留本类的样本项而建立.于是可把方程(7.3.52)分为两个方程:$I_m D = (I_m B)M$ 和 $I_a D = (I_a B)M$.如果所有为零的行去除掉,写成更紧凑的形式,就是

$$D_m = B_m M, \quad (7.3.53)$$

$$D_a = B_a M. \tag{7.3.54}$$

现在 D_m 是只包含缺失样本的矢量, D_a 是只包含采得样本的另一矢量. B_m 和 B_a 是分别对应从 $I_m B$ 和 $I_a B$ 进行行剪除后得到的矩阵.

由上面两个假设, 方程(7.3.54)应该是有很稀疏元素的系统矩阵的过定线性方程. 如果编码矩阵 B_a 已知, 这图像重建通过从此方程解出 M 而直接执行. 然而 B_a 的知识通常要求所有灵敏度 map 的完全估计. 这种情况相应于"基于物理"的 K-空间重建, 类似于推广的 SMASH[19]. 为了避免灵敏度 map 的测量(复杂而且不准确), 我们首先解出 D_m, 然后 coil-by-coil 重建, 最后像 GRAPPA 那样在图像域用平方和合成. 通过用方程(7.3.53)和(7.3.54), 这 K-空间数据驱动方法明确地表示为

$$D_m = B_m M = B_m \left[(B_a^H B_a)^{-1} B_a^H D_a \right] = R D_a, \tag{7.3.55}$$

式中 R 表示总重建矩阵, 上标 H 标志厄米共轭矩阵(共轭转置). 用更一般的形式, 方程(7.3.55)可改写为

$$\begin{bmatrix} I - R \end{bmatrix} \begin{bmatrix} D_m \\ D_a \end{bmatrix} = 0. \tag{7.3.56}$$

如果按照所有 K-空间样本的原始次序重新安排这矩阵方程(7.3.56), 可写成

$$ND = 0, \tag{7.3.57}$$

这里 N 表示非零系统矩阵, 其各行通过乘所有线圈的 K-空间样本而化为零. 这方程意味着 K-空间数据驱动重建基本形式之一. 一般来说, 通过化零运算, 它暗示了来自所有接收通道的 K-空间样本本质上是线性相关的, 这是灵敏度编码的固有性质的一个结果. 一旦矩阵 N 可确定, 可利用方程(7.3.57)来求解 pMRI 重建问题, 这是该步骤被命名为 PRUNO(parallel reconstruction using null operations)的理由. 详细步骤参阅文献[69].

7.3.10 UNFOLD 算法

UNFOLD(unaliasing by Fourier-encoding the overlaps using the temporal dimension)方法[72]应用于快扫描, 类似于并行成像. 但只可用于时间序列图像, 采样 K-t 空间, 例如功能成像系列、动态成像系列或多相心脏成像系列. UNFOLD用空间混叠以减少扫描时间, 在这一点上类似于并行成像, 但转换空间混叠为时间混叠, 并用时间滤波器消除之. 与并行成像不同, UNFOLD 不要求多线圈. 但 UNFOLD 也可以与并行成像结合, 进一步提高扫描速度[73]或者降低伪影[74].

§7.4 部分傅里叶重建[1]

在部分傅里叶采集中,数据并不是绕 K-空间中心对称收集的. 而是 K-空间的一半是完全填充的,另一半中只收集了一小部分数据,如图 7.4.1 所示,有两种方式:(a) 是沿频率编码方向覆盖部分 K-空间;(b) 是沿相位编码方向覆盖部分 K-空间. 沿频率编码方向部分采集也称部分回波,而沿相位编码方向部分采集也称分数激发($N_{ex}<1$). 部分傅里叶采集所依据的原理是:如果物体是实的(real),其傅里叶变换是厄米的,意味着绕 K-空间中心实部是对称的,虚部是反对称的[75]. 例如厄米性 3D K-空间数据遵守:

$$S(-K_x, -K_y, -K_z) = S^*(K_x, K_y, K_z), \tag{7.4.1}$$

式中 * 号表示复共轭. 于是为了重建一个实的图像,一半 K-空间数据是必须要的. 然而,由诸多因素例如运动、共振频率偏移、硬件群时延、涡流、接收线圈 B_1 场不均匀等引起的有害相移,使被建图像失真. 因此,在图 7.4.1 中显示的未完全填充的半 K-空间中的额外数据(有时叫"过扫描数据")被用来克服这些问题.

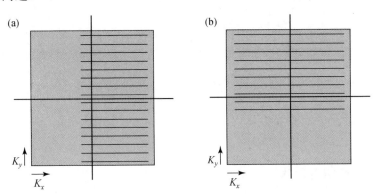

图 7.4.1 对于 2D 数据集两个部分采集方式

K_x 和 K_y 分别代表频率编码和相位编码方向.(a) 部分 K_x 或部分回波;(b) 部分 K_y 或部分 N_{ex}

在频率-和相位编码方向部分傅里叶采集的主要优点是,分别降低了回波时间(TE)和扫描时间. 在频率编码方向,部分傅里叶采集也减小了沿该轴的梯度矩,从而降低了流动和运动伪影. 由 K-空间最大范围决定的空间分辨率不受影响,与全 K-空间采集情况等价,只是 SNR 有所降低,也可能引进一些图像伪影.

原则上说,部分傅里叶采集也可用于 3D 扫描的层面选择方向(即第二个相位编码方向),但不普遍.因为层面的相位编码步数一般不是很大,考虑到还需要一些过扫描数据,使得时间的节省并不特别显著.

部分傅里叶 K-空间采集经常用一个部分傅里叶分数来描写,定义为采集的部分 K-空间数据块尺度与全 K-空间数据块尺度的比.按此定义,我们称精确半 K-空间采集的傅里叶分数是 0.5,有时称此为半傅里叶采集.而全 K-空间采集的傅里叶分数是 1.0.多数部分傅里叶采集采用 0.55~0.75 之间的一个分数.

例 7.1 在相位编码方向用的部分傅里叶分数是 $N_{ex}=0.625$,这样采集的空间分辨等价于全傅里叶采集的矩阵 256.问有多少相位编码行被采集?其中有多少过扫描行?

解答 采集的相位编码行是 $0.625\times256=160$ 行;过扫描行是 $(0.625-0.5)\times256=32$ 行.

已发展的部分傅里叶重建算法有多种,我们只讨论应用最普遍的三种:填零(zero filling)、零差(homodyne)处理和迭代零差处理.这些算法提供了计算简单和图像质量之间一个较好的平衡.几个简单算法的比较可参考文献[75].更复杂的算法给出的图像质量改进不大,而计算量却大得不成比例[76],很不划算.

7.4.1 填零

填零[1,2]就是未测量的 K-空间数据用零来代替,然后用传统重建以得到图像.对于全 K-空间采集,原始数据填零被普遍用来内插这图像并降低部分体积效应.对于部分傅里叶采集,填零可用来代替未测量的数据,如果希望图像内插还可以补额外的零.填零之后,可用基于标准傅里叶变换的全 K-空间重建.这通常导致靠近锐利边缘处有一些 Gibbs 跳动伪影,是由于 K-空间数据截断引起的.填零的优点是:能给出物体低空间频率过扫描范围内比较真实的图像.对此低空间频率范围,相位信息被保留.因此,大结构的相位是精确的,允许填零由于相敏重建.合理的相位精度通常需要采集比较高分数的 K-空间,例如 0.75 或更高.

7.4.2 零差处理

零差(homodyne)[77]处理是用从自身数据产生的低空间频率相位 map 去校正由不完全 K-空间数据重建产生的相位误差.零差处理利用的是 K-空间数

据的厄米共轭对称性. 为了简化讨论, 我们先考虑一维情况. 令 K-空间数据是 $S(K)$, 这里 K 是用全傅里叶采集从 $-K_{\max}$ 到 $K_{\max}$ 测量的. 在这部分傅里叶采集中, K-空间数据只是从 $-K_0$ 到 $K_{\max}$ 采集的, 这里参数 K_0 是正的, 并代表过扫描 K-空间截止点. 和 K-空间数据可认为在低频率范围 $(-K_0, K_0)$ 是关于 $K=0$ 对称采样的, 而在高频率范围 $(K_0, K_{\max})$ 是不对称采样的. 我们分两步讨论这算法: 缺失数据的厄米共轭代替和被建图像虚部的补偿.

1. 厄米共轭代替

我们从假定一个理想情况开始, 对于对称采样 K-空间数据这重建的图像是真实的, 由下式给出:

$$I(x) = \int_{-K_{\max}}^{K_{\max}} S(K) \mathrm{e}^{\mathrm{i}2\pi Kx} \, \mathrm{d}K. \qquad (7.4.2)$$

对于部分傅里叶采样, 在范围 $(-K_{\max}, -K_0)$ 内的数据用范围 $(K_0, K_{\max})$ 内的数据复共轭代替, 产生

$$I(x) = \int_{-K_{\max}}^{-K_0} S^*(-K) \mathrm{e}^{\mathrm{i}2\pi Kx} \, \mathrm{d}K + \int_{-K_0}^{K_{\max}} S(K) \mathrm{e}^{\mathrm{i}2\pi Kx} \, \mathrm{d}K. \qquad (7.4.3)$$

方程 (7.4.3) 中第一项, 我们改换变量, 令 $K' = -K$, 这结果是

$$I(x) = \left[\int_{K_0}^{K_{\max}} S(K') \mathrm{e}^{\mathrm{i}2\pi K'x} \, \mathrm{d}K' \right]^* + \int_{-K_0}^{K_{\max}} S(K) \mathrm{e}^{\mathrm{i}2\pi Kx} \, \mathrm{d}K. \qquad (7.4.4)$$

方程 (7.4.4) 中的第二项可分成两项, 积分范围分别是 $(-K_0, K_0)$ 和 $(K_0, K_{\max})$. 其中第二项再和第一项结合, 注意到一个复变量与其复共轭之和等于其实部的 2 倍, 于是给出

$$I(x) = \int_{-K_0}^{K_0} S(K) \mathrm{e}^{\mathrm{i}2\pi Kx} \, \mathrm{d}K + 2\mathrm{Re}\left[\int_{K_0}^{K_{\max}} S(K) \mathrm{e}^{\mathrm{i}2\pi Kx} \, \mathrm{d}K \right]. \qquad (7.4.5)$$

方程 (7.4.5) 的第二项按定义是实的, 并且因为我们假定 $I(x)$ 是实的, 于是这第一项也必须是实的. 因此把方程 (7.4.5) 写为

$$I(x) = \mathrm{Re}\left[\int_{-K_0}^{K_0} S(K) \mathrm{e}^{\mathrm{i}2\pi Kx} \, \mathrm{d}K + 2\int_{K_0}^{K_{\max}} S(K) \mathrm{e}^{\mathrm{i}2\pi Kx} \, \mathrm{d}K \right]. \qquad (7.4.6)$$

通过定义函数 [图 7.4.2(a)]

$$H(K) = \begin{cases} 0 & K < -K_0, \\ 1 & -K_0 \leqslant K < K_0, \\ 2 & K \geqslant K_0, \end{cases} \qquad (7.4.7)$$

方程 (7.4.6) 可改写成

$$I(x) = \mathrm{Re}[I_H(x)] = \mathrm{Re}\left[\int_{-K_{\max}}^{K_{\max}} H(K) S(K) \mathrm{e}^{\mathrm{i}2\pi Kx} \, \mathrm{d}K \right]. \qquad (7.4.8)$$

函数 $H(K)$ 有时称为零差高通滤波器.

方程(7.4.8)暗含着：部分傅里叶数据是用零差高通滤波器重建,代替用厄米共轭对称性,零差高通滤波器中包括零填到缺失的数据,并加倍了不对称采样数据的权重.取实部运算是需要的,因为加倍不对称采样的高频会产生有害的虚部.在实践中,方程(7.4.7)中 $H(K)$ 的陡峭过渡会引起跳动.因此,通常用一个函数平滑 $H(K)$ 中的直角过渡,如图 7.4.2(b)所示.式(7.4.7)的 $H(K)$ 可换为如下的余弦锥型窗：

$$H(K)=\begin{cases}0 & K\leqslant -K_0-w/2,\\ \cos^2\left\{\dfrac{\pi\left[\,|\,K\,|-(K_0-w/2)\right]}{2w}\right\} & -K_0-w/2<K<-K_0+w/2,\\ 1 & -K_0+w/2\leqslant K\leqslant K_0-w/2,\\ 1+\cos^2\left\{\dfrac{\pi\left[\,|\,K\,|-(K_0+w/2)\right]}{2w}\right\} & K_0-w/2<K<K_0+w/2,\\ 2 & K\geqslant K_0+w/2,\end{cases}$$

$$(7.4.9)$$

式中 $w/2<K_0$.

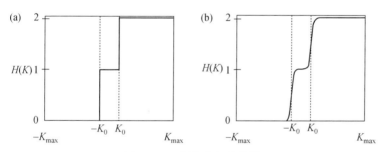

图 7.4.2 零差高通滤波器

(a) 概念方案；(b) 有平滑过渡的切趾方案

2. 对虚部的校正

在实践中,$I(x)$ 不是纯实的,方程(7.4.8)中取实部运算丢弃了一些有用的信号.这个问题可通过相位校正而避免,即对 $I(x)$ 的相位进行解卷绕,使 $I(x)$ 在方程(7.4.8)中取实部运算之前完全居留在图像的实部中.在零差处理中,这相位校正是从对称采样的 **K**-空间数据导出的.一个低频图像 $I_L(x)$ 是用下式重建的：

$$I_L(x)=\int_{-K_0}^{K_0}S(K)\mathrm{e}^{\mathrm{i}2\pi Kx}\,\mathrm{d}K=\int_{-K_{\max}}^{K_{\max}}L(K)S(K)\mathrm{e}^{\mathrm{i}2\pi Kx}\,\mathrm{d}K,\quad(7.4.10)$$

式中

$$L(K) = \begin{cases} 1 & |K| \leqslant K_0, \\ 0 & |K| > K_0. \end{cases} \tag{7.4.11}$$

$L(K)$ 是一个低通滤波器, 如图 7.4.3(a) 所示. 实践中, 一个函数用于 $L(K)$ 以平滑这直角过渡, 如图 7.4.3(b) 所示. 式(7.4.11)表示的 $L(K)$ 应代之以:

$$L(K) = \begin{cases} 1 & |K| \leqslant K_0 - w/2, \\ \cos^2\left\{ \dfrac{\pi\big[\,|K| - (K_0 - w/2)\big]}{2w} \right\} & K_0 - w/2 < |K| < K_0 + w/2, \\ 0 & |K| \geqslant K_0 + w/2. \end{cases} \tag{7.4.12}$$

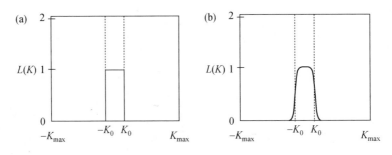

图 7.4.3　零差低通滤波器

(a) 概念方案; (b) 用平滑过渡的切趾方案

我们用 $\phi_L(x)$ 表示 $I_L(x)$ 的相位, $\phi_L(x)$ 是 $I(x)$ 的相位的一个好的近似. 那么, 相位校正图像 $I_H(x)\mathrm{e}^{-i\phi_L(x)}$ 让 $I(x)$ 配准到这图像的实部, 允许从零差高通滤波器导致的有害虚部被消除(图 7.4.4). 这整个零差重建可简洁地用下式表示:

$$I(x) \approx \mathrm{Re}\big[I_H(x)\mathrm{e}^{-i\phi_L(x)}\big]. \tag{7.4.13}$$

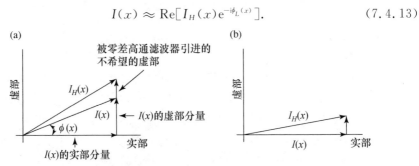

图 7.4.4　在一个像素的相位校正前(a)和相位校正后(b)的复图像值

$I(x)$ 有相位 $\phi(x)$, 近似为低通滤波图像的相位 $\phi_L(x)$. 相位校正消除 $\phi_L(x)$, 从而近似配准 $I(x)$ 进入相位校正图像 $I_H(x)\mathrm{e}^{-i\phi_L(x)}$ 的实部. 这样就丢弃了由零差高通滤波器引起的图像虚部分量为了避免用反正切函数造成的相位卷绕,更可取的方法是绕过明确计算 $\phi_L(x)$ 的一步.那最好是用下式来估计方程(7.4.13):

$$I_H(x) \mathrm{e}^{-\mathrm{i}\phi_L(x)} = I_H(x) \frac{I_L^*(x)}{|I_L(x)|}. \qquad (7.4.14)$$

注意,从式(7.4.13)用零差重建这图像相位是损失的.这意味着,零差不适合需要图像相位的那些应用,比如匀场、相位对比度(用相位差重建的)和相敏热成像.然而,如果复数差运算在 $\boldsymbol{K}$-空间执行,则复数差相位对比度可以用零差处理.

图像相位可用低频估计 $\phi_L(x)$ 来代表的这种近似意味着,零差重建在引起相位急速变化的区域执行得比较差,例如磁化率急速变化区域.而迭代的零差处理(后面讨论)可提供改进的性能.

3. 推广到 2D 和 3D $\boldsymbol{K}$-空间

厄米共轭对称仅可应用到 $\boldsymbol{K}$-空间一个单轴方向.考虑方程(7.4.1)的 2D 形式:

$$S(-K_x, -K_y) = S^*(K_x, K_y). \qquad (7.4.15)$$

假定部分傅里叶采集以部分傅里叶分数 0.5 用在 K_x 和 K_y 两个方向,于是,只有 2D $\boldsymbol{K}$-空间的四个象限之一被采集.用方程(7.4.15)将只能填相反的对角象限,而留下另两个象限空着没有数据可填.因此,如果部分傅里叶采集用在两个正交方向,假定部分采集分数大于 0.5,则一个方向可用零差重建处理,而另一个方向只能用填零处理.

换句话说,如果部分傅里叶采集只用在一个方向,其他 $\boldsymbol{K}$-空间方向必须首先用正常(即全 $\boldsymbol{K}$-空间)算法处理.举一个例子,再考虑 2D 情况,全傅里叶采集用在 K_x 方向,部分傅里叶采集用在 K_y 方向[图 7.4.1(b)].对全采样的 K_x 方向取 1D 傅里叶变换产生部分变换的数据 $S_p(x, K_y)$ 由下式给出:

$$S_p(x, K_y) = \int S(K_x, K_y) \mathrm{e}^{\mathrm{i}2pK_x x} \mathrm{d}K_x, \qquad (7.4.16)$$

这里 $S_p(x, K_y)$ 有时称为混合空间的信号.$S_p(x, K_y)$ 相对于 K_y 的厄米共轭由下式给出:

$$S_p^*(x, -K_y) = \int S^*(K_x, -K_y) \mathrm{e}^{-\mathrm{i}2\pi K_x x} \mathrm{d}K_x. \qquad (7.4.17)$$

对上式作变量替换,令 $K_x' = -K_x$,得到

$$S_p^*(x, -K_y) = -S_p(x, K_y). \qquad (7.4.18)$$

因为方程(7.4.18)中部分变换的数据基本上像 1D K-空间数据一样遵守同样

的厄米共轭关系,这 2D 数据首先在全傅里叶(即 K_x)方向正常处理,然后跟着在 K_y 方向的部分傅里叶处理.这可以直截了当地推广到 3D 情况.图 7.4.5 显示了修改的包括零差处理的重建步骤.注意,如果用多线圈,对平方和算法的输入是来自各个线圈数据的零差重建的实部.

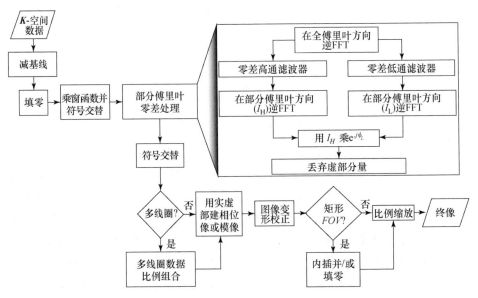

图 7.4.5 用零差处理的部分傅里叶重建的流程

对于零差处理的方框被扩展为显示涉及的步骤

7.4.3 迭代的零差处理

零差方法的缺点是方程(7.4.14)中用的低频相位 map 不能准确地描写急速变化的相位.为解决此问题,迭代部分傅里叶方法被发展[78].该方法用零差重建估计模像,同时从低频相位 map 估计相位.结合估计的模像和相位像给出一个复数像,对此复数像经傅里叶变换可得到估计的 K-空间数据.原来测量的范围 $(-K_0, K_{max})$ 内的 K-空间数据与新估计的在范围 $(-K_{max}, -K_0)$ 内 K-空间数据结合起来,可计算出一个新的复数图像 I'.通过对 I' 应用低频相位校正一个新模像形成,并且像在非迭代的零差重建中那样取实部.这模像被输入到下一次迭代(看流程图 7.4.6).

对于数学描述,我们再考虑 1D 情况.令测量的范围 $(-K_0, K_{max})$ 内的 K-空间数据是 $S(K)$,令 $I_j(x)$ 是在第 j 步估计的实像.注意,在前面用零差重建时,从各步产生的实像和模像是一样的,因为虚部被丢弃. 对于第一次迭代, $I_0(x)$ 被方程(7.4.13)给出. 令 $S_j(K)$ 是在第 j 步估计的复 K-空间数据. 在各步

$$S_j(K) = \mathrm{FT}[I_j(x)\,\mathrm{e}^{\mathrm{i}\phi_L(x)}], \qquad (7.4.19)$$

这函数 $S_j(K)$ 是对 K-空间所有点信号值的估计. 然而,在范围 $(-K_0, K_{\max})$ 内是测量的数据,应该是更准确的. 因此,范围 $(-K_0, K_{\max})$ 内的 $S(K)$ 与范围 $(-K_{\max}, -K_0)$ 内的 $S_j(K)$ 相结合,应该产生一个更好的估计像(有更准确的高频)用于下一次迭代. 然而,简单连接这两个数据集,很可能在 $K = K_0$ 处产生不连续. 因此,最好是平滑混合这两个数据集,以得到估计的 K-空间数据用于下一次迭代:

$$S_{j+1}(K) = W(K)S(K) + [1 - W(K)]S_j(K). \qquad (7.4.20)$$

式中 $W(K)$ 是一个结合函数,比如:

$$W(K) = \begin{cases} 0 & K \leqslant -K_0 - w_m/2, \\ \cos^2\left\{\dfrac{\pi[\,|K| - (K_0 - w_m/2)]}{2w_m}\right\} & -K_0 - w_m/2 < K < -K_0 + w_m/2, \\ 1 & K \geqslant -K_0 + w_m/2, \end{cases}$$

$$(7.4.21)$$

式中 w_m 是结合宽度,如图 7.4.6 所示. 为下一次迭代的图像 $I_{j+1}(x)$ 由下式给出:

$$I_{j+1}(x) = \mathrm{Re}\{\mathrm{e}^{-\mathrm{i}\phi_L(x)}\mathrm{FT}^{-1}[S_{j+1}(K)]\}. \qquad (7.4.22)$$

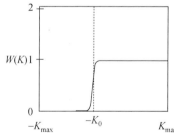

图 7.4.6　为迭代零差重建由方程(7.4.21)给出的结合函数的曲线

迭代终止判据有多种可能的选择. 算法继续可以是一个固定的迭代数或者直到相继图像之差变得足够小的一个度量. 这度量可以是 $|I_j(x) - I_{j-1}(x)|$ 或者是均方差,比如 $|I_j(x) - I_{j-1}(x)|^2$ 对 x 平均. 实践中,大部分情况是增加一次迭代,图像质量就提高一点,相位急速变化的区域除外. 图 7.4.7 显示了迭代重建的流程. 像非迭代零差重建那样,方程(7.4.22)中相位校正用的 $\phi_L(x)$ 不是

明显计算的,而是像方程(7.4.14)中指示的那样执行相位校正.推广到 2D 和 3D 数据集,类似于非迭代零差算法,首先在全采样傅里叶方向执行正常重建.

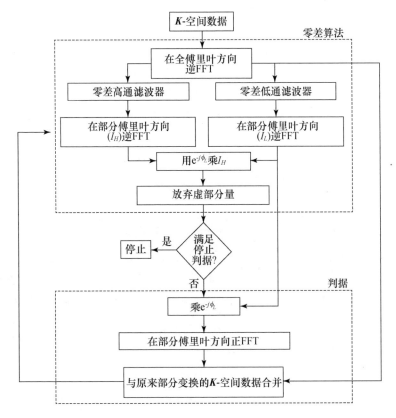

图 7.4.7　迭代零差重建流程

如果用迭代重建,这流程代替图 7.4.5 中部分傅里叶零差处理方框里的内容.上面虚线框内是正常(非迭代)零差算法;下面虚线框代表迭代过程

§7.5　相位差重建

MRI 是一个相敏成像模态(modality),MR 原始数据傅里叶变换后的复数图像中每个像素值有模和相位.标准模重建是遗弃相位,只用模值建立图像.然而,编码在相位里有有用的信息,比如相位 map 可产生 B_0 均匀度信息,可用于匀场;还可产生流体流动信息,可用于相敏法血管造影;相位信息还可用于体内 MR 温度分布测量[79]以及 MR 弹性造影[80].

　　不幸的是,从相位像中提取物理参数值不是一个简单事情.因为很多因素对相位像贡献了不需要的相位,例如梯度涡流、化学位移、磁化率变化以及伴随场[81]等等.这些不需要的贡献使得相位 map,受到污染,难以解释,因为所希望的信息往往被这些有害相位淹没.采集两个独立的数据集,然后形成一个相位差 map,就可以解决此问题.所谓相位差 map,就是用一对相位像的像素逐个相减得到的[82].目的是突出所希望的相位,同时对消有害的相位.例如,要产生 B_0-map 用于匀场,可用不同的 TE 而其他参数等同的两个梯度回波序列采集两个数据集,两个复数像的相位相减以产生相位差 map(图 7.5.1).下面进行定量描述.

(a) 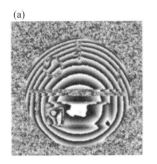　　(b) 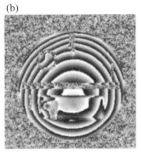　　(c)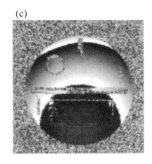

图 7.5.1　相位差重建

相位像(a)和(b)诸个像素相减产生相位差 map(c).相位差运算可对消有害相位而保留有用的相位信息.水模轮廓在(c)中更容易辨别.在实践中,重建相位像(a)和(b)的中间步骤一般不必要

7.5.1　相位差 map 重建一般步骤和反正切函数主值范围

　　相位差重建的核心是对每个像素进行反正切运算来产生相位图像(map).这正切函数是周期性的,在 $(n+1/2)\pi(n=0,\pm 1,\pm 2,\cdots)$ 点具有不连续性,因此反正切函数的输出被定义在一个有限的范围内,例如 $-\pi/2<\arctan(x)<\pi/2$,称为主值范围.在 MRI 领域,相位范围一般通过用一个四象限反正切函数而扩展到 $(-\pi,\pi]$.主值范围以外的相位值被主值范围内的一个值代表,叫混叠(alias).相位 map 中混叠伴随着不连续性(在 $\pm\pi$ 跃变),叫作相位卷绕.为提高计算效率,并最小化这相位卷绕数,一个最佳相位差重建应该每像素只作一次反正切运算.还有,因为不连续性,希望在计算反正切之前先执行比如相位阵列多线圈数据组合运算和伴随场相位校正运算.相位差重建中涉及的步骤概括在图 7.5.2 中.

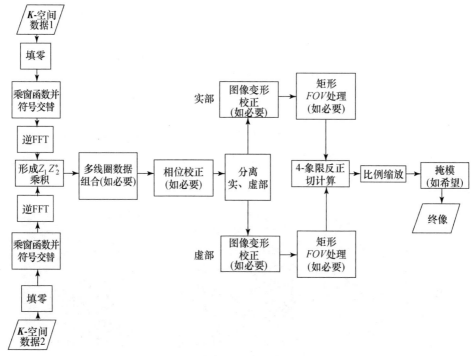

图 7.5.2　相位差重建步骤流程

7.5.2　反正切运算

假定已经采集了两个 **K**-空间数据,我们想产生一个相位差 map. 这数据集首先符号交替并填零,如 §7.1 中描述的,然后分别进行傅里叶变换,产生两个独立的复数像. 我们考虑一个特定像素,在第一个像中用下式表示其复数值:

$$Z_1 = x_1 + \mathrm{i}y_1 = \rho_1 \mathrm{e}^{\mathrm{i}\phi_1}, \tag{7.5.1}$$

在第二个像中用下式表示:

$$Z_2 = x_2 + \mathrm{i}y_2 = \rho_2 \mathrm{e}^{\mathrm{i}\phi_2}. \tag{7.5.2}$$

对此像素其相位差由下式计算:

$$\Delta\phi = \arctan\left(\frac{y_1}{x_1}\right) - \arctan\left(\frac{y_2}{x_2}\right) = \phi_1 - \phi_2. \tag{7.5.3}$$

方程(7.5.3)每像素用了两个反正切运算,一方面是计算成本大,另一方面会引进额外的相位卷绕. 替代的办法是组成复数比,然后提取其相位:

$$\Delta\phi = \angle\left(\frac{Z_1}{Z_2}\right) \equiv \arg\left(\frac{Z_1}{Z_2}\right) = \angle\left[\rho_1\rho_2\,\mathrm{e}^{\mathrm{i}(\phi_1-\phi_2)}\right] = \arctan\left[\frac{\mathrm{Im}(Z_1/Z_2)}{\mathrm{Re}(Z_1/Z_2)}\right]. \tag{7.5.4}$$

因为 Z_2 的复共轭与其倒数 $1/Z_2$ 有相同的相位（即 $-\phi_2$），方程(7.5.4)可改写成稍微简单的形式：

$$\Delta\phi = \angle(Z_1 Z_2^*) \equiv \arg(Z_1 Z_2^*) = \arctan\left[\frac{\operatorname{Im}(Z_1 Z_2^*)}{\operatorname{Re}(Z_1 Z_2^*)}\right]. \qquad (7.5.5)$$

把方程(7.5.1)和(7.5.2)代入方程(7.5.5)，则方程(7.5.5)可改写为

$$\Delta\phi = \arctan\left(\frac{x_2 y_1 - x_1 y_2}{x_1 x_2 + y_1 y_2}\right). \qquad (7.5.6)$$

方程(7.5.5)和(7.5.6)在计算机中被赋值时，4-象限反正切函数是有用的，在几个程序语言包括 C[82] 中一般用 ATAN2 表示. 这 4-象限反正切函数取两个输入宗量：反正切函数的分子和分母. 例如，方程(7.5.5)可改写为

$$\Delta\phi = \arctan\left[\frac{\operatorname{Im}(Z_1 Z_2^*)}{\operatorname{Re}(Z_1 Z_2^*)}\right] = \mathrm{ATAN2}\left[\operatorname{Im}(Z_1 Z_2^*), \operatorname{Re}(Z_1 Z_2^*)\right].$$

$$(7.5.7)$$

这 4-象限反正切函数在形成它的两个宗量的比之前，先检验其符号. 例如，如果分子和分母都是正的，则 ATAN2 返回一个在第一象限的值；如果它们都是负的，则返回一个在第三象限的值. 用这种方式，反正切函数的动态范围便从 $(-\pi/2, \pi/2]$ 扩展到 $(-\pi, \pi]$，即到复平面上所有四个象限. 位于范围 $(-\pi, \pi]$ 之外任何相位值都将通过加或减 2π 的整数倍而混叠回到主范围内. 例如，如果真实的相位差是 3.5π，则显示 $-0.5\pi(=3.5\pi - 4\pi)$. 注意，用 ATAN2 函数比用传统反正切函数由于范围扩大，能减少相位卷绕发生的频度.

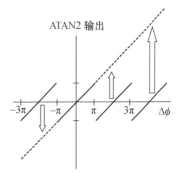

恢复范围 $(-\pi, \pi]$ 内的相位差值到其真实值的过程称为相位解卷绕，如图 7.5.3 所示. 相位解卷绕的后处理步骤已超出本节的范围，有兴趣的读者可阅读文献[83~85].

ATAN2 函数的另一个优点是，当第二个宗量是零时能返回正确值 $\pm\pi/2$，取决于第一个宗量的符号，而不是报告被零除的错误信息.

图 7.5.3 相位卷绕

4-象限反正切函数的输出随真实相位差 $\Delta\phi$ 变化的直线. 当真实相位差 $\Delta\phi$ 在 $(-\pi, \pi]$ 范围内时，两者相等；当真实相位差 $\Delta\phi$ 在 $(-\pi, \pi]$ 范围外时，两者差 2π 的整数倍. 此为相位混叠，跳跃的过渡就是相位卷绕. 通过加减 2π 的适当整数倍可把混叠的相位解开(空心箭头所指)，这样反正切函数的输出和真实的相位差就一致了(虚线：延长的 $45°$ 直线)

7.5.3 相位阵列多线圈数据

许多采集是用相位阵列线圈多通道接收器,产生多通道数据. 如何从这些多通道数据重建一个相位差 map? 仍用 j 表示接收通道序号,定义 σ_j^2 是从第 j 通道测量到的噪声方差. 则相位差 map 可用下式[86]计算:

$$\Delta\phi = \angle\Big(\sum_j \frac{Z_{1j}Z_{2j}^*}{\sigma_j^2}\Big) = \mathrm{ATAN2}\Big(\mathrm{Im}\sum_j \frac{Z_{1j}Z_{2j}^*}{\sigma_j^2}, \mathrm{Re}\sum_j \frac{Z_{1j}Z_{2j}^*}{\sigma_j^2}\Big).$$

$$(7.5.8)$$

注意,在式(7.5.8)中,来自各具体接收线圈 B_1 场贡献的空间依赖相位已被对消. 因为在式(7.5.8)中进行反正切运算之前先执行了多线圈组合. 下面例子将说明这样做的优点. 假定有两个接收通道,这真实相位差接近 π(或 180°)混叠边界,进一步假定,因为噪声,将从骑跨混叠边界的两个接收器提取的具体相位差是

$$\Delta\phi_1 = \pi - \varepsilon,$$
$$\Delta\phi_2 = -\pi + \varepsilon,$$

$$(7.5.9)$$

式中 $\varepsilon \ll 1$. 简单地平均这相位会给出不正确的结果,因为这和是

$$\Delta\phi = \Delta\phi_1 + \Delta\phi_2 = \pi - \varepsilon + (-\pi + \varepsilon) = 0.$$

然而,如果按照方程(7.5.8)在反正切运算之前先进行多线圈组合,将得到一个更好的估计,即 $\Delta\phi = \pi$ 的正确值. 从方程(7.5.8),对于此两接收器情况这相位差可写作

$$\Delta\phi = \angle\Big(\sum_{j=1}^{2} \frac{\rho_{1j}\rho_{2j}e^{i\Delta\phi_j}}{\sigma_j^2}\Big).$$

$$(7.5.10)$$

假定噪声方差和图像模仅仅弱依赖于指标 j,一个好的近似是从这求和式(7.5.10)中去除 ρ 和 σ,然后将式(7.5.9)代入,产生

$$\Delta\phi \approx \angle[e^{i(\pi-\varepsilon)} + e^{i(-\pi+\varepsilon)}] = \angle[e^{i\pi}(e^{-i\varepsilon} + e^{-2\pi i}e^{i\varepsilon})] = \angle(e^{i\pi}2\cos\varepsilon) = \pi.$$

$$(7.5.11)$$

也可能得到 $-\pi$ 值,取决于 ATAN2 函数的执行,但因为 $+\pi$ 和 $-\pi$ 相差 2π,这两者是等价的. 既然方程(7.5.11)是正确的结果,此例说明了这一般规则:在相位差重建中,所有可能的其他运算都应该放在反正切运算之前. 下面将描述另一个利用此规则的运算.

7.5.4 可预期相位误差和伴随场的校正

甚至相位差像形成之后,还经常残留有害的相位误差. 一个普通的例子是

由梯度涡流造成的相位污染,给相位对比度血管造影造成麻烦.因为涡流是依赖于 MR 硬件的设计和校准的,通常难以预期产生的相位误差的准确的空间依赖.因此,此类相位误差经常靠试验拟合来校正.例如,在应该有零相位差的某个区域,比如在一个相位对比度血管造影图中的静止组织,一个恒定相位和线性相位可用相位差像的多项式拟合[81]来确定.因为拟合的相位大概是全部由系统不完善譬如涡流造成的,用后处理可以消除之.

然而,其他相位误差,比如由伴随场产生的那些相位误差,可以精确预测,因为它们是基础物理效应(可用麦克斯韦方程描写).这种情况,在计算反正切之前校正这些相位误差是有利的.这步骤避免了在相位差像中的相位卷绕,从而省掉了后面的相位解卷绕需求.还有,因为伴随场有非线性空间依赖,在此阶段消除其相位误差使得后面拟合涡流相位误差更容易些.如果在感兴趣像素中计算的伴随相位误差是 ϕ_e,则方程(7.5.5)的相位校正方案是

$$\Delta\phi_{\mathrm{corr}} = \angle(Z_1 Z_2^* \, \mathrm{e}^{-\mathrm{i}\phi_e}) = \mathrm{ATAN2}\big[\mathrm{Im}(Z_1 Z_2^* \, \mathrm{e}^{-\mathrm{i}\phi_e}), \mathrm{Re}(Z_1 Z_2^* \, \mathrm{e}^{-\mathrm{i}\phi_e})\big].$$

(7.5.12)

因为来自伴随场的相位误差与接收机通道号无关,对于多线圈情况这相位校正变为

$$\Delta\phi_{\mathrm{corr}} = \angle\Big(\mathrm{e}^{-\mathrm{i}\phi_e} \sum_j \frac{Z_{1j} Z_{2j}^*}{\sigma_j^2}\Big).$$

(7.5.13)

7.5.5　图像变形校正

　　§7.1.6 描述的由梯度非线性造成的图像变形的校正运算也可用于相位差像.对于多线圈组合,在反正切运算之前应用图像变形校正更是可取的.这是因为图像变形校正是用内插方法比如立方样条的正投影映射.如果在反正切运算之后应用图像变形校正,将会遭遇相位卷绕,并且在图像中其跳变的不连续还会引起多余的上冲.更甚者,用这种方式处理的相位差像也难以再进行完全的解卷绕,因为在 $-\pi$ 和 π 之间跳变的过渡已经是畸变的,如图 7.5.4 所示.

　　假定对图像 I 进行的变形校正运算用函数 $W(I)$ 表示.一个办法是分别应用这校正运算到这图像的实部分量和虚部分量.于

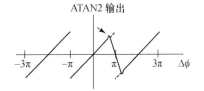

图 7.5.4　内插相位像的一个缺陷

如果这相位像被内插(例如图像变形校正或矩形视野缩小),在混叠边界处会发生上冲(箭头).这种内插过的相位像就不适合解卷绕处理.更可取的办法是在反正切运算之前内插这实像和虚像,而不要内插这相位像

是,方程(7.5.7)被修改为

$$\Delta\phi_{\text{warped}} = \arctan\left(\frac{W\left[\text{Im}(Z_1 Z_2^*)\right]}{W\left[\text{Re}(Z_1 Z_2^*)\right]}\right) = \text{ATAN2}\left[W\left[\text{Im}(Z_1 Z_2^*)\right], W\left[\text{Re}(Z_1 Z_2^*)\right]\right],$$

$$(7.5.14)$$

式中 W 应理解为作用到整个图像上,而不是单个像素上. 如方程(7.5.14)所示,在反正切运算之前分别应用图像变形校正到实像和虚像的另一个优点是:被变形校正算法引起的图像强度的任何变化都不会影响相位差 map.

像在 §7.1.6 中提到的,包括图像变形校正中缩小矩形 FOV 的方法,对于矩形 FOV 相位差像也同样适用.

7.5.6　图像比例缩放

ATAN2 函数的输出是实数,是从 $-\pi$ 到 π 范围内的浮点数(或双精度浮点). 经常希望通过乘一个常数,把这输出按比例调到一个更方便的范围内. 例如,在相位对比度血管造影中,把这输出调到其像素值代表用一个方便单位(比如 cm/s)的速度值. 类似地,对于 B_0-map,我们或许想让这像素强度代表用 Hz 表示的频率偏移,或者一个方便的分数比如 ppm(parts per million).

例 7.2　假定一个 B_0-map 是通过从 $TE = 10$ ms 和 25 ms 的两个梯度回波像形成的相位差得到的. 问用什么比例调这相位差 map,以使得像素强度数值代表 0.1 Hz 的频率偏移?

解答　为了转换弧度到 0.1 Hz,相位差 map,必须按照下式调比例:

$$\delta f\left(\frac{\text{Hz}}{10}\right) = \frac{10\Delta\phi}{2\pi\Delta TE} = \frac{10\Delta\phi}{2\pi(0.015 \text{ s})} = 106.10\Delta\phi.$$

4-象限反正切函数的输出乘以常数 106.10,就可以把用弧度表示的场偏移转换为用 0.1 Hz 表示.

7.5.7　噪声掩模

有时候,相位差重建之后需要用一个噪声掩模. 对于标准的模像,没有信号的区域(例如空气)在图像中表现为黑色,因为这强度被限制到动态范围的最低值. 然而,在相位差像中,噪声背景覆盖了图像强度的整个动态范围. 结果造成空气中噪声有一个盐粒和胡椒粉的形态,即杂乱的黑白色. 为了有更舒服的显示效果或方便其他运算,这背景噪声可以用掩模技术抑制掉. 掩模技术有好几种,应用最普遍的噪声掩模方法是使用一个模像,这模像是用重建相位差 map 的那个原始数据集建立的. 假定 M 是对应于相位差 map 即 $\Delta\phi$ 的模像,例如在

多线圈情况, M 可用下式计算[86]:

$$M = \sqrt{\left| \sum_j \frac{Z_{1j} Z_{2j}^*}{\sigma_j^2} \right|}. \tag{7.5.15}$$

设 M_{th} 是阈值, 这相位差 map 可以用 M_{th} 进行掩模处理. 即大于或等于阈值的像素保留不变, 而把小于阈值的像素值置为零:

$$\Delta\phi_{掩模后} = \begin{cases} \Delta\phi & M \geqslant M_{th}, \\ 0 & M < M_{th}. \end{cases} \tag{7.5.16}$$

M_{th} 可以是一个预定的常数, 或者是从 M 中像素直方图提取的一个常数. 另一种掩模方法是相位差像乘这模像, 诸个像素运算:

$$\Delta\phi_{掩模后} = M\Delta\phi. \tag{7.5.17}$$

不论阈值掩模还是乘法掩模, 都各有其优缺点. 阈值掩模不改变相位差像素值 (化为零的除外), 对于提取定量信息是方便的; 其缺点是过分掩模会将感兴趣的某些像素值也化为零了, 要设置适当的阈值就要求操作者介入进行多次尝试, 难以完全自动化. 相反, 乘法掩模能保留全部像素值, 但是如果需要真实的相位差信息, 例如流动的定量分析, 这掩模必须分出来, 原来的相位差 map 仍然保留待用. 最后说明, 完全不用掩模也是一种可行的选择, 因为实践中在未掩模相位差 map 中, 由阅读器去适应高动态范围空气噪声实在是太难了.

§7.6 观共享重建

对于笛卡儿 K-空间, 一个相位编码行有时称为一个 K-空间观 (view), 或简称为 "一观". 有时把 2D 全 K-空间沿相位编码方向平均分为几段, 则称一段为一观. 有时把 3D 扫描 K-空间的两个相位编码维面积分割为若干区域, 称一个区域为一观. 在多射 spiral 扫描时, 往往称一支为一观. 因此, 在不同的文献中, 观的含义要根据具体情况来判定. 一般情况下, 每帧图像的 K-空间数据都是完全独立的. 这里所说的观共享 (view sharing)[87~89] 是一种重建方法, 为了重建两帧或多帧不同的图像, 一些 K-空间观数据被重复使用. 换句话说, 一些 K-空间观在多个数据集中共享. 在实时成像中这能提高图像显示的帧率. 观共享不是内插 K-空间数据, 而是把选定的观从一个存储位置拷贝到另一个位置以供再用. 为此, 我们称用观共享重建的额外的像为中间像.

成像动态过程或时变过程, 比如心脏运动、fMRI 任务激活、对比剂团块 (bolus) 注入后增强过程、关节运动或导管跟踪, 都是临床研究需要的. 在这样的研究中,高空间分辨或大覆盖 *FOV* 也时常需要. 因此,成像动态过程通常涉及在时间分辨、空间分辨和空间覆盖之间的恰当折中. 折中的方法就是部分 *K*-空间刷新. keyhole[90,91] 方法就是频繁刷新 *K*-空间中心的数据,这样就牺牲了空间分辨,这基于动态信息在 *K*-空间是带限的假设(即图像变化有低空间分辨),但保证了时间分辨.

重建期间用观共享的采集实例包括 keyhole、BRISK、TRICKS 技术,部分 *K*-空间数据刷新的实时成像,以及分段 *K*-空间心脏采集(FASTCARD)等. 观共享也用于重建心脏触发相位对比度检查的中间像[88,89].

7.6.1　*K*-空间关键孔技术

1. 数据采集

在原始关键孔(keyhole)方法[90,91]中,小数量观被称为 keyhole 观,关于 *K*-空间中心行($K=0$)对称,被重复收集,以低空间分辨提供时间系列图像来监视动态过程. 通常在采集 keyhole 数据之前,先采集一个具有全观数的参考数据集(提供全空间分辨). keyhole 观数通常近似为全观数的 25%,如图 7.6.1 所示. 参考数据的高空间频率,与各个 keyhole 数据集结合产生完整的 *K*-空间数据集,用于重建系列图像. 起初引进 keyhole 采集是为改善对比度增强成像的时间分辨率,基于对比剂团注大部分信息包含在低空间频率的假设中. 虽然重建的图像有全空间分辨的表现,这动态变化数据实际上是低空间分辨的 keyhole 采集重建的[92],这高频信息用作解剖位置参考,而不传递任何动态信息.

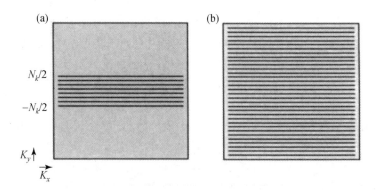

图 7.6.1　keyhole 采集例

(a) 8 个 keyhole 观;(b) 32 参考观. 对于 256 矩阵,*K*-空间 8 个相位编码行数据为一观数据

理想情况下,keyhole 范围由被分辨的最小动态物体的尺寸确定. 对于给定的 keyhole 尺度,物体越小,重建像中误差越大[93]. 对于 3D 采集,keyhole 可用在相位编码和层面编码方向,层面编码方向 keyhole 分数典型地为 50%.

2. 图像重建

用于 keyhole 的三种主要方法是替换、加权替换和广义级数[94]. 更优雅的算法要求迭代[95]. 在替换方法中,keyhole 数据集中缺失的高空间频率观替换为参考 **K**-空间数据,以产生复合 **K**-空间数据 $\hat{S}$:

$$\hat{S}(K_m) = \begin{cases} S_{\text{key}}(K_m) & -N_k/2 \leqslant m < N_k/2, \\ S_{\text{ref}}(K_m) & \text{其他}, \end{cases} \tag{7.6.1}$$

式中 S_{key} 和 S_{ref} 分别是 keyhole 数据和参考数据;m 是相位编码行号 K_m 的指标;N_k 是 keyhole 数据的行数(假定为偶数). 对于对比度增强的扫描,随着对比剂团注进入成像平面,S_{key} 强度相对于参考 S_{ref} 增大. 这导致 $\hat{S}$ 不连续,于是会引起跳动伪影.

在加权替代中,S_{key} 和 S_{ref} 之间的不连续可通过用前、后对比剂参考 S_{pre} 和 S_{post} 的加权组合来降低:

$$\hat{S}(K_m) = \begin{cases} S_{\text{key}}(K_m) & -N_k/2 \leqslant m < N_k/2, \\ w_{\text{pre}} S_{\text{pre}}(K_m) + w_{\text{post}} S_{\text{post}}(K_m) & \text{其他}, \end{cases} \tag{7.6.2}$$

这加权系数 w_{pre} 和 w_{post} 是通过下面方程对于各次 S_{key} 采集的最小平方拟合得到的:

$$S_{\text{key}}(K_m) = w_{\text{pre}} S_{\text{pre}}(K_m) + w_{\text{post}} S_{\text{post}}(K_m) \quad -N_k/2 \leqslant m < N_k/2. \tag{7.6.3}$$

一般情况下,对于时间系列各点的拟合导致不同的 w_{pre} 和 w_{post} 集. 接近时间系列的开始 w_{pre} 近似等于 1,接近末尾 w_{post} 也近似等于 1. 如果希望的话,可以包括进一个约束,比如 $w_{\text{pre}} + w_{\text{post}} = 1$.

在这广义级数方法[96,97]中,这不连续性是通过从基函数重建这图像而降低的,基函数是从参考像并入先验信息形成的. 这重建的像 I_{GS} 由下式给出:

$$I_{\text{GS}}(y) = \sum_{m=-N_k/2}^{N_k/2-1} c_m \phi_m(y), \tag{7.6.4}$$

式中基函数 ϕ_m 是

$$\phi_m(y) = |I_{\text{ref}}(y)| e^{\mathrm{i}2\pi K_m y}, \tag{7.6.5}$$

式中 I_{ref} 是参考像,系数 c_m 由要求在 $S_{\text{key}}(K_m)$ 内测量的数据等于从傅里叶变换

I_{GS} 得到的 $\boldsymbol{K}$-空间数据来确定. 则直接证明这约束导致关系:

$$S_{\text{key}}(K_m) = \sum_{n=-N_k/2}^{N_k/2-1} c_n S_{\text{ref}}(K_{|m-n|}) \qquad -N_k/2 \leqslant K < N_k/2. \quad (7.6.6)$$

方程 (7.6.6) 对 c_n 可用标准数值方法有效地求解. 用 I_{GS} 产生的高空间频率数据被强制在 $N_k/2$ 附近与 keyhole 数据连续, 这样与替代方法相比就降低了伪影. 这里顺便提及, 非傅里叶编码方法比如奇异值分解 (SVD)[98] 或小波编码[99], 也可以修改后用于 keyhole 类的采集以改善动态成像中的时间分辨.

应用: 虽然 keyhole 采集已经用于 fMRI[100] 和心脏成像[101], 但最普遍的应用仍是对比剂增强的成像. 可定量估计对比剂注入动力学.

7.6.2　BRISK 技术

$\boldsymbol{K}$-空间块区内插方案 (block regional interpolation scheme for K-space, BRISK) 是基本 keyhole 思想的一个延伸. keyhole 基于动态信息是低 $\boldsymbol{K}$-空间频率的假设, 因此高频数据不刷新. 这假设有时并不真实, 故需要改进. 当跟踪大部分动态过程时, BRISK 的高频信息也刷新, 只是 $\boldsymbol{K}$-空间边缘比中心数据刷新频度低. BRISK[102,103] 起始用于不分段 $\boldsymbol{K}$-空间采集的 2D 多相 (multiphase) 心脏扫描, 以缩短采集时间. 在传统不分段扫描中, 每层面 $\boldsymbol{K}$-空间一观每心跳周期采集 N_{cp} 次, N_{cp} 是心脏的相数 (cardiac phases), 即 R-R 波之间的时间段数. 因此, 对于每层面采集全 $\boldsymbol{K}$-空间数据集, 所需要的心跳数等于 $\boldsymbol{K}$-空间行数 [见图 7.6.5(a)]. 对于典型的心跳每分 80 次 (beat per minute, bpm) 和 256 相位编码行, 则采一个层面的数据要花 $256 \times 60/80 = 192$ s.

BRISK 可以与分段 $\boldsymbol{K}$-空间采集结合, 有时也叫超快 (turbo)-BRISK. 图 7.6.2 显示了 BRISK 的 $\boldsymbol{K}$-空间采样机制, 此例中 $\boldsymbol{K}$-空间被分成 16 段. 心跳周期分为 20 相. 阴影块代表被采样的观, 白方块代表缺失的观需要用内插来填充. 靠近 $\boldsymbol{K}$-空间中心的观 (块 8 和块 9) 在每个心相都被采样, 远离 $\boldsymbol{K}$-空间中心的观用低频度采样. 具体说, 接近 $\boldsymbol{K}$-空间边缘的观 (块 1~5 和块 12~16) 每心跳周期只采样一次; 块 6 和块 11 采 5 次; 块 7 和块 10 采 10 次. 这样, 每个层面扫描时间是传统扫描时间的 1/4 (图 7.6.2 中阴影块数是总块数的 1/4). 原始 BRISK 用傅里叶内插填充各心相 $\boldsymbol{K}$-空间缺失的观[102,103]. 后来, 用线性内插来提高重建速度[103]. 除心脏成像外, 超快 BRISK 还用于大动脉流动的定量相位对比度 (速度编码) 成像[104].

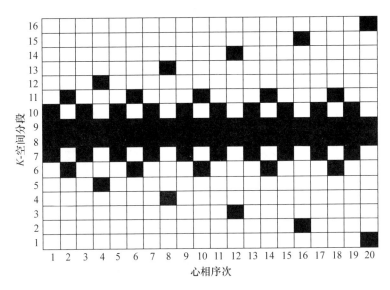

图 7.6.2 BRISK 的 K-空间采样机制

此例中 K-空间分为 16 段,心跳周期分为 20 相,黑方块指示被采样的 K-空间段.靠近 K-空间中心段的观在各个心相都被采样(块 8,9).其他观由内向外采样频度逐渐降低,靠近边缘的段 1~5 和 12~16 每心跳周期只采样一次.一列代表一个心相的全 K-空间数据集.这里可称一段或一方块为一观,以矩阵 256 为例,一观或一段有 16 行数据

7.6.3 TRICKS 技术

对比剂动力学的时间分辨成像(time resolved imaging of contrast kinetics, TRICKS)[105]是 keyhole 采集一般思想和 BRISK 的另一个变型.TRICKS 通常用于提高 3D 对比度增强扫描的时间分辨.这 K_y-K_z 平面被分成相等的面积,在时间上循环采样.K_y 和 K_z 是在 3D 直线采样 K-空间中的两个相位编码方向.类似于 BRISK,这 K-空间中央区域最频繁的采样.在原始 TRICKS 中,这 K_y-K_z 平面仅在 K_y 方向被划分[图 7.6.3(a)],后来发展到 K_y-K_z 平面用共心椭圆来划分[图 7.6.3(b)].通常划分为 4 个区,标为 A、B、C、D,A 区相应于 K-空间中央.对比剂注入前,K-空间被全采样,即所有 4 个区所有观均被采样.得到的图像用作减法掩模.接下来,4 个区按 $ABACADABACAD$…次序采集,直至扫描结束.

例如如果采集所有 4 片(sections)的时间是 4 T,则 A 片以 2 T 间隔被采集,而 B、C、D 片以 6 T 间隔被采集[图 7.6.4(a)].一个滑动窗重建用于计算以

T 为时间间隔的图像.

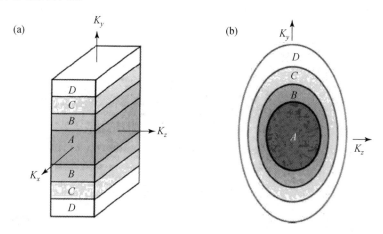

图 7.6.3　对于 TRICKS 采集 K-空间等分为 4 份,标为 A、B、C、D

(a) 沿第一个相位编码轴 K_y 进行分割,K_x 和 K_z 分别为频率和层面编码;(b) 用共心椭圆等分二维面积($K_y K_z$),K_y 和 K_z 分别为相位和层面编码

7.6.4　实时成像和滑动窗重建

在实时采集中,滑动窗重建[1]应用比较普遍.假定在同一层位一系列观$(1,2,3,\cdots,N)$被重复采集:

$$\text{view order} = 1,2,3,\cdots,N,1,2,3,\cdots,N,1,2,\cdots. \qquad (7.6.7)$$

以 $N=8$ 为例,如图 7.6.4 所示,第 1 个 N 观采集后,有足够的数据完全填充 **K**-空间一次并可以建第一个图像.设采集一观的时间是 TR,等 $N \times TR$ 后方可完成第二组观的采集,并可以建一个完全新的像.然而,通过用滑动窗重建,每 TR 间隔后就可以建一个刷新的图像,如图 7.6.4 所示,任两个全新像之间可建 $N-1$ 个中间像.除非物体变化,不考虑噪声时所有像是等同的.这类采集的目的就是探测物体内的变化,比如运动.如果有恒定的线性运动,用观共享重建的某些像间会有突然的过渡.以图 7.6.4 所示的为例,观 4 和 5 代表 **K**-空间中心,那么从观$(4,5,6,7,8,1,2,3)$和$(6,7,8,1,2,3,4,5)$重建的像会彼此差异相当大.即使这后面重建的像仅比前者晚 2 个 TR,其 **K**-空间中心数据却与前者相差 8 个 TR 间隔(对于 $N_{ex}=1$).

对于图 7.6.3 所示的例子,滑动窗需要修改[105].如果采一观建一幅像,开始四幅像从观$(ABCD)$、$(BCDA)$、$(CDAB)$和$(CD\text{-}BA)$建立,继之是 $D\text{-}BAC$,

$D\text{-}B\text{-}CA$, $B\text{-}CAD$, $B\text{-}C\text{-}DA$, $C\text{-}DAB$, $C\text{-}D\text{-}BA$, $D\text{-}BAC$, $D\text{-}B\text{-}CA$, $\cdots$. 总是用最新采集观数据构成一个全 K-空间数据,以建立一个中间像,观 A 以 2 T 刷新,B、C、D 以 6 T 间隔刷新,因此观数据窗滑动规律以 6 T 为周期.

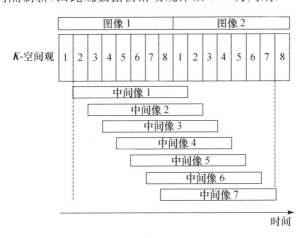

图 7.6.4 用观共享的滑动窗重建

在实时成像中,一个层位用 8 观重复采集.用滑动窗重建可以建 7 个中间像(总共 9 个)

7.6.5 心电触发电影(CINE)采集

与静止器官不同,心脏总是在周期性跳动.我们不妨把心跳周期分为 N_{cp} 个时间段,每个段代表心脏跳动的一个状态,物理上经常用"相"表示状态,称为心相(cardiac phases).一个心相近似为一个时间点,所谓电影就是显示相继时间点的图像.因此需要对每个心相成像,对每个心相都要采集一个 K-平面数据.要对一个心脏层面完成一个心跳周期的电影图像采集,就需要采集 N_{cp} 个 K-平面数据,这需要很多个心跳周期时间才能完成.用心电图(ECG)产生的 R 波作为同步信号来触发脉冲序列,如图 7.6.5(a)所示,第一个 R 波触发后,运行脉冲序列,激发第一个层面,采集各个心相(共 N_{cp} 个)的 K-空间第一行数据;第二个 R 波触发后,运行同样脉冲序列,激发同一个层面,采集各个心相(共 N_{cp} 个)的 K-空间第二行数据,依次循环重复.第一个层面完成后,再进行第二个层面的数据采集,直到完成所有层面.

虽然一个心相 K-平面上各行数据是在不同心跳周期采集的,但由于 R 波触发的同步作用,各行数据近似是在心脏周期内同一个时间点采集的.如果有心率不齐,可在图像重建之前用 ECG 的时间信息进行内插,可以帮助对准 K-平面上所有行数据集到同一个时间点. 此技术称为电影成像[106,107]. 为了减少 CINE 的总成像时间, 可以分段采集, 即在各个心相一次 R 波触发采多个 K-空间行, 如图 7.6.5(b) 所示[108,109].

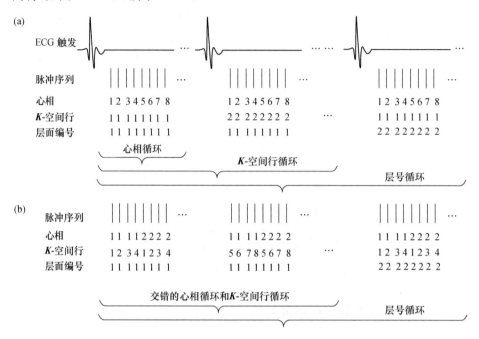

图 7.6.5　用心电触发的顺序采集

(a) 电影(CINE)方式；(b) 分段 K-空间方式, 每段 4 观

7.6.6　分段心脏采集和观共享

在分段 K-空间采集中, 相应于 K-空间中心的观通常安排在同一段中. 例如, 设每段有 2 观, 总共 8 观, 这段或许安排为 (2,3), (4,5), (6,7) 和 (8,1), 如果有心律不齐, 置 K-空间中心 (此况下观 4,5) 在同一段内可降低伪影. 多相心电触发成像可用好几种方式采集. 其一称为分段心脏采集或 FASTCARD 采集[88]. 为了缩短总扫描时间, 就得减少完成整个 K-空间数据采集所需要的 ECG 触发次数. 该方法把 R-R 间隔分段为若干相 (phase) 对应于 K-空间段, 并在各个心相采集多 K-空间行 (图 7.6.6). 在各段采集的 K-空间行数称为每段观数 (vps). 虽然分段缩短了总扫描时间 vps 倍, 但作为代价时间分辨率降低了同样倍数, 因为在一个心相各行数据并不是在同一个时间点采集的, 因而有可能引起

图像模糊.完成一个层面采集所需 ECG 触发总数减少到 1/vps(假定 $N_{ex}=1$).例如,设图 7.6.6 中采集总数是 100 观,因 vps＝4,则需要的心跳数是 25.用 25 个心跳周期收集的数据可以建立各个心相的图像.

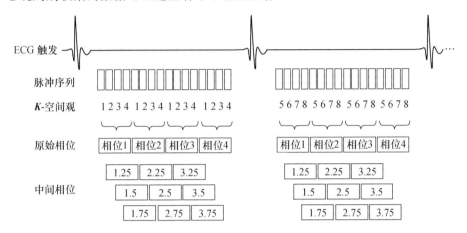

图 7.6.6　对于一个单层位 vps＝4 的分段 K-空间 4 相心脏采集

观共享用于重建额外中间心相.在第一个 R-R 间隔 K-空间行 1～4 被重复采集;在第二个 R-R 间隔 K-空间行 5～8 被采集,依次进行,直到数据矩阵被完全填满.在任意两个心相之间观共享重建允许高到(vps－1)个中间心相被重建,例如在相 1 和 2 之间可以重建相 1.25,1.5,1.75

观共享普遍用于重建分段心电触发采集,通过用滑动窗重建在任两相之间高到(vps－1)个中间相可被重建.例如,从第一个 R-R 间隔的观(2,3,4,1)和第二个 R-R 间隔的观(6,7,8,5)可建相 1.25,以此类推.重建的中间相通过提供更平滑变化的电影显示,提高了表观或有效的时间分辨率.然而,真实的时间分辨率是采集一个 K-空间段的时间:vps×TR.观共享不提高真实的时间分辨率,因为它不增加任何新的 K-空间数据,而是重复使用现有数据一次或多次.

虽然上述讨论聚焦在单层面采集,延伸到多层面是可能的.为了观察心脏总体形态,心电触发多层面交错采集是可行的[1].

参 考 文 献

[1] Bernstein MA,King KF, Zhou XJ. Handbook of Pulse Sequences. Elsevier Academic Press,2004.

[2] Haacke EM,Brown RW,Thompson MR,Venkatesan R. Magnetic Resonance Imaging: Physical Principles and Sequence Design. New York:Wiley-Liss,1999:Chapt 13.6.

[3] Parker JA,Kenyon RV,Troxel DE. Comparison of interpolating methods for image re-

sampling. IEEE Trans Med Imaging,1983,2: 31-39.

[4] Roemer PB, Edelstein WA, Hayes CE,et al. The NMR phased array. Magn Reson Med,1990,16: 192-225.

[5] Langlois S,Desvignes M, Constans JM,et al. MRI geometric distortion: A simple approach to correcting the effect of non-linear gradient fields. J Magn Reson Imaging, 1991, 9: 821-831.

[6] Maeda A, Sano K, Yokoyama T. Reconstruction by weighted correlation for MRI with time-varying gradients. IEEE Trans Med Imaging,1988, 7(1): 26-31.

[7] Matej S, Bajla I. A high-speed reconstruction from projections using direct Fourier method with optimized parameters—An experimental analysis. IEEE Trans Med Imaging, 1990, 9(4): 421-429.

[8] Rosenfeld D. An optimal and efficient new gridding algorithm using singular value decomposition. MRM, 1998,40: 14-23.

[9] Sarty GE, Bennett R, Cox RW. Direct reconstruction of non-Cartesian K-space data using a nonuniform fast Fourier transform. Magn Reson Med,2001, 45: 908-915.

[10] van de Walle R, Harrison HB, Myers KJ,et al. Reconstruction of MR images from data acquired on a general nonregular grid by pseudoinverse calculation. IEEE Trans Med Imaging,2000,19(12): 1160-1167.

[11] Hoge RD, Kwan RKS, Pike GB. Density compensation functions forspiral MRI. Magn Reson Med,1997, 38: 117-128.

[12] Noll DC. Multishot rosette trajectories for spectrally selective MR imaging. IEEE Trans Med Imaging,1997, 16(4): 372-377.

[13] Scheffler K,Hennig J. Frequency resolved single-shot MR imaging using stochastic K-space trajectories. MRM,1996, 35: 569-576.

[14] Jackson JI, Meyer CH, Nishimura DG, Macovski A. Selection of a convolution function for Fourier inversion using gridding. IEEE Trans Med Imaging, 1991, 10(3): 473-478.

[15] Carlson JW,Minemura T. Imaging time reduction through multiple receiver coil data acquisition and image-reconstruction. MRM,1993, 29:681-687.

[16] Sodickson DK, Manning WJ. Simultaneous acquisition of spatial harmonics (SMASH): Fast imaging with RF coil arrays. MRM,1997,38: 591-603.

[17] Pruessmann KP, Weiger M, Scheidegger MB, et al. SENSE: Sensitivity encoding for fast MRI. MRM,1999, 42: 952-962.

[18] Pruessmann KP, Weiger M, Boernert P, et al. Advances in sensitivity encoding with arbitrary K-space trajectories. Magn Reson Med,2001, 46: 638-651.

[19] Bydder M,et al. Generalized SMASH imaging. Magn Reson Med,2002, 47: 160-170.

[20] Griswold MA, et al. Generalized autocalibrating partially parallel acquisitions (GRAP-PA). Magn Reson Med, 2002, 47: 1202-1210.

[21] Kyriakos WE, Panych LP, Kacher DF, et al. Sensitivity profiles from an array of coils for encoding and reconstruction in parallel (SPACE RIP). Magn Reson Med, 2000, 44: 301-308.

[22] Weiger M, Pruessmann KE, Kassner A, et al. Contrast-enhanced 3D MRA using SENSE. JMRI, 2000, 12: 671-677.

[23] Bammer R, Auer M, Keeling SL, et al. Diffusion tensor imaging using single-shot SENSE EPI. MRM, 2002, 48: 128-136.

[24] Chuang KH, Chen JH. IMPACT: Image-based physiological artifacts estimation and correction technique for functional MRI. Magn Reson Med, 2001, 46: 335-343.

[25] Bydder M, Atkinson D, Larkman DJ, et al. SMASH navigators. Magn Reson Med, 2003, 49: 493-500.

[26] Weiger M, Pruessmann KE, Leussler C, et al. Specific coil design for SENSE: A six-element cardiac array. MRM, 2001, 45: 495-504.

[27] Robson PM, Grant AK, Madhuranthakam AJ, et al. Comprehensive quantification of signal-to-noise ratio and g-factor for image-based and K-space-based parallel imaging reconstructions. MRM, 2008, 60: 895-907.

[28] King KF. SENSE Image Quality Improvement Using Matrix Regularization. Scotland: Glasgow, 9th ISMRM, 2001, Abstract 1771.

[29] Liang ZP, Bammer R, Ji J, et al. Making Better SENSE: Wavelet De-Noising, Tikhonov Regularization, and Total-Least Squares. USA: Honolulu, 10th ISMRM, 2002, Abstract 2388.

[30] Raj A, Singh G, Zabih R, et al. Bayesian parallel imaging with edge-preserving priors. MRM, 2007, 57: 8-21.

[31] Lin FH, Kwong KK, Belliveau JW, et al. Parallel imaging reconstruction using automatic regularization. MRM, 2004, 51: 559-567.

[32] Bydder M, Perthen JE, Du J. Optimization of sensitivity encoding with arbitrary K-space trajectories. MRI, 2007, 25: 1123-1129.

[33] Liu B, King K, Steckner M, et al. Regularized sensitivity encoding (SENSE) reconstruction using Bregman iterations. MRM, 2009, 61: 145-152.

[34] Fang S, Ying K, Zhao L, et al. Coherence regularization for SENSE reconstruction with a nonlocal operator (CORNOL). MRM, 2010, 64: 1414-1426.

[35] Sodickson D. Simultaneous Acquisition of Spatial Harmonics: Ultra-Fast Imaging with RF Coil Arrays. US Patent: 5910728, 1999.

[36] Sodickson DK, Griswold MA, Jakob PM, et al. Signal-to-noise ratio and signal-to-

noise efficiency in SMASH imaging. MRM,1999，41：1009-1022.

[37] Jakob PM，Griswold MA，Edelman RR，et al. AUTO-SMASH：A self-calibrating technique for SMASH imaging. MAGMA, 1998，7：42-54.

[38] Heidemann RM，Griswold MA，Haase A,et al. VD-AUTO-SMASH imaging. MRM, 2001，45：1066-1074.

[39] McKenzie CA，Yeh EN，Ohliger MA,et al. Self-calibrating parallel imaging with automatic coil sensitivity extraction. MRM,2002,47：529-538.

[40] Meyer CR，Bland PH，Pipe J. Retrospective correction of intensity inhomogeneities in MRI. IEEE Trans Med Imaging,1995，14：36-41.

[41] Sodickson DK,McKenzie CA. A generalized approach to parallel magnetic resonance imaging. Med Phys,2001，28：1629-1643.

[42] Sodickson DK. Tailored SMASH image reconstructions for robust in vivo parallel MR imaging. MRM, 2000,44：243-251.

[43] Brau AC，Beatty PJ，Skare S，et al. Comparison of reconstruction accuracy and efficiency among autocalibrating data-driven parallel imaging methods. MRM，2008，59：382-395.

[44] Griswold MA，Breuer F，Blaimer M，et al. Autocalibrated coil sensitivity estimation for parallel imaging. NMR Biomed,2006,19：316-324.

[45] Kyriakos WE，Panych LP，Kacher DE,et al. Sensitivity profiles from an array of coils for encoding and reconstruction in parallel (SPACE RIP). MRM,2000，44：301-308.

[46] Xiao Z，Hoge WS，Mulkern RV,et al. Comparison of parallel MRI reconstruction methods for accelerated 3D fast spin-echo imaging. MRM,2008，60：650-660.

[47] 肖智魁，胡广书. 二维 SPACE RIP 并行成像技术在三维磁共振成像中的应用. 清华大学学报,2009,49(3)：31.

[48] Griswold MA，Jakob PM，Nittka M,et al. Partially parallel imaging with localized sensitivities (PILS). MRM,2000,44：602-609.

[49] Madore B,Pelc N. SMASH and SENSE：Experimental and numerical comparisons. MRM,2001,45：1103-1111.

[50] Bauer JS，Banerjee S，Henning TD，et al. Fast high-spatial-resolution MRI of the ankle with parallel imaging using GRAPPA at 3T. AJR Am J Roentgenol, 2007, 189：240-245.

[51] Fautz HP，Honal M，Saueressig U，et al. Artifact reduction in moving-table acquisitions using parallel imaging and multiple averages. MRM, 2007, 57：226-232.

[52] Winkelmann R，Bornert P，Dossel O. Ghost artifact removal using a parallel imaging approach. MRM, 2005, 54：1002-1009.

[53] Brau AC，Beatty PJ，Skare S，et al. Comparison of reconstruction accuracy and effi-

ciency among autocalibrating data-driven parallel imaging methods. MRM, 2008, 59: 382-395.

[54] McKenzie CA, Yeh EN, et al. Improved spatial harmonic selection for SMASH image reconstructions. MRM, 2001, 46: 831-836.

[55] McKenzie CA, Ohliger MA, Yeh EN, et al. Coil-by-coil image reconstruction with SMASH. MRM, 2001, 46: 619-623.

[56] Sodickson DK, McKenzie C. A generalized approach to parallel magnetic resonance imaging. Med Phys, 2001, 28: 1629-1643.

[57] Griswold MA, Kannengiesser S, Heidemann RM, et al. Field-of-view limitations in parallel imaging. MRM, 2004, 52: 1118-1126.

[58] Goldfarb J. The SENSE ghost: Field-of-view restrictions for SENSE imaging. JMRI, 2004, 20: 1046-1051.

[59] Wang Z, Wang J, Detre JA. Improved data reconstruction method for GRAPPA. MRM, 2005, 54(3): 738-742.

[60] Breuer FA, Kellman P, Griswold MA, et al. Dynamic, autocalibrated parallel imaging using temporal GRAPPA (TGRAPPA). MRM, 2005, 53(4): 981-985.

[61] Qu P, Wang C, Shen GX. Discrepancy-based adaptive regularization for GRAPPA reconstruction. JMRI, 2006, 24: 248-255.

[62] Heberlein K, Hu X. Autocalibrated parallel spiral imaging. Magn Reson Med, 2006, 55(3): 619-625.

[63] Blaimer M, Breuer FA, Mueller M, et al. 2D-GRAPPA-operator for faster 3D parallel MRI. MRM, 2006, 56: 1359-1364.

[64] Zhao T, Hu X. Iterative GRAPPA for improved parallel imaging reconstruction. MRM, 2008, 59(4): 903-907.

[65] Bydder M, Jung Y. A nonlinear regularization strategy for GRAPPA calibration. MRI, 2009, 27: 137-141.

[66] Nana R, Hu X. Data consistency criterion for selecting parameters for K-space-based reconstruction in parallel imaging. MRI, 2010, 28: 119-128.

[67] Chang Y, Liang D, Ying L. Nonlinear GRAPPA: A kernel approach to parallel MRI reconstruction. MRM, 2012, 68(3): 730-740.

[68] Liu W, Tang X, Ma Y, Gao JH. Improved parallel MR imaging using a coefficient penalized regularization for GRAPPA reconstruction. MRM, 2013, 69(4): 1109-14.

[69] Zhang J, Liu C, Moseley ME. Parallel reconstruction using null operations. MRM, 2011, 66: 1241-1253.

[70] Griswold MA, Blaimer M, Breuer F, et al. Formalism. MRM, 2005, 54: 1553-1556.

[71] Liu C, Bammer R, Moseley ME. Parallel imaging reconstruction for arbitrary trajecto-

ries using K-space sparse matrices (kSPA). MRM, 2007, 58: 1171-1181.

[72] Madore B, Glover GH, Pelc NJ. Unaliasing by Fourier-encoding the overlaps using the temporal dimension (UNFOLD), applied to cardiac imaging and FMRI. MRM, 1999, 42: 813-828.

[73] Tsao J. On the UNFOLD method. MRM, 2002, 47: 202-207.

[74] Madore B. Using UNFOLD to remove artifacts in parallel imaging and in partial-Fourier imaging. MRM, 2002, 48: 493-501.

[75] McGibney G, Smith MR, Nichols ST, et al. Quantitative evaluation of several partial Fourier reconstruction algorithms used in MRI. MRM, 1993, 30: 51-59.

[76] Liang ZP, Boada EE, Constable RT, et al. Constrained reconstruction methods in MR imaging. Rev Magn Reson Med, 1992, 4: 67-185.

[77] Noll DC, Nishimura GD, Macovski A. Homodyne detection in magnetic resonance imaging. IEEE Trans Med Imaging, 1991, 10: 154-163.

[78] Cuppen JJ. Method of Reconstructing a Nuclear Magnetization Distribution from a Partial Magnetic Resonance Measurement. US patent: 4853635, 1989.

[79] Ishihara Y, Calderon A, Watanabe H, et al. A precise and fast temperature mapping using water proton chemical shift. MRM, 1995, 34: 814-823.

[80] Muthupillai R, Lomas DJ, Rossman PJ, et al. Magnetic resonance elastography by direct visualization of propagating acoustic strain waves. Science, 1995, 269: 1854-1857.

[81] Bemstein MA, Zhou XJ, Polzin JA, et al. Concomitant gradient terms in phase contrast MR: Analysis and correction. MRM, 1998, 39: 300-308.

[82] Moran ER, Moran RA, Karstaedt N. Verification and evaluation of internal flow and motion, true MRI by the phase gradient modulation method. Radiology, 1985, 154: 433-441.

[83] Liang ZE. A model based phase unwrapping method. IEEE Trans Med Imaging, 1996, 15: 893-897.

[84] Ghiglia D, Pritt M. Two-Dimensional Phase Unwrapping: Theory, Algorithms, and Software. New York: Wiley, 1998.

[85] Zhou K, Zaitsev M, Bao SL. Reliable two-dimensional phase unwrapping method using region growing and local linear estimation. MRM, 2009, 62(4): 1085-1090.

[86] Bernstein MA, Grgic M, Brosnan TJ, et al. Reconstructions of phase contrast, phased array multicoil data. MRM, 1994, 32: 330-334.

[87] Riederer SJ, Tasciyan T, farzaneh E, et al. MR fluoroscopy: Technical feasibility. MRM, 1988, 8: 1-15.

[88] Foo TKF, Bernstein MA, Aisen AM, et al. Improved ejection fraction and flow velocity estimates with use of view sharing and uniform repetition time excitation and fast cardi-

ac techniques. Radiology,1995, 195: 471-478.

[89] Markl M, Hennig J. Phase contrast MRI with improved temporal resolution by view sharing: K-space related velocity mapping properties. MRI,2001,19: 669-676.

[90] Jones RA, Haraldseth O, Mueller TB,et al. K-space substitution: A novel dynamic imaging technique. MRM,1993, 29: 830-834.

[91] van Vaals JJ,Brummer ME,Dixon WT,et al. "Keyhole" method for accelerating imaging of contrast agent uptake. JMRI,1993, 3: 671.

[92] Hu X,Parrish T. Reduction of field of view for dynamic imaging. MRM,1994,31: 691-694.

[93] Spraggins TA. Simulation of spatial and contrast distortions in keyhole imaging. MRM,1994,31: 320-322.

[94] Bishop JE, Santyr GE, Kelcz E,et al. Limitations of the keyhole technique for quantitative dynamic contrast-enhanced breast MRI. JMRI,1997,7: 716-723.

[95] Oesterle C, Hennig J. Improvement of spatial resolution of keyhole effect images. MRM,1998, 39: 244-250.

[96] Liang ZE,Lauterbur PC. An efficient method for dynamic magnetic resonance imaging. IEEE Trans Med Imaging,1994,13: 677-686.

[97] Webb AG, Liang ZE, Magin RL,et al. Applications of reduced encoding MR imaging with generalized-series reconstruction (RIGR). JMRI,1993,3: 925-928.

[98] Hanson JM, Liang ZP, Magin RL,et al. A comparison of RIGR and SVD dynamic imaging methods. MRM,1997, 38: 161-167.

[99] Shimizu K, Panych LE, Mulkem RV,et al. Partial wavelet encoding: A new approach for accelerating temporal resolution in contrast-enhanced MR Imaging. J Magn Reson Imaging,1999,9: 717-724.

[100] Xiong J,Fox ET,Gao JH. The effects of K-space data undersampling and discontinuities in keyhole functional MRI. MRI,1999,17: 109.

[101] Suga M, Matsuda T, Komori M,et al. Keyhole method for high-speed human cardiac cine MR imaging. JMRI,1999,10: 778-783.

[102] Doyle M, Walsh EG, Blackwell GG,et al. Block regional interpolation scheme for K-space (BRISK): A rapid cardiac imaging technique. Magn Reson Med, 1995, 33: 163-170.

[103] Doyle M, Walsh EG, Foster RE,et al. Rapid cardiac imaging with turbo BRISK. MRM,1995, 37: 410-417.

[104] Doyle M, Kortright E, Anayiotos AS,et al. Rapid velocity-encoded cine imaging with turbo-BRISK. J Cardiovasc Magn Resort,1999,1: 223-232.

[105] Korosec ER,Frayne R,Grist TM,et al. Time-resolved contrast enhanced 3D MR angi-

ography. MRM,1996,36: 345-351.

[106] Waterton JC,Jenkins JPR, Zhu XE,et al. Magnetic-resonance（MR）cine imaging of the human-heart. Br J Radiol,1985, 58: 711-716.

[107] Bohning DE,Carter B,Liu SS,et al. PC-based system for retrospective cardiac and respiratory gating of NMR data. MRM,1990,16: 303-316.

[108] Atkinson DJ, Edelman RR. Cineangiography of the heart in a single breath hold with a segmented turboflash sequence. Radiology,1991, 178: 357-360.

[109] Hernandez RJ, Aisen AM, Foo TKE,et al. Thoracic cardiovascular anomalies in children evaluation with a fast gradient-recalled-echo sequence with cardiac triggered segmented acquisition. Radiology,1993,188: 775-780.

第 8 章　MRI 扫描仪概论

MRI 扫描仪(scanner)也叫成像机(imager),可分为两大类:一类是扫描人体的系统,可简称为人系统;另一类是扫描动物的,简称为动物系统.人系统又可分为两类:一类是临床 MRI 系统;另一类是基础研究用的 MRI 系统.临床系统又可分为两门:一门是扫描人体全身的 MRI 系统,简称全身(whole body)系统;另一门是扫描局部人体的 MRI 系统,简称专用系统.目前市场流行的全身 MRI 系统按磁场强度高低又可分为如下三种:

低场系统:场强为 0.2 T、0.23 T、0.3 T、0.35 T、0.4 T 和 0.5 T 的永磁系统及极少电磁系统;

高场系统:场强为 1.5 T 和 3.0 T 的超导系统;

超高场系统:场强为 7 T 和 7 T 以上的超导系统.

图 8.0.1 显示了几个有代表性的 MRI 机型. MRI 技术发展趋势之一是不断提高场强.早年还有超导 0.5 T、1.0 T、2.0 T 系统.在低场永磁系统中,0.3 T、0.35 T、0.4 T、0.5 T 是主流机.专用系统按用途可分为如下两种:

(1) 专科诊断系统:如乳腺机、四肢机、头部机等.乳腺机的磁体和 1.5 T 超导全身系统几乎相同,只是磁体比较短;四肢机的磁体比较小,着重扫描四肢关节;头部机磁体的孔径略小,长度偏小,场强从 0.15 T 到 1.5 T 都有.

(2) 手术介入系统:主要用于监视开颅手术,识别和区分肿瘤和正常组织.场强从 0.15 T 到 1.5 T 不等.

基础研究系统都是高场和超高场 MRI 系统. 3 T 全身系统既可用于临床诊断,也可用于基础研究.由于 3 T 以上系统没有通用 RF 体线圈(似稳条件不太满足),因而大多只用于扫描人脑,主要服务于认知科学.

动物系统:按场强分,有 4.7 T(200 MHz)系统、7 T(300 MHz)系统、9.4 T(400 MHz)系统、11.7 T(500 MHz)系统等几挡.净磁孔直径为 16~40 cm.主要用于药物实验和其他安全性实验.

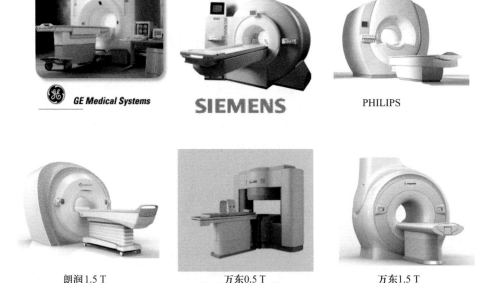

GE Medical Systems

SIEMENS

PHILIPS

朗润 1.5 T　　　　　万东 0.5 T　　　　　万东 1.5 T

图 8.0.1　有代表性的 MRI 扫描仪

其中 0.5 T 是永磁 MRI 系统. 其他都是超导 MRI 系统[1]

§8.1　MRI 扫描仪总体结构简介

MRI 扫描仪按功能可粗略分为三大部分：磁体部分、谱仪电子学部分和计算机部分. 图 8.1.1 是整机原理框图. 磁体部分提供极化磁场 B_0、空间编码梯度磁场 G 和产生 B_1 场的 RF 线圈. 谱仪部分控制 RF 发射机和接收机电子学系统执行脉冲序列，产生 MRI 信号并采集图像数据. 计算机部分一方面为 RF 谱仪产生所需要的脉冲包络信号，为梯度放大器提供梯度波形信号，并提供各种控制信号以控制扫描仪的运行；另一方面对采得的数字信号进行处理，重建出 MRI 图像并对图像进行显示和输出等处理. 下面介绍各部分结构及功能.

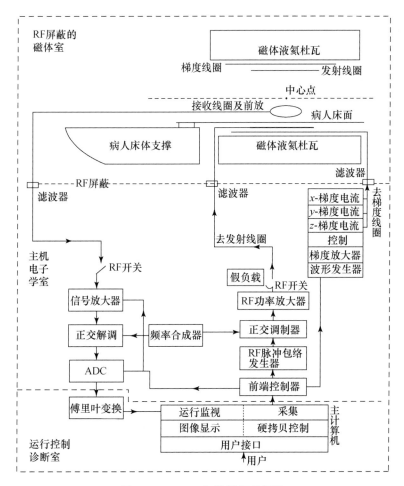

图 8.1.1 MRI 扫描器原理框图

8.1.1 磁体部分

超导 MRI 磁体是一个圆柱形结构,长度约为 $1.4\sim1.8\mathrm{m}$,其中垂横截面结构如图 8.1.2 所示. 其主要部件是产生主磁场 B_0 的超导主线圈,其次是保证 B_0 均匀度的超导匀场线圈组以及自屏蔽线圈 (3 T 以下). 这些超导线圈都装在液氦 (LHe) 杜瓦瓶内,浸泡在 4.2 K 液氦中以保持其超导性. 液氦杜瓦瓶是一个有圆柱形室温孔 (直径约 100 cm 左右) 的结构. 在室温孔中有一个柱形匀场骨架 (一般是无源匀场); 如果需要二阶匀场,就得有 5 个很薄的柱形骨架; 有三维梯度线圈分别绕在三个柱形骨架上. 再加梯度屏蔽线圈骨架,骨架材料是抗磁性的. 在梯度线圈之内,有一个带 RF 屏蔽的通用 RF 体线圈(鸟笼线圈). 上述这些部件都封在塑料壳内,最后留直径为 60～70 cm 的净孔为病人及床的进出口. 一般在中心 0.5 m 直径球体积(DSV)是成像区域,其内磁场均匀度达 1～2 个 ppm 量级. 磁孔内材料尽可能用抗磁性材料,比如钢化玻璃、碳素纤维、陶瓷、塑料等,以保证工作磁场 B_0 的高度均匀性不被破坏. 为了避免涡流,磁孔内尽可能少用金属材料. 因此病人床通常不用钢制造,螺钉尽量不用金属.

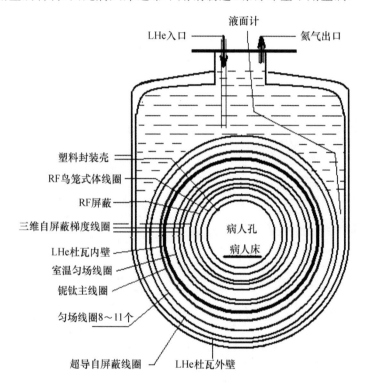

液面计
LHe入口 —— 　　　　—— 氦气出口

塑料封装壳 ——
RF鸟笼式体线圈 ——
RF屏蔽 ——
三维自屏蔽梯度线圈 ——
LHe杜瓦内壁 ——
室温匀场线圈 ——
铌钛主线圈 ——
匀场线圈8～11个 ——
超导自屏蔽线圈 ——　　　—— LHe杜瓦外壁
病人孔
病人床

图 8.1.2　MRI 超导磁体系统的装配机构示意图

超导 MRI 磁体时间稳定性很好,场强衰减很慢. 永磁 MRI 扫描仪的磁体是一个偶极磁体,两个平面磁极(N,S)相对,磁极间距 60～65 cm,磁极面直径约 1.2～1.3 m. 在靠近磁极处安装抗涡流介质板和三组平板形梯度线圈. 一般 RF 线圈不集成在磁体内,上下净间隙约 40～42 cm 以容纳病人床. 永磁磁体一般都有磁路,边缘磁场延伸范围不大. 电磁体的结构一般与永磁体类似,也是偶极磁体,只是有电流绕组.

8.1.2　谱仪电子学部分

谱仪从 NMR 谱仪沿用过来,是指 RF 电子学系统或 MRI 控制台(console).不论超导系统、永磁系统,还是电磁系统,其谱仪电子学部分有类似性.从图8.1.1看到的有信号流的部分属于谱仪电子学部分,它又分为发射链和接收链.发射链包括频率合成器、正交调制器、衰减器、RF 功放推动级、发射机、T/R 开关,最终到 RF 发射线圈.接收链包括 RF 接收线圈、RF 低噪声前置放大器、信号放大器、衰减器、正交解调器(也叫正交相敏检波器)、低通滤波器、音频放大器和模数转换器等.对于发射/接收两用的 RF 线圈,需要用一个 T/R 开关进行转换,类似于雷达中的双工器.

发射链的作用是提供出足够强度的共振激发 B_1 场.具体说,频率合成器是一个高度稳定的频率可调的标准信号源.可提供激发某层面的中心频率为 ω_{0s} 的 RF 信号.调制器可输出一定的带宽,对应一定层厚的 RF 信号($\omega_{0s} \pm \Delta\omega$).RF 信号中心频率 ω_{0s} 和带宽 $\Delta\omega$ 满足要求后,逐级放大,最后经末级功放(发射机)放大到足够功率后,匹配耦合馈入 RF 发射线圈,产生 B_1 场脉冲($90°$ 或 $180°$ 或任意 θ 角).

接收链的作用是接收 NMR 信号并把它数字化.具体说,RF 场 B_1 激发之后,磁化强度 $M_\perp$ 在 RF 线圈中感应出 NMR 信号调制的 RF 回波信号(其频率为拉莫尔频率 ω_0).这信号并载有空间编码信息,经 RF 低噪声前置放大器放大十几倍后引出磁体室.然后再经一个 RF 放大器放大和一个衰减器调整动态范围后,经分功器分为两路,在相敏检波器(两路)中经正交解调(减掉 ω_0 即抑制掉载频 ω_0)后得到音频 NMR 信号.之后,经低频放大器放大以推动模数转换器.于是 NMR 信号被数字化.

一个 RF 线圈兼做发射和接收两用时,需要用 T/R 开关转换其工作状态.在发射 RF 脉冲期间,接收机被封锁不工作,以避免 RF 功率信号串入 RF 低噪前放,隔离度要求 80 dB 左右.而在 RF 脉冲结束(发射机关闭)之后,接收机进入接收信号的工作状态.另外,正交混合器(hybrid)实质是一个 $90°$ 移相器.它有两路输出,相差 $90°$,分别作为相敏检波器的参考信号,以实现正交解调.

至于梯度放大器也属于电子学部件,作为一个专柜放在主机电子学室内.

8.1.3　计算机部分

计算机部分包括控制台计算机、主计算机、RF 脉冲和梯度脉冲序列控制器、图像显示(计算机屏幕、激光相机)、存档(磁光盘、磁带)、传输(DICOM、

PACS)等辅助设施. 所用主计算机有 SUN 工作站、SGI 工作站、VAX 工作站、DEC 工作站等, 也有用工业 PC 机的. 高场系统大部分用工作站, 低场系统大部分用工业微机. 控制台各有各的选择. 序列控制器是一核心部件, 通过它, 控制台计算机实现对整机的运行操作. 主计算机和控制台计算机之间有数据总线相连. 控制台计算机与序列控制之间有控制总线连接. 各谱仪部件大部分与控制台之间有通讯联系, 以便监视整机系统的运行. MRI 系统工作频率就是 ω_0.

软件系统大体可分为三类. 第一类是系统控制软件, 其功能是控制整机各硬部件的正常运行. 第二类是循回检测、故障诊断软件, 负责报告异常情况. 第三类是成像协议软件, 包括各种脉冲序列. 高场系统还有各种图像数据后处理软件.

在医院环境, MRI 设备一般需要三个房间. 一个是有 RF 屏蔽的磁体室, 所有必要进入磁体室的电传输线在过壁处都经过专门设计的滤波器进行滤波处理. 磁体室大小由磁体屏蔽情况和 5 Gs 线确定. 磁体室必须有 RF 屏蔽. 室壁六个面包括门窗都严密覆盖有一定厚度的金属屏蔽层(一般是 $1 \sim 2$ mm 厚的铜板). 在磁体室和诊断控制室之间有观察窗, 观察窗由夹有铜网的强化玻璃组成. 第三个房间是谱仪电子学室, 容有 RF 发射机、梯度放大器、MRI 谱仪、主计算机、不间断电源等电子学系统. 下面几节将简要详细介绍 MRI 扫描仪的各个子系统.

§8.2　MRI 主磁体系统简介

8.2.1　超导磁体系统

超导磁体系统包括超导主线圈、超导匀场线圈、超导屏蔽线圈、液氦杜瓦瓶、制冷机等.

1. 主线圈

传统超导主线圈是六线圈系统[2,3], 如图 8.2.1 所示. 线圈用铌钛(NbTi)线绕制, 其超导临界温度 $T_c \approx 9.2$ K, 六线圈配成 3 对. 也有双螺管型磁体, 中间分开, 杜瓦瓶也分成两部分, 做成开放式($0.5 \sim 1$ T), 以便于手术介入. 带多阶端校正的单螺线管结构, 预计在超高场(4 T 以上)将显示极大优势, 理论上也是可能的[4]. 近几年, 由于广泛采用逆方法设计, 1.5 T 临床系统的磁体已经缩短到 1.6 m 左右, 最短的达 1.4 m, 甚至 1.25 m. 这样, "开放度"增大, 即隧道端口对中心点(isocenter)张开的锥角增大, 对于克服幽闭感有利.

对于线圈骨架材料,可选择的材料不多:铝、不锈钢、玻璃钢纤维和碳素纤维.这些材料各有优缺点.铝是顺磁性材料,不过其顺磁磁化率 χ_m 特别低,其缺点是热胀冷缩系数很大;不锈钢是抗磁性材料,容易加工,但需要与线圈绝缘;玻璃钢便于电绝缘、轻便、机械强度足够高,但加工不如金属方便.

2. 匀场(shimming)线圈

主磁场强度 B_0 确定以后,对 B_0 场的主要要求是在 0.5 m DSV 内的均匀度.在低温恒温器内,在主线圈外有 8 个或 15 个以上薄壁筒形骨架,上面绕着超导匀场线圈.这些作为超导磁体的组成部分,和主线圈一起设计、加工和安装.这属于"有源匀场".

尽管主线圈的设计计算很精确,线圈绕制加工总有工差;降温到 4.2 K 液氮温度,热胀冷缩剧烈,线圈会发生畸变;通电流产生磁场后,由于电流在磁场中受力,导线需要找到新的力平衡位置,线圈又发生一次畸变.线圈导线移位或线圈整体变形都会使实际产生的磁场偏离设计值,因此需要有匀场措施.匀场是一个补救手段.所有超导 MRI 磁体应该毫无例外地都有事先设计、安装到位的匀场线圈系统.

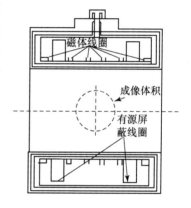

图 8.2.1 传统超导磁体主线圈是六线圈系统

匀场分为有源匀场和无源匀场两种情况,超导匀场线圈属于有源匀场.按谐波分析法,磁场对均匀场的偏离可划分为线性项(3 项)、二阶项(5 项)和三阶项(7 项)等.设计特定的线圈结构可以产生出这样的谐波.因此,所谓匀场线圈就是谐波线圈.对超导线圈励磁启动后的磁场用 NMR 探头沿半径 25 cm 球面测量足够多的点数;改变半径,测量多个球面.然后对测量数据进行回归分析,看存在哪些谐波.据此,在对应的谐波线圈中通以确定大小的反方向电流,以对消掉这些有害谐波,恢复原来设计的均匀场.因为谐波彼此正交,对应各谐波线圈的电流可以独立调节,互不影响.

3. 无源匀场

在室温孔内有一个筒形骨架,在上面适当的地方贴铁片,有可能对消掉更高次的谐波成分,使磁场均匀度进一步提高.无源匀场属于精细匀场,依赖于对磁场的精确测量和精细的回归分析.

超导磁体需要精心维护,及时补充液氦,以防止失超(quench).失超属于事故,一旦失超,重则毁坏磁体,轻则引起主线圈畸变,因为要经历一次剧烈的热胀冷缩、一次剧烈的磁力变动.即使磁体没有明显损坏,再励磁启动后,原来的匀场线圈电流全部需要重调.而无源匀场也全部失效,需要重新加工.即使重新做一遍,要恢复到原来的水平也是不容易的.

4. 在线动态匀场

在常规 MRI 检查中不需要在线动态匀场.而在进行 MR 谱测量时,一般需要进行在线动态匀场.因为人体磁化率分布不均匀或体内有置入金属,对中心区域磁场均匀度略有影响.虽然对常规成像影响不大,但对于弱三个量级的波谱信号来说,非同小可.在线动态匀场由计算机控制,一般是通过调整一、二阶匀场线圈中的电流以产生特定的谐波项来抵消有害谐波.梯度线圈上并联匀场电流源可兼一阶匀场功能,二阶匀场线圈需单独准备.

5. 磁屏蔽线圈

FDA 规定在公共场所的磁场不能超过 5 Gs.这是对磁体杂散场提出的限制.通常称 5 Gs 线为安全线.这里说的安全不是指人身安全,而是指仪器设备.另一方面,磁体工作时,要求磁场均匀、稳定,也需要把磁力线约束在尽可能小的范围内.因此需要磁屏蔽.磁屏蔽分"有源磁屏蔽"和"无源磁屏蔽"两种情况.在低温恒温器内,在主线圈和匀场线圈外面是屏蔽线圈(看图 8.2.1),其电流与主线圈电流相反.在远处看,屏蔽线圈的磁矩($m = -nIS$)和主线圈的磁矩($m = NIS$)正好对消为零.这种有源屏蔽补偿的是偶极场.如果没有屏蔽,偶极场随离开的距离按 $1/r^3$ 衰减,衰减比较慢.有源屏蔽消除偶极场后,剩下四极场按 $1/r^5$ 衰减.这使杂散场范围大大缩小,具体数据列在表 8.2.1 中.根据这些数据可以确定磁体室的大小.诊断操作室和磁体室之间的玻璃铜网观察窗处就是 5 Gs 线.对自屏蔽好的磁体(一般 B_0 在 0.5 T 以下)甚至操作台,可以移到磁体室内.

表 8.2.1   典型超导磁体 5 Gs 范围

B_0	无屏蔽		有源屏蔽	
	径向(m)	轴向(m)	径向(m)	轴向(m)
1.0 T	8.2	10.5	2.5	5.2
1.5 T	9.4	12	3.2	5.8

磁体自屏蔽优点是不但对外界不产生不良影响,也避免了外界对主磁场的扰动.这不但保证了场的均匀性,也保证了场的稳定性.对建筑物的要求大大降

低,场地容易准备.如果不屏蔽,墙壁、天花板中的钢梁由于磁化也使磁体工作磁场的均匀性变差.需要就地进行专门的匀场,增加安装的工作量和技术难度.

有源自屏蔽的显著优点是总重量减轻.所付出的代价是,主磁场 B_0 被抵消一些,需增大主线圈的安匝数或电流.这导致多花一些超导线,杜瓦体积也要大一些.

6. 无源磁屏蔽

在杜瓦瓶外面用铁块包围磁体形成柱形,构成磁路,这样外面杂散场会大大减小.无源屏蔽的优点是铁磁化后产生附加磁场 B_m,和 B_0 方向相同.于是中心场强有所提高,这样可节省一些超导线.缺点是,把铁放在液氦杜瓦外面时,由于杜瓦瓶有凸出的瓶口,铁不易做到轴对称,会对 B_0 均匀性产生不良影响.尤其是超高场系统,杜瓦瓶口很大.如果把铁放在杜瓦瓶内紧贴线圈,容易做到轴对称,屏蔽效果很好,对场均匀性没有不良影响,"增场"效果也更显著.但增加了杜瓦瓶的热负载,也增大了杜瓦体积和支撑.避免上述问题的一个办法是铁磁材料远离杜瓦瓶,这就是磁屏蔽室的概念.哥伦比亚大学 5 T MRI 系统就是采用这种方案:磁体放在正中央,屏蔽室呈八棱柱形,门开在两端,铁墙厚度达 0.5 m,总重达 200 吨.7 T 全身系统一般都是用铁墙屏蔽室,需要耗费 2000吨低碳钢.总之,工程上要折中考虑各种情况,根据当时的技术水平和可能性进行选择.目前趋势是 1.5 T 和 3 T 都是用有源自屏蔽.

7. 低温系统

LHe 杜瓦的功能是有效地保存 LHe. 为了尽可能减少液氦的蒸发,应当尽量减少额外的热负载.针对三大传热机制,LHe 杜瓦以真空夹层及隔热材料减少对流;以辐射屏蔽和反射对抗外来辐射热;在真空腔内,用热传导系数极低的细长吊杆悬挂支撑容有液氦的瓶胆,以减少热传导负载.总之,要把热负载减到最小,使液氦的蒸发越慢越好.但要注意,蒸发不可能减到零,因为热负载不可能是零.氦液面保持在一个大气压下,液氦温度是 4.2 K;减压会进一步降温;如果加压,液氦会升温,也就增加失超的危险性.液面的准确测量很关键,根据液面计读数,要及时补充液氦.只要有充足的液氦使超导线圈保持浸泡在 LHe 内,就能确保超导电流永驻.因此,超导磁体可以 24 小时工作.只要不出意外,可持续工作近 10 年.

8. 制冷机

用制冷机循环制冷,氦的净损耗大大减少.现在有些超导 MRI 系统已经做到十年不用补充 LHe.

磁体的功能是提供极化磁场 B_0,B_0 越高,得到的 M_0 越大,提供的 SNR 越高,时空分辨率也就越高.因此,总是希望 B_0 越高越好.然而,B_0 越高,拉莫尔频率也越高,波长 λ 越短.似稳条件要求 $\lambda \ll \ell$(ℓ 是 RF 线圈的线度),因此,3 T

以上,通用 RF 体线圈就难以工作.所以,典型的超导型 MRI 临床系统是1.5 T.现在,3 T 系统已允许用于临床诊断.用"半腔式"线圈(TEM 模)作为 RF 发射体线圈.功能 MRI,由于头线圈尺寸比较小,B_0 可以延伸提高到 7 T 甚至9.4 T.除似稳条件外,波长 λ 越短,辐射也越强,与人体相互作用也就越强.因此,越是高场系统,面临的挑战也越多.另一方面,低场 MRI 系统,由于价格相对便宜、维护方便,也还有发展空间.

8.2.2　永磁磁体系统

1.磁介质

磁介质分为有源材料和无源材料.有源(active)材料能主动发出磁场强度(H)线,是产生磁场强度的源.而无源(passive)材料由于磁导率(μ)很高,磁阻很小,有集中磁感应线的作用,经常用来构成磁路.这两种铁磁材料都是非线性材料,其物理性质有巨大差别,其磁滞回线如图 8.2.2 所示.B_r 和 $-H_c$ 分别是剩磁强度和矫顽力,H 是磁化场,B 是材料内磁感应强度.当磁化场 $H=0$ 时,硬铁磁可以把磁化状态保留下来,而软铁磁则不能.20 世纪 80 年代发展起来的钕铁硼(NdFeB)材料是强磁材料,其磁能积高达约 10 000×10 000 GsOe 以上,可使磁体体积大为缩小.纯铁、低碳钢、软铁氧体等属于软铁磁材料,其磁滞回线、剩磁 B_r 和顽力 H_c 如图 8.2.2(b)所示.钕铁硼、钐钴(SmCo)、硬铁氧体等属于硬铁磁材料,其磁滞回线、剩磁 B_r 和矫顽力 H_c 如图 8.2.2(a)所示.中国科建安科公司生产的第一代 0.165 T 系统是铁氧体材料,重达 90 吨.而用钕铁硼和铁混合磁体,0.5 T 系统只有 28 吨.NdFeB 的缺点是温度系数比较大,B_r为 2%/℃,H_c 为 6%/℃,因而要求恒温条件.相对于超导磁体需要液氦,电磁体需要耗大量水、电来说,恒温条件要低廉得多.

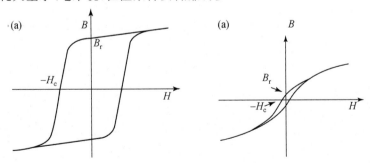

图 8.2.2　铁磁材料的磁滞回线

(a) 硬永磁材料;(b) 软铁磁材料

2. 磁体结构

永磁体结构类型很多,如图8.2.3所示.图中第一排所示三种结构是由有源材料和无源材料混合组成的.磁场B_0由有源材料产生.无源材料构成磁路,通常称为铁轭.如果不构成磁路,磁感应线散在外空间的范围很大,这不仅对外面产生很强的磁扰动,而且外界很容易对工作磁场产生干扰,影响主磁场B_0的均匀性和稳定性.如果有磁路,不仅避免了上面的问题,而且工作磁场会有明显的提高(20%左右).有磁路时,一般不再需要专门的磁屏蔽,但是磁体室仍需要RF屏蔽和恒温控制.图8.2.3中第二排所示结构是三种"魔型"(magic)结构,这种特殊结构可以不用无源材料,而是完全由有源材料构成.有源材料一方面产生磁场,一方面构成磁路,这种磁体除两端外,几乎没有外散场,不需要磁屏蔽,结构紧凑,重量相对要轻得多,有可能产生很高的磁场,特别适合于便携式NMR谱分析.

目前,在追求"开放"前提下,C形和双立柱形比较受欢迎,场强已经做到0.5 T.

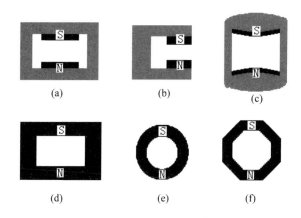

图 8.2.3　永磁 MRI 磁体的典型结构

(a) 工形结构;(b) C形结构;(c) 双立柱形结构;(d) 魔方形结构;(e) 魔环形结构[5~8];
(f) 魔八角形结构.黑色代表有源材料,俗称磁钢;灰色代表无源材料

3. 永磁 MRI 磁体系统构成

永磁MRI扫描仪的磁体是一个偶极磁体.两个平面磁极相对,磁极间距60 cm,磁极圆面积直径约1.2 m.在靠近磁极处安装抗涡流磁介质板、匀场板、三组平板形梯度线圈,以及RF激发线圈,大体结构如图8.2.4所示,上、下净间隙约40 cm,以容纳病人床.

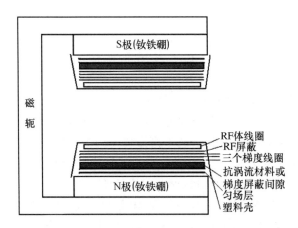

图 8.2.4　C 形永磁体系统硬件配置结构示意

8.2.3　电磁体

　　电磁体用软铁磁材料作铁芯,在铁芯上绕线圈,用恒流源励磁.这种磁体完全不用有源材料,一般用工业纯铁作磁极面,用低碳钢作磁轭(如 A3 钢),以构成磁路,如图 8.2.5 所示.对磁极的机械加工要求很高,平行度要求很高.为了对抗边缘效应,磁极面外周突起形成裙围.和超导磁体不同,在超导磁体中超导电流一经激发,电流就持续下去,电流源可拿走.而电磁体必须用恒流源维持,而且要求电流源高度稳定,稳定度至少要达到 $10^{-5}/24$ 小时,一般要用 NMR 稳场.所有这些技术随粒子加速器技术的发展都已经很成熟、不成问题,问题是磁体耗水、耗电量比较大.0.2 T 电磁体的耗电可能高达 100 kW,可能受到医院配电系统的制约,这可能是电磁体数量很少的主要原因.

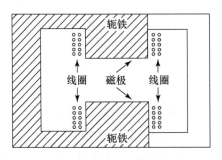

图 8.2.5　电磁体结构

由电流励磁产生磁场,无源材料构成磁路,纯铁构成磁极面

§ 8.3   MRI 梯度系统

在 MRI 中,梯度磁场的主要作用是对 NMR 信号进行空间编码.梯度磁场由梯度线圈产生(图 8.3.1),对于全身超导 MRI 扫描器来说,要求在 0.5 m 直径球体积(DSV)内产生足够强度的线性磁场梯度.例如有 EPI 的机器要求 25 mT/m 以上梯度,运行 DTI 的机器配备 40~60 mT/m 梯度或双梯度.由于梯度工作在脉冲状态,对梯度线圈有切换速度(slew rate)要求.对永磁 MRI 系统来说,要求在 40 cm×40 cm×30 cm 体积内提供强度为 15~20 mT/m 的线性梯度.

1985 年以前,由于成像采集比较慢(分钟级级),对梯度开关要求不高,梯度幅度也不大(10 mT/m).1985 年快速成像发展,定域谱和谱成像也开始发展,尤其是高速成像序列 EPI 对梯度线圈提出了很高的质量要求,对强梯度驱动器也提出了很高的要求.

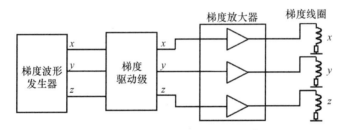

图 8.3.1   MRI 梯度系统组成框图

8.3.1   度量梯度线圈优劣的指标[9]

线圈效率 η 是用得比较普遍的概念.当用载流线圈产生磁场时,不论是直流磁场还是 RF 磁场,线圈效率定义为单位电流产生的磁感应强度:

$$\eta = \frac{磁场强度}{电流强度} \ (\text{Gs/A}). \tag{8.3.1}$$

当用载流线圈产生梯度时,线圈效率定义为单位电流产生的梯度:

$$\eta = \frac{梯度}{电流} \ [\text{mT/(m·A)}]. \tag{8.3.2}$$

上两式成立的条件都是假设线圈骨架半径 $a=1.0$ m,其他半径可按比例折合.根据基本电路理论,线圈两端的电压正比于电流的变化率:

$$U = L\frac{\mathrm{d}I}{\mathrm{d}t} + IR, \tag{8.3.3}$$

式中 L 是线圈自感,R 是线圈导线的电阻,线圈的时间常数 $\tau = L/R$. 要求短开关时间,即要求梯度线圈电感要尽可能小[10]. 小线圈自然电感小,然而成像体积一定时,其线性度就很差. 也就是说,电感和线性度两个指标是冲突的,设计时只能折中考虑. 第三项指标要求线圈尽可能低功耗,功耗 $P_{\text{diss}} = I^2 R$,因而 R 不能太大. 第四项指标要求线性梯度覆盖的体积要尽可能大. 第五项指标要求线圈与附近设施相互作用最小,即产生的涡流要尽可能小. 可以看出,上述要求有一些相互冲突,比如说要增大线性梯度的体积范围,就增大了储能. 根据储能公式

$$W_{\text{s}} = \frac{1}{2} I^2 L, \tag{8.3.4}$$

电感必然增大,如果增大梯度强度,要么增大电感 L,要么增大电流,结果不是减慢开关速度,就是增大功耗. 因此,在这诸多因素中必须进行合理的折中. 换句话说,对有些指标要作一些牺牲. 对 MRI 来说,需要保证的指标是线圈效率、小电感和梯度均匀度三项. 设梯度均匀度由下式描写[11]:

$$\delta = \frac{1}{V} \iiint\limits_{V} \left(\frac{B - B_{\text{理想}}}{B_{\text{理想}}} \right)^2 \mathrm{d}V, \tag{8.3.5}$$

则梯度线圈优值可定义为

$$\beta = \frac{\eta^2}{L\sqrt{\delta}}. \tag{8.3.6}$$

若半径归一化到 1 m(米)时,此优值只依赖于线圈结构.

8.3.2　超导 MRI 梯度线圈传统结构

　　超导 MRI 主磁场 B_0 都是用柱形螺线管产生的,并沿柱轴方向取为 z 轴,梯度线圈也是绕在一个同轴柱面上,所需要的梯度是 $G_x = \dfrac{\mathrm{d}B_z}{\mathrm{d}x}$,$G_y = \dfrac{\mathrm{d}B_z}{\mathrm{d}y}$,$G_z = \dfrac{\mathrm{d}B_z}{\mathrm{d}z}$. 这样,可以使 MRI 能够选择并成像任意取向的层面. G_z 被称为纵向梯度,G_x 和 G_y 被称为横向梯度. 一般情况,G_x 绕组旋转 $90°$ 就可得到 G_y. 因此,两个横向梯度绕组几何结构是完全相同的,只是其几何尺寸有差别. 所谓传统结构,是指用分立绕组构成的线圈. 而现代结构是由分布式电流线构成的线圈,需要用逆方法设计.

　　最原型的均匀场线圈是著名的亥姆霍兹对,由两个等同的同轴圆线圈隔开距离(d)等于其半径(R)组成,这特定间隔 $d = R$ 使场展成泰勒级数时二次项对消,剩下最低高阶项是 z^4 的函数,粗略地说,在线圈中心 $0.5R$ 球形体积内得到场均匀性在 5% 以内. 这种技巧广泛地被应用来设计各种分立绕组线圈.

1. 纵向梯度线圈

最简单的也是最常用的 z 梯度是"麦克斯韦对",两个等同圆线圈,其间距 $d=\sqrt{3}R$,R 是线圈半径,通以反方向的电流(图 8.3.2). 这种线圈产生的 z 向磁场:

$$B_z(z) = G_z(0)z + O[(z/d)^5].$$
$$(8.3.7)$$

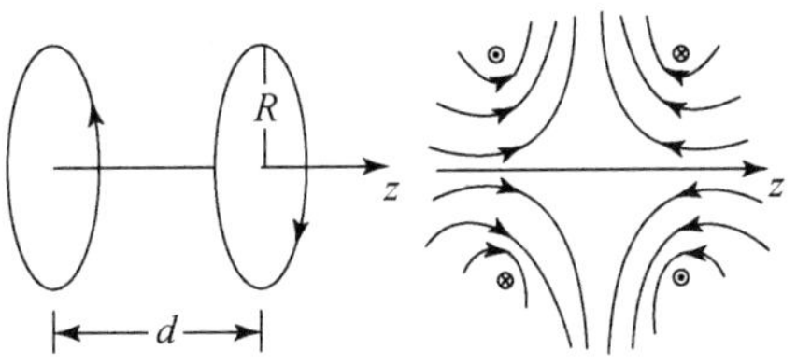

图 8.3.2　麦克斯韦对

(a) 几何结构;(b) 磁场分布

当 $d=\sqrt{3}R$ 时,校正到 5 阶,在 $0.5R$ 球内梯度均匀度在 5% 以内. 超过 $0.5R$,梯度均匀度急剧变坏. 在原点,梯度效率是

$$\eta = \frac{8.085 \times 10^{-7}}{R^2}\text{T} \cdot \text{m}^{-1} \cdot \text{A}^{-1}.$$
$$(8.3.8)$$

如果用更多对线圈,适当选择对的位置和电流强度,有可能消掉 3、5、7 阶奇数次导数,得到更均匀的线性梯度. 这磁场为

$$B_z(z) = G_z(0)z + O[(z/d)^9].$$
$$(8.3.9)$$

结果在 $0.8R$ 球内梯度均匀度好于 5%[12].

2. 横向梯度线圈

传统横向梯度线圈,就是所谓"Colay"[13]线圈,如图 8.3.3 所示,双马鞍形结构,八个 120° 圆弧安排在柱面上,近处圆弧对中心张角为 68.7°,远端圆弧张角为 21.3°. 为得到最大效率,并形成回路,远端圆弧距中垂面的距离为 $2.57R$. 其效率为

$$\eta = \frac{9.18 \times 10^{-7}}{R^2}\text{T} \cdot \text{m}^{-1} \cdot \text{A}^{-1}.$$
$$(8.3.10)$$

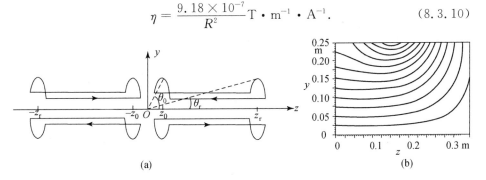

(a)　　　　　　　　　　　　　　(b)

图 8.3.3　Golay 型横向梯度线圈由 4 个马鞍形线圈装在一柱面上组成

适于超导磁体孔,只有内弧产生的磁场 z 分量对 G_y 有贡献,其他部分构成回路,外端弧对梯度贡献是负的,内弧张角 $\theta_0=67.5°$,外弧张角 $\theta_1=22.5°$.(a) 线圈几何结构;(b) 在中心区域产生的 yG_y 线,直线意味着线性梯度区域

其产生的纵向磁场：

$$B_z(r,\theta,\varphi) = G_y(0)y + O(r^5),\qquad (8.3.11)$$

在半径为 $0.4R$ 球内，y 梯度均匀度在 5% 以内. 由于线圈比较长，其电感也比较大. 为了减小电感，也折中一些效率，允许更多的设计灵活性. 在 Siebold[14] 的设计中，当用两组具有不同弧长和位置的 Golay 线圈时，有可能消掉 3、5、7 阶球谐波，使在 $0.6R$ 球内梯度均匀度好于 5%[14]. 当用五套 Golay 线圈，通过调内弧的角度、宽度和电流，消去 3、5、7、9 阶谐波成分时，在 $0.65R$ 球内梯度均匀度达到 1.2%，如图 8.3.4 所示.

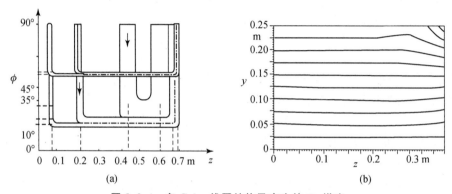

图 8.3.4　多 Golay 线圈结构及产生的 G_y 梯度

（a）多 Golay 几何结构，只显示了八分之一圆弧的柱面；（b）多 Golay 梯度线圈产生的 yG_y 线

8.3.3　永磁或电磁 MRI 系统的梯度线圈结构

在永磁、电磁 MRI 系统中，纵向梯度仍可用麦克斯韦对产生，横向梯度则是用组合起来的安德逊线圈[15]来产生. 所谓安德逊线圈，是由 4 根直载流导线组成，四根导线位于正方形的四个角上，距离都是 $2a$，如图 8.3.5 所示，要求导线长度比 $2a$ 大得多. 这类结构比较适合于永磁、电磁体的两个平面磁极. 如果导线无限长，这线圈可校正到 5 阶，在中心直径为 a 的球内可给出线性梯度. 其效率为

$$\eta = \frac{10^{-7}}{a^2}\text{T} \cdot \text{m}^{-1} \cdot \text{A}^{-1},\qquad (8.3.12)$$

比麦克斯韦对低得多，这是因为直线路径离位于原点的感兴趣体积比较远的缘故，这提示保持梯度线圈紧凑是重要的. 安德逊线圈尽管效率低和上升时间慢，但由于设计和制造简单，得到了广泛应用. 用它组合起来可产生横向梯度，如图 8.3.6 所示，应用时四个矩形线圈串联供电. 如果磁极面是圆形，可把安德逊线圈稍作修改以拟合磁极面的形状（见图 8.3.7）.

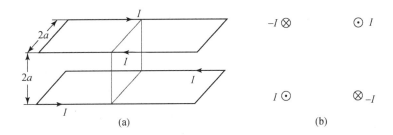

图 8.3.5　安德逊线圈

（a）一对平行矩形线圈；（b）横截面图

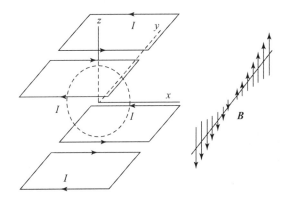

图 8.3.6　在永磁、电磁 MRI 系统中产生横向梯度 G_y 的梯度线圈

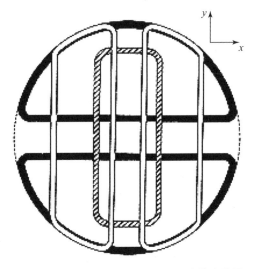

图 8.3.7　适于装在圆形磁极面上的梯度线圈

8.3.4　梯度线圈的新发展

1986 年 Turner[16] 提出设计梯度线圈的逆方法即目标场方法（target field method），思想是根据所希望的梯度场用傅里叶变换倒推出电流密度分布. 对于柱形超导 MRI 系统，事先假定电流被限制在一个圆柱面上，根据预设的梯度，导出电流分布. 而对于平行平面磁极的永磁 MRI 系统，则假定电流被限制在平行平面上一定半径圆内，根据预设的 VOI 内线性梯度导出平面圆内电流分布，一般都是分布式电流（图 8.3.8）. 可用印刷电路板技术制造这样的梯度线圈.

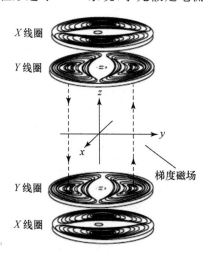

图 8.3.8　永磁 MRI 系统上横向梯度线圈配置示意

线圈是用逆方法设计的分布式双 D 形

用逆方法设计梯度线圈，容易满足电感小、效率高的要求，易于获得高梯度和高切换率. 另外，目标场方法更大的威力是设计涡流自屏蔽梯度线圈. 前面已经知道，EPI 是最快最理想的成像方法. 而涡流问题一直是运行 EPI 序列的障碍之一. 因此，目标场方法和屏蔽梯度线圈是一次突破性的技术进展. 屏蔽梯度线圈又分为"有源屏蔽[17]"和"无源屏蔽[18]"两类，有源屏蔽是在主梯度线圈（$\rho=a$）的外面再套一个屏蔽线圈（$\rho=b,b>a$），后者的电流与前者的大体相反，使 $\rho\geqslant b$ 的空间外面磁通对消为零. 这样，附近金属中没有脉冲磁通，也就没有激发涡流之源，这就起到了涡流屏蔽作用. 无源屏蔽是用金属柱面代替上述屏蔽线圈，由于金属柱面产生的电流并不与梯度电流完全反相（法拉第定律决定），抵消机制并不理想. 实际上，有源屏蔽使用更广泛，无源屏蔽基本不用. 工程上，主线圈和屏蔽线圈应该一起设计.

8.3.5　梯度放大器和开关时间

梯度线圈需要电流源驱动以产生梯度磁场，因而梯度放大器实质上是电流放大器. 这种放大器要能够输入正、负极性的脉冲电流，电流强度为几十安培到几百安培，要求电流可调，并且稳定. 梯度线圈是电感元件（几十或几百 μH 量级），直流电阻很小（几百 mΩ），因而电流源的负载是大电感，小电阻. 一般脉冲波形是梯形波，分三个时段，参见图 4.3.3(a). 要求电流上升快，下降也快，平顶尽可能宽.要求电流上升快,需要高电压,电压很高时,电流上升近似为线性,即 $U=LI_{\max}/\tau$, $I_{\max}$ 是放大器能达到的最大电流,线圈储能 $W=0.5LI_{\max}^2$. 在平顶时段,电流恒定, $V=IR$, $\mathrm{d}I/\mathrm{d}t=0$,平均功率主要由此决定,平顶功率 $P=I^2R$. 在电流下降时段,必须提供很大负电压,以产生 $-\mathrm{d}I/\mathrm{d}t$,把储能送回电源.现代梯度放大器用脉冲宽度调制,依靠 IGBT 开关,利用电容储能、供能效应,有的分为主、从驱动.图 8.3.9 是一个梯度放大器的简略框图,首先由梯度波形发生器产生 16 bit 的标称幅度值(包括符号位),经 ADC 转换得到模拟电压值,对应梯度电流标称值,标称值经比例放大,调制脉冲宽度,用脉冲宽度控制开关电源.主放大器工作在开关状态以提高效率,主放大器输出所需要的恒定电流(在脉冲平顶时).输出电流的测量是用 LEM 直流电流传感器感应测量.

梯度线圈切换率:切换率过高会引起肌肉抽搐,一般限定在 200 mT/(m·ms)以下。

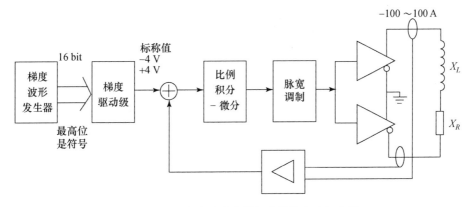

图 8.3.9 梯度电流放大器闭路调整电路示意图

8.3.6 振动伪影的校正[19]

在外磁场中脉冲电流不仅产生涡流,由于在磁场中受洛伦兹力作用,梯度线圈发生振动也会对 B_0 场产生扰动并产生机械噪声,与涡流有关的磁场扰动导致谱线形状畸变和信号损失.振动相关的调制导致大信号,例如水峰的不对称边带,如图 8.3.10 所示,是用 3D 定域体积($15\times15\times15 \text{ mm}^3$)在离体生物样品中采集的,无(灰线)和有(黑线)梯度感应场扰动的补偿.

如果没有恰当的数字磁场波形的补偿,从低浓度代谢物产生的信号会被涡流或振动产生的畸变或边带伪影淹没掉.

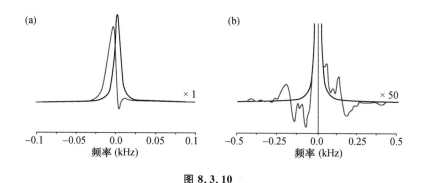

图 8.3.10

(a) 由未补偿涡流产生的残余相位发展导致谱线形状畸变 (灰线); 当残余涡流相关相位发展被对消后, 导致几乎理想的洛伦兹线形 (黑线); (b) 振动相关相位发展引起不对称边带 (灰线) (竖直尺度放大 50 倍); B_0 场调制补偿后, 边带降低到谱噪声水平内 (黑线)[19]

§8.4 MRI 的 RF 线圈系列

8.4.1 RF 线圈的功能和本征物理特性

RF 线圈有两个功能, 其一是激发核自旋, 其二是探测核进动. 在激发模式工作时, 作为一个变换器, 它把 RF 功率变换为成像体积中的横向旋转的 RF 磁场 B_1, 并要求这种转换是高效率的, 即以最小 RF 功率产生最大 B_1 场. 在接收模式工作时, RF 线圈把进动的横向磁化强度 $M_\perp$ 转换为适于处理的电压信号, 并要求在转换过程中, 样品体积中本征信噪比有最小的下降. 设计很好的线圈, 作为发射器和接收器都应该是优良的、高效的. 对成像来说, 在成像体积内发射和接收应该是空间均匀的, 即 B_1 场应该是均匀分布的.

但是, 空间均匀性和高信噪比经常不能同时最佳化. 提高空间均匀性就要增大线圈体积, 这将增加所需的 RF 功率, 并减小信噪比. 这和传统天线不同, 虽然有人把 RF 线圈叫作天线 (antenna), 本质上说它不是天线. 发射天线是把输入的 RF 功率辐射到远处去, 可以把辐射效率做得很高. 无线电接收天线是接收空间中的电磁波, 而 MRI 的 RF 发射线圈则是把输入功率储存在线圈内, 作为近区场存在, 不希望有辐射, 并希望损耗最小. 虽然样品材料可以吸收显著的 RF 能量, 但是核自旋吸收的 RF 能量却是微乎其微. 同样, NMR 接收线圈检测旋转着的核磁化强度, 并未从核自旋提取显著的能量. 能量从自旋到 RF 线圈的转移将会引起 FID 缩短.

把 NMR 的 RF 线圈看作磁能储存器件,对设计好的 RF 线圈很关键. 发射和接收线圈性能是否最佳,就看它是否有效地储存磁能. 为了有效地储存磁能,LC 谐振电路是一个自然的选择.

8.4.2 LC 谐振槽路

LC 谐振电路如图 8.4.1 所示. 对串联谐振来说,其复阻抗

$$\widetilde{Z} = r + \mathrm{j}\omega L + \frac{1}{\mathrm{j}\omega C} = r + \mathrm{j}\left(\omega L - \frac{1}{\omega C}\right); \qquad (8.4.1a)$$

$$= r + \mathrm{j}\omega L\left(1 - \frac{1}{\omega^2 LC}\right). \qquad (8.4.1b)$$

当谐振时

$$\omega_0 = 1/\sqrt{LC}. \qquad (8.4.2)$$

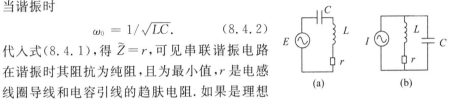

图 8.4.1

(a) 串联谐振电路;(b) 并联谐振电路

代入式(8.4.1),得 $\widetilde{Z} = r$,可见串联谐振电路在谐振时其阻抗为纯阻,且为最小值,r 是电感线圈导线和电容引线的趋肤电阻. 如果是理想串联谐振,$r = 0$,这意味着复阻抗有一零点. 复阻抗有零点也就意味着串联谐振. 从式 (8.4.1a)看,当 $\omega > \omega_0$ 时 $\widetilde{Z}$ 的虚部为正,即虚部为感抗;当 $\omega < \omega_0$ 时,$\widetilde{Z}$ 的虚部为负,即虚部为容抗. 串联谐振是电压谐振,适宜于恒压源激励. 对并联谐振来说,其复阻抗为

$$\widetilde{Z} = (r + \mathrm{j}\omega L) \parallel \frac{1}{\mathrm{j}\omega C} = \frac{(r + \mathrm{j}\omega L)\frac{1}{\mathrm{j}\omega C}}{r + \mathrm{j}\omega L + \frac{1}{\mathrm{j}\omega C}} = \frac{r + \mathrm{j}\omega L}{1 - \omega^2 LC + \mathrm{j}\omega Cr}.$$

复导纳与复阻抗互为导数. 复导纳分母有理化后为

$$\widetilde{Y} = \frac{1}{\widetilde{Z}} = \frac{r + \mathrm{j}\left[\omega Cr^2 - \omega L(1 - \omega^2 LC)\right]}{r^2 + \omega^2 L^2}.$$

于是复阻抗

$$\widetilde{Z} = \frac{r^2 + \omega^2 L^2}{r + \mathrm{j}\left[\omega Cr^2 - \omega L(1 - \omega^2 LC)\right]}. \qquad (8.4.3)$$

谐振条件是分母虚部为零. 谐振条件下,当 $r = 0$ 时,意味着复阻抗有一极点. 分母等于 0 的点叫极点,极点意味着并联谐振. 令分母中虚部等于零,可解出谐振频率:

$$\omega_0 = \sqrt{\frac{1}{LC} - \left(\frac{r}{L}\right)^2}. \qquad (8.4.4)$$

一个复杂 LC 电路可能有多个谐振频率,用复阻抗或复导纳来识别. 当谐振 $(\omega = \omega_0)$ 时,并联谐振电路复阻抗为纯阻,且取极大值为

$$\tilde{Z}\left(r + \frac{\omega^2 L^2}{r}\right) = R_p \approx \frac{\omega^2 L^2}{r}, \tag{8.4.5}$$

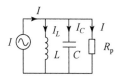

图 8.4.2　并联谐振的等效电路

R_p 通常称为分路电阻. 并联谐振的等效电路如图 8.4.2 所示,如果 $r = 0$,谐振时,$\tilde{Z}$ 将趋于无穷大, 也是电路的极点. 电路极点的性质反映并联谐振 的特性. 恒流源供电时,槽路总电压为

$$U = IR_p. \tag{8.4.6}$$

于是,电感线圈中的电流:

$$I_L = \frac{U}{\omega L} = \frac{IR_p}{\omega L} = I\frac{\omega^2 L^2}{\omega Lr} = I\frac{\omega L}{r} = IQ, \tag{8.4.7}$$

式中品质因数

$$Q = \frac{\omega L}{r} = \frac{R_p}{\omega L}. \tag{8.4.8}$$

LC 谐振电路无载品质因数 Q_0 的另一表达式为

$$Q_0 = \frac{\omega_0}{\Delta\omega} = \frac{f_0}{\Delta f}, \tag{8.4.9}$$

式中 $\Delta\omega$ 或 Δf 是带宽. 一般情况下,Q_0 越高表示线圈损耗越小(即 r 小),储能 效率越高. 在 MRI 中,RF 线圈必须覆盖相当宽的频带. 实际上由于生理噪声存 在,有载品质因数 Q_L 不会太高,通常在 50 左右. 所以,RF 线圈覆盖的频宽一般 是足够的.

在谐振回路中,电感和电容构成对立面的双方,其复阻抗一正一负,其电流 I_L 和 I_C 相位差 π,I_C 相对 I_R 超前 90°,I_L 相对 I_R 落后 90°. 其电压 U_L 和 U_C 恰 好相反,U_L 相对 U_R 超前 90°,U_C 相对 U_R 落后 90°. 在串联谐振时,由于 U_L 和 U_C 相位差 π,电容器中电能和电感中磁能互相转化,外电路电流 $I = I_R$. 当用恒 压源激励时,$U_L = U_C = QU$,因此是电压谐振. 而在并联谐振时,I_L 和 I_C 位相差 π,$I_L \approx QI$,$I_C \approx QI$,是电流谐振.

如果选择并联谐振,线圈在发射模式工作时电流谐振,将有可能使电感线 圈中的电流放大 Q 倍,可以非常有效地产生 B_1 场. 当线圈工作在接收模式时, LC 则工作在串联谐振模式,由于电压谐振,可以得到最大的电压信号.

实际上,对于 RF 来说,理想的恒流源和理想的恒压源是不存在的,或者说 是很难得到的. 有可能做到的是恒功率($P = IV$)激励,这需要专门的调谐、匹配 和耦合技术. 实际上纯粹的串联谐振或纯粹的并联谐振电路都不能工作在高功

率状态.因为串联谐振时 $\tilde{Z}=r\approx0$,于是 $P=I^2r\approx0$,这表明这 LC 电路不能吸收功率.并联谐振时 $\tilde{Z}=R_\mathrm{p}\to\infty$,功率 $P=\dfrac{U^2}{\tilde{Z}}=\dfrac{U^2}{R_\mathrm{p}}\approx0$,说明也不能吸收功率.实用的是串、并联混合谐振,即电压、电流谐振都存在,式(8.4.7)也应修改.在这种匹配到 50 Ω 的实际串、并联混合谐振电路中,虽然 $I_C=QI,U_C=QU$ 的关系不再满足,但谐振电流、电压增大的趋势仍存在(约十几倍).因此对于发射线圈来说,所选用的谐振电容及导体应有足够的耐压、耐流特性,即耐高功率.

8.4.3 RF 线圈设计考虑要点

(1) RF 线圈应能工作在所希望的工作频率($\omega_0=1/\sqrt{LC}=\gamma B_0$)上,线圈电感和调谐电容有时需要一起考虑,尤其是频率很高时.

(2) RF 线圈产生的 B_1 场必须和 B_0 垂直($\boldsymbol{B}_1\perp\boldsymbol{B}_0$),这是 NMR 所要求的强制性条件.

(3) RF 线圈要足够大,其产生的 B_1 场足以覆盖成像体积.

(4) 在成像体积内,RF 体线圈产生的 B_1 场要足够均匀$\left(\dfrac{\Delta B_1}{B_1}<5\%\right)$.因为 RF 场 $B_1(\boldsymbol{r})$ 的均匀度决定图像的均匀度.在发射 RF 脉冲时,B_1 场均匀可产生均匀的章动角 θ,从而得到均匀的 $M_{xy}(\boldsymbol{r})$,因 $M_{xy}(\boldsymbol{r})=M_0\sin[\theta(\boldsymbol{r})],\theta(\boldsymbol{r})=\gamma B_1(\boldsymbol{r})t_\mathrm{p}\propto B_1(\boldsymbol{r})$.在接收信号期间,根据互易原理[20],$M_{xy}(\boldsymbol{r})$ 对线圈的耦合产生的信号也正比于 $B_1(\boldsymbol{r})$.

(5) 填充因子要好,在成像体积内 B_1 的相对均匀性可以通过增大线圈而提高.然而,这种途径会增大线圈损耗,减少了填充因子.如果更多组织包括在线圈内,则增加了额外的组织损耗.总之,RF 线圈要尽可能紧凑.

(6) RF 线圈损耗要最小,这要求品质因数 Q_0 足够高.

(7) RF 线圈导体截面要足够大,耐得住 RF 功率脉冲发射期间的工作电流;并且调谐电容也应该耐得住最高工作电压,一般要求电容是无磁、高 Q、高功率的,且耐高压.

(8) RF 线圈在样品中产生的电场要最小,以减少介质极化损耗.

(9) RF 线圈与系统其余部分(比如梯度线圈、匀场线圈等)的相互作用要最小,以减少涡流损耗,保证线圈的性能,于是需要同时考虑 RF 屏蔽.

(10) 尽可能允许正交激发和正交接收,正交激发节省一半的 RF 功率,正交接收提高信噪比 $\sqrt{2}$ 倍,并避免频率混叠[21].

(11) 线圈几何形状和尺寸要与待成像部位及磁孔空间都有很好的拟合性

和协调性,因为 MRI 磁孔空间很昂贵,应尽可能少占用磁孔空间,至少能被磁孔空间及人体允许.

在高场超导 MRI 系统中,由于 B_0 沿轴向,RF 螺线管线圈无法满足 $\boldsymbol{B}_1 \perp \boldsymbol{B}_0$ 的要求.因此,螺线管型 RF 线圈只能用在高场 NMR 波谱仪和永磁及电磁低场 MRI 系统中.

8.4.4　螺线管及变型螺线管线圈

1. 谐振频率和线圈体积之间的关系

如果用传统多匝螺线管做人体尺寸的线圈,其电感值将可能很大.当 B_0 一

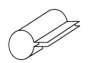

图 8.4.3　单匝螺线管线圈

定时,$\omega_0 = 1/LC$ 已固定,L 很大,所配调谐电容将势必很小.小到可以和分布电容相比较时,谐振频率很难稳定.设计高频谐振器需要降低电感和杂散电容,解决的办法是减少匝数,可减小电感,以提高频率.常规螺线管是匝串联方式,如果改为"匝并联"方式,就可降低电感.匝并联的极端例子是如图 8.4.3 所示的单匝螺线管.

2. 复合变型螺线管线圈

把螺线管线圈"压扁",分别贴近永磁 MRI 磁体的两个平面磁极.两个扁螺管外面磁通在成像 VOI 产生均匀横向 B_1 场(垂直于 B_0),就可以作为永磁 MRI 的体发射线圈,如图 8.4.4(a)所示.这种变型螺管是正方形框架,两个平面间距约 5、6 cm,可用铜带条并联制作.如果把每个变型螺管替换为"垂直相套"的两个螺管,就有条件实现圆极化 B_1 激发.

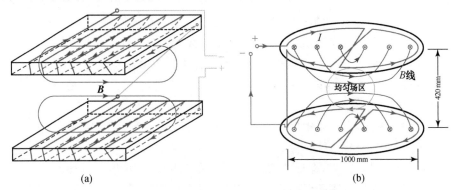

(a)　　　　　　　　　　　　　　　　(b)

图 8.4.4　用于永磁 MRI 系统上的 RF 体发射线圈

(a) 复合的变型螺线管式体线圈;(b) 蝶形体线圈

其实,永磁和电磁系统早期大都使用螺线管线圈.按身体部位,有胸线圈、腹线圈、乳房线圈、膝线圈、踝线圈、肩线圈、肘和腕线圈,甚至小到耳线圈、指线圈等.因为要求开放,发展了 C 形磁体后,螺线管线圈的封闭性无法容忍,于是发展了上述开放式的体发射线圈.

8.4.5　蝶形线圈

对于 B_0 在竖直方向的永磁 MRI,要产生水平方向的射频 B_1 场,首先想到的是双蝶形线圈,如图 8.4.4(b)所示.实际上,蝶形体发射线圈是永磁 MRI 系统的第一代 RF 体发射线圈.类似于扁螺管情况,如果用两套这样的蝶形线圈垂直叠置,也能实现正交圆极化 RF 激发,如图 8.4.5 所示.其实,在永磁 MRI 系统上,脊椎相位阵列线圈也必须用蝶形线圈实现.

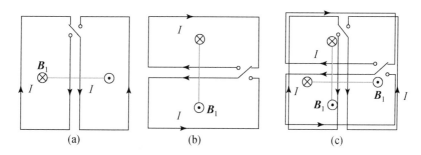

图 8.4.5　正交蝶形圆极化 RF 线圈原理

(a) 单蝶形线圈;(b) 转 90°的单蝶形线圈;(c) 正交蝶形线圈由(b)(a)叠加而成,上下极面各一副.对于圆形磁极,以半圆形代替方形,如图 8.4.4(b)所示

8.4.6　在圆柱内产生横向磁场的线圈

如果电流在一个无穷长柱面上沿 z 轴方向流动,表面电流分布满足正弦或余弦规律:

$$I = I_0 \sin\varphi, \tag{8.4.10}$$

则柱内将产生沿 x(或 y)方向均匀磁场.理论上,可以给出严格证明[22,23].工程应用不可能用无限长的柱,总是用有限长的柱,而且要构成回路.对 $\sin\varphi$ 规律的最简单的近似是,用两根载流导线分别位于 $\varphi = 90°$ 和 $\varphi = 270°$ 在柱面上沿 z 流动,如图 8.4.6 所示,两个端环对称地构成电流回路.

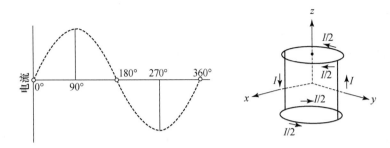

图 8.4.6　用四点拟合近似 sinφ 的电流分布

　　用六点拟合到 sinφ，会给出更均匀些的横向磁场，如图 8.4.7 所示，是马鞍形线圈结构. 在 φ＝60°和 φ＝120°电流为正方向且相等，两负向电流在 240°和 300°；在 φ＝0°和 φ＝180°处无电流，故可以把导线省去. 马鞍形线圈由于两匝线并联，电感是低的，马鞍形线圈在 MRI 波谱中以及 MRI 中用了许多年，1985 年 Hayes[24]等人发明了鸟笼形线圈.

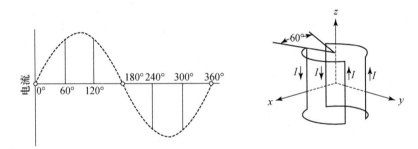

图 8.4.7　马鞍形线圈及其电流分布

8.4.7　鸟笼形线圈

　　鸟笼形线圈非常有效地模拟了 sinφ 电流分布（见图 8.4.8），其产生的 B_1 场均匀区比较大，在 $\rho=0.6R$ 柱内均匀度好于＜5％. 这种线圈适合于超导 MRI 系统，大到体线圈、头线圈，直到手指线圈都可用. 现代 1.5 T 超导 MRI 扫描器的鸟笼形体线圈都集成在磁体中，封在塑料壳里面. 鸟笼形线圈的优点是允许正交激发和正交接收，填充因子也比较好. 而且有两种结构，低通鸟笼和高通鸟笼可以选择. 鸟笼腿的数目是 4 的整数倍，最少是 8 腿. 其中 0°和 180°两腿中无电流，非正交应用时可以省去. 常用的有 8 腿（头线圈）、16 腿（体线圈）. 腿越多，场均匀性区域愈大；但腿越多，配电容也越多，电容要配一致不太容易.

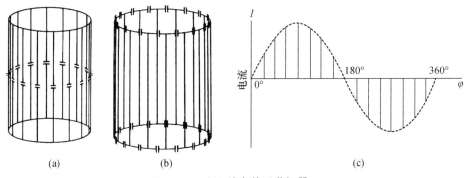

图 8.4.8 十六棱鸟笼形谐振器

(a) 低通鸟笼;(b) 高通鸟笼;(c) 鸟笼形线圈的棱电流分布

前已述及,MRI 的 RF 谐振器所用的电容要求:无磁、耐高压、高流、高功率、高 Q、高容量.这种电容比较贵,尤其是可调电容.鸟笼腿越多,所需电容个数越多,而且需要在若干电容中挑选容量一致的.可以说,在 RF 谐振器的成本中,电容占相当大的比例.

鸟笼形线圈最大的优势是允许正交激发和正交接收.与线激发相比,正交激发可以节省一半 RF 功率,并减少了人体吸收率(SAR);正交接收可以提高 $SNR \sqrt{2}$ 倍[25],正交线圈耦合电路如图 8.4.9 所示.

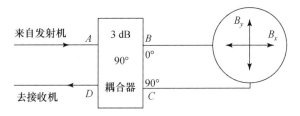

图 8.4.9 正交线圈耦合电路

8.4.8 RF 线圈系列

在 MRI 扫描仪中,使用的 RF 线圈不只一个,大体可以分为体线圈和表面线圈两大类.被成像物体或人体部位可以位于线圈内空间时,这种线圈叫体线圈.若线圈导体本身位于一个平面或开曲面内,被成像物体或部位位于其一侧,换句话说,线圈只能置于人体表面上,这种线圈叫表面线圈.全套体线圈可多达十余个,其中有鸟笼头线圈、膝盖线圈、肩线圈、颈线圈等,最大的是通用体线圈,它被集成在室温孔中封在塑料罩里面.2 T 以下 MRI 系统都有这种 RF 体线圈,3 T 以上 MRI 系统由于 RF 波长效应,目前都没有这种通用体线圈.3 T 质子的工作频率为 128 MHz,其真空波长 $\lambda_0 = 2.35$ m.而直径 0.6 m 的鸟笼形线圈端环周长 $l \approx 1.9$ m,已不满足似稳条件 $l \ll \lambda_0$,线圈内 B_1 场无法做成均匀场.况且人体水介电常数约为 80,折射率近似为 9,介质中波长 λ 更短得多,所谓"介质共振",使得 B_1 很不均匀.因此,对于 3 T 及 3 T 以上高场 MRI 系统,发展了横电磁模(TEM)式的谐振腔式线圈,称为 TEM 线圈[26~29].

8.4.9   TEM 线圈[26~29]

横电磁模(TEM)线圈外观上跟屏蔽式鸟笼形线圈很相似,但有本质区别.鸟笼端环中有 φ 向电流,屏蔽筒端板中也有 φ 向镜像电流;而 TEM 端板中没有 φ 向电流.鸟笼形线圈包围的 DSV($r<0.6R$)中只有横向磁场 B_1,几乎没有电场(可忽略);而 TEM 腔中有正交的电场和磁场 B_1.TEM 线圈可看作谐振单元的环形阵列,如图 8.4.10(a)所示.相对于波长来说,TEM 体线圈尺度相对于鸟笼端环的电长度来说是小的;可以更有效地工作于较高频率上和较大尺度上;高度分布式、屏蔽的 TEM 设计提高了电流均匀性并限制了辐射损耗.TEM 线圈可用微带线制作,如图 8.4.10(b)所示.这种体线圈可用作胸、腹线圈,而头线圈由于尺度小,仍有可能用鸟笼形头线圈.

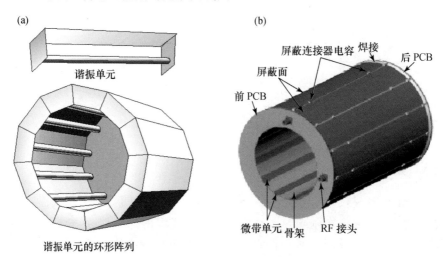

图 8.4.10   TEM 线圈

(a) TEM 线圈几何结构[26];(b) 组装后的微带型 TEM 线圈外形

8.4.10 表面线圈和相位阵列线圈

最简单的表面线圈是单圆环线圈,最早用于定域谱数据采集[30]. 由于信噪比高,很快应用于成像. 表面线圈作用深度由其尺度决定,特别适合于脊椎成像,可以排除腹部运动伪影的困扰. 然而脊椎很长,一个表面线圈远不能覆盖,因此需要几个线圈排列起来,这就是最早出现的相位阵列脊椎线圈[31],由 4 个或 6 个表面线圈排列组成,用多路转换进行数据采集,然后用平方和重建合成完整的脊椎图像. 1997 年 Sodickson 等人[32]提出并行采集算法 SMARSH,1999 年 Pruessmann 等人[33]提出并行采集算法 SENSE 之后,相位阵列线圈开始同时独立采集数据. 然后数据合成重建一个完的脊椎(近 0.5 m 长)图像,从而加快了成像速度,MRI 进入并行成像的时代.

21 世纪初出现了各种相位阵列线圈,例如 8 通道、16 通道相位阵列头线圈,32 通道、96 通道相位阵列头线圈[34]以及 128 通道相位阵列胸腹线圈[35],如图 8.4.11 所示. 用这些相位阵列线圈并行采集重建,几乎可以代替体线圈采集成像,并行采集成像速度可以提高好几倍(取决于加速因子).

随超高场 MRI 的出现,由于介质共振效应使 B_1 场很不均匀,而且 RF 功率沉积(SAR)也成为一个限制. 因此出现了并行发射相位阵列线圈[36,37],一可以起到 RF 匀场作用,二可以降低 SAR. 并行发射概念的提出对 RF 线圈设计提出了新的要求,需要软、硬件并行发展.

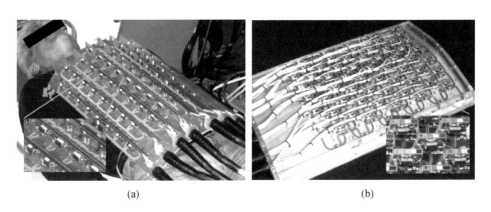

(a)　　　　　　　　　　　　(b)

图 8.4.11　128 通道相位阵列接收线圈(照片)[34]

(a) 胸前 64 元;(b) 背后 64 元 RF 接收线圈阵列

§8.5 射频发射/接收系统

8.5.1 概述

MRI 成像仪中 RF 系统分为发射链(chain)和接收链. 发射链从频率合成器开始,经幅度调制、功率放大,到发射线圈为止. 要求 RF 功率放大器在 ω_0 能产生 2~15 kW 峰功率,RF 功放的指标,如线性度、谐波含量、波形畸变等要满足要求. 发射机与发射线圈连接,在发射期间,只接收线圈必须开路,以防止发射功率进入接收系统. 在接收期间,发射线圈必须通过 T/R 开关置到开路状态,以避免噪声耦合进接收系统.

接收链从接收线圈开始,第一级放大器叫低噪声前置放大器(简称前放),与接收线圈集成在一起,以避免长电缆引起的信号衰减,其放大倍数很低,仅 20 dB 左右. 第二级放大器仍是 RF 放大器,然后经相敏检波解调,滤掉 ω_0,经音频放大以驱动模数转换(ADC),最后把数字信号存入计算机经快速傅里叶变换产生图像. 信号流程如图 8.5.1 所示,是一种典型的方案. 在高场 MRI 系统上,由于拉莫尔频率很高,先把载有 NMR 信号的射频变为中频,再进行后续的正交解调、放大等处理. 全数字化是用 ADC 直接对中频信号离散化采样,然后进行数字正交解调.

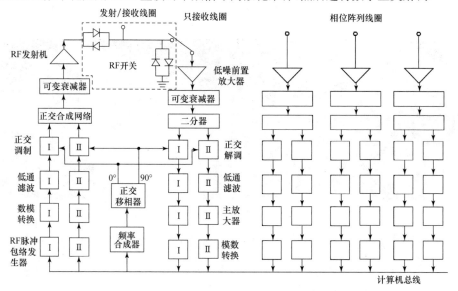

图 8.5.1 MRI 的 RF 谱仪系统信号流程

在 MRI 射频系统中,有一些是商品仪器,比如频率合成器、RF 发射机,也有一些是商品部件,如移相器、混合器、可调衰减器、ADC 和 DAC 等.值得注意的是,尽管发射机功率很大,峰值功率高达几 kW 到十几 kW.然而单体元 NMR 信号却只有 μV 量级,因此 RF 发/收开关是一个技术难点之一.下面将介绍和讨论各有关部件(主要是发射链)的功能和原理.

8.5.2 发射/接收(T/R)开关

RF 线圈有双重功能,一方面从发射机接收 RF 脉冲功率,对核自旋进行激发,另一方面在射频脉冲结束后,能将 NMR 信号送到接收机.或者说 RF 线圈有两种工作模式,一为发射工作模式,一为接收工作模式,两种工作模式通过 T/R 开关[38]进行转换.所以 T/R 开关也叫"双工器",类似于雷达中的双工器. T/R 开关的作用是在发射期间把 RF 线圈和发射机接通,安全可靠地把 RF 功率送入 RF 线圈谐振器,而确保 RF 功率不串入(或泄漏入)接收机的前置放大器,以免损坏前置放大器.而在信号接收期间,必须可靠地切断发射机以及长电缆,以免发射机噪声感应进入接收机前放,同时接收机回路迅速恢复到正常的接收工作状态. T/R 开关由 D_1、D_2 二极管和 $\lambda/4$ 同轴线组成,如图 8.5.1 和 8.5.2 所示.在发射期间,D_1 导通,RF 功率可以进入 RF 线圈电路.这里需要说明 $\lambda/4$ 线的特性,设 Z_c 是传输线特征阻抗,当长度为 l 的传输线终端短路时,其输入阻抗由下式表达:

$$Z_{in} = jZ_c tg(2\pi l/\lambda). \qquad (8.5.1a)$$

当 $l=\lambda/4$ 时,$Z_{in}=jZ_c tg(\pi/2)\to\infty$.当长度为 l 的传输线终端开路时,其输入阻抗:

$$Z_{in} = -jZ_c ctg(2\pi l/\lambda). \qquad (8.5.1b)$$

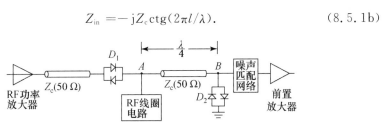

图 8.5.2 RF 线圈与 RF 功放以及前置放大器的接口,T/R 开关

当 $l=\lambda/4$ 时,$Z_{in}=-jZ_c ctg(\pi/2)\to0$.考虑到发射期间,$\lambda/4$ 线应起隔离作用,应逼近方程(8.5.1a)的条件,故在 $\lambda/4$ 线末端通过一对交叉二极管接地.这样在发射期间,由于 RF 电平高,D_2 导通,B 点电位被二极管箝位在 0.8 V 左右.由

于二极管导通电阻 R_D 很小, $R_D \ll Z_c$, R_D 作为 $\lambda/4$ 传输线的端接阻抗, $\lambda/4$ 线的输入阻抗为

$$Z_A = Z_c^2 / R_D \tag{8.5.1}$$

由于 Z_A 很高, 流入 $\lambda/4$ 线的 RF 电流很小, 即输入的 RF 功率极小. 从物理概念上说, 从 A 点到 B 点是驻波, A 在驻波波峰顶上, B 在驻波波节部, 驻波不能传输功率只是代表一种电磁振动. 因为终端短路的 $\lambda/4$ 线具有并联谐振电路的特性, 其分路电阻很高, 不能吸收可观的 RF 功率. 即使有少量 RF 功率进入 $\lambda/4$ 线, 也通过 D_2 泄漏入地, 没有功率进入前放. 由于 D_2 箝位, 前置放大器受到保护.

在信号采集期间, 由于 NMR 信号电平很低, D_1 处于截止状态, 因而有效地切断了发射机回路. 同时 D_2 也处于截止状态, B 点不再接地, AB 段 $\lambda/4$ 线满足方程 (8.5.1b) 的条件, 产生零电阻成为一段正常的传输线, RF 线圈中 NMR 信号可以通过此传输线进入前放.

当 MRI 系统的工作频率很低 (B_0 很低) 时, $\lambda/4$ 线不太方便, 可用一等效集总元件电路取代之, 如图 8.5.3 所示. 其输入阻抗:

$$\tilde{Z} = \frac{R_D^2 (1 - \omega^2 LC)^2 + \omega^2 L^2}{R_D + \mathrm{j}(1 - \omega^2 LC)[R_D^2 \omega C(2 - \omega^2 LC) - \omega L]}. \tag{8.5.2}$$

选择 L 和 C 使 $\dfrac{1}{\sqrt{LC}} = \omega_0$, 则式 (8.5.2) 分母中虚部为 0, 分子只剩一项:

$$\tilde{Z} = \frac{\omega^2 L^2}{R_D} \overset{\diamond}{=} \frac{Z_c^2}{R_D}, \tag{8.5.3}$$

式中 $Z_c = \omega L = 1/\omega C$. 设 $\omega = 2\pi \cdot 6.4$ Mrad/s ($B_0 = 1500$ Gs NMR 系统), $R_D = 0.1\ \Omega$, $L = 1.244\ \mu\mathrm{H}$, $C = 497.4$ pF 时, $Z_c = 50\ \Omega$, 此网络可以起 $\lambda/4$ 线的作用.

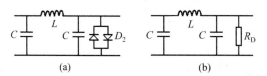

(a)   (b)

图 8.5.3 与 $\lambda/4$ 线功能等效的集总元件前置放大器保护电路

(a) 实际电路; (b) 等效网络

T/R 开关虽然原理上并不复杂, 工程上实现却要小心. 对二极管 D_1, 要求耐高压, 耐强电流 (即耐高功率), 工作频率要足够高, 开关时间要足够快. 发射期间, 接通电阻要小, 导通压降要低, 对射频波引进的畸变要小. 在采集期间, 关断电阻要大 (理想情况为无穷大). 二极管非线性工作会畸变发射波形, 尤其是

在低电平时.用一个 PIN 二极管(一般需要有源偏置),在发射期间可给出一个很低的线性电阻.也有人用 PIN 管作 D_2,效果不错,在发射期间,PIN 二极管 D_1 加正向偏压,把发射机与 RF 线圈接通.同时 PIN 二极管 D_2 上也加同样正偏压,D_2 导通把 $\lambda/4$ 线对地短路,保护前放.在接收模式时,PIN 二极管 D_1、D_2 均反向偏置(负电压)处于开路状态.可见 PIN 管相当一个 RF 门,正、负偏置电压是开、关门信号.

有时一个线圈发射,另一个线圈接收,上述 T/R 开关不起作用.在发射期间为了保护与接收线圈相连的前放,应该把接收线圈置于失谐(detune)状态(断开调谐电容或并联一只二极管短路谐振电压).

8.5.3　RF 线圈和发射机的匹配

在 RF 脉冲发射时,必须保证 RF 功率进入 RF 线圈,RF 线圈就是发射机的负载.发射机输出级有一阻抗匹配网络,一般大功率系统都匹配到 50 Ω 电缆,要求 RF 线圈谐振电路与 50 Ω 电缆匹配,才能有效地把 RF 功率耦合进 LC 谐振回路.从前面讨论可知,并联谐振时阻抗很大,接近无穷大,输入电流接近于 0.因此,并联谐振不能有效地吸收功率.串联谐振的阻抗很小,$r \ll Z_c$,电压也接近于零,也不能有效地接收功率.可以想象,把串并联组合起来,有可能把谐振电阻折合到 50 Ω.在串、并联组合时,要用尽可能少的元件(工程上要经济).

有两种流行的容性匹配机制,Z_c(50 Ω)可看作功率源的内阻,把线圈电阻 r 匹配到源阻抗 Z_c 上,如图 8.5.4 所示,图中(a)表示在串联 LC_1r 谐振回路两端并联一个匹配电容 C_2;(b)表示在并联 LC_1r 谐振回路中串联一个匹配电容 C_2.把(a)和(b)等效为(c),源电压 E、源电阻 Z_c 不变,匹配过程就是转换由 L、C_1、r 和 C_2 构成的网络在谐振频率 $\frac{1}{\sqrt{LC}} = \omega_0$ 的输入阻抗 $R_L = Z_c$.对于图 8.5.4(a)所示网络,阻抗匹配条件和谐振频率近似由下式给出:

$$Z_c \approx \frac{1}{r(\omega_0 C_2)^2}, \quad \omega_0^2 = \frac{1}{L}\left(\frac{1}{C_1} + \frac{1}{C_2}\right). \tag{8.5.4}$$

对于图 8.5.4(b)所示网络,阻抗匹配条件和谐振频率近似为

$$Z_c \approx r\left(1 + \frac{C_1}{C_2}\right)^2, \quad \omega_0^2 \approx \frac{1}{L(C_1 + C_2)}. \tag{8.5.5}$$

调节 C_2 可以调匹配,C_2 比 C_1 小几倍.另外,当调匹配时,LC 回路可能会失谐,这时应当微调 C_1 以恢复谐振.总之,C_1、C_2 要反复调,最后谐振、匹配都满足.

当匹配耦合时,从发射机经 A 点到 RF 线圈是行波,RF 功率不断进入 RF 线圈,补充回路损耗以维持 B_1 场.从 A 点到 B 点是驻波,不能传输功率.

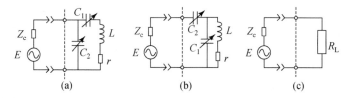

图 8.5.4　容性匹配网络

　　阻抗匹配很重要,否则 RF 功率反射回发射机,就会把发射机烧毁.也可以用电感耦合,用一电感作主绕组,RF 线圈作空心变压器的次级,通过调两个电感之间空间距离可以调输入阻抗.

8.5.4　RF 线圈和接收机前放的连接

　　接收线圈接收到的 MR 信号是 μV 量级的信号,经不起外来干扰和长电缆的衰减,经低噪声前置放大器放大后就可以用长电缆引出磁体室,由后续电路进一步处理.从 RF 线圈到前放的连接,主要不是考虑最佳功率传输,而是最佳噪声特性[39,40].理想的前置放大器是只放大信号和信号源噪声,而本身不带进额外噪声.一个前置放大器的最关键特征是它的噪声系数 N_F,它表示前置放大器加了多少额外的噪声到源阻抗产生的噪声上.放大器噪声系数由式(1.9.19)或(1.9.20)表示.前放中只含有一只晶体管,如图 8.5.5 所示,不追求

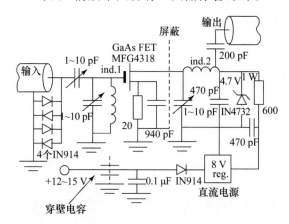

图 8.5.5　工作于 170 MHz(4 T)砷化镓 FET 前置放大器

放大倍数(十几倍即可),只追求低 N_F. 晶体管本身必须是低噪声的,同时晶体管的 N_F 是信号源阻抗的函数(图 8.5.6).存在一个最佳源阻抗(R_{opt}),当信号源内阻等于最佳源阻抗(R_{opt})时,晶体管的噪声指数最小(图 8.5.7).一般情况下,R_{opt} 既不等于晶体管的输入阻抗,也不等于 RF 线圈的源阻抗(假定是 Z_c).为了使噪声特性最佳,前置放大器的前面必须包括一个匹配网络[图 8.5.6 (a)],它变换线圈的源阻抗 Z_c 等于晶体管的 R_{opt}[图 8.5.6(b)].一般情况下,RF 线圈向前放方向看到的输入阻抗 Z'_{in}[图 8.5.6(c)]不等于线圈源阻抗 Z_c.如果 Z'_{in} 和 Z_c 差得太远,线圈在接收模式工作时会发生失谐.因此,匹配网络还应使前放的等效输入阻抗等于 R_{opt},如果 $Z'_{in} = Z_c$,那么 RF 线圈作为前放的负载,和 RF 线圈作为发射机的负载一样.

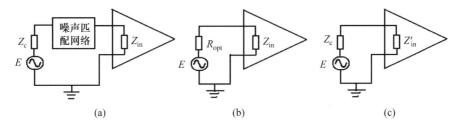

图 8.5.6 源阻抗和前放的匹配

(a) 噪声匹配网络在 RF 线圈和前放之间;(b) 等效电路:前放看到的源阻抗是 R_{opt};(c) 等效电路:RF 线圈看前放的输入阻抗是 Z'_{in}

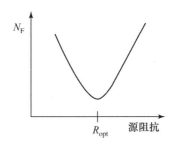

图 8.5.7 晶体管噪声系数是信号源阻抗的函数

8.5.5 正交混合器和正交调制器

混合器(hybrid)有功率等分、功率合成以及 90°移相的功能.功分器是把一路信号均等地分为两路同幅同相位的信号,信号幅度均衰减 3 dB.功率合成器是把两路同幅同相位(或同幅反相)信号合成一路信号.这种合成可在低功率级上进行,也可在高功率水平上进行.正交移相器可以输出相位相差 90°的两路信号,一路与原信号同相,另一路比原信号超前或落后 90°,在正交调制中需要 90°相移.

混合器元件有四个端口(图 8.4.9):A、B、C、D,当从 A 输入时,B 输出相位为 0°,C 输出相位为 90°;当从 B 输入时,A 输出相位为 0°,D 输出相位为 90°.

8.5.6　发射通道

RF 发射通道包括主频率源(频率合成器)、波形发生器、正交调制器、RF 功率放大器、RF 门、传输线、耦合电路和 RF 线圈.RF 脉冲包络波形发生器可在计算机内由程序产生出来.为保证 MRI 系统相干运行,发射机 RF 源、正交相敏检波器参考 RF 和正交调制器的参考 RF 都必须由同一个主振器同步.主振器频率长、短期稳定性很重要,分别好于 1 ppm 和 0.1 ppm.可用频率合成器输出的共振频率 f_0 作时钟的同步信号.

8.5.7　RF 功率放大器

在人体成像中使用大发射线圈时,经常需要短 90°脉冲和短 180°脉冲,所需要的峰值功率典型地在几千瓦.在绝大多数成像应用中,线性放大器(A 类或 AB 类)是需要的,一般其输出阻抗设计为 50 Ω,这样线圈可得到最大功率.RF 功放的线性非常重要,比如 sinc 函数型脉冲,其主叶对应高功率放大,其副叶对应低功率放大.如果放大器非线性,主叶、副叶不按比例放大,那得到的激发频谱就偏离了所预期的结果,其后果可想而知.

然而,如果大功率发射机设计成 A 类,效率又太低.庆幸的是,对于 AB 类放大器,可以通过 RF 脉冲包络反馈进行调整,即把被放大的 RF 信号包络与设定的包络进行比较,用误差信号反馈调整输入,以补偿到输出与预期的相吻合.

参 考 文 献

[1] Hu X. Beijing:Proc of 2nd Beijing Int Conf on Phys & Eng of Med Imag,2001,Oct 24-28,p3.

[2] Zhang Y,Han S,Feng ZX. IEEE Trans on Magnetics,1989,25(2):1881-1884.

[3] Murphy MF. IEEE,1989,Mag-25(2):1755-1758.

[4] Zu DL,Guo H,Song XY,Bao SL. Chinese Physics,2002,11(10):1008-1012.

[5] Abele MG,Leupold HA. J Appl Phys,1988,64(10):5988.

[6] Leupold HA. IEEE Trans on Magnetics,1993,29:2341.

［7］ Xia PC，Dong ZR，Zhao DX，et al. Proc of 15th Int Conf on Magnet Technology，1997，Oct 20-24：389-392.

［8］ 俎栋林，等.大学物理，2001，20(3)：17-20.

［9］ Turner R. MRI ，1993，11：903-920.

［10］ Turner R. J Phys E：Sci Instrum，1988，21：948-952.

［11］ Jin JM. Electromagnetic Analysis and Design in MRI. CRC Press，1998：83.

［12］ Suits BH，Wilken DE. J Phys E：Sci Instrum，1989，22：565-573.

［13］ Golay MJE. US patent：3515979，1957；3569823，1971；3622869，1971.

［14］ Siebold H. IEEE Trans on Magnetics，1990，26(2)：897-900.

［15］ Anderson WA. Rev Sci Instrum，1961，32：241.

［16］ Turner R. J Phys D：Appl Phys，1986，19：L147-151.

［17］ Mansfield P，Chapman B. J Magn Reson，1986，66：573-576.

［18］ Turner R，Bowley RM. J Phys E：Sci Instrum，1986，19：876-879.

［19］ Nixon TW，McIntyre S，Rothman DL，et al. Compensation of gradient-induced magnetic field perturbations. Journal of Magnetic Resonance，2008，192：209-217.

［20］ Hoult DI. The principle of reciprocity in signal strength calculations—A mathematical guide. Concepts in Magnetic Resonance，2000，12(4)：173-187.

［21］ 姜忠德，俎栋林，谷晓芳. MRI 系统中正交技术.北京大学学报(自然科学版)，2006，42(3)：320-323.

［22］ 俎栋林.电动力学.北京：清华大学出版社，2006.

［23］ 俎栋林，等.大学物理，2003，22(4)：8-18.

［24］ Hayes E，Edelstein WA，Schenck JF，et al. J Magn Reson，1985，63：622-628.

［25］ Chen CN，Hoult DI，Sank VJ. J Magn Reson，1983，54：324-327.

［26］ Vaughan JT，Adriany G，Snyder CJ，et al. Efficient high-frequency body coil for high-field MRI. MRM，2004，52：851-859.

［27］ Vaughan JT，Hetherington HP，Otu JO，et al. High frequency volume coils for clinical NMR imaging and spectroscopy. MRM，1994，32：206-218.

［28］ Vaughan JT，Adriany G，Garwood M，et al. A detunable transverse electromagnetic (TEM) volume coil for high field NMR. MRM，2002，47：990-1000.

［29］ Avdievich NI，Bradshaw K，Kuznetsov AM，et al. High-field actively detuneable transverse electromagnetic (TEM) coil with low-bias voltage for high-power RF transmission. MRM，2007，57：1190-1195.

［30］ Ackerman JH，Grove GH，Wong GG，et al. Nature，1980，283：167.

［31］ Roemer PB，Edelstein WA，Hayes CE，et al. MRM，1990，16：192-225.

［32］ Sodickson DK，et al. Simultaneous acquisition of spatial harmonics (SMASH)：Fast imaging with radio frequency coil arrays. Magn Reson Med，1997，38：591-603.

[33] Pruessmann KP, Weiger M, Scheidegger MB, Boesiger P. SENSE: Sensitivity enco-ding for fast MRI. Magn Reson Med,1999,42: 952-962.

[34] Wiggins GC, Polimeni JR, Potthast A,et al. 96-Channel receive-only head coil for 3 tes-la: Design optimization and evaluation. Magnetic Resonance in Medicine,2009, 62: 754-762.

[35] Hardy CJ, Giaquinto RO, Piel JE,et al. 128-Channel body MRI with a flexible high-density receiver-coil array. Journal of Magnetic Resonance Imaging, 2008, 28: 1219-1225.

[36] Zhu Y. Acceleration of focused excitation with a transmit coil array. Honolulu: ISMRM 10th Scientific Meeting, 2002, May 18-24: 190.

[37] Zhu Y. Parallel excitation with an array of transmit coils. Magn Reson Med, 2004,51 (4): 775-784.

[38] Sinkovits DW, Conradi MS. Improved rejection of transmitter noise: A convenient scheme with resonant crossed diodes. JMR,2004, 171: 11-18.

[39] Reykowski A, Wright SM, Porter JR. Design of matching networks for low noise pre-amplifiers. MRM,1995,33: 848-852.

[40] Cao X, Zu D, Zhao X, et al. The design of a low-noise preamplifier for MRI. Science China,2011,54(7): 1766-1770.

[41] Shen GX,Boada FE,Thulborn KR. MRM,1997,38: 717-725.